TRAITÉ PRATIQUE

DES DERMATOSES

PUBLICATIONS DERMATOLOGIQUES DU MÊME AUTEUR.

1° **De l'efficacité du goudron dans le traitement de la gale**, constatée par des expériences faites dans le service d'Alibert, à l'hôpital Saint-Louis (notice insérée au *Bulletin général de thérapeutique*, 15 mars 1834).

2° **Nouveau Manuel des dermatoses.** Paris, 1840. 1 vol. in-18.

3° **De l'emploi du sulfure de potassium** (solution concentrée) dans le traitement externe des différentes espèces de varus ou acné, couperose, mentagre, etc. (notice insérée au *Bulletin général de thérapeutique*, 15 mai 1843).

4° **Tableau synoptique des maladies de la peau,** dans lequel sont mises en regard les classifications et nomenclatures adoptées par Plenck, Alibert, Willan, MM. Rayer, Cazenave, Gibert et l'auteur, et offrant en outre les éléments propres à rappeler l'histoire de chaque maladie cutanée.

5° **Traité complet des gourmes chez les enfants,** réunissant la description et le traitement des éruptions et autres affections chroniques du premier âge, etc.; précédé de Considérations sur l'existence des principes virulents et sur la nécessité d'une nouvelle méthode de traitement. Deuxième édition, revue et corrigée. Paris, 1844, in-8° de plus de 500 pages.

6° **De la cautérisation dans le traitement externe des maladies de la peau** (mémoire extrait de la *Revue médicale*, août 1845).

7° **Examen complet des doctrines médicales** qui ont dominé jusqu'ici l'étude des maladies de la peau, suivi de l'exposé des opinions de l'auteur sur la classification et le traitement de ces affections.

8° **Nouvelle prosopalgie**, ou Traité pratique des éruptions chroniques du visage (*couperose, mentagre, taches, tumeurs vasculaires,* etc.), avec exposition d'une nouvelle méthode de traitement, basée sur la connaissance du siége anatomique et du véritable caractère morbide de ces différentes altérations. In-8°, Paris, 1847.

9° **Mémoire sur le Fucus vesiculosus** (*chéne marin, laitue marine*), ses propriétés fondantes et son *emploi contre l'*OBÉSITÉ, etc. (*Sous presse*).

Paris. — Imprimerie de L. MARTINET, rue Mignon, 2.

TRAITÉ PRATIQUE

DES

DERMATOSES

OU

MALADIES DE LA PEAU

CLASSÉES D'APRÈS LA MÉTHODE NATURELLE

comprenant

L'EXPOSITION DES MEILLEURES MÉTHODES DE TRAITEMENT

SUIVI

D'UN FORMULAIRE SPÉCIAL

PAR

L.-V. DUCHESNE-DUPARC

PROFESSEUR DE CLINIQUE DES MALADIES DE LA PEAU,
Chevalier de la Légion d'honneur,
Ancien interne d'Alibert à l'hôpital Saint-Louis, membre de plusieurs
Sociétés savantes, etc.

—

DEUXIÈME ÉDITION

REVUE ET AUGMENTÉE

d'une Étude sur le choix des eaux minérales dans le traitement
des maladies de la peau.

PARIS

J.-B. BAILLIÈRE ET FILS

LIBRAIRES DE L'ACADÉMIE IMPÉRIALE DE MÉDECINE

Rue Hautefeuille, 19.

LONDRES	NEW-YORK
Hipp. Baillière, 219, Regent street.	Baillière brothers, 440, Broadway.

MADRID, C. BAILLY-BAILLIÈRE, PLAZA DEL PRINCIPE ALFONSO, 16.

1862

A MON AMI

M. J. BAQUER DE RETAMOSA

COMMANDEUR DE L'ORDRE DE CHARLES III D'ESPAGNE

ESTIME ET AFFECTION.

DUCHESNE-DUPARC

d. m. p.

PRÉFACE.

Le bon accueil fait au *Traité pratique des dermatoses* m'encourage à publier cette nouvelle édition, et me donne la confiance d'avoir atteint le but que je m'étais proposé, et qui est principalement d'offrir un guide fidèle et sûr aux praticiens que leur éloignement des hôpitaux spéciaux empêche de se familiariser avec les caractères si variés des dermatoses.

Ce travail résume trente années d'études et d'une pratique toute spéciale. Voici la marche que j'ai cru devoir adopter dans sa rédaction.

Après quelques mots consacrés à la mémoire d'Alibert, qui est, en France, le véritable fondateur de la science dermatologique, je décris la peau humaine, que je considère sous le triple rapport de ses fonctions, de son organisation et des maladies qui peuvent l'affecter ; puis, après avoir donné de chaque produit éruptif, ou *élément anatomique*, une définition succincte, et présenté quelques considérations générales sur l'étiologie, le diagnostic, le pronostic et le traitement des dermatoses, j'aborde l'histoire des différents genres morbides cutanés.

Ici les maladies de la peau restent classées d'après les principes de la méthode naturelle, adoptés par mon ancien maître, que je trouve reproduits dans les publi cations les plus récentes, et dont se rapprochent ceux-là même qui, durant longues années, s'en étaient montrés les plus passionnés adversaires.

Je me suis efforcé de rendre mes descriptions aussi claires que concises, élaguant, dans ce but, tout détail de pure érudition, mais ne négligeant aucun symptôme utile à connaître; ce que j'ai voulu, c'est montrer chaque dermatose avec ses véritables caractères, et telle qu'elle s'offre journellement à l'observation.

En fait de nomenclature, j'ai choisi les noms les plus généralement admis, sans préférence exclusive pour aucune école, mais avec le soin d'insérer en tête de chaque chapitre, non-seulement le nom correspondant dans les principales langues vivantes, mais, en outre, les synonymies adoptées par les auteurs ou reçues dans le langage vulgaire.

Le soin d'éviter les redites ou le rappel d'opinions surannées ou superflues ne m'a pas empêché de puiser aux sources les plus accréditées et les plus récentes les notions destinées à tenir le lecteur au courant de la science, et même à l'initier aux questions qui restent encore le sujet de controverses scolaires ou académiques. C'est ainsi que je tiens compte du résultat des recherches microscopiques sur la structure de la peau humaine, ou relatives à quelques dermatoses parasitaires, laissant à chaque auteur la responsabilité comme le mérite de ses opinions et de ses découvertes.

La distinction des maladies entre elles restant un sujet de haute importance, j'ai dû donner au diagnostic différentiel une attention toute particulière; mais sans rien négliger des autres parties, celle que j'ai traitée avec le plus de soin et d'étendue, est le chapitre consacré au traitement.

Convaincu par les faits de chaque jour, que toutes les maladies de la peau peuvent être complétement guéries ou du moins améliorées et rendues supportables, j'ai voulu que l'attention de mes confrères fût principalement arrêtée sur les ressources variées que l'art et l'expérience empruntent aux différents règnes de la nature (Botanique, Chimie, Physique, Règne animal, etc.), pour les appliquer à la guérison ou au soulagement de nos maladies; et parmi les méthodes de traitement, j'ai signalé celles qu'une pratique consciencieuse et des faits nombreux recueillis à ma clinique et dans ma clientèle particulière m'ont démontré mériter la préférence pour la sûreté de leur application et la fidélité de leurs résultats.

Chaque fois que l'occasion s'en est offerte, j'ai donné place aux idées les plus nouvelles. A propos de la classe des syphilides, j'ai dû m'élever contre certaines théories en vogue, d'autant plus dangereuses qu'elles sont plus séduisantes et qu'elles émanent de plus haut; déjà rectifiées par la conscience éclairée de leurs auteurs, elles seront ramenées avec le temps à leur juste valeur.

Le tableau synoptique qui se trouve à la fin de l'ouvrage permet de juger rapidement du mérite des distributions génériques et de l'utilité des changements apportés à l'œuvre d'Alibert, changements que rendaient inévitables les nouveaux progrès de la science, ainsi qu'une étude plus approfondie des faits pratiques.

Je termine le *Traité pratique des dermatoses* par la publication d'un formulaire dans lequel sont insérées toutes les recettes médicamenteuses applicables au traitement des maladies de la peau. Cette partie intéresse également le pharmacien et le médecin ; car si les notes qui accompagnent chaque formule importante doivent contribuer à rendre plus facile la préparation des médicaments, elles aideront également à en surveiller l'exécution.

J'ai pensé que le lecteur me saurait gré d'ajouter à cette nouvelle édition une étude sur le *choix des eaux minérales dans le traitement des maladies de la peau.*

Ce travail, ainsi présenté séparément, n'existe dans aucun traité de pathologie cutanée. Il a pour avantage d'épargner au médecin des recherches parfois embarrassantes, et de mettre rapidement sous ses yeux les éléments d'une préférence justifiée au point de vue de la nature minéralogique des eaux et de leur action bien constatée sur l'économie.

D.-D.

Décembre 1861.

NOTICE SUR ALIBERT.

Alibert, né à Villefranche (Aveyron), le 12 mai 1766, fit ses humanités avec Laromiguière et Sicard, sous la direction des pères de la doctrine chrétienne. A l'époque de la fondation de l'École Normale, il vint à Paris, accompagné du philosophe qui l'a précédé de si peu de jours dans la tombe, se ranger parmi les élèves appelés à faire partie de ce célèbre établissement, et ce ne fut qu'à l'âge de vingt-six ans, qu'animé par l'exemple et l'amitié de Roussel et de Cabanis, il embrassa la carrière médicale.

On peut dire qu'Alibert, appelé pendant de longues années à exercer avec éclat la profession de médecin, fut heureux dès ses premiers essais : sa thèse inaugurale sur les fièvres pernicieuses et ataxiques intermittentes fut pour lui un véritable triomphe, et commença cette brillante réputation qui lui mérita successivement les titres de médecin en chef de l'hôpital Saint-Louis, de membre de l'Académie Royale de Médecine, de professeur de thérapeutique et de matière médicale à la Faculté de Médecine de Paris, de premier médecin ordinaire du roi, etc., etc.

Comme auteur, Alibert a donné maintes preuves de son esprit fécond et varié. Les sujets les plus divers ont été traités par lui, sinon avec le même succès, du moins avec un talent incontestable : ses principaux ouvrages ont tous eu plusieurs éditions, et sont, par conséquent, fort répandus : qui ne connaît sa belle *Physiologie des passions ?*

Mais son œuvre médicale la plus importante est, sans contredit, la *Monographie des Dermatoses*, et c'est comme fondateur de la dermatologie, en France, qu'Alibert vient se placer au premier rang des médecins modernes.

On a fait à Alibert le reproche d'avoir varié dans ses classifications et ses nomenclatures; mais cet abandon d'un premier travail en faveur d'un système nosologique plus complet, et qui, à l'époque où il parut, répondait si admirablement aux progrès de la science, est, selon nous, au contraire, le plus bel éloge qu'on puisse faire de son esprit fertile et créateur; et, quel que soit le sort que l'avenir réserve à la *Monographie des Dermatoses,* elle restera toujours, pour les esprits judicieux et sans prévention, une œuvre fort remarquable.

S'il nous était permis de juger le style d'un homme dont l'esprit s'est occupé de sujets si différents, nous dirions qu'en général celui d'Alibert est abondant et sonore, plein de chaleur et d'éclat; et, ce qui prouve que ces qualités n'étaient pas un emprunt fait aux artistes et aux hommes de lettres au milieu desquels il a vécu longtemps, c'est qu'on les retrouve jusque dans ses premiers écrits. On lui a reproché, peut-être avec raison, de manquer de variété, d'être parfois en désaccord avec le sujet, d'offrir avec affectation la répétition de certaines expressions favorites; mais bien des lecteurs se plaisent à reconnaître, en parcourant les ouvrages d'Alibert, combien la phrase en est facile et coulante, avec quel talent et quel à-propos l'auteur a su répandre un riant pittoresque sur des sujets presque toujours arides. D'ailleurs ses digressions, peut-être trop fréquentes, sont toujours animées et pleines d'intérêt; et la preuve qu'elles n'ont jamais nui à la clarté de ses descriptions, c'est qu'on en retrouve des pages entières copiées mot pour mot dans des ouvrages plus récents et dont personne ne songe à contester la sévère exactitude.

Alibert n'était pas seulement remarquable comme praticien, il a laissé, comme homme du monde, des souvenirs de bienveillance et d'amitié qui ne s'effaceront jamais de la mémoire de ceux qui l'ont connu particulièrement. Son esprit vif et enjoué, son amour des lettres et des arts, sa conversation piquante et anecdotique faisaient rechercher sa société du plus grand nombre;

doux envers tout le monde, il avait l'habitude d'oublier le mal en faisant le bien : comment s'étonner après cela de l'affection que lui portaient la plupart de ceux qui étaient admis dans son intimité?

Une justice à rendre à Alibert, c'est que s'il fut le médecin des rois, il ne se montra jamais le servile adulateur du pouvoir. Étranger à la politique, il partageait son existence entre les obligations multipliées d'une grande position médicale et un petit nombre d'amis de son choix.

Alibert était bienfaisant : beaucoup de personnes se rappellent sans doute comment s'écoulait chaque année une partie de ses revenus. « Est-ce que vous m'en voulez? disait un jour Alibert « à une personne qu'il savait chargée de secourir le malheur; « il y a plus de huit jours que vous ne m'avez rien demandé. »

Un fait qui prouve qu'Alibert a connu le prix de l'amitié et compris tous les dévouements qu'elle impose parfois, s'est passé à l'époque de la révolution de juillet. Parmi ces hommes qu'une conduite impolitique avait exposés à la colère de la nation, se trouvait un des amis d'Alibert. Lui offrir sa maison, l'y garder trois semaines au péril de sa liberté, et peut-être même de sa vie, parut au grand médecin une chose toute naturelle, et il ne réfléchit à la gravité de sa démarche qu'après avoir favorisé la fuite et pourvu à la sûreté de son ami.

Tel fut Alibert, qu'on s'est plu bien souvent à taxer de légèreté et d'inconséquence. Cependant manqua-t-il de réflexion et de constance dans le typhus de 1814, et particulièrement dans l'épidémie cholérique de 1832, pendant toute la durée de laquelle nous avons vu ce vieillard visiter jusqu'à trois fois par jour les nombreux malades qui encombraient ses salles? Aussi obtint-il, pour prix de son dévouement, un des chiffres les plus modérés en mortalité.

Reconnaissons donc qu'Alibert, s'il eut quelques faiblesses (et quel est l'homme qui peut se vanter de n'en regretter aucune?), sut les racheter par d'éminentes qualités. Ne refusons pas l'imagination à celui qui a créé l'ingénieuse famille des dermatoses;

et si ses rivaux, qui presque tous avaient été ses élèves, ont relevé quelques erreurs qui lui étaient échappées, et fait faire d'incontestables progrès à la pathologie cutanée, principalement sous le point de vue thérapeutique, c'est toujours à lui seul qu'ils doivent d'avoir marché avec assurance dans une carrière qu'il leur avait ouverte, et dans laquelle ses travaux et ses conseils leur ont si souvent été utiles.

DE LA PEAU

considérée

DANS SES FONCTIONS, DANS SON ORGANISATION, DANS SES ALTÉRATIONS.

PHYSIOLOGIE.

La peau, chez l'homme jouissant de la plénitude de son existence, nous donne, avant tout, l'idée d'un voile résistant et protecteur, destiné, par sa solidité, à mettre les organes internes à l'abri des atteintes trop rudes que peuvent leur porter les agents extérieurs ; et la nature, pour rendre encore plus efficace et plus certaine cette protection tutélaire, a voulu que la peau fût aussi pourvue d'une exquise sensibilité : cette dernière faculté est même si facile à mettre en jeu dans plusieurs des régions cutanées, qu'elle peut être considérée, sur ces différents points, comme étant, à elle seule, une sauvegarde suffisante des tissus sous-jacents.

La preuve en est que nous la voyons surtout développée là où le derme offre le moins d'épaisseur et de solidité ; ainsi, à la partie interne des membres, aux aisselles, aux aines, sur les régions pectorales, surtout chez la femme, sur les côtés et au-devant du cou, à l'épigastre, à la face, etc.

Il n'est cependant aucune de ces régions dans le voisinage desquelles n'existent des organes plus ou moins importants soit pour la vie organique, soit pour la vie de relation.

Cette double disposition indique clairement que la nature compte moins, pour la conservation des parties essentielles, sur la résistance purement physique ou mécanique des tissus qui les environnent, que sur celle qui, bien que faible, se trouve éclairée et soutenue par une vive sensibilité.

La seconde impression que reçoit le physiologiste en examinant la peau humaine, vient de sa *coloration* qui est tantôt permanente et générale, d'autrefois, simplement locale ou accidentelle.

La première, inhérente à l'organisation et à la trame cutanées, sert à différencier les races ; la seconde est presque toujours un simple phénomène de circulation ; c'est, quand elle est locale, le rouge tendre de la pudeur, ou la vive animation de la colère ; c'est la pâleur de la crainte ou la lividité du désespoir ; et lorsqu'elle s'étend à toute la peau, c'est le blanc mat de l'anémie, c'est la teinte rosée de la pléthore, ou d'une circulation momentanément surexcitée.

Son siége est le système capillaire sanguin, et la rapidité avec laquelle se produisent ces diverses nuances physiologiques, annonce combien est énergique et active la circulation propre au tissu cutané.

En examinant avec plus d'attention la surface de la peau, on la trouve tantôt glabre et unie ; sur d'autres points, couverte de poils et d'aspérités ; une foule de lignes et de plis, plus ou moins étendus et réguliers, sillonnent sa surface.

On la voit, d'une part, se continuer avec certains appendices épidermiques ou cornés (les ongles) ; de l'autre, avec le système muqueux, à l'origine des ouvertures naturelles.

A propos du *système muqueux*, il faudra examiner par quelle communauté d'organisation, il se trouve lié avec la peau et si on ne rencontre pas jusque dans plusieurs des affections dont il peut être atteint, des marques de rapprochement et d'analogie ; si enfin, ce système ne doit pas être considéré comme une peau intérieure destinée à remplir des fonctions jusqu'à un certain point identiques.

Une étude plus attentive encore des fonctions de la peau nous démontre que cette membrane est également le siége de sécrétions et d'exhalations incessantes.

Les sens nous avertissent suffisamment de l'existence de ces sécrétions dans les régions où abondent les follicules sébacés, et dans le phénomène si ordinaire et si facilement appréciable de la transpiration ; mais la science nous apprend, en outre, que ces mêmes fonctions, bien que moins apparentes dans d'autres parties, n'en sont pas moins communes à tous les points de l'enveloppe tégumentaire. Qui ne connaît le phénomène de la perspiration cutanée ou transpiration insensible, et ne sait que sur chaque point de la peau, on retrouve cette matière grasse et onctueuse, destinée à lubrifier sa surface, et qu'on appelle matière ou humeur sébacée?

Mais si la peau doit rester pour nous une voie d'exhalation et de sécrétion, cela ne l'empêche pas d'être en même temps une source aussi active d'inhalation et d'absorption.

C'est même sur ces dernières propriétés que repose, en entier, la *méthode endermique* dont la judicieuse application est appelée à rendre d'importants services à la médecine.

Enfin, on a prétendu récemment encore faire de la peau

un appareil de combustion ou de respiration, de sorte que, dans l'état actuel de la science, la peau humaine reste pour le physiologiste ;

    1° Un organe de résistance et de protection ;

    2° Un organe de sensibilité ou de tact ;

    3° Un organe de coloration ;

    4° Un organe de circulation ;

    5° Un organe de sécrétion et d'exhalation ;

    6° Un organe d'inhalation et d'absorption ;

    7° Un organe de combustion et de respiration.

Chacune de ces importantes fonctions de la peau fait présumer qu'il existe dans l'épaisseur de cette vaste membrane autant d'organes ou appareils organiques chargés de leur accomplissement ; il faut donc maintenant examiner jusqu'à quel point la science anatomique vient justifier ces prétentions du physiologiste.

ANATOMIE.

1° Parties essentielles.

A. *Organes de résistance.* Ils résident à la fois dans les couches superficielles et profondes de la peau.

Les couches superficielles sont constituées par le double feuillet épidermique ; de ces deux feuillets, l'un tout à fait extérieur et apparent, est cette membrane dense, demi-transparente et imperméable qui recouvre la surface extérieure de la peau et fait l'office d'un vernis sec qui empêche le contact immédiat des agents extérieurs sur les papilles cutanées, et amoindrit les sensations tactiles.

Sa surface extérieure est creusée d'une multitude de sillons destinés à loger les éminences papillaires et, de plus, chez le nègre, une partie de la couche colorante ou pigmentaire ; sa surface intérieure est immédiatement appliquée sur le second feuillet épidermique ; elle présente, en sens inverse, les mêmes enfoncements et éminences qu'on rencontre à la face externe : une multitude de pertuis destinés à livrer passage aux poils, ainsi qu'aux vaisseaux exhalants et absorbants, traversent son épaisseur : ce feuillet, loin d'être le résultat d'un accolement et d'une imbrication d'écailles, présente, au contraire, toute l'apparence d'une membrane plane et continue, entièrement dépourvue de vaisseaux et de nerfs, et composée d'une couche homogène que les naturalistes s'accordent à regarder comme étant le produit d'une sécrétion : seulement, ils diffèrent d'opinion dès qu'il s'agit de se prononcer sur le siége et la nature de l'organe sécréteur (1).

Le second feuillet ou feuillet épidermique interne, n'est admis que depuis les travaux publiés par M. le professeur Flourens sur la structure de la peau humaine.

---

(1) Le caractère membraneux des couches épidermiques est trop facile à constater pour que personne ait songé à le mettre en doute : il résulterait, au dire de M. Sappey (dont le *Traité d'anatomie descriptive* réunit les notions les plus récentes sur la matière), de l'accolement intime d'une multitude de cellules aplaties et disposées en forme de *mosaïque*. M. Henle compare cet assemblage de cellules à une sorte de pavé, d'où le nom d'*épithélium pavimenteux* simple ou stratifié, selon qu'il existe une ou plusieurs couches. Les cellules épidermiques naîtraient d'un fluide exhalé par les capillaires sanguins du derme et auraient à leur origine, dans l'opinion de Henle (*Traité d'anatomie générale*) et de la plupart des micrographes de nos jours, une vie propre et analogue à celle des autres parties de l'organisme.

On sait que Breschet et Roussel de Vauzème placent l'origine des couches épidermiques et cornées à la superficie du derme et la font consister dans un mélange de principe colorant et de matière cornée ou muqueuse, tandis que nous verrons M. Flourens les regarder comme un produit de sécrétion de la membrane pigmentale qui, d'après lui, serait également chargée de fournir la matière colorante.

Ce second feuillet remplace, pour le savant professeur du Jardin des Plantes, le corps muqueux, ou prétendu *réseau réticulaire* de Malpighi, lequel n'a dû, jusqu'à ce jour, son aspect gluant et demi-fluide, ainsi que les ouvertures multipliées dont il semble percé, qu'à un mode vicieux de préparation.

Il est, en effet, démontré pour moi, qu'une macération bien conduite permet de détacher ce second feuillet épidermique sous la forme d'une membrane continue, parfaitement distincte, quoique plus fine que la lame externe et d'un jaune gris un peu plus foncé.

Cette séparation des deux feuillets épidermiques s'opère également bien sur la peau brunie par le soleil, et sur la peau ordinaire. On les retrouve dans les différentes races humaines; ils tiennent au derme par un même moyen d'union, qui consiste dans des prolongements internes, lesquels forment la gaîne ou l'étui des poils, en même temps qu'ils fixent le double épiderme au derme (1).

Mais la principale résistance de la peau réside évidemment dans le *derme* qui en forme la couche la plus profonde et dont l'épaisseur varie suivant les régions, le sexe et l'âge.

Bien des opinions différentes ont été émises sur la structure du derme qu'on voit, chez le vieillard, participer à l'a-

______

(1) M. Sappey admet le corps muqueux comme membrane continue et le considère également comme une dépendance des ongles dont il formerait la lame profonde.

Pour cet habile observateur, le corps muqueux serait la feuille épidermique profonde, aurait une origine et une structure analogues à celles de la lame épidermique externe ou superficielle, et serait, en même temps, le siége des appareils de la coloration cutanée.

Pour M. Sappey, les prolongements épidermiques accompagnent également les follicules sébacés et pileux ainsi que les conduits sudoripares.

trophie des autres tissus et devenir souvent tellement mince qu'il finit par acquérir une sorte de translucidité, et permet d'entrevoir, dans certaines régions, l'aspect nacré des tendons et la couleur rougeâtre des muscles.

Ce n'est qu'artificiellement qu'on peut diviser le derme en couches séparées et distinctes. Examiné dans sa structure, il paraît constitué par un tissu dense, résistant et plus ou moins rougeâtre, en raison de la quantité de sang retenu dans les vaisseaux qui le parcourent; car, le derme privé de sang est toujours blanc et ses caractères anatomiques se rapprochent des tissus cellulaire et fibreux (1).

Sa trame est disposée en faisceaux entre-croisés, d'autant plus denses, qu'on les examine plus près de la face superficielle.

C'est même à cet arrangement des fibres du derme, et non à son tissu proprement dit, qu'il faut attribuer l'extensibilité et l'élasticité de la peau.

Le derme est percé d'une foule d'excavations alvéolaires qui pénètrent obliquement son épaisseur et sont d'une grandeur variable, selon les régions ; la base de ces alvéoles répond à la surface interne ou profonde, et leur sommet à la face extérieure ou libre. Ces alvéoles sont remplies par le tissu adipeux, les nerfs et les vaisseaux de la peau.

On trouve encore, à la face interne du derme, de petits pertuis ou orifices donnant passage à des filets nerveux et

____

(1) Les fibres du derme vues au microscope ne présentent pas des caractères identiques : c'est en raison de ces diversités de nature que M. Sappey distingue : 1o des fibres de tissu cellulaire ; 2o des fibres de noyaux ; 3o des fibres élastiques : de ces trois sortes de fibres, les deux premières se trouvent plus abondamment répandues dans la peau, ce qui n'empêche pas la fibre élastique d'exister dans toutes les parties de l'enveloppe tégumentaire.

vasculaires, ainsi qu'à des canaux sécréteurs particuliers (1).

Tels sont, dans la peau, les organes chargés de résister à l'action des agents extérieurs et de protéger les tissus sous-jacents.

B. *Organes de la sensibilité et du tact.* Ils résident évidemment dans la partie nerveuse du tissu cutané.

Des cordons nerveux s'introduisent dans l'épaisseur du derme par les alvéoles dont est percée sa surface interne ; après qu'ils ont pénétré dans la peau, ces mêmes cordons s'y ramifient à l'infini, paraissent même y subir diverses transformations et finissent par gagner la surface externe et libre, où ils contribuent, si, toutefois, ils ne le constituent pas en entier, à la formation du *corps papillaire.*

Or, le corps papillaire est la couche sensible de la peau, le véritable organe du tact ; ce fait d'anatomie physiologique n'est contesté par personne et se trouve admis par ceux-là même qui, tel que M. le professeur Cruveilhier, prétendent que le corps papillaire est, en même temps, une voie de circulation et un organe de sensibilité (2).

Il existe, pour chacun de ces éléments si curieux de l'organisation cutanée, des représentations pittoresques d'une

______

(1) D'après M. Sappey, le sommet des aréoles du derme ne s'étend pas au delà de la partie moyenne de son épaisseur : les orifices qu'on observe sur la face externe du chorion répondent exclusivement aux conduits excréteurs des glandes de la peau et aux bulbes pilifères. Il est vrai que ces bulbes représentent un canal qui descend obliquement dans l'épaisseur de la peau pour se prolonger jusque dans ses aréoles. Mais chacun de ces bulbes est formé, ainsi que toutes les glandes cutanées, par une dépression de la membrane tégumentaire. Cette membrane n'est donc perforée sur aucun point de son étendue.

(2) Pour M. Sappey, le corps papillaire serait uniquement composé de filets nerveux protégés par une expansion fibreuse du derme, sous la forme d'une trame lisse et dense à sa surface externe, aréolaire à son centre.

grande fidélité; mais, quelque bien réussies qu'elles soient, elles ne donnent jamais comme l'objet lui-même, des idées aussi nettes et aussi faciles à graver dans la mémoire. Aussi, doit-on, quand on le peut, constater leur existence soit à l'aide du scalpel, soit en suivant avec assiduité les cours d'anatomie microscopique. Ceux que professent avec tant de distinction et de dévouement, MM. Charles Robin et Mandl ne laissent, sous ce rapport, rien à désirer, et c'est à l'obligeance de ces savants et honorables collègues que je dois d'avoir pu parfaitement distinguer et reconnaître *l'anse nerveuse terminale* des nerfs de la peau, qui en est la dernière ramification et assure le libre parcours du fluide sensitif (1).

Disons, en terminant ce qui est relatif au corps papillaire, qu'il ne faut pas le regarder comme une partie isolée et indépendante du derme ; qu'il en forme, au contraire, la couche extérieure et superficielle, et qu'on ne peut l'en séparer qu'artificiellement et en coupant la continuité des vaisseaux et des nerfs qui en constituent la trame.

C. *Organes de coloration.* Le siége de la coloration, dans la peau humaine, réside dans des parties sur la disposition desquelles les anatomistes ne se sont pas encore entendus et qui portent différents noms.

Breschet et Roussel de Vauzème ont admis, sous le nom d'*appareil chromatogène*, un parenchyme glandulaire ou de sécrétion, qu'ils placent un peu au-dessous des papilles et auquel ils attribuent des canaux sécréteurs particuliers chargés de verser à la surface du derme le principe colorant.

De son côté, M. le professeur Flourens prétend établir,

---

(1) M. Sappey admet, à l'instar de Gerber, les anses nerveuses terminales qui permettent la libre circulation du fluide sensitif.

au moyen de préparations anatomiques que ce savant a bien voulu me montrer au Jardin des Plantes et dont il m'a paru facile de constater la parfaite exactitude, que les agents de la coloration cutanée consistent :

1° Dans une couche de *pigment* ou matière colorante située sous le second feuillet épidermique ; 2° dans l'existence d'une membrane particulière chargée de la sécréter et que, pour cela, M. Flourens appelle *membrane pigmentale* : cette membrane, que M. Flourens place immédiatement au-dessus des papilles cutanées, serait, en même temps, chargée, d'après ce naturaliste, de la sécrétion des couches épidermiques et cornées.

C'est principalement sur la peau du nègre et sur celle du mulâtre que les différentes parties de cet appareil m'ont surtout paru faciles à distinguer.

Il n'en est pas de même chez le blanc, que la peau soit brunie ou non par le hâle ; l'anatomiste n'y reconnaît qu'avec une difficulté extrême les divers éléments de la coloration cutanée ; mais quoi qu'il en soit de ces difficultés anatomiques, il n'en faut pas moins admettre que l'appareil de coloration est commun à toutes les races humaines et que s'il est plus caractérisé chez le nègre et le mulâtre dont les couches extérieures du derme sont réellement modifiées, il existe également dans la peau du blanc, bien qu'à l'état rudimentaire.

La preuve en est qu'on le retrouve avec tous ses attributs dans quelques régions, chez le blanc ; par exemple, sur les cercles d'un brun plus ou moins foncé qui entourent le mamelon de certaines femmes.

J'ai la certitude qu'on le rencontrerait également dans un grand nombre de *dyschrômes*, surtout lorsque les taches sont depuis longtemps fixées sur les mêmes régions (1).

(1) Le pigment ou matière colorante de la peau, dit M. Sappey, a son

Quant à l'origine des couches épidermiques et cornées, que tous les anatomistes s'accordent à regarder comme un produit de sécrétion et dont il est déjà question dans la note 1re, Breschet et Roussel de Vauzème la font consister dans un mélange de principe colorant et de matière cornée ou muqueuse.

Ce qu'il nous importe le plus de savoir ici, c'est qu'il existe dans la peau humaine une matière colorante sécrétée et des organes chargés de cette sécrétion.

D. *Organes de circulation*. Comme organe de circulation, la peau se trouve pourvue : 1° De vaisseaux *artériels* qui, introduits dans les aréoles du derme, continuent de s'avancer jusque vers sa face extérieure, et là, prennent, sans aucun doute, les caractères propres aux vaisseaux capillaires ; 2° de *veines;* 3° de vaisseaux *lymphatiques.*

On paraît ignorer encore si, parvenus à l'état capillaire, ces trois ordres de vaisseaux s'abouchent et communiquent les uns avec les autres; mais ce qui est positivement établi, c'est que leur commune réunion, dans la peau, fait de

siége dans le corps muqueux, dont il peut être considéré comme une partie constituante.

Il est formé par des cellules transparentes contenant dans leur cavité des granulations d'une extrême ténuité et de couleur brune : ces cellules pigmentaires ne diffèrent pas de celles qu'on observe sur la surface interne de la choroïde, elles sont seulement moins développées. Les cellules pigmentaires ne forment point une couche régulière et uniforme située au-dessous du corps muqueux (lame épidermique profonde), mais sont irrégulièrement disséminées au milieu des cellules épidermiques, et les teintes de la peau sont d'autant plus foncées que leur nombre est plus considérable.

Le pigment cutané, de même que l'épiderme et toutes ses dépendances, est un produit exhalé des capillaires sanguins de la peau. Pour M. Sappey, l'appareil chromatogène de MM. Breschet et Roussel de Vauzème n'existe pas.

cette membrane une voie de circulation des plus actives; que cette circulation est artérielle, veineuse et lymphatique; c'est qu'on peut suivre les divisions de chacun de ces trois ordres de vaisseaux jusque dans les couches superficielles du derme et qu'il est certain qu'arrivés dans la trame capillaire, ces différents conduits vasculaires s'y comportent en raison des attributions particulières qui leur sont dévolues (1).

E. *Organes de sécrétion et d'exhalation* (2). Les sécrétions cutanées, sur lesquelles il importe de fixer particulièrement l'attention, sont l'*humeur sébacée* et le *fluide perspiratoire.*

La première s'effectue au moyen de petits utricules glanduleux logés dans l'épaisseur du derme, qu'on appelle cryptes ou follicules sébacés, et qui s'ouvrent à l'extérieur, entre les saillies papillaires par un très-petit

(1) D'après M. Sappey, les dernières divisions artérielles se continueraient directement et sans intermédiaire avec les premiers ramuscules veineux. Les vaisseaux lymphatiques auraient leur point de départ et leur origine dans le corps papillaire et les glandes sébacées. L'observation n'a pas jusqu'à présent fait connaître si ces vaisseaux, qu'on trouve multipliés à l'infini, émanent également des glandes sudorifères.

(2) Peu de personnes se font une idée exacte de l'abondance des déperditions qui ont lieu journellement à la surface de la peau ; il résulte des recherches de *Sanctorius* que sur huit livres d'aliments que nous prenons dans une journée, cinq livres sont éliminées par les respirations pulmonaire et cutanée; or, Lavoisier et Séguin, qui ont fait la distinction entre les deux perspirations, ont trouvé que la première est à la seconde, terme moyen, dans le rapport de 7 à 11. Sur les 2,500 grammes d'aliments éliminés, il y en aurait, par conséquent, 1,591 qui s'échapperaient par la peau, et 909 qui s'échapperaient par le poumon, c'est-à-dire un peu plus de trois livres par l'une et un peu plus de deux livres par l'autre; d'où il suit que l'enveloppe cutanée représente le principal émonctoire de l'économie, au moins dans les pays chauds, car, dans les pays froids, les produits éliminés par le poumon et le rein l'emportent très-notablement, au contraire, sur ceux qu'élimine la peau. (Ph.-C. Sappey, *Traité d'anatomie*, p. 447.)

orifice visible à la loupe et souvent même à l'œil nu (1).

Cette petite ouverture est celle par laquelle les enfants s'amusent parfois à faire sortir de petits cônes allongés qu'ils appellent des vers, et qui, en réalité, ne sont autre chose que la matière sébacée elle-même.

Les follicules sébacés sont plus nombreux sur le nez, aux oreilles, aux aines, aux aisselles et aux organes de la génération que partout ailleurs ; ils sont, au contraire, peu apparents ou manquent même totalement à la paume des mains, à la plante des pieds ; ils reçoivent des vaisseaux sanguins. M. le professeur Cruveilhier les assimile au tissu granuleux et les regarde comme de véritables organes sécréteurs. Cruikshank affirme que les vaisseaux lymphatiques ont ces follicules pour point d'origine. D'après M. Rosenbaum, ils fournissent la matière solide de la transpiration ; ce savant naturaliste va jusqu'à considérer les furfures et les squames comme de simples détritus des produits sébacés. Cette dernière assertion est loin d'être prouvée (2).

Les organes chargés de la perspiration cutanée sont plus difficiles à mettre en évidence. Tour à tour contestés ou reconnus, ils sont décrits avec beaucoup de soin et de vé-

---

(1) D'après M. Sappey, la plupart des glandes sébacées s'ouvrent dans l'intérieur des follicules pileux. (Ouvrage cité, p. 450.)

(2) Pour MM. Huguier, Sappey et Charles Robin, l'organisation des glandes sébacées serait plus complexe qu'on ne l'a généralement admis jusqu'à ce jour. Chacun de ces organes comprendrait 1º une tunique externe celluleuse qui entoure toutes les parties de la glande et les relie en un seul et même lobule ; 2º une tunique moyenne plus épaisse, de nature granuleuse ; 3º une tunique interne qui forme une dépendance de l'épiderme. Leur cavité se compose de plusieurs petits conduits aboutissant à un canal central, lequel, d'après M. Sappey, d'accord sur ce point avec Weber, viendrait s'ouvrir dans le follicule pileux, vers son tiers inférieur.

b.

rité dans le beau travail publié par MM. Breschet et Roussel de Vauzème.

Ils se composent de petits corps glanduleux situés dans le derme, près de sa face interne ou profonde : chacune de ces glandules reçoit de nombreux capillaires, ce qui leur donne un aspect chevelu facile à distinguer; il en part des conduits flexueux et sphéroïdes qui viennent s'ouvrir à la peau, dans la fissure transversale située entre les papilles. Parvenu à la surface extérieure de la peau, le conduit *sudoripare* se dirige obliquement en se portant dans l'épaisseur de la couche cornée et vient se terminer par l'espèce de *pore* qu'on remarque sur le dos des lignes saillantes épidermiques.

La saison la plus favorable pour les étudier est l'été, parce que, durant la saison chaude, ils sont habituellement distendus et traversés par la sueur; la meilleure manière de les découvrir est d'incliner un peu la lentille de l'instrument grossissant; en les regardant ainsi, on rencontre leur plus large ouverture (1).

Tels sont les principaux caractères anatomiques de l'appareil sudoripare dont quelques anatomistes s'obstinent cependant encore de nos jours à nier l'existence. Toute fonction a cependant son point de départ et son origine dans un organe ou appareil organique quelconque : on ne peut regarder la transpiration comme un simple phéno-

---

(1) La *couleur* des glandes sudorifères est jaunâtre, ce qui permet de les distinguer facilement des fibres constituantes du derme, qui sont blanches et demi-transparentes. On en trouve de différentes grandeurs, les plus volumineuses sont aux aisselles, aux tempes, à la poitrine, etc.; le nombre en est considérable : Leeuwenhoeck les comptait par milliards; Eichorn, par millions; M. Sappey en admet de 6 à 700,000 pour toute la surface de la peau. Les glandes sudorifères sont également les agents de la transpiration insensible, autrement dite *perspiration cutanée.*

mène de porosité, de transsudation. Autrement, il faudrait se demander quel est, des trois ordres de vaisseaux qui parcourent le derme, celui qui accomplirait cette active et incessante fonction. On ne peut donc logiquement méconnaître, dans le derme, la présence d'un appareil sudoripare, et celui qu'ont signalé MM. Breschet et Roussel me paraît réunir toutes les conditions désirables de réalité et d'exactitude.

F. *Organes d'inhalation et d'absorption.* Si la peau exhale et sécrète, elle offre également une voie fort active à l'inhalation et à l'absorption. La méthode endermique a mis ces facultés dans tout leur jour, et beaucoup de praticiens obtiennent de ce nouveau mode d'administrer certains médicaments des résultats fort utiles.

Mais on ne sait malheureusement à quels organes rapporter ces importantes fonctions : les uns pensent qu'elles sont exclusivement sous la dépendance des vaisseaux lymphatiques ; d'autres les attribuent aux vaisseaux sanguins, et le plus grand nombre admet qu'elles s'exécutent à la fois par les veines et par les vaisseaux lymphatiques. Dans l'opinion de MM. Breschet et Roussel, l'inhalation ou l'absorption se fait au moyen de conduits particuliers, extrêmement ténus, ramifiés, en formant des anses, dans la couche la plus superficielle de l'épiderme, pénétrant ensuite le derme par l'infundibulum des papilles, près des canaux sudorifères.

Ces savants paraissent disposés à croire que les vaisseaux inhalants de la peau communiquent directement avec le système sanguin artériel et veineux et non avec le système lymphatique. De son côté, M. Rosenbaum admet que les glandes sébacées sont encore chargées de concourir à la résorption.

G. *Organes de combustion ou de respiration cutanée.* C'est le célèbre physiologiste Unger qui affirme que la peau est encore un véritable organe de respiration. M. Rosenbaum ne nie point cette fonction respiratoire de la peau, mais il la restreint aux glandes sébacées : d'après lui, ces organes seraient chargés d'enlever au sang une plus ou moins grande quantité de son principe carbonique; il en donne pour exemple, la crasse de la peau chez les phthisiques, etc.

Tels sont les principaux appareils organiques qui constituent la peau humaine ; mais cette vaste membrane contient encore certains éléments qui, pour être appelés parties accessoires, ne sont pas moins importants à connaître; leur étude intéresse d'autant plus le dermatologiste, qu'on les trouve souvent affectées, soit primitivement, soit d'une manière consécutive, dans un grand nombre de maladies de la peau.

2° **Parties accessoires de la peau.**

Ces organes sont les cheveux, les poils et les ongles.

Ongles. Tout le monde connaît la forme, la disposition et les usages des ongles : on s'accorde généralement à les regarder comme le produit de la sécrétion des papilles longitudinales du derme, qui, placées sous l'ongle, en constituent la véritable matrice, le véritable tissu générateur.

L'épiderme, non-seulement recouvre les ongles dans toute leur étendue, mais semble même se confondre avec eux et offrir une nature tout à fait identique.

Aussi M. Flourens n'hésite-t-il pas à se prononcer pour cette identité d'organisation, entre les couches épidermiques et l'ongle, dont l'organe producteur commun serait la membrane pigmentale qu'on trouve immédiatement appliquée sur la couche papillaire, et dont la disposition serait modifiée dans les régions unguéales (1).

Cette opinion de M. le professeur Flourens peut s'appuyer sur des faits pathologiques nombreux : car il n'est pas rare de rencontrer des dartres furfuracée et squameuse, affections dans lesquelles l'épiderme et son organe sécréteur jouent un rôle si important, coïncidant avec une altération plus ou moins marquée des ongles.

Je dois dire, cependant, qu'une opinion différente sur l'origine des ongles a été émise et soutenue par M. de Blainville. Ce naturaliste pense que la production de l'ongle, comme celle de toute substance cornée, doit être attribué au bulbe pileux. D'après ce savant, un bulbe isolé ne peut donner naissance qu'à un poil, tandis que plusieurs bulbes agglomérés ne peuvent, à leur tour, fournir qu'un produit composé ; — et ce ne serait que par un

---

(1) Pour M. Sappey, l'ongle est évidemment une dépendance de l'épiderme dont il diffère seulement par sa densité, sa dureté, son élastici plus grande et dont il se distingue, en outre, par l'absence de tout orifice. Le derme sous-unguéal est la seule partie de la peau totalement dépourvue de glandes sudorifères.

Il paraît, d'après les observations de M. Sappey, que l'ongle, à sa partie supérieure, se confond seulement avec la lame épidermique externe, tandis que la lame épidermique interne ou *corps muqueux* de certains auteurs passe, après avoir contourné l'ongle, sous sa face adhérente, recouvre et engaîne toutes les papilles sous-unguéales, puis se continue latéralement et inférieurement avec le corps muqueux de la pulpe des doigts.

M. Sappey admet (page 495) que la partie blanche du derme sous-unguéal, c'est-à-dire celle qui entoure la racine de l'ongle et qui s'avance jusque sous le corps pour former la *lunule*, est la seule qui doive être considérée comme l'organe élaborateur et réparateur de l'ongle, puisque la destruction de cette partie entraîne la chute de l'ongle et sa non-reproduction, tandis que si elle n'est que simplement altérée, l'ongle de nouvelle formation est toujours plus ou moins informe.

intime rapprochement de poils que se constitueraient les ongles, les cornes, les plumes, etc., la conséquence de cette manière de voir a été poussée, par M. de Blainville, jusqu'aux dents et même jusqu'à l'œil.

Nous devons reconnaître que quelques faits pathologiques semblent militer en faveur de cette opinion : le *favus* n'en serait-il pas un exemple ? Il n'est pas rare, en effet, de voir, dans cette affection, les cheveux et les ongles s'altérer simultanément et comme par l'effet d'une commune influence. Mais on peut objecter que cette coïncidence est loin d'être constante, même dans les favus les plus étendus et les plus négligés ; que, d'ailleurs, cette coïncidence aurait complétement perdu son caractère concluant depuis les travaux de M. Gruby sur le favus, puisque cet habile naturaliste a clairement démontré que dans cette dégoûtante maladie, le bulbe pileux n'est affecté que secondairement ; que la mort et la chute des cheveux et des poils sont la conséquence la plus ordinaire de la pression mécanique exercée par les *mycodermes* livrés à toute l'exubérance de leur multiplication ; ou bien encore, dans les cas graves et compliqués d'une violente inflammation, à l'extension de cette même phlogose.

Faut-il ajouter que dans toutes les régions de la peau où il existe des poils, l'organe qui les sécrète est facile à découvrir et à reconnaître, tandis que rien de semblable au bulbe pilifère ne se rencontre d'une manière évidente dans les parties du tégument sur lesquelles l'ongle repose. Toutes ces considérations militent en faveur des opinions de M. Flourens sur l'origine de l'ongle ; aussi, doivent-elles être considérées comme étant les plus vraisemblables tant que de nouvelles recherches ne seront pas venues dissiper, à cet égard, toute incertitude.

Cheveux et poils. Le poil, soit qu'on l'examine au cuir chevelu, dans les régions occupées par la barbe, ou sur tout autre point de la surface cutanée, présente constamment, comme organe producteur, un *bulbe* situé, tantôt dans les aréoles du derme, tantôt dans la couche adipeuse sous-jacente. Sa forme est celle d'une papille conique dont la base, plus ou moins adhérente, livre passage à des vaisseaux et à des nerfs ; dont le sommet est emboîté par le premier cône pileux.

On a beaucoup écrit sur les rapports des bulbes pilifères et des follicules sébacés ; ces rapports sont extrêmement variables. Ainsi, on trouve le bulbe pileux tantôt sous le follicule, tantôt sur ses côtés, tantôt simplement voisin de ce dernier ; et par suite du rapport qui existe entre eux, le poil traverse la cavité folliculaire, ou perce ses parois et vient sortir sur les côtés de son orifice, ou, enfin, se trouve avoir une issue tout à fait indépendante.

Quant aux follicules pileux, ils ne diffèrent des follicules sébacés qu'en ce qu'ils se trouvent traversés par un poil, lequel, du reste, n'y adhère en aucun point.

La transparence du follicule permet de voir le poil dans sa cavité.

Si l'on divise la membrane bursale d'Heusinger, qui ne serait, d'après H. Dutrochet, que la peau déprimée, on voit sa surface interne libre et sans adhérence avec le poil ; elle en est même séparée par un liquide rougeâtre également indiqué par l'anatomiste allemand.

Le follicule pileux s'ouvre à l'extérieur par un goulot étroit qui livre passage aux poils ; ses fonctions sont évidemment les mêmes que celles du *crypte sébacé*.

J'ajoute, en terminant ces notions anatomiques de la peau humaine, que l'épiderme, en s'enfonçant dans les fol-

licules pileux pour fournir des gaînes à la racine des
poils, ne dépasse point cette racine et ne s'étend pas,
en conséquence, jusque dans l'intérieur du bulbe pileux
(MM. Gruby et Flourens) (1).

APPENDICE.

PARALLÈLE ENTRE LES SYSTÈMES CUTANÉ ET MUQUEUX.

L'étroite sympathie qui unit entre eux les systèmes muqueux et dermoïde se révèle à chaque instant dans l'histoire des maladies de la peau ; aussi, ai-je cru pouvoir qua-

(1) Les poils, dit M. Sappey, sont des filaments de nature épidermique
(p. 495).

Il existe deux espèces bien distinctes de follicules pileux : les follicules
à forme arrondie et les follicules à forme tubuleuse. Les premiers renferment constamment des poils rudimentaires, ne dépassent point l'épaisseur du derme, et ne possèdent aucun appareil glandulaire : le liquide
qui distend leurs parois est le produit d'une simple exhalation ; les seconds, au contraire, pénètrent souvent jusqu'aux couches cellulo-adi-
peuses, et sont pourvus d'un appareil glandulaire annexé à leurs parois
et en communication avec leur cavité.

C'est à la présence des glandes pilifères qu'il faut attribuer le petit renflement qu'on observe au point d'émergence d'un grand nombre de poils
(p. 504).

Les poils sont flexibles et élastiques, percés à leur pointe, ce qui explique *les cheveux qui déteignent* : ils sont également hygrométriques ; la
paume des mains et la plante des pieds sont les seules parties des téguments qui en soient dépourvues. « Le nombre total des poils qui végètent
« à la surface du corps, dit M. Sappey, est à peu près le même aux divers
« âges, dans les deux sexes, chez tous les individus, et probablement aussi
« dans toutes les races humaines ; mais le nombre de ceux qui passent
« de l'état rudimentaire (duvet) à leur complet accroissement est très
« variable ; d'où les différentes apparences suivant l'âge, le sexe et les
« individus. »

La plus grande analogie d'origine, de structure et d'organisation existe
entre lespoils, les ongles et les lames épidermiques : toutes ces parties
ont pour point de départ un fluide particulier fourni par les capillaire
sanguins.

lifier le système muqueux de *peau intérieure :* la dermatologie nous offre mille occasions de nous convaincre que
cette qualification n'est point illusoire. On en trouve des
preuves multipliées dans l'ouvrage du docteur Jahn sur
l'histoire naturelle des exanthèmes intérieurs ou exanthèmes de Schœnlein (Eisenach, 1840); il est donc logique
de rechercher si nous trouverons dans une certaine conformité d'organisation, une explication suffisante de ces
rapports et de l'antagonisme fonctionnel qui existe généralement entre les deux systèmes.

Structure et organisation. Toute membrane muqueuse
présente, en l'étudiant de dehors en dedans,

1° Une lame épidermique superficielle analogue à celle
de la peau, comme elle, d'une continuité parfaite, s'élevant avec les papilles, s'enfonçant dans leurs intervalles,
variant dans son épaisseur et surtout facile à démontrer
sur la langue, à l'intérieur des joues, dans l'œsophage.

Il est également prouvé que l'épiderme muqueux se
retrouve sur différentes parties du tube digestif, dans la
vessie, le nez, la trachée-artère, etc.

Comme à la peau, l'épiderme des membranes muqueuses qu'on désigne plus habituellement sous le nom d'*épithélium,* conserve à sa face interne l'empreinte des papilles
qu'il recouvre et auxquelles il fournit partout un étui, une
gaîne extérieure.

2° Quant au corps *réticulaire* de Malpighi, que la plupart des anatomistes font figurer dans l'organisation du
système muqueux, il répond à la lame épidermique profonde avec laquelle il se continue et forme, au lieu d'un
réseau criblé de trous, une membrane complète, variant
d'épaisseur selon les régions et se pliant, comme le feuillet extérieur, sur les saillies et anfractuosités papillaires :

c.

le corps muqueux est partout blanc et semble composé de couches épidermiques superposées : à la peau et dans le système muqueux, cette lame épidermique profonde, malgré son évidente continuité, n'est cependant pas d'une structure tout à fait identique ; mais ici la différence tient plus à la disposition qu'à la nature même de la trame organique.

3° Au-dessous du corps muqueux se trouvent le corps papillaire et plus profondément encore le derme.

Il n'existe, dans le système muqueux, aucune trace de l'appareil pigmental ou chromatogène des anatomistes modernes. A quoi servirait, en effet, la matière colorante dans le système muqueux ? On n'y rencontre point, non plus, et sans doute par la même raison d'inutilité, de traces du système pileux ; mais, en revanche, on y rencontre d'innombrables follicules, jusqu'à un certain point comparables aux cryptes sébacés, et versant à la surface libre des membranes un mucus abondant, visqueux et tenace.

Ces follicules, bien plus faciles à distinguer qu'à la peau, et possédant une énergie et une activité de sécrétion bien autrement prononcées, remplacent-ils à eux seuls les appareils sudoripare et sébacé, ou ce double appareil se retrouve-t-il également dans l'organisation des membranes muqueuses ? C'est une question que l'état actuel de la science laisse encore en litige.

Ce qu'il serait permis d'ajouter à cet égard, c'est qu'un certain nombre de phénomènes pathologiques assez fréquents semblent militer en faveur d'un double appareil d'exhalation, du moins, pour certaines parties du système muqueux ; autrement, il me paraîtrait difficile d'expliquer ces diarrhées séreuses, et souvent si brusques et si abondantes, qu'on peut regarder comme de véritables transpiràtions muqueuses, et qu'on voit parfois succéder presque immédiatement à une transpiration de la peau brusquement suspendue.

Un autre point de similitude entre les systèmes cutané et muqueux se retrouve dans la présence du corps papillaire, qui, beaucoup plus développé dans certains points que dans d'autres, est encore ici le siége du tact et de la sensibilité.

Une organisation similaire le rapproche des papilles cutanées; car des filets nerveux et différents ordres de vaisseaux entrent dans sa structure, et son développement, si considérable dans certaines régions, s'explique facilement par l'importance et la continuité de ses fonctions.

4° Enfin, la présence du derme muqueux établit un dernier point de similitude fort important : ce derme, partout où on l'examine, est blanc comme celui de la peau ; sa face externe se confond également avec la couche papillaire; sa face interne adhère aux tissus sous-jacents ; sa trame est également percée pour le passage des nerfs et de nombreuses divisions vasculaires, ainsi que pour celui de différents conduits excréteurs.

Ajoutons enfin que trois ordres de vaisseaux sillonnent la trame muqueuse, et qu'ici même les vaisseaux lymphatiques se montrent beaucoup plus développés.

Fonctions. Cette conformité d'organisation doit nécessairement laisser supposer qu'il existe également entre les deux systèmes une grande similitude fonctionnelle : c'est effectivement ce qui a lieu.

Comme la peau, les membranes muqueuses sont exposées au contact des corps étrangers; cela est surtout évident pour toute l'étendue du tube digestif, pour la vessie, pour les voies respiratoires, etc. Mais, dans certaines cavités, la muqueuse est, en outre, obligée d'exercer fréquemment sur ces mêmes corps une pression plus ou moins énergique, soit pour leur trituration assimilatrice, soit pour leur expulsion : de là l'utilité de membranes propres à émousser les sensations tactiles, de tissus denses et résistants. Nous les trouvons dans la lame épithéliale superficielle, dans le corps muqueux, qui n'est, en réalité, qu'une seconde lame épidermique, mais surtout dans le derme lui-même.

La sensibilité tactile, si nécessaire aux fonctions du système muqueux, repose, comme à la peau, dans le corps papillaire dont le développement est même ici beaucoup plus marqué. Comme organe de circulation, le système muqueux se trouve pourvu de vaisseaux artériels et veineux, de vaisseaux lymphatiques plus volumineux et plus multipliés que dans toute autre partie de l'organisme.

Disons enfin que le système muqueux est le siége d'inhalations incessantes et d'une absorption des plus actives, de laquelle dépendent, en grande partie, la nutrition et l'accroissement du corps entier. Ainsi, chaque fonction de la peau se répète dans le système muqueux, et dans l'un et l'autre système des appareils organiques similaires répondent à des fonctions identiques. Le nom de *peau intérieure* donné au système muqueux n'est donc pas un vain mot, et les faits pathologiques ne tarderont pas à venir eux-mêmes le confirmer.

Les détails anatomiques dans lesquels je viens d'entrer démontrent, jusqu'à l'évidence, que la peau humaine n'est pas, à proprement parler, un organe, mais bien une réunion d'appareils organiques exerçant chacun une fonction distincte et jusqu'à un certain point indépendante.

D'autre part, les éléments constitutifs de la peau s'offrent à l'observation dans deux conditions opposées : les uns participent à la vie générale et restent soumis aux lois de l'organisation, tandis que d'autres, purement passifs et simples produits de sécrétion, se trouvent, pour ainsi dire, en dehors de ces mêmes lois et n'ont droit, par conséquent, qu'à une attention relative.

A la *première série* appartiennent dans l'ordre de leur vitalité progressive : 1° le derme ; 2° les cryptes sébacés et les follicules pileux ; 3° les bulbes pilifères ; 4° les appareils sudoripare et pigmental ou chromatogène ; 5° les capillaires lymphatiques, veineux, artériels ; 6° les filets nerveux ou corps papillaire.

Dans la *seconde série* se classent : 1° le pigment ou matière colorante ; 2° le double feuillet épidermique (1) ; 3° les cheveux, poils et ongles ; 4° les humeurs sébacée et perspiratoire.

En ajoutant à ces divers éléments, et comme tissu de nature intermédiaire, la trame cellulaire et adipeuse, nous aurons établi une distinction aussi complète que possible et fort importante au point de vue pratique.

L'observateur ne doit jamais perdre de vue les considérations sur lesquelles elle s'appuie ; je la crois indispensable au diagnostic d'un grand nombre de maladies cutanées : elle guidera souvent le médecin dans ses investigations et l'empêchera toujours de limiter le mal à des phénomènes qui n'en sont, le plus souvent, que la conséquence.

Il nous reste à rechercher les altérations que la peau est susceptible de contracter en raison de son organisation.

(1) Se reporter à la note 1re, relative à l'espèce de vitalité attribuée aux cellules épidermiques, p. xix.

PATHOLOGIE.

En supposant, ce qui du reste se rencontre journellement, qu'une influence morbide donnée , par exemple l'*irritation*, vienne à s'exercer sur la peau, il est évident que les phénomènes pathologiques qui en résulteront, bien que dus à une cause identique, varieront dans leur expression en raison des conditions de structure et de fonctions propres à la partie malade.

Ainsi, elle nous donnera le phlegmon, si elle porte sur l'élément cellulo-adipeux; le rhumatisme , si la partie fibreuse du derme en est le siége primitif et principal.

L'irritation du système capillaire artériel produira la plaque rosée de l'érythème ; celle du système capillaire veineux, l'injection plus foncée de l'érysipèle ; les névroses cutanées résulteront de l'irritation portée sur la partie nerveuse du corps papulaire : si, au contraire, la phlegmasie frappe particulièrement sur les vaisseaux lymphatiques, comme ce système est peu susceptible de réaction, on verra, la circulation de la lymphe embarrassée, se former des engorgements blancs, l'altération tuberculeuse ou la scrofule et peut-être même cette redoutable maladie qu'on appelle éléphantiasis des Arabes.

Si des parties de la peau qu'on peut appeler *élémentaires*, on passe à d'autres plus composées, par exemple, aux organes sécréteurs, l'effet pathologique sera surtout marqué par le trouble fonctionnel.

Ainsi, l'irritation des cryptes ou follicules sébacés rend leur sécrétion plus active, par conséquent l'humeur qu'ils élaborent plus abondante : de là les altérations caractéristiques de l'achore, de l'impétigo et de plusieurs variétés de varus ou acné.

L'irritation des bulbes pilifères exercera une influence analogue sur les cheveux et les poils; celle des organes chargés d'élaborer la couche pigmentaire, ainsi que les produits épidermiques et cornés, aura pour résultat, chez l'homme de couleur, une accumulation de matière colorante qui rendra plus foncée encore les teintes de la peau, et chez le blanc, les taches si diversement nuancées du *dyschrôme;* une autre conséquence sera l'hypersécrétion épidermique, et par suite, d'une part, les furfures et les squames du pityriasis, du psoriasis, de la lepra vulgaris, de l'ichthyose, etc.; de l'autre, les diverses callosités du derme et ces élongations cornées qu'on voit, dans quelques circonstances rares, atteindre de si surprenantes dimensions.

Quand, au contraire, l'irritation se porte sur l'appareil sudoripare, on voit, comme dans la suette et ailleurs, la perspiration cutanée faire place aux plus abondantes transpirations; n'arrive-t-il pas quelquefois que l'excitation du système exhalant est portée au point de le rendre accessible au fluide sanguin, et qu'il en résulte une véritable *sueur de sang?*

Les voies d'absorption sont elles-mêmes susceptibles d'acquérir, par l'irritation, un degré d'énergie morbide. Ainsi donc, aucune partie de la peau n'est à l'abri de son atteinte, et nous le voyons revêtir, dans chaque trame du système organique, une physionomie particulière.

Quand, au lieu de l'irritation fonctionnelle qu'on peut appeler l'*exagération momentanée des propriétés vitales*, il s'agit de l'irritation organique ou de nutrition, elle produira, selon qu'elle s'exercera sur l'ensemble de la trame cutanée ou qu'elle concentrera son action sur une région limitée, la dermatolysie, la tumeur vasculaire, la verrue, etc.

Mais si la peau, loin d'être excitée, se trouve, au contraire, subir l'influence de causes morbides qui l'énervent et l'épuisent, nous verrons se manifester : 1° l'infiltration séreuse des tissus cellulo-adipeux ; 2° la mollesse et la flaccidité du derme des chlorotiques ; 3° les hémorrhagies passives du scorbut et des fièvres pétéchiales ; 4° ces écoulements si souvent intarissables des ulcérations scrofuleuses ; 5° cette inertie et cette insensibilité qui dénotent, dans la trame papillaire, une incitation insuffisante ; 6° cette fluidité des humeurs sébacées qui se rencontre dans les oreilles suppurantes des jeunes enfants mous et lymphatiques ; 7° la rareté, la pâleur et l'état lanugineux des cheveux et des poils ; 8° les décolorations de l'achrôme ; 9° les sueurs incessantes des phthisies avancées et des convalescences qui terminent les maladies longues et graves.

Produits éruptifs ou éléments anatomiques.

Pour compléter ce tableau des désordres morbides qui s'observent journellement à la surface de la peau, il me reste à rappeler les principaux caractères extérieurs des produits éruptifs qui, sous le titre d'*Éléments anatomiques*, ont longtemps obtenu, dans l'école de Willan, une importance exagérée.

1° La *papule*, qu'on doit définir : une élévation de la peau, ne contenant pas de liquide, généralement petite, de même couleur que les téguments ou légèrement rosée, pleine, solide et de forme conique. Le prurigo nous fournit un exemple de ce genre d'altération.

Quelques anatomistes en placent le siége dans les follicules sébacés (Rosembaum) ; d'autres ne voient dans ces produits que des végétations parasitaires (Fuchs) ; ils constituent, pour moi, de véritables hypertrophies papillaires et s'offrent comme l'expression morbide d'un état fort commun désigné par chair de poule.

2° La *vésicule* est une petite élévation de l'épiderme, de forme arrondie, et que soulève une sérosité transparente : exemple, la *gale*.

3° La *bulle* ou phlyctène est un soulèvement épidermique plus considérable et généralement moins régulier ; elle est, comme la vésicule, fournie par l'accumulation d'un liquide séreux et transparent ; exemple : le *pemphix*.

Faut-il en conclure que la vésicule et la bulle ne sont, en réalité, que deux degrés différents d'un seul et même état pathologique ? Telle n'est pas mon opinion. La vésicule régulière, comme celle de la gale, de la vésiculite, de l'eczéma, etc., est une altération de l'appareil sudoripare, tandis que la bulle répond à la brûlure au second degré, à l'action des emplâtres vésicants ; la sérosité qui la distend est surtout produite par une transsudation des capillaires sanguins qu'on trouve toujours vivement injectés dans cette singulière altération.

4° La *pustule* est un soulèvement arrondi de l'épiderme fourni par du pus ; exemple : la *variole*.

La nature du liquide établit donc ici une première différence avec les produits précédents ; mais, en outre, on distingue plusieurs espèces de pustules.

A. Ainsi, on appelle *pustules phlysaciées*, celles qui sont larges, élevées sur une base rude et circulaire, d'un rouge vif, et auxquelles succède une croûte épaisse, inégale et d'une couleur foncée.

B. On donne le nom de *psydraciées* à d'autres pustules, petites, moins régulièrement circonscrites, peu saillantes,

c.

ne laissant après elles qu'une croûte lamelleuse ; on voit souvent plusieurs de ces pustules s'élever sur un même point, devenir confluentes et, après la sortie du pus, verser au dehors une humeur terne et aqueuse qui se convertit souvent en incrustations irrégulières.

C. On appelle *achoreuses* une troisième espèce de pustules également petites, mais, de plus, acuminées : elles renferment une humeur de couleur de paille, ayant l'apparence et presque la consistance du miel tamisé : elles se terminent par une croûte mince, brune ou jaunâtre.

D. Enfin on distingue encore une pustule *faveuse*, toujours petite, mais aplatie : plus large que la précédente, elle contient une matière plus visqueuse ; sa base, qu'on trouve souvent irrégulière, est légèrement enflammée : des croûtes jaunes, demi-transparentes et quelquefois cellulaires, lui succèdent.

Ces différentes distinctions, entre les produits pustuleux, doivent être maintenues.

Toutes les pustules larges, irrégulières, superficielles, ne laissant à leur suite aucune cicatrice, sont le résultat évident d'une inflammation circonscrite des capillaires sanguins : à cette explication se rattache l'opinion d'Unger, qui fait naître les pustules du corps papillaire.

J'admets, au contraire, que les pustules petites, régulièrement circonscrites, d'un développement progressif et généralement persistantes, ont pour siége anatomique les follicules sébacés et quelquefois l'extrémité des conduits sudoripares.

5° Le *tubercule* est une tumeur de la peau dure, arrondie, ne contenant pas de liquide, exemple : l'*éléphantiasis des Grecs*.

6° Quant à la *végétation* que M. Baumès regarde comme

une variété du tubercule, elle est pour moi un écart de la nutrition cutanée et non pas seulement l'effet d'un simple engorgement inflammatoire.

7° Le *furfur* est caractérisé par de petites parcelles épidermiques que détache un léger frottement, sous forme d'une poussière analogue au son ou à la farine, exemple : le *pityriasis*.

8° La *squame* consiste dans des lames épidermiques plus étendues, qu'on trouve ordinairement à moitié soulevées et qui se détachent avec facilité, exemple : le *psoriasis*.

9° La *tache* est une coloration ou décoloration anormale d'une portion circonscrite de la peau, exemple : l'*achrôme*.

10° Quant aux *croûtes* et aux *ulcérations*, on ne peut voir, dans les premières que de simples concrétions devenues étrangères à l'organisme, dues au mélange ou à la dessiccation des sécrétions morbides de la peau ; dans les secondes, tantôt une simple dénudation du derme par suite du soulèvement ou de la chute des couches inorganiques qui le protégent (*érosion*) ; tantôt une destruction plus ou moins notable de son tissu par l'effet d'une absorption maladive, ou la présence d'un principe virulent et désorganisateur (*excoriation, ulcère*). Ces derniers produits peuvent offrir différents caractères qui nous permettront d'établir entre eux d'importantes distinctions et nous guideront dans la recherche de leurs causes et de leur siége anatomique. Je peux, dès à présent, dire que le système lymphatique joue un rôle important dans les *maladies ulcéreuses*.

Il reste un produit élémentaire fort commun dans les maladies de la peau, c'est la *rougeur*. On le trouve rarement isolé ; il accompagne la plupart des autres altérations : on doit en distinguer diverses espèces. L'une a son siége dans le système sanguin artériel, et l'*erythème* en est la représentation la plus fidèle ; l'autre réside dans le système capillaire veineux et sera représentée par l'*érysipèle*, la *scarlatine*, etc.

Toutes deux ont pour caractères communs : 1° de disparaître momentanément sous la pression du doigt ; 2° d'être accompagnées d'un sentiment de chaleur plus ou moins prononcé, ainsi que d'une légère turgescence des couches cutanées superficielles ; 3° d'amener, à leur suite, une exfoliation plus ou moins prononcée de l'épiderme.

Tels sont les principaux caractères pathologiques sur lesquels il importait d'appeler l'attention : nous pourrions, dès à présent, passer à l'étude particulière des genres morbides cutanés ; mais je pense que le lecteur me saura gré de lui présenter auparavant quelques considérations générales et pratiques sur l'*étiologie*, le *diagnostic*, le *pronostic* et le *traitement* des dermatoses.

A. ÉTIOLOGIE.

L'étiologie des maladies de la peau a pris de nos jours toute l'importance qu'on doit y attacher, et les publications de M. Baumès (de Lyon) ont puissamment contribué à ce précieux résultat. Ce savant praticien a basé ses principales divisions médicales sur la seule étiologie des maladies cutanées ; et, bien qu'en cela je pense qu'il a grandement exagéré la valeur réelle de cette considération, je m'empresse toutefois de reconnaître avec lui que, parmi les affections qui nous occupent, les unes ne sont que le résultat d'un travail propre à la peau et indépendant de tout ce qui se passe dans l'organisme ; tandis que les autres sont directement placées sous la dépendance de conditions morbides de diverses natures existant dans l'intérieur même de l'organisation.

Ce langage de notre savant confrère équivaut à dire qu'il y a des maladies de peau locales, produites par des causes extérieures, et d'autres par des causes internes. Cette distinction est, du reste, établie depuis fort longtemps. Je n'ai garde d'en suspecter la justesse et la convenance ; mais pour la justifier, il nous faut nécessairement étudier d'abord l'action sur la peau des agents extérieurs ; en second lieu, les rapports de la peau avec les principaux organes de l'économie, et par conséquent l'influence des autres maladies sur celles des téguments.

Parmi les agents extérieurs qui peuvent influencer accidentellement la peau de l'homme, les uns, comme les caustiques et les escharotiques, détruisent ou altèrent plus ou moins profondément son tissu, et donnent lieu à des plaies dont l'examen et le traitement rentrent dans les attributions de la chirurgie ; les autres ne font qu'irriter sa surface, et c'est cette irritation qui produit, en raison de son degré de violence et des dispositions de l'individu, une partie des éruptions dont j'aurai à faire l'histoire.

Je citerai d'abord le séjour trop prolongé des humeurs naturelles ou d'autres substances déposées à la surface de la peau ; telles : la crasse du cuir chevelu, l'humeur de la transpiration, celle d'un flux leucorrhéique, etc. ; ou bien des substances pulvérulentes ou âcres, comme chez les broyeurs, chez les droguistes, chez les blanchisseurs, etc. Viennent ensuite le contact et le frottement habituels de vêtements grossiers ou rudes, de jarretières ou de corsets trop étroits ; des frictions trop fortes ou pratiquées avec des substances irritantes, telles que les pommades sulfureuses ou alcalines surchargées de principes médicamenteux ; celles préparées avec la cantharide, l'émétique, la poix de Bourgogne, l'huile de croton tiglium, etc. Tout le monde connaît l'action sur la peau de la moutarde, du vinaigre, de l'am-

moniaque, etc. Parmi ces diverses substances, les unes produisent un effet qui varie selon les dispositions individuelles, tandis que d'autres donnent, indépendamment de
la constitution, des résultats toujours semblables. Ainsi
l'huile de croton en frictions est constamment suivie d'une
éruption vésiculeuse, et la pommade stibiée d'une éruption
pustuleuse; d'autres ne produisent que la rougeur de l'é-
rythème, etc. Nous savons maintenant que ces différences
dans les produits pathologiques tiennent généralement à la
diversité du siége anatomique et à la variété des attributions
fonctionnelles appartenant à chacune des parties constituantes de la peau. Mais de toutes ces causes, la plus active
et celle qui produit et entretient le plus de maladies de la
peau, surtout dans les classes pauvres, est, sans contredit,
la malpropreté. Il est facile de comprendre son mode d'influence; pour calculer tous les dangers de ce vice honteux,
il faudrait pouvoir l'étudier dans les campagnes, et particulièrement dans certains de nos départements. Les maladies
cutanées dues à cette série de causes peuvent rester longtemps, et sont toujours, à leur début, des affections locales,
dites de cause externe, résultant d'un travail morbide propre
à la partie du tissu dermatique sur laquelle s'est exercée l'action irritante. A ce propos, il me faut citer encore les conditions climatériques et surtout les variations de température.
On sait combien une vive chaleur augmente les inflammations de la peau et l'ardeur du prurit; le froid n'agit pas
avec moins d'énergie sur certaines affections. Je reviendrai
sur chacune de ces causes à mesure que l'occasion s'en présentera, et je rendrai leur action plus évidente en joignant
l'exemple au précepte. Je dois ajouter, relativement à cette
première classe d'influences morbides, que les affections auxˇ-
quelles elles donnent lieu sont généralement aiguës et d'une
courte durée; que cette proposition ne souffre d'exception
que dans les cas où l'action pathologique rencontre dans
l'organisme des conditions particulières qui l'entretiennent

et la développent, et qu'en dehors de ces exceptions on peut, comme on le verra bientôt, traiter la maladie localement et sans aucune crainte des dangers d'une répercussion. Mais les maladies de causes internes, qui sont évidemment les plus nombreuses, se présentent à nous avec des caractères étiologiques qu'il importe de bien distinguer.

J'appellerai les unes *maladies sympathiques* ou, pour parler le langage de M. Baumès, par *fluxion réfléchie;* les organes avec lesquels la peau entretient les rapports les plus intimes sont les différentes parties du système muqueux et particulièrement le tube digestif; aussi verrons-nous souvent des éruptions cutanées survenir sous l'influence d'une irritation de l'estomac ou des intestins; le caractère de ces éruptions sera généralement en rapport avec celui de l'inflammation qui les provoque; ainsi, aigu et peu durable, ou bien chronique et persistant, selon que le travail morbide interne est lui-même récent ou existant déjà depuis longtemps; qui ne connaît les effets sur la peau d'un régime échauffant, de l'abus des spiritueux, de l'usage de certains aliments? Lorry avait déjà remarqué que le riz, les huîtres, les homards et diverses espèces de poissons provoquent parfois des éruptions exanthémateuses; le même auteur signale l'action de certains médicaments âcres et irritants; j'ai vu fréquemment des doses élevées de poivre cubèbe ou de copahu provoquer de vastes éruptions et particulièrement l'urticaire; il en est de même de certaines huiles volatiles, etc.; et rien ne prouve mieux, selon moi, l'intimité des rapports qui lient la peau à la muqueuse gastro-intestinale que le trouble presque constant de cette dernière au début de la plupart des éruptions cutanées aiguës.

J'ai encore observé chez beaucoup de malades des varus, des prurigo passés à l'état chronique, paraissant n'avoir eu pour point de départ et n'être entretenus que par une inflammation également chronique, soit de l'estomac pour les *varus,* soit du gros intestin pour le *prurigo*: j'ai même déjà observé chez plusieurs malades cette dernière affection coïncidant avec une dégénérescence du rectum.

Lorry affirme encore que différentes maladies de la peau peuvent n'être que la représentation sympathique d'une affection des voies respiratoires, des organes génito-urinaires, des voies biliaires, etc. ; je sais fort bien qu'aucune des parties du système muqueux n'est sans influence sur la peau ; rien de plus évident que la sympathie des voies biliaires avec la trame cutanée : je crois positivement qu'une inflammation chronique du foie peut provoquer le développement de plusieurs dermatoses ; qu'il en est de même des diverses dégénérescences dont cet organe est susceptible ; qu'il n'est pas rare de rencontrer dans les autopsies une dégénérescence du foie coïncidant avec des éruptions cutanées chroniques : les dernières observations de pellagre qui ont été lues aux Académies des sciences et de médecine, nous fournissent de nouveaux exemples de cette simultanéité d'altération ; du reste, j'admets que, dans la plupart de ces cas morbides, la maladie de la peau n'est plus seulement l'effet d'une réaction sympathique, mais qu'elle dépend principalement de l'action directe sur la peau, des principes biliaires mêlés au sang ou à la lymphe et diversement altérés.

Dans une troisième série d'influences étiologiques admises par M. Baumès figurent ce qu'on peut appeler les *déplacements congestionnels;* nous en trouvons des exemples chez les jeunes filles qui sont sur le point de se former ou chez lesquelles la menstruation s'établit avec difficulté ; chez les femmes mal réglées, et plus souvent encore chez un grand nombre de celles qui sont menacées de perdre, chez celles enfin qui sont depuis longtemps sujettes à des flux hémorrhagiques qu'on voit alors brusquement diminuer et quelquefois même se supprimer complétement ; chez les individus affectés d'hémorrhoïdes fluentes ou d'autres flux sécrétoires qui semblent, par l'effet d'une surexcitation vitale vicieusement dirigée, se porter vers la peau et y établir une *fluxion* parfois dépuratoire et salutaire, mais le plus souvent morbide et d'une ténacité égale à celle de la maladie qu'elle semble remplacer.

Toutes les causes capables de modifier l'innervation, comme les chagrins profonds, les émotions morales vives et répétées, les travaux trop assidus du cabinet, les veilles trop prolongées, peuvent contribuer au développement d'un certain nombre de maladies cutanées; la pléthore sanguine ou lymphatique est également une cause fréquente et assez active de maladies de peau : un sang trop riche porte aux organes des éléments de nutrition ou de sécrétion superflus; le même effet peut résulter d'une excitation trop fréquente du système sanguin par des exercices musculaires immodérés. Lorry cite également la pléthore résultant d'une continence trop absolue, et en cela je le trouve mieux fondé que les auteurs qui regardent l'abus des plaisirs vénériens comme favorisant le développement des affections cutanées.

Mais les causes productrices des maladies de peau les plus graves et les plus rebelles résident, sans contredit, dans le vice de nos humeurs; il est constant, malgré que cette proposition soit souvent fort difficile à mettre en évidence autrement que par des inductions analogiques, que les principales humeurs de l'économie, et plus particulièrement encore le sang et la lymphe, sont susceptibles de laisser se former au milieu de leurs éléments ou d'admettre par différentes voies de transmission des principes morbides possédant une existence jusqu'à un certain point indépendante, et devenant à leur tour l'origine et le point de départ d'altérations diverses.

Les maladies dues à ces dernières influences sont rangées par M. Baumès dans la classe des affections diathésiques. Ce praticien n'admet que les diathèses scrofuleuse, cancéreuse, scorbutique, syphilitique; j'admets, en plus, la diathèse *herpétique* ou dartreuse, dont l'existence est, pour moi, aussi évidente que celle des diathèses précédentes.

Il n'est pas douteux que, parmi les maladies de la peau,

il en existe un certain nombre qui portent constamment avec elles le cachet des affections dites scrophuleuses ; d'autres, celui du scorbut ; un plus grand nombre encore, celui du vice syphilitique. Les caractères de la carcine cutanée sont heureusement beaucoup plus rares.

Mais on rencontre fréquemment aussi des maladies de la peau fort étendues, fort tenaces, dont le développement ne se lie avec aucune des conditions étiologiques précédentes, et dont on ne s'explique l'invasion et la persistance qu'en les attribuant à la présence dans l'organisme d'un principe morbifique ; c'est ce principe que j'appellerai *vice dartreux* ; c'est lui qui sert de base à la diathèse herpétique.

Le mot *diathèse* doit être employé avec circonspection, car il emporte avec lui l'idée de la totalité ; il est, pour moi, synonyme de *constitutionnel*.

Les conditions qui favorisent le développement du caractère diathésique, et par suite les maladies qui en dépendent, se rencontrent d'abord dans le tempérament. Ainsi , les constitutions naturellement molles et lymphatiques, ou devenues telles par l'effet de graves maladies ou de privations multipliées, offrent moins de résistance à l'action des principes morbides. Je placerai ensuite parmi les causes d'affaiblissement et de détérioration de l'organisme, une alimentation insuffisante, ou composée de mets grossiers et de difficile digestion. D'où viennent nos éléments de réparation, si ce n'est des substances alimentaires ? Il suffira d'un instant de réflexion pour prévoir avec quelle facilité et quelle promptitude nos humeurs peuvent être dépravées par le seul fait d'un mauvais régime ; les classes pauvres nous en fournissent chaque jour des exemples, et la pratique des hôpitaux ne peut, à cet égard, laisser aucun doute.

Après la nourriture, viennent les conditions de l'air qui sert à notre respiration, de notre atmosphère ; car on sait qu'il ne nous suffit pas de nous bien nourrir, mais qu'il faut encore que les produits de la nutrition viennent chercher, dans le contact d'un air vivifiant, le stimulus nécessaire à leur assimilation.

L'air ambiant agit sur nôtre organisme par sa température. La chaleur dilate les pores de la peau, favorise la circulation cutanée, par suite la perspiration, et active généralement toutes les fonctions de cette membrane ; une stimulation semblable s'exerce sur les voies respiratoires, sur l'hématose ; il en résulte une disposition aux inflammations et une exaspération de celles dont la peau peut déjà être le siége : c'est dans ces conditions de la température qu'on voit s'aggraver les varus, la démangeaison du prurigo et de la gale ; se développer les sudamina, les affections vésiculeuses et pustuleuses, etc.

C'est particulièrement à l'air chaud et sec qu'il faut attribuer ces divers genres d'altération ; on les rencontre fréquemment en Égypte, en Arabie, aux Indes, dans certaines parties de nos provinces méridionales, etc.

Mais la chaleur jointe à l'humidité est une condition atmosphérique bien plus défavorable encore ; elle dispose aux affections pestilentielles et contagieuses, à la scrophule, au scorbut : de là, des pélioses et des pétéchies, des dartres et des engorgements scrophuleux, des taches scorbutiques, etc.

Lorry admet que le froid de l'air ambiant se prête difficilement au développement des maladies cutanées ; aussi, dit-il, est-ce dans les régions boréales que la peau jouit de tout son éclat. Cependant le froid humide n'est pas sans action sur la peau ; il diminue la perspiration, favorise par conséquent la stagnation des humeurs dans la trame cutanée, et donne lieu à des engorgements glanduleux et à de fréquents érysipèles.

Mais parmi les conditions de climat, de saison et de température, les plus défavorables à la constitution et, par suite, à la peau, sont les variations brusques et fréquentes ; cette alternative de dilatation et de constriction dans les tissus de la peau peut amener une foule de désordres dont le siége et la nature varieront nécessairement en raison des dispo sition individuelles.

L'impureté de l'air ambiant est encore une cause fréquente de l'altération des humeurs et, par suite, de maladies cutanées ; on compte avec raison, parmi les causes de plusieurs dermatoses fort graves, les effluves marécageuses, des habitations sur le bord des rivières, dans des lieux bas et humides ou insuffisamment aérés.

On note également certaines professions comme disposant aux maladies de la peau ; mais l'influence de la plupart d'entre elles rentre évidemment dans l'une ou l'autre de nos précédentes séries étiologiques : ce sont celles qui exigent de grands efforts musculaires, qui exposent le corps à une température élevée ou mettent forcément la peau en contact avec des substances irritantes.

Plusieurs dermatoses semblent particulières à certains pays, et y règnent d'une manière endémique ; telles : la lèpre des Arabes, celle des Grecs, celle des Juifs, la suette de Picardie, le pellagre de Lombardie, la pustule d'Alep, etc. Des études géologiques bien faites ne tarderaient sans doute pas à nous donner la raison de ce caractère endémique. Il dépend, sans aucun doute, de l'activité et de la concentration, dans ces climats brûlants, d'un certain ordre de causes favorables au développement de telle ou telle maladie, et qui ailleurs, plus disséminées ou dépourvues d'une énergie suffisante, ne peuvent produire que des cas sporadiques. Mais de toutes les causes productrices des maladies de la peau, il n'en est aucune peut-être qui soit plus active que la contagion. Parmi les maladies contagieuses, les unes, et ce sont les moins nombreuses, peuvent se transmettre par le simple contact ; tandis que d'autres ne se communiquent qu'au moyen d'un contact répété et dans de certaines conditions. Il est enfin une autre voie de transmission des maladies de la peau : c'est *l'héridité*. L'héridité, comme cause d'un grand nombre de dermatoses, est un des faits pathologiques les

mieux établis, et sur lequel tout le monde est aujourd'hui
d'accord ; il importe de l'étudier avec soin et il serait facile
d'en faire le sujet d'un chapitre distinct.

B. DIAGNOSTIC.

Diagnostiquer une maladie, c'est rassembler et reconnaître ses principaux caractères, ceux dont la réunion ne
permettra jamais de la confondre avec aucune autre. Il est
facile de pressentir toute l'importance d'un pareil jugement ;
précis et juste, il met immédiatement sur la voie de la médication la plus convenable ; si, au contraire, il est incertain ou
erroné, il doit soit condamner à une fâcheuse inaction, soit
exposer le médecin à prescrire un traitement inutile ou
même opposé à la nature de la maladie.

Je n'ai que peu de mots à dire sur les différences qui séparent les affections cutanées proprement dites des altérations
traumatiques dont cette membrane peut également être le
siége : la rougeur de l'ecchymose, ou hémorrhagie sous-
cutanée, diffère de l'eczémation inflammatoire, en ce que sa
teinte ne disparaît pas, comme dans cette dernière, sous
la pression du doigt ; en ce qu'elle n'est point accompagnée
de chaleur, et que, le plus souvent même, elle est exempte
de toute sensation morbide ; en ce que sa couleur, d'abord
rougeâtre, passe par degrés au bleu noirâtre, au vert, au
jaune ; enfin, en ce qu'elle n'est point suivie d'exfoliation
épidermique, ni d'aucune espèce de sécrétion.

Ce dernier caractère suffit à lui seul pour différencier
une inflammation d'une simple congestion de la peau,
comme il en survient parfois après une forte contention
d'esprit ou chez les femmes atteintes de dysménorrhée.

Quant au diagnostic des genres morbides cutanés entre
eux, il doit porter non-seulement sur le caractère physique
de l'éruption, mais encore sur la cause, sur le siége anatomi-

que, sur l'état de simplicité ou de complication, de premier dévoloppement ou de récidive, etc.

Le produit élémentaire, comme moyen de diagnostic dans les maladies de la peau, n'a pas pour moi la même importance que celle qui lui est conservée dans l'école anglaise : sa valeur est surtout relative au siége anatomique. J'ai démontré que la lésion de chaque élément de la trame cutanée se trouve liée à une forme pathologique différente : sous ce rapport, il est donc fort utile de connaître si l'on a affaire à une éruption *exanthématique* ou *papuleuse*, ou *vésiculeuse*, ou *pustuleuse* ; car de cette première notion résulte la certitude que le mal occupe ou le système sanguin, ou le corps papillaire, ou l'appareil sudoripare, ou les follicules sébacés etc.

Et comme chacune de ces parties constituantes de la peau a ses fonctions, ses sympathies et sa vitalité particulières, son état morbide ne peut non plus être envisagé sous un point de vue commun.

Mais cet examen du produit pathologique élémentaire n'est facile que lorsqu'il est intact, ce qui arrive rarement, puisqu'il dure fort peu de temps dans un grand nombre d'éruptions ; lorsqu'il manque, il faut interroger avec soin les produits consécutifs qui conduisent fréquemment à la connaissance de la lésion élémentaire. D'ailleurs, on retrouve parfois celle-ci isolée dans le voisinage des parties malades. Néanmoins, sous ce rapport, le diagnostic des maladies de la peau peut offrir beaucoup de difficultés. Heureusement que ce côté du diagnotic n'est pas le plus important. J'accorde une plus grande valeur au caractère étiologique ; on ne doit jamais confondre, dans des appréciations diagnostiques, une affection de la peau, qui n'est que le résultat d'une influence fugitive et directe, avec celle qu'entretient et exaspère la cause qui en a déterminé le dévoloppement, lors même que celle-ci ne serait encore qu'extérieure. A plus forte raison si cette cause est interne.

Il importe de distinguer avec un égal soin des affections cutanées précédentes, celles qui sont l'expression d'une diathèse générale ou constitutionnelle ; enfin, on doit mettre à part, et comme en dehors ligne, les maladies de peau héréditaires, quelle que soit d'ailleurs la forme de leurs produits élémentaires et, par conséquent, leur siége anatomique.

Le diagnostic est encore plus ou moins facile, selon que l'affection cutanée existe seule ou simultanément avec une ou plusieurs autres éruptions ; et, bien qu'il y ait généralement, dans ce cas, une forme primitive ou dominante, il n'en faut pas moins beaucoup d'attention pour discerner le caractère qui lui appartient.

J'indiquerai, comme dernier signe diagnostique à étudier, celui qui porte sur l'état de premier développement ou de récidive. Ces deux conditions ne doivent pas être confondues, et nous allons les retrouver comme ayant chacune son poids et sa valeur dans la balance du *pronostic*.

C. PRONOSTIC.

Tout se tient dans les faits qui composent une science : le chapitre qui suit n'est jamais que l'extension ou la conséquence du chapitre précédent ; aussi, de même que nos considérations diagnostiques sont une suite des notions fournies par l'étude anatomo-pathologique de la peau, ainsi que par l'examen des faits étiologiques, de même je vais prendre pour base du pronostic une partie de ces mêmes notions, et, de plus, l'étude de la marche des maladies de la peau, de leurs différents modes de terminaison naturelle, et des circonstances qui peuvent favoriser et hâter, ou entraver et retarder, ou même empêcher entièrement leur guérison.

La cause qui a produit ou qui entretient une maladie de peau, quelle qu'elle soit, exerce sur cette affection une influence trop marquée pour ne pas peser fortement dans la balance, dès qu'il s'agit de porter un jugement sur la gravité du mal ; il est facile de comprendre que le pronostic variera selon que la cause est fugace ou persistante, peu active ou énergique, accidentelle ou liée soit à la position sociale et à la profession du sujet, soit, ce qui est plus sérieux encore, aux conditions mêmes de la constitution, à l'hérédité.

Le *qualis causâ, talis effectus* d'Hippocrate est aujourd'hui, comme du temps de ce judicieux observateur, une vérité de chaque jour ; ce rapport habituel entre la cause et l'effet semble tout naturel, et nous verrons cependant qu'on aurait grand tort de le prendre à la lettre et de l'accepter comme un axiome ; car, s'il constitue ce qu'on peut appeler une vérité générale, nous aurons souvent l'occasion de lui opposer des faits contradictoires qu'engendreront soit les prédispositions individuelles, soit l'impressionnabilité de la trame organique qui aura subi l'influence morbide.

Le siége anatomique et la forme éruptive, qui le plus souvent n'en est que la conséquence, peuvent aussi influer sur le pronostic : plus la partie affectée jouira d'une vitalité active, plus elle entretiendra de sympathies avec les autres points de l'organisme, plus ses madadies auront d'acuité et de retentissement ; mais si, d'un côté, ces conditions favorisent l'extension rapide du mal et le rendent parfois d'un danger plus immédiat, de l'autre, les phases de la maladie étant plus rapprochées, on a plus de facilité pour les prévoir, les prévenir et en calculer la durée et les modes de terminaison ; nous trouvons des exemples de ces sortes d'affections dans l'érythème, l'érysipèle, la plupart des genres morbides qui figurent dans ma classe des dermites ou inflammations cutanées, ainsi que dans les dermatoses exanthémateuses.

Si, au contraire, le mal siége sur un organe pour ainsi dire isolé et n'ayant qu'une vitalité obscure et incertaine, que des fonctions lentes et d'une utilité plus secondaire, il aura nécessairement une durée beaucoup plus longue ; on ne pourra, dans bien des cas, en calculer et encore moins en préciser les périodes ; il est vrai que son danger sera plus éloigné, mais il pourra devenir tout aussi réel par la multiplicité des points affectés ; d'ailleurs, il aura, de plus que dans les cas précédents, l'inconvénient d'offrir moins de prise à l'action des médicaments ; ces considérations s'appliquent à la plupart des affections furfuracées et squameuses, à plusieurs des altérations des follicules sébacés, aux appareils sécréteurs de la matière colorante, des poils, enfin aux maladies de la peau généralement appelées *inflammations* ou *éruptions chroniques*.

Le pronostic doit encore varier selon l'état de simplicité ou de complication. Il est certain qu'une affection de peau locale et indépendante de toute lésion morbide interne, offrira, quelles que soient d'ailleurs sa nature et son origine, plus de chance de guérison qu'une maladie du même genre qui se trouverait liée à l'altération d'un organe ou d'un système organique plus ou moins important à la vie.

A plus forte raison le mal sera-t-il plus difficile à déraciner, si le sujet qui en est affecté se trouve soumis aux privations de l'indigence, s'il ne peut quitter un séjour malsain, dont la fâcheuse et constante influence est peut-être la cause déterminante de son mal ; si sa constitution est viciée par l'une des diathèses que j'ai signalées, si enfin le cachet de l'hérédité vient ajouter son stigmate presque ineffaçable. Combien de familles dans lesquelles se perpétuent les dartres, les scrophules et tous ces désordres qui vont de génération en génération dégrader la peau humaine en y laissant des traces plus ou moins hideuses de leur funeste passage ? Il importe donc beaucoup de peser toutes ces considérations avant de se prononcer sur la nature de telle ou telle maladie.

Enfin, il n'est pas indifférent, pour le pronostic, qu'une maladie de peau se présente à l'observateur vierge de tout traitement, et à l'état de premier développement, ou récidivée et déjà plus ou moins de fois soumise à des médications insuffisantes ou tout à fait inutiles. Une première éruption

d

offre toujours plus ou moins de prise au thérapeutiste, et le principe médicamenteux agit avec plus d'énergie et de rapidité sur des tissus dont la sensibilité n'a pas été émoussée par l'habitude des remèdes.

Je ne terminerai pas ces considérations sur le pronostic sans me demander si, parmi les maladies de la peau, il en est un certain nombre dont l'apparition et le développppement puissent être regardés comme le résultat d'un travail morbide *salutaire*, et si l'on peut, sans danger, traiter et guérir toutes les maladies de la peau.

Il est un premier fait certain, c'est que le thérapeutiste emploie souvent, comme moyen de traitement d'une affection morbide interne, les irritations artificielles de la peau ; cela se fait surtout pour détourner l'inflammation des différentes parties du système muqueux, telles une angine, une bronchite, une irritation de l'estomac, etc : eh bien, ce que l'art fait généralement avec succès dans ces diverses circonstances, il n'est pas rare de le voir s'effectuer spontanément et par les seuls efforts de la nature. On voit fréquemment, chez les enfants, le développement d'une gourme ou d'une éruption furonculeuse faire cesser, comme par enchantement, une maladie interne qui donnait de vives inquiétudes. La convalescence des maladies aiguës coïncide bien souvent avec le développement d'une éruption cutanée. On trouve dans les auteurs des faits nombreux de l'examen desquels il résulte qu'on doit généralement respecter les maladies de la peau qui surviennent dans le cours ou au déclin d'une maladie interne, à moins qu'elles ne soient elles-mêmes trop intenses, et cela surtout lorsque leur apparition coïncide avec un amendement marqué dans la maladie principale.

L'utilité incontestable, dans certains cas, des irritations cutanées artificielles et la remarque de ces nombreux amendements observés dans le cours des maladies internes et qui semblent dus au développement spontané de l'éruption, ont conduit à inoculer plusieurs maladies contagieuses dans le but d'aider à la guérison d'affections plus ou moins graves.

Ainsi, des médecins ont inoculé la *gale*, d'autres la *teigne* faveuse, etc. ; mais je pense que tels bons effets qu'on puisse se promettre de semblables inoculations, on ne doit jamais y recourir qu'avec la plus grande réserve, et qu'il faut surtout se bien garder d'introduire volontairement dans l'économie des principes morbides qui, une fois en contact avec nos tissus, deviennent eux-mêmes fort souvent difficiles à déraciner, et peuvent donner lieu à des lésions étendues ou repoussantes, tel le favus dont je viens de parler

Quant à la question relative au danger qu'il peut y avoir à traiter et guérir une maladie de la peau, elle a sans doute été soulevée par les exemples fréquents de rétrocession spontanée ou provoquée de maladies de peau, laquelle rétrocession était plus ou moins immédiatement suivie du développement d'une inflammation intérieure, ou des progrès d'un mal interne préexistant ; aussi voyons-nous Chaussier, Raymond, Dartigues, Philippe Boyer et beaucoup d'autres se demander si l'on doit traiter et guérir toutes les maladies de la peau.

Avant de répondre à cette question, je déclare d'abord que je crois positivement aux dangers de la rétrocession dans certains cas de maladies de peau.

Les faits cités à cet égard par Schenck, Hoffmann et l'immortel Lorry, Esquirol, Gilibert, J.-B. Campet ne laissent aucun doute dans mon esprit.

Mais je n'en conclus pas qu'il faut abandonner à elles-mêmes les maladies de la peau ; je dirai seulement qu'il en résulte pour le praticien la nécessité de bien s'assurer, avant de commencer son traitement, des caractères de l'affection qu'il se propose de combattre et des rapports qui peuvent exister entre la région cutanée malade et les autres organes de l'économie.

Je pense qu'en général les inflammations cutanées chroniques des vieillards, surtout lorsqu'elles sont indépendantes de causes externes et le siége d'écoulements ou de sécrétions plus ou moins abondantes, doivent être souvent respectées, souvent modérées et rarement guéries ; que celles des adultes sont loin d'imposer une aussi grande réserve ; qu'il en est de même pour les maladies des enfants, qu'on voit d'ailleurs souvent guérir spontanément ; et que chaque fois qu'un médecin est appelé soit pour donner son avis sur le caractère d'une maladie de peau, soit pour la traiter, il doit prendre pour base de sa détermination non-seulement les éléments propres à établir l'étiologie, le diagnostic ou les caractères morbides, les rapports sympathiques, etc., mais encore les considérations tirées de l'âge, du sexe, de la constitution, et surtout ne jamais perdre de vue que la peau, loin d'être un organe isolé dans l'économie, participe au contraire à tous les troubles qui peuvent s'y développer, et que sa vaste étendue, jointe à l'importance et à la variété de ses éléments organiques, la tient plus étroitement soumise à l'empire des lois physiologiques.

D. TRAITEMENT.

De toutes les questions qui se rattachent à l'histoire des maladies de la peau, la plus importante est, sans contredit, celle de leur traitement. Toutes les autres lui sont véritablement subordonnées et doivent principalement servir à l'éclairer. Je peux ajouter que cette partie de la science dermatologique est malheureusement encore aujourd'hui la moins avancée et par conséquent celle qui laisse le plus à désirer.

Je trouverais facilement les principales causes de cette inégalité dans la funeste tendance à rattacher tous les faits à des cadres trop restreints, et à les soumettre aux exigences d'une seule et même théorie. Mes efforts auront pour but d'éviter ce reproche. J'écarterai de cet ouvrage les pensées exclusives, ainsi que les opinions purement théoriques. Ma méthode se résumera dans l'expression des faits tels que la maladie nous les présente, sans que notre imagination et encore moins notre volonté se plaisent à les envisager sous un jour différent de celui qui leur appartient.

Naturellement ennemi de tout prosélytisme, libre de tout patronage, j'espère trouver dans cette indépendance de ma position de grandes facilités pour asseoir mes opinions et rester fidèle aux seuls intérêts de la science. Nos principes de traitementsont, du reste, peu nombreux, et n'ont d'autre base que les caractères morbides eux-mêmes. On doit procéder pour le système dermoïde comme pour les systèmes muqueux, séreux, ou tout autre de l'économie; car chacun d'eux a son genre de maladies, ainsi que ses conditions d'existence physiologique. Ce n'est qu'en faisant ainsi la part de chaque chose qu'il m'a été possible d'établir mes classes ou ordres principaux, et la même voie d'éclectisme m'a seule conduit aux données thérapeutiques suivantes:

1° Aux maladies qui composent ma classe des *dermites*, et dont l'inflammation est le caractère principal et dominant, j'oppose la méthode antiphlogistique représentée par les évacuations sanguines générales ou locales, les émollients sous forme de bains, de cataplasmes, de fomentations, etc; les anodins et les opiacés en lotions ou en onctions, etc.; les boissons délayantes et tempérantes; et selon la gravité des cas, une diète plus ou moins sévère, ainsi qu'un repos plus ou moins absolu, le tout en raison des conditions du sexe, de l'âge, de la constitution, des habitudes du malade, du degré de l'inflammation.

2° Contre les différents exanthèmes, je conseille le plus souvent l'expectation; car l'exanthème, quelle que soit sa forme, n'est plus seulement une inflammation, mais bien une véritable élaboration morbide; c'est un tribut imposé à notre organisme, et qui ne paraît devoir nous être profitable qu'après un entier acquittement. C'est donc à surveiller son développement, à écarter avec soin tous les obstacles capables de l'enrayer, que le médecin doit principalement s'attacher; et selon que cet obstacle sera de nature inflammatoire, ou débilitante, ou perturbatrice, on devra recourir soit aux antiphlogistiques, soit aux stimulants et aux diaphorétiques, ou tous autres moyens capables d'apaiser le trouble de l'agent perturbateur. On sent bien qu'à cet égard il est impossible d'établir des règles fixes : mille circonstances diverses peuvent les faire varier; mais le principe n'en reste pas moins dans toute son évidence, et personne ne peut l'enfreindre impunément. Je dois ajouter que les soins exigés par l'exanthème seront prolongés fort avant dans la convalescence, et lors même qu'il n'existe plus de trace apparente de l'éruption; de même que je regarderais comme dangereux tous moyens ayant pour but de faire avorter l'efflorescence exanthématique.

3° La conduite à tenir dans le traitement des gourmes varie selon que ces affections se présentent avec le caractère dépuratoire, parasitaire ou accidentel. Dans le premier cas, on doit généralement les abandonner à elles-mêmes et se contenter de soins hygiéniques et de propreté; c'est, à mon avis, la meilleure marche à suivre dans le traitement de la plupart des achores, tandis que le traitement local et direct convient surtout contre la gourme parasitaire, tels la *parrigine*, le *favus :* la gourme accidentelle doit être traitée en raison de sa cause.

4° Le traitement des dartres, dont la réunion forme ma quatrième classe, est un de ceux qui demandent le plus d'habitude et d'habileté, et pour lequel on emploie les moyens les plus nombreux et les plus variés ; leur seule énumération nous entraînerait beaucoup trop loin. Les excitants forment généralement la base de ce traitement; il ne doit se composer exclusivement de topiques que lorsqu'il s'agit d'une affection locale et de cause externe, et, dans tous les autres cas, il est indispensable d'y joindre l'emploi des moyens propres à détruire le vice interne, le principe souvent virulent qui a produit et qui entretient la maladie cutanée. Les dépuratifs sont presque toujours alors choisis parmi les toniques, parmi les substances que l'on sait exercer une action spéciale sur les principaux organes des sécrétions, lesquels doivent être considérés comme les véritables émonctoires de l'économie. Ainsi les sudorifiques, les purgatifs, les diurétiques etc., sont dans ce cas fréquemment employés avec succès. Leur action est souvent favorisée par le régime alimentaire, un séjour convenable et l'observation rigoureuse des principales lois de l'hygiène, etc.

5° Ces considérations s'appliquent, à plus forte raison, à ma classe des dégénérescences *lépreuses* et *cancéreuses*; et dans le traitement de ces cruelles maladies, le fer ou le feu deviennent parfois un adjuvant indispensable. Pourquoi faut-il ajouter que, malgré les traitements les plus énergiques et les mieux suivis, le médecin n'est que trop souvent réduit à déplorer son impuissance et à rester témoin inutile des ravages incessants de la maladie?

6° L'art est plus heureux contre les *scrofules*; c'est, du reste, la nature qui nous a mis elle-même sur la voie de leur traitement. Ne les voyons-nous pas, en effet, guérir spontanément aux époques de turgescence vitale, comme la puberté? aussi sommes-nous généralement moins heureux lorsque nous voulons porter sur le produit scrofuleux, qui n'est autre que la *matière tuberculeuse*, une action directe et annihilatrice, que lorsque nous nous attachons à relever les forces de l'économie par la respiration d'un air pur, l'usage de bons aliments, un exercice convenable, etc.; et à fortifier ainsi nos tissus contre l'envahissement tuberculeux.

7° Le traitement des affections *scabieuses* est connu de tout le monde, et d'une facile application.

8° Celui des hémorrhagies cutanées est presque constamment subordonné à l'état général de la constitution ou à la maladie dont celles-ci ne sont le plus ordinairement qu'un symptôme.

9° Le traitement des lésions pigmentaires, ou colorations

et décolorations morbides, reste toujours fort obscur. Nous connaissons mal encore les fonctions et la vitalité de l'organe sécréteur de la matière colorante. Ce qu'il importe toutefois de bien distinguer, c'est le caractère idiopathique ou symptomatique de la maladie ; car, dans ce dernier cas, il suffit de traiter convenablement la maladie principale pour voir la lésion pigmentaire tendre d'elle-même vers la guérison.

10° Quant aux hypertrophies, elles constituent le plus souvent des affections purement locales, et demandent un traitement direct. On a fréquemment recours dans ce cas aux procédés chirurgicaux.

11° Restent enfin les syphilides. Je peux dire que de toutes les maladies de la peau, ce sont les plus faciles à traiter et à guérir. Leur médication est pourtant empirique ; mais cet empirisme est consacré par l'expérience des siècles, et il y aurait témérité à vouloir lui substituer un prétendu rationalisme contre lequel se prononcent les faits de chaque jour. Les sudorifiques, les iodures et les mercuriaux constituent la base du traitement des syphilides, et leurs différentes combinaisons répondent presque toujours à l'impatience du malade et à l'attente du praticien.

TRAITÉ PRATIQUE

DES DERMATOSES

Iʳᵉ Classe.

DERMITES.

CARACTÈRES GÉNÉRAUX. — Affections locales, presque toujours dues à l'action directe des agents extérieurs, avec fièvre consécutive; elles peuvent offrir tous les degrés de l'inflammation; la douleur présente dans chacune d'elles un caractère particulier, ainsi que la forme éruptive. *Base du traitement* : ANTIPHLOGISTIQUES.

DERMITES SIMPLES.

ÉRYTHÈME (1).

Synonymie. — Eritema, des Espagnols; Hautrothe, Falsche rose, des Allemands; feu volant, coup de soleil du vulgaire.

HISTORIQUE.

Définition. Inflammation plus ou moins superficielle de la peau, non contagieuse, se manifestant le plus ordinairement sans trouble appréciable de l'économie, et principalement caractérisée par une rougeur circonscrite et d'une étendue variable, disparaissant momentanément sous la pres-

(1) Du mot grec ἐρύθημα qui signifie rougeur. Sauvages employai à tort ce nom comme synonyme d'érysipèle-idiopathique. Cullen s'en sert pour désigner une légère inflammation de la peau sans fièvre concomitante ou secondaire.

1

sion du doigt; se terminant par délitescence ou résolution, presque toujours suivie de desquamation ou furfuration de l'épiderme; laissant quelquefois sur la peau des excoriations et même des ulcérations.

Causes. L'enfance, le sexe féminin, le tempérament nerveux ou lymphatico-sanguin, la finesse et la coloration habituelle de la peau, son atonie, la grossesse ou un excès d'embonpoint, l'exercice de certaines professions, la saison printanière, les intempéries atmosphériques, etc., sont autant de causes prédisposantes de l'érythème.

Mais cette dermite est presque toujours le résultat d'une irritation directe comme peuvent en produire des frictions rudes ou avec des substances trop stimulantes ou âcres; l'exposition subite à un vent violent ou bien à un soleil trop chaud; l'habitude, chez le vieillard, de tenir ses jambes trop près du feu; l'usage des chaufferettes chez la femme; la négligence des soins de propreté chez les enfants; l'équitation; des chaussures trop étroites; une marche forcée; le maniement inhabituel des corps durs; toute espèce de frottement.

On doit même ajouter pour quelques cas d'érythème bien observés, les passions vives de l'âme, et certaines perversions encore inexpliquées du système nerveux (témoin l'érythème épidémique observé à Paris en 1828, *acrodynie*).

Symptômes et marche. Des taches d'un rouge plus ou moins vif, d'une forme et d'une étendue variables, caractérisent l'érythème qui reste le plus souvent borné aux couches les plus superficielles de la peau; ces taches peuvent être uniques et alors se fixer sur une petite surface, ou bien, colorer tout à coup une étendue assez considérable; elles peuvent, dans d'autres cas, envahir successivement ou en même temps plusieurs parties du corps, laissant constamment entre elles des espaces nombreux où la peau est parfaitement saine.

Les formes de la plaque érythémateuse sont extrêmement variables : ainsi, la peau peut n'offrir qu'une coloration uniforme et luisante (*erythema lœve*, Will.), ou bien, les plaques de l'érythème seront tantôt arrondies, avec des bords rudes, proéminents et papuleux (*erythema marginatum*, Will.); tantôt généralement rudes et papuleuses, avec une coloration rouge, qui bientôt devient livide (*erythema papulatum*, Will.); tantôt, enfin, accompagnées de boursouflements de la peau, plus ou moins élevés et plus ou moins bien circonscrits (*erythema tuberculosum et nodosum*, Will.).

Quelle que soit sa forme, l'érythème est accompagné de fourmillements, de picotements, de cuissons, de brûlures, quelquefois de douleurs lancinantes très-vives; mais je dois noter ici que l'acuité de la douleur est bien plus souvent en rapport avec la susceptibilité du sujet qu'avec l'étendue et les progrès apparents de la maladie.

L'érythème peut se rencontrer partout; mais son siége le plus ordinaire est au visage, à la nuque, aux extrémités des membres, aux parties antérieures des jambes et internes des cuisses, aux plis de l'aine, au sacrum, sous les seins, etc.

La durée de l'érythème varie selon qu'il est aigu ou chronique, simple ou compliqué; dans le premier cas, quelques jours peuvent suffire à sa guérison; on voit la rougeur perdre rapidement de sa vivacité, et une furfuration souvent à peine sensible est tout ce qui rappelle l'existence de cette légère affection.

Mais, à l'état chronique, l'érythème peut se prolonger durant plusieurs semaines et même plusieurs mois. *L'engelure* nous en fournit un exemple journalier.

Quand l'érythème est entretenu par l'écoulement de matières âcres et irritantes (telle l'urine chez les nouveaunés), ou lorsqu'il a son siége dans les points où abondent les glandes sébacées et où s'exerce un frottement continuel, comme chez les femmes enceintes et chez les personnes pourvues d'un embonpoint trop considérable, l'épiderme s'use et se détruit, et la surface dénudée laisse écouler une matière séro-purulente, d'une odeur de rance des plus désagréables.

L'érythème n'est presque jamais compliqué de symptômes généraux; les phénomènes morbides signalés par quelques pathologistes comme précurseurs ou concomitants de cette phlegmasie, lui sont généralement étrangers et appartiennent aux lésions variées qui ont provoqué son développement.

Quant aux symptômes locaux, ils restent, le plus souvent, limités aux phénomènes d'eczémation et de sensibilité que j'ai fait connaître; mais la douleur devient, nécessairement, plus vive quand la peau est dépouillée de son épiderme dans une certaine étendue; la cuisson peut alors être portée au point de provoquer, surtout chez les jeunes enfants, un mouvement fébrile passager. Il existe souvent alors un engorgement plus ou moins marqué des parties sous-jacentes. Je ne parle pas de la complication phlegmoneuse qu'on rencontre chez beaucoup de sujets affectés d'engelures ulcérées; car, dans ce cas, le mal change de caractère et l'érythème s'efface pour le praticien. Dans la variété vulgairement désignée sous le nom d'*ampoule*, à la coloration de la peau se joint la présence, sous l'épiderme, d'une certaine quantité de sérum.

L'érythème est le plus généralement une affection idiopathique toute locale; quelquefois, cependant, il est symptomatique; enfin, l'érythème peut se manifester d'une manière périodique.

Sa marche est presque toujours aiguë, et, dans les cas chroniques, la persistance de l'érythème peut tenir à ce que les plaques qui le caractérisent se renouvellent successivement dans différentes parties du corps, ou à ce que les mêmes taches pâlissent et se raniment alternativement.

Siége anatomique. A son début, l'érythème a toujours son siége dans le système capillaire sanguin artériel; ce n'est que consécutivement et par extension, que les veinules participent à l'inflammation, et le degré d'altération, dans chaque système capillaire, explique la diversité des nuances offertes par les plaques érythémateuses.

Pronostic. Il ne présente, généralement, aucune gravité : l'érythème chronique peut, néanmoins, exposer à des ennuis sérieux à cause de sa persistance habituelle et des difficultés fréquentes de sa guérison.

Espèces et variétés. J'admets quatre espèces d'érythème : 1° l'érythème aigu ; 2° l'érythème chronique ; 3° l'érythème traumatique ; 4° l'érythème intertrigo (voir, pour plus de détails, le tableau de classification qui termine l'ouvrage).

Traitement. Quand l'érythème a peu d'étendue et dépend d'une cause externe accidentelle, il guérit en quelques jours par l'emploi des moyens les plus simples : celui que je préfère consiste à étendre sur la surface malade, à l'aide d'un pinceau de charpie ou autre, une solution de gomme arabique ou adragante que l'on recouvre elle-même d'une couche d'amidon en poudre ou de fécule de pomme de terre : ces applications se répètent plusieurs fois dans la journée, et sont des plus faciles à renouveler : la solution froide plaît davantage au malade. On peut encore recourir aux lotions adoucissantes et mucilagineuses avec l'eau de son, de laitue ou de guimauve, aux bains d'amidon ou de gélatine, aux embrocations huileuses, aux cataplasmes émollients, etc.

On vante beaucoup, depuis quelque temps, l'emploi de la *glycérine* comme topique dans les inflammations superficielles de la peau ; cette substance agit à l'instar des huiles d'olives ou d'amandes douces, et convient dans tous les cas où l'épiderme est intact : autrement, son application cause, dans les premiers instants, une cuisson souvent fort vive.

Quand la plaque érythémateuse est très-enflammée ou fort étendue, surtout si le malade est jeune et pléthorique, on peut être forcé de recourir à la saignée, à un régime sévère, au repos absolu, aux boissons délayantes, à quelques laxatifs.

A l'érythème persistant, il faut opposer une grande surveillance et des soins assidus. Ainsi, chez l'enfant, on recommandera la plus grande propreté, bains fréquents à l'eau de son ou mieux d'amidon; lotions répétées : dans l'intervalle, tenir constamment sur les parties affectées une couche grasse quelconque, recouverte de poudre absorbante : on peut employer la pommade de concombre, un mélange d'huile d'olive ou d'amandes douces et de graisse de mouton : le suif fondu adhère facilement à la peau, et formerait encore un excellent topique, s'il n'était aussi souvent frelaté par le mélange de substances plus ou moins irritantes.

Dans l'érythème traumatique, vulgairement désigné sous le nom d'*ampoule*, il faut avoir soin de conserver la couche épidermique ; pour donner issue au liquide épanché, il suffit d'une piqûre faite avec la lancette ou des pointes de ciseaux ; le repos de la partie malade et l'application d'un corps gras remplissent les autres indications.

Dans l'intertrigo, lorsque les surfaces excoriées sont le siége d'abondantes sécrétions, on est parfois obligé de recourir à des moyens plus actifs; le docteur Wolff, de Neustadt, conseillait, dans l'intertrigo des oreilles, chez les enfants, d'employer au début des compresses trempées dans l'eau à la glace, et plus tard, lorsque la sécrétion est devenue abondante, une dissolution de sous-acétate de plomb, dans une forte infusion de camomille; les croûtes, ajoute cet auteur, doivent toujours être ramollies, et si les parties viennent à se couvrir d'un coagulum épais, on n'hésitera pas à les toucher avec la pierre infernale : en ce qui touche ce dernier conseil, je crois devoir observer qu'il faut toujours mettre une grande réserve dans l'application du crayon de nitrate d'argent sur la peau excoriée des jeunes sujets, pour éviter des escarres douloureuses, qui ne pourraient que compliquer le mal : c'est pourquoi je préfère au crayon une simple dissolution de nitrate d'argent, dont on peut graduer à volonté le degré de concentration.

Les mères intelligentes ont la bonne habitude d'empêcher le contact des surfaces malades par l'interposition de toiles souples et molles, qui ont, en outre, l'avantage d'absorber tout ou partie des humeurs sécrétées : ce moyen facile ne doit jamais être négligé : on le remplace par des ceintures appropriées pour contenir le ventre ou relever la gorge des personnes obèses, quand l'érythème a son siége sous les seins ou aux plis de l'aine.

Cet isolement des surfaces excoriées est toujours utile ; aidé des moyens les plus simples, il suffit dans beaucoup de cas à la guérison, et sa négligence peut rendre infructueux les efforts les mieux soutenus.

Quand l'érythème chronique est lié à une constitution détériorée, on conseille à l'intérieur l'usage prolongé des amers et des autres toniques, une alimentation fortifiante, etc.; extérieurement, les applications aromatiques, les préparations sulfureuses et alcalines.

C'est particulièrement dans l'*engelure* que l'on reconnaît l'utilité d'une médication générale : les mille topiques que préconisent les pharmacopées n'aboutissent le plus ordinairement qu'à des guérisons passagères, si leur effet local n'est pas complété par l'usage interne des ferrugineux, de l'huile de foie de morue, d'un régime analeptique et des conditions hygiéniques les plus favorables. On trouvera dans notre formulaire les préparations qui me paraissent le mieux justifier la confiance du malade et la préférence du médecin. La majeure partie de ces remèdes es empruntée à la classe des excitants; je me suis souvent bien trouvé néanmoins de suivre le conseil de Dzondi, qui veut qu'on traite l'engelure par des applications répétées de teinture thébaïque; mais le moyen abortif par excellence, surtout au début du mal, est une légère cautérisation avec le nitrate d'argent.

Dans l'érythème symptomatique, c'est contre la maladie qui a provoqué son développement qu'il faut avant tout diriger sa médication.

Je dois rappeler ici que dans l'érythème épidémique observé à Paris en 1828, les antiphlogistiques obtinrent peu de succès; dans beaucoup de cas, on leur substitua avec avantage les toniques et les stimulants.

Tout porte à croire que, dans un érythème périodique, les préparations de quinquina conserveraient leur constante efficacité.

ÉRYSIPÈLE (1).

Synonymie. — Erisipela, des Espagnols; risipola, des Italiens; the rose, des Anglais; Rothlauf, des Allemands; fièvre érysipélateuse, d'Hoff-mann; rosa, de Sennert; ignis sacer, de quelques auteurs.

HISTORIQUE.

Définition. Inflammation plus ou moins superficielle de la peau, non contagieuse (2), souvent précédée et toujours accompagnée ou suivie d'un trouble plus ou moins pro-noncé de l'économie; principalement caractérisée par des taches irrégulières, d'un rouge flavescent, disparaissant momentanément sous la pression du doigt, avec ou sans complication de phlyctènes, et engorgement des parties sous-jacentes; se terminant, le plus ordinairement, au bout de deux septénaires : 1° par délitescence ou résolution suivie de furfuration, de desquamation ou de la chute des croûtes

(1) Le mot érysipèle, d'après quelques auteurs, serait formé du verbe ἐρύω, j'attire, et de πέλας, proche; cette affection s'étendant facile-ment sur les parties environnantes : je partage plus volontiers l'avis de ceux qui le font dériver d'ἐρυθρός, rouge, expression qui peint un de ses principaux caractères.

(2) Plusieurs auteurs regardent l'érysipèle comme contagieux : telle est entre autres, l'opinion de Weathered et du doct. Wels. M. Jobert, de Lamballe, professe également cette manière de voir dans ses leçons cli-niques à l'Hôtel-Dieu. J'avoue qu'il m'est impossible de me ranger de cette opinion, et tout me porte à croire que l'erreur de ces savants pra-ticiens vient de ce qu'ils ont méconnu la communauté d'influence chez les personnes successivement ou simultanément atteintes d'érysipèle.

formées par l'humeur desséchée des phlyctènes; 2° par suppuration; 3° par gangrène; 4° quelquefois, enfin, par la mort.

Causes. On cite avec raison, comme prédisposant à l'érysipèle, l'âge adulte, le sexe masculin, une constitution bilieuse ou sanguine, une peau fine et impressionnable, la pléthore, le printemps, l'automne, etc.

Quant aux causes déterminantes, on doit les diviser en celles qui ont sur la peau une action directe, comme les chaleurs brûlantes de l'été, un froid rigoureux et prolongé; la malpropreté, des frictions rudes et réitérées, surtout avec des graisses rances ou de vieux onguents; le contact des plantes vireuses et de certains insectes, les piqûres avec des instruments imprégnés de liquides en putréfaction, une plaie contuse, une opération, l'inoculation d'un virus, etc.; 2° et celles qui agissent sur la peau d'une manière indirecte ou sympathique, tels : une nourriture grossière ou malsaine, des mets trop succulents, des assaisonnements de haut goût, un usage immodéré des boissons alcooliques, certains végétaux âcres et crus, tels que l'oignon et l'ail; l'abus continuel des forces et de l'exercice; on cite encore avec raison les affections vives de l'âme, comme la terreur, un chagrin profond, un violent accès de colère, etc.

Symptômes et marche. L'érysipèle, presque toujours précédé des symptômes qui dénotent l'embarras gastrique, se manifeste par une rougeur flavescente, irrégulièrement circonscrite, avec gonflement plus ou moins considérable de la partie des téguments sur laquelle elle repose; cette rougeur disparaît momentanément sous la pression du doigt et s'accompagne de démangeaison, d'un sentiment de chaleur âcre et brûlante, quelquefois d'élancements insupportables.

D'après Frank et Borsieri, suivis en cela par Blandin, de récente et regrettable mémoire, toute invasion d'érysipèle serait annoncée par l'engorgement douloureux des ganglions lymphatiques voisins : quoi qu'il en soit de la constance de

1.

ce signe précurseur, un mouvement fébrile se joint bientôt aux phénomènes locaux qui augmentent avec lui d'intensité pendant plusieurs jours, puis restent stationnaires, et enfin commencent à disparaître.

Pendant la période d'accroissement, on voit souvent se développer, sur les surfaces enflammées, un grand nombre de vésicules petites et remplies de sérosité (érysipèle miliaire des auteurs), ou de larges phlyctènes (érysipèle phlycté-noïde, id.), qui se rompent ordinairement du cinquième au sixième jour, et dont le liquide séro-purulent forme des croûtes dures et flavescentes, qui deviennent bientôt brunes ou noirâtres. Ces croûtes tombent vers la fin du troisième ou du quatrième septénaire, et laissent après leur chute une injection plus ou moins vive, que le temps finit par effacer entièrement. Mais l'érysipèle est loin d'offrir toujours ce caractère de bénignité, et de suivre constamment une marche aussi régulière.

D'abord, l'érysipèle peut se terminer brusquement, et cette disparition subite peut être suivie ou de son apparition sur une autre région du corps (érysipèle ambulant, errati-que), ou de l'inflammation d'un organe interne plus ou moins important (érysipèle métastatique). Ainsi, M. le docteur Blandin, de Beauton (Allier), cite le cas d'un érysipèle à la cuisse, par suite de piqûre, dont la brusque rétrocession, attribuée à l'application de compresses vinaigrées froides, fut suivie d'une méningite, laquelle ne céda complétement, malgré un traitement fort énergique, que par le retour de l'érysipèle sur la même région stimulée au moyen de la pommade d'Autenrieth.

Dans d'autres cas, l'inflammation érysipélateuse, au lieu de rester bornée à la peau, s'étendra jusqu'au tissu cellulaire. Alors, la teinte luisante, rouge et animée du derme repose sur une tumeur dure, large et profonde ; la peau, comprimée, reprend plus lentement son niveau et sa couleur morbide ; il survient une fièvre d'autant plus forte que l'irritation est plus vive et le mal plus étendu; sa marche est celle des phlegmasies aiguës; à la douleur qui lui est propre peuvent se joindre tous les accidents généraux des affections les plus graves, que viennent souvent encore compliquer les désordres locaux les plus alarmants; la tumeur devient le siége de battements qui dénotent un travail de suppuration; il s'établit de vastes foyers purulents, des clapiers entre les muscles et dans la gaîne des tendons; parfois même on voit survenir des escarres gangréneuses dans le tissu cellulaire ou la peau. (Tels sont les traits généraux de l'*érysipèle phlegmoneux* des auteurs.)

On ne doit pas confondre ces accidents de gangrène exceptionnels et toujours limités, avec l'affection, bien autrement grave, décrite par certains auteurs sous le nom d'érysipèle *gangréneux* ou *charbonneux*. Dans cette forme, que l'on peut regarder comme le troisième degré de l'inflammation érysipélateuse, les symptômes se montrent, dès le début, fort alarmants : en deux ou trois jours le mal acquiert son plus haut degré d'intensité; la peau, tendue, lisse et brillante, est d'un rouge vif et ne conserve qu'un instant l'impression du doigt; l'intensité des souffrances locales provoque celles des organes les plus importants; le pouls se montre fréquent et dur; il y a de l'agitation, de l'insomnie, du délire, une soif ardente avec redoublement fébrile le soir; du quatrième au sixième jour, la peau prend une teinte bleuâtre ou violacée, perd sa sensibilité, se ramollit et se couvre de phlyctènes remplies de sérosité rougeâtre; bientôt se forment des escarres en même temps que s'établissent plusieurs foyers de suppuration; le plus souvent, les malades succombent aux progrès des inflammations des organes internes; dans les cas heureux, les troubles sympathiques s'apaisent graduellement; les escarres se détachent, et les plaies se cicatrisent après un temps plus ou moins considérable.

Il y a loin de ce sombre, mais fidèle tableau, à la forme particulière d'érysipèle connu sous le nom d'*œdémateux* :

dans cette variété, il y a plutôt infiltration qu'inflammation
du tissu cellulaire sous-cutané; la peau, lisse, rougeâtre et
assez vivement phlogosée, repose sur une tumeur qui s'est
développée d'une manière lente et progressive ; elle offre tous
les caractères de l'œdème et de l'emphysème; elle se couvre
de vésicules ou de phlyctènes le plus ordinairement-très-
petites; ces soulèvements épidermiques se rompent et sont
remplacés par des croûtes minces et foncées qui rappellent
souvent celles de la variole confluente.

Il n'est aucune région de la peau qui ne puisse devenir le
siége de l'érysipèle; mais toutes ne se prêtent pas également
à sa marche et à ses progrès; il y a même, sous ce rapport,
de telles différences que la plupart des auteurs se sont em-
pressés de les signaler : c'est ainsi qu'ils ont décrit l'érysipèle de la face, celui du cuir chevelu, des mamelles, de la
région ombilicale, du scrotum et des membres.

A. L'érysipèle du visage est, sans contredit, le plus fréquent
de tous; son point de départ est à la joue, sur le nez, aux
paupières, aux lèvres : l'inflammation y marche avec rapidité; toute la face est souvent envahie, le gonflement des
parties s'y développe au point de fermer complétement les
yeux, de rendre difficile l'ouverture de la bouche ; parfois
même, la phlogose s'étend jusqu'au pharynx et à la caisse
du tympan. C'est aussi l'espèce d'érysipèle qui est le plus
sujet à la délitescence, terminaison toujours redoutable et
le plus ordinairement précédée ou suivie de l'inflammation
du cerveau et de ses membranes.

B. Au cuir chevelu, l'érysipèle offre presque toujours le
caractère phlegmoneux ; la douleur est moins vive au début;
la peau, d'un rouge pâle, est molle et pâteuse, et donne l'apparence de la fluctuation; la tension des téguments vers l'occiput et le gonflement du pavillon de l'oreille peuvent être
portés au point de rendre fort pénible le coucher sur le dos
ou sur le côté.

Il arrive souvent que le cerveau s'affecte quand le mal est

abandonné à lui-même ; mais ce qu'on a surtout occasion
de constater dans cette variété d'érysipèle, c'est la fréquence
des étranglements sous-cutanés, d'où résultent des foyers purulents, des lambeaux gangrénés de tissu cellulaire et d'apo-
névrose, sans que la peau soit elle-même sphacélée, ce
qu'explique sa circulation indépendante.

Les os du crâne sont eux-mêmes souvent mis à nu.

C. L'érysipèle des mamelles se distingue par la rapidité
de sa marche, l'énormité du gonflement des parties affectées et sa constante terminaison par suppuration.

D. L'érysipèle ombilical ne s'observe guère que chez les
nouveau-nés, dans les hôpitaux et les maisons d'enfants
trouvés : il se termine fréquemment par gangrène, et devient presque toujours mortel quand il est abandonné à
lui-même.

E. Cette terminaison par gangrène est souvent encore celle
de l'érysipèle du scrotum et de celui du prépuce : dans cette
variété, la phlogose marche avec une grande rapidité.

F. L'érysipèle des membres, bien que fort grave parfois, reste celui qui offre généralement le moins de danger.

On voit que l'érysipèle suit presque toujours une marche aiguë ; c'est lorsqu'il est ambulant ou compliqué d'œdème que sa marche devient chronique.

Siége anatomique. — Tout en admettant la part faite par
Blandin au système lymphatique dans l'inflammation de
l'érysipèle, je n'hésite pas néanmoins à affirmer, avec
MM. Ribes, Flandin et autres, que cette dermite a principalement son siége dans les ramuscules capillaires veineux.

Diagnostic différentiel. L'érysipèle se distingue du genre
précédent par la présence des vésicules et des phlyctènes et
surtout par la fréquente gravité des symptômes généraux
concomitants.

Pronostic. Le pronostic de l'érysipèle est nécessairement
variable et reste subordonné au siége de la maladie, à

son étendue, ainsi qu'à son degré de développement, à son état de simplicité ou de complication, au nombre et à la violence des sympathies qu'il a développées.

Espèces et variétés. Je n'admets, à l'instar d'Alibert, que trois espèces d'érysipèle : 1° l'érysipèle simple ; 2° l'érysipèle phlegmoneux ; 3° l'érysipèle œdémateux.

Traitement. Les auteurs (ceux-là forment la grande majorité) qui ne voient dans l'érysipèle qu'une inflammation locale dont il est toujours avantageux d'abréger la durée et de restreindre les progrès, conseillent de recourir dès le principe à l'emploi des moyens propres à obtenir une prompte résolution : c'est dans ce but que nous voyons M. Velpeau prescrire tantôt la compression, tantôt l'application de compresses trempées dans une dissolution de sulfate de fer ; M. Jobert, préférer soit une couche de pommade d'azotate d'argent, soit des compresses imbibées d'eau-de-vie camphrée ; M. Serres d'Uzès, proclamer les bons effets de l'onguent mercuriel ; Lisfranc ceux de l'axonge ou de l'huile d'amandes douces, tandisque d'autres donnent la préférence aux topiques pulvérulents. Le Dr Reynaud, chirurgien en chef de la marine, conseille le coton cardé dans le traitement externe de l'hérysipèle ; le premier effet de ce moyen serait la cessation de la douleur. En pareil cas, il m'a suffi bien souvent de recourir à la solution gommeuse dont j'ai parlé à propos de l'érythème et qu'il faut toujours recouvrir d'une couche de poudre d'amidon ou de fécule de pomme de terre. Je répète que ces applications doivent être renouvelées plusieurs fois dans la journée. Ici, le choix des topiques n'a rien d'absolu : il reste subordonné au caractère du mal ; ainsi, chez les sujets mous et lymphatiques, quand la peau est molle avec tendance à l'œdème, on doit donner la préférence aux applications astringentes : le principal mérite de ces différents topiques est de soustraire la surface malade à l'action de l'air embiant ; dans l'érysipèle des membres, il est toujours bon de s'aider d'une compression méthodique et faite avec soin sur toute l'étendue du membre, en commençant par son extrémité libre, c'est ainsi que j'ai fait avorter plusieurs fois des érysipèles qui menaçaient de prendre une rapide extension.

Ce traitement local ne dispense nullement des indications fournies par l'état des voies digestives ou toute autre affection préexistante ou intercurrente. A l'état saburral ou embarras gastrique, on opposera toujours avec avantage quelques vomi-purgatifs : un mélange de jalap et d'ipécacuanha remplit très-bien ce but.

Quand l'inflammation érysipélateuse a dépassé son premier degré et qu'elle a provoqué une réaction générale de l'économie, il faut, renonçant à toute idée de résolution, recourir à des moyens plus énergiques : les évacuations sanguines deviennent souvent alors nécessaires et l'expérience m'a depuis longtemps appris qu'en pareil cas, il n'est pas indifférent de prescrire la saignée ou les sangsues : autant le premier moyen est utile contre l'érysipèle à tendance phlegmoneuse, comme celui du cuir chevelu ou des membres, autant les applications de sangsues m'ont paru préférables dans l'érysipèle qui gagne surtout en surface : les auteurs ne sont pas d'accord sur le procédé à suivre dans l'usage des sangsues : les uns conseillent de les appliquer sur la peau saine, mais au voisinage des surfaces malades; je préfère l'avis de ceux qui n'hésitent pas à les mettre au milieu même des surfaces enflammées, et j'ai vu maintes fois l'application de nombreuses sangsues faite d'après ces principes dissiper, comme par enchantement, des érysipèles de la face qui menaçaient d'atteindre le cuir chevelu et qu'accompagnaient les symptômes les plus alarmants : pour la quantité de sang à soustraire, on se guidera naturellement sur l'âge du malade, son tempérament, l'état des forces. Aux évacuations sanguines, on joindra les lotions mucilagineuses, les applications émollientes, les boissons acidulées et rafraîchissantes, le repos absolu, la diète, etc.

Si l'érysipèle poursuit ses progrès, malgré le traitement, de nouvelles indications pourront se présenter; elles varieront selon que l'inflammation gagnera en surface ou en profondeur.

Dans le premier cas, qui constitue l'érysipèle erratique ou ambulant, on prescrit, soit de fixer le mal en recouvrant la région affectée d'un vésicatoire volant, en ayant soin que l'emplâtre vésicant dépasse de quelques millimètres le pourtour de la plaque phlogosée, précaution sans laquelle l'érysipèle continue sa marche envahissante. M. Piorry se contente d'entourer le pourtour de la plaque érysipélateuse de bandelettes de vésicatoire, et cet habile praticien n'oublie pas de recommander de poser ces bandelettes de telle sorte qu'elles recouvrent autant de peau saine que de tissu malade. D'autres emploient, dans le même but, les cautérisations avec le nitrate d'argent : ce qu'il ne faut pas oublier, quel que soit le choix du moyen préféré, c'est que l'excitation substitutive, pour donner un résultat, doit porter, en même temps, sur la peau saine et sur l'érysipèle.

Si, au contraire, l'inflammation gagne en profondeur, ce qui a lieu dans l'érysipèle du cuir chevelu, des membres, on ne tarde pas à observer les symptômes de l'étranglement ou de la suppuration : il s'agit alors de débrider ou d'ouvrir au pus un passage facile. En pareil cas, l'hésitation ou la timidité peuvent exposer à de graves reproches : de larges incisions sont le plus sûr moyen de dégorgement; on les panse comme des plaies simples, et quand elles sont faites sur des tissus fortement engorgés, on reste souvent surpris de l'exiguïté des cicatrices après la guérison.

Dans l'érysipèle traumatique, Larrey, d'accord en cela avec l'exemple déjà donné par Pelletan, préconise avant tout le cautère actuel.

Appliqué sur les points les plus rouges de l'érysipèle, et sur ceux qui sont les plus rapprochés de la plaie, le fer incandescent, dit cet illustre chirurgien, arrête à l'instant même la marche de la phlegmasie ; cette application est peu ou point douloureuse ; elle est suivie d'un effluve gazéiforme d'une odeur animale, de la disparition de la chaleur et de la douleur tensive, de l'extinction de la rougeur et du gonflement. Aucune suppuration ni cicatrice sensible n'en sont la suite ; les parties brûlées tombent par petites écailles charbonneuses ; comme résultat, réaction heureuse sur la marche de la plaie et de l'état général.

Dans l'érysipèle des nouveau-nés qui est la suite ordinaire de tractions violentes ou inhabiles exercées sur le cordon ombilical, M. Trousseau emploie, de préférence, les cataplasmes alcoolisés et les bains de sublimé ; on trouvera au formulaire leurs modes de composition.

Il est utile de purger les malades vers la fin du traitement toutes les fois que l'érysipèle a pris une certaine extension.

C'est le plus sûr moyen d'éviter ces abcès sous-cutanés, qu'on voit si souvent succéder à l'érysipèle, chez certains sujets, et parfois se montrer en nombre considérable.

L'érysipèle périodique est une affection rare, qui réclamerait l'emploi des préparations de quinquina.

Mais ce qui est assez fréquent, c'est de rencontrer des personnes prédisposées à l'inflammation érysipélateuse et qui en sont atteintes sous l'influence des causes en apparence les plus légères. Cette grande impressionnabilité peut aussi bien dénoter une faiblesse organique, contre laquelle l'emploi soutenu des toniques et des cordiaux serait d'un secours précieux, qu'un état diathésique, qu'il importe d'étudier avec soin et de détruire par des moyens appropriés, si l'on veut éviter les récidives. Je ne terminerai pas ce chapitre sans appeler l'attention sur le traitement de l'érysipèle par l'usage interne du perchlorure de fer : ce nouveau moyen, préconisé par M. le docteur Mathey, aurait pour effet, 1° de modifier avantageusement l'inflammation érysipélateuse ; 2° d'en abréger la durée ; 3° de ne donner lieu à aucun accident.

Voici la formule préférée par M. Mathey :

>   Perchlorure de fer à 30 degrés.   25 gouttes.
>   Eau distillée de laitue.   50 gram.
>   Eau de menthe.   20 id.
>   Sirop de gomme.   30 id.

Une à deux cuillerées à bouche de cette potion chaque demi-heure ; dans les cas graves, la potion peut être renouvelée une seconde fois dans les 24 heures ; les doses seront diminuées, s'il s'agit d'un enfant ou d'une personne débile.

Selon M. Mathey, le perchlorure de fer peut encore être employé comme prophylactique de l'érysipèle, dans certaines constitutions véritablement épidémiques.

PEMPHIX (1).

Synonymie. — Pemfigo, des Espagnols ; pemphigus, des Anglais ; Blasmausschlag, des Allemands ; maladie vésiculaire, phlycténoïde, érysipèle vésiculeux, de certains auteurs.

HISTORIQUE.

Définition. Inflammation superficielle de la peau, non contagieuse (2), principalement caractérisée par l'éruption de bulles séreuses, variables pour le nombre et le volume, avec ou sans auréole inflammatoire, jaunâtres et transparentes, demi-sphéroïdes et plus ou moins aplaties, reposant

(1) Pompholix (Willan), des mots πέμφις ou πέμφιξ, qui signifient *bulle* que Sauvages emploie pour qualifier la maladie qui nous occupe. Quant au mot *Pompholix*, préféré par Willan et Bateman, Alibert ne l'appliquait qu'à certains cas particuliers, que présentent surtout les nouveaunés, et où l'on n'observe qu'une bulle unique non marginée.

(2) L'inutilité d'un grand nombre d'expériences ayant pour but l'inoculation du pemphix ne permet plus de croire au caractère contagieux de cette dermite.

sur des plaques rouges, accompagnées d'un prurit extrêmement pénible, se terminant par des croûtes sans suppuration,
ou par une ulcération superficielle, mais ne laissant que
très-rarement des cicatrices.

Causes. Le pemphix attaque les vieillards et les enfants,
même le fœtus dans le sein de sa mère : les deux sexes y
sont également sujets : ce sont les hommes qui sont le plus
souvent atteints du pemphix aigu, et les femmes, du pemphix chronique ; les tempéraments mélancolique et bilieux, les individus lymphatiques et ceux dont la constitution
est ruinée, paraissent plus disposés à cette affection ; le chagrin, la colère, le genre de vie, surtout chez les malheureux,
peuvent le déterminer ; l'automne et l'hiver sont les deux
saisons de l'année où on l'observe le plus fréquemment ; les
individus cacochymes, mal vêtus, exposés aux intempéries
de l'air en sont souvent atteints.

Le pemphix se montre sous toutes les latitudes et dans
tous les climats, en Italie, aux Indes, en Suède, en Norwége :
il paraîtrait cependant qu'une certaine constitution particulière de l'air favorise son développement.

Quant aux causes déterminantes et occasionnelles, on les
trouve dans la persistance ou le retour fréquent de l'embarras
gastrique ; la répercussion d'un exanthème ; la présence de la
goutte, de calculs, de l'infection syphilitique ; la suppression
des règles, des lochies, des hémorrhoïdes, etc.; on cite encore
avec raison le froid subit, l'immersion dans les eaux marécageuses, l'application de topiques âcres et irritants, le contact
de matières animales en putréfaction, l'abus des alcooliques,
un exercice forcé pendant les grandes chaleurs du jour, le
contact du rhus toxicodendrum, des cantharides, etc.

Symptômes et marche. Le pemphix, connu sous le nom
de *maladie bulleuse,* fièvre *vésiculaire,* que Déliris a, le premier, décrit en 1754 et dont Wichmann nous a laissé une
bonne monographie, publiée à Erfurth, en 1791, est le plus
souvent précédé de différents prodromes, qui, étant com-

muns à d'autres affections, ne peuvent pas toujours servir au médecin pour caractériser la maladie : ainsi le malade éprouve du frisson, de la céphalalgie, de l'anorexie, des nausées, de l'oppression, de la fièvre, et quelquefois même du délire.

C'est vers le soir que se fait ordinairement l'éruption pemphigoïde : elle est marquée par un léger frisson de courte durée, auquel succède une chaleur vive et générale, avec anxiété, fréquence et dureté du pouls : cette espèce d'accès peut se renouveler plusieurs fois avant que l'éruption n'ait lieu ; une chaleur brûlante, avec douleur et gonflement à la peau, se fait sentir dans les points que doivent occuper les bulles. Dans d'autres cas, il y a simple démangeaison ou seulement titillation. Enfin, l'éruption s'annonce par le développement de taches érythémateuses, sur lesquelles se forment, souvent en quelques heures, des bulles plus ou moins nombreuses, dont le volume varie depuis celui d'un pois jusqu'à celui d'un œuf de pigeon, et quelquefois même devient plus considérable.

Ces taches peuvent être uniques ou multiples, avoir depuis quelques millimètres jusqu'à 10 et 12 centimètres de diamètre ; elles sont rondes ou ovales et légèrement proéminentes.

Quand il n'existe qu'une seule bulle (*pompholix solitarius* de Bateman), elle a ordinairement beaucoup plus d'étendue, ainsi que la tache qui l'a précédée, et peut contenir jusqu'à 30 grammes de sérosité.

Les bulles sont, en général, d'autant plus petites qu'elles sont plus multipliées ; du reste, leur disposition n'a rien de constant : elles peuvent être disséminées sur la surface du corps, comme réunies dans une région cutanée, ou agglomérées sur une seule plaque érythémateuse.

Dans le premier et le second cas, la peau qui les sépare est parfaitement saine.

Les bulles du pemphix ressemblent aux soulèvements épidermoïdes produits par l'application de l'eau bouillante ou d'une poudre vésicante; leur base n'offre pas toujours l'auréole signalée par les auteurs : cela dépend de ce que l'épiderme se trouve quelquefois soulevé par la sérosité jusqu'aux dernières limites de la plaque érythémateuse. Le liquide des bulles est limpide, jaunâtre, et parfois d'une telle transparence, qu'elle laisse distinguer la teinte rouge du derme. En quelques jours, et quelquefois même plus rapidement encore, la bulle pemphigoïde atteint son summum d'élévation; elle ne tarde pas à s'ouvrir, soit par excès de distension, soit par frottement, ou par l'instrument tranchant; l'humeur s'en échappe, et il se forme une croûte, plus ou moins épaisse, que l'air atmosphérique noircit bientôt et qui tombe vers le troisième septénaire, ne laissant après elle qu'une simple tache, que le temps fait aussi disparaître; ou bien encore la bulle se déchire, et ses lambeaux, en se détachant, donnent lieu à des excoriations superficielles fort douloureuses.

Le pemphix offre dans son développement deux modifications bien importantes à signaler : quelquefois un grand nombre de bulles paraissent simultanément ou à de très-courts intervalles sur le cou, le visage, les membres inférieurs ou supérieurs, la région pectorale ou l'abdomen (pemphix aigu). Cette invasion subite est presque toujours annoncée par un malaise général, les prodrômes des affections graves et surtout un mouvement fébrile prononcé. C'est alors qu'il n'est pas rare de voir la muqueuse gastro-intestinale devenir le siége d'une phlegmasie sympathique.

Mais le plus ordinairement les bulles se développent d'une manière lente et successive (pemphix chronique). Cette forme est, sans contredit, la plus dangereuse. On l'observe principalement sur les individus d'une constitution cachectique et détériorée.

La *durée* du pemphix peut varier depuis une semaine jusqu'à plusieurs années. La longueur de cette maladie peut être calculée d'après l'abondance et la simultanéité du développement des bulles. Plus ce développement a été lent et successif, plus la maladie sera longue et dangereuse, *et vice versâ*. C'est surtout dans le pemphix chronique que l'on voit se former ces ulcérations profondes et douloureuses, et survenir d'autres maladies qui le compliquent ou le suivent.

Le pemphix peut admettre toutes sortes de complications : ainsi, on l'a observé avec la vaccine et la variole, la gastrite, la gale, la fièvre intermittente, l'hystérie, la dyssenterie, les différentes formes de typhus, la pneumonie, l'érysipèle, etc. Parmi ces complications, il importe de distinguer celles qui se lient à l'existence du pemphix, des affections purement intercurrentes. Une des complications les plus redoutables est l'extension de l'inflammation pemphigoïde au système muqueux et jusqu'aux dernières limites du tube intestinal.

Siége anatomique. Il réside évidemment dans la couche la plus superficielle du derme. Dans cette affection, la lésion de la peau est celle de la brûlure au second degré ou de l'application des emplâtres vésicants.

Diagnostic différentiel. Les bulles du pemphix empêcheront toujours de le confondre avec l'érythème. Ces bulles se distinguent des phlyctènes de l'érysipèle par l'auréole qui les accompagne souvent, par les portions de peau parfaitement saines qui les séparent, et surtout par l'absence d'une surface uniformément rouge, sur laquelle se développent les premières ; enfin, la bulle du pemphix peut être simulée par l'application d'une poudre vésicante, au point que la connaissance de la cause peut seule les différencier.

Pronostic. Dans le pemphix simple idiopathique, le pronostic est toujours favorable. Il devient plus fâcheux en raison des maladies qui viennent le compliquer. On peut présumer que l'éruption ne reparaîtra plus lorsqu'au moment de la dessiccation des bulles les urines deviennent sédimenteuses et les selles diarrhéïques.

Le pemphix chronique (*pemphigus diutinus*, Will.) est toujours plus dangereux. Cette tendance à la chronicité se reconnaît à ce qu'il n'y a que peu ou point de fièvre au début; à ce que les taches qui succèdent aux bulles restent douloureuses ou le siége d'ulcérations lentes à se dessécher; à l'âge et à la faiblesse du sujet. Mais les cas les plus graves sont ceux où le mal s'est étendu jusqu'au système muqueux, à l'intérieur de la bouche, de l'œsophage, de l'estomac, des intestins.

Espèces et variétés. Je crois devoir n'admettre que deux espèces de pemphix : 1° le pemphix aigu; 2° le pemphix chronique. Il ne pouvait être ici question du pemphix des nouveau-nés, dont la description appartient à l'histoire des syphilides.

Traitement. Le traitement du pemphix doit varier selon qu'il est aigu ou chronique, partiel ou général, idiopathique ou symptomatique, simple ou compliqué.

Dans les cas bénins, la guérison a lieu spontanément et presque sans remèdes : la diète sévère, les boissons chaudes, adoucissantes et légèrement diaphorétiques, le repos le plus absolu et au lit, suffisent dans la première période; dans la dernière, on doit employer de préférence les tisanes froides aromatiques, amères, légèrement toniques, les diurétiques; on ajoute un peu d'alimentation, et surtout les bouillons gras. Il est rarement utile d'employer la saignée, et lorsque ce moyen paraît indiqué, il est toujours prudent de n'y recourir qu'avec réserve, comme le conseille Tourtelle.

Dans le cas où le pemphix paraît occasionné par l'embarras des premières voies, il est nécessaire de recourir aux éméto-cathartiques donnés à petites doses et à plusieurs reprises, pour éviter l'inflammation de la muqueuse gastrique. Quand il existe de graves complications, le traitement doit nécessairement varier en raison de leur nombre, de leur siége et de leurs caractères.

Dans le pemphix chronique, il faut surtout insister, à

l'intérieur, sur l'emploi des moyens propres à relever les forces, à purifier l'organisme, les acides minéraux, les eaux sulfureuses et alcalines, une bonne alimentation, l'air de la campagne.

Le traitement local réclame une certaine attention : on ne doit jamais enlever l'épiderme des bulles, autrement on donne lieu à des excoriations que le seul contact de l'air rend fort douloureuses. Aetius voulait qu'on les piquât, pour donner issue à la sérosité, et qu'ensuite on appliquât des farines abondantes : cet avis est bon à suivre. M. Velpeau donne le conseil de cautériser légèrement avec le crayon de nitrate d'argent les bulles de pemphix à leur début, pour en arrêter le développement : je préfère recourir à ce procédé dans la période de terminaison, pour hâter la cicatrisation de certaines excoriations persistantes.

Ce qu'il faut surtout, c'est protéger la peau dénudée contre toute irritation extérieure : on a vanté, pour cela, la pellicule qui tapisse l'intérieur de l'œuf ; mais on se trouve mieux des corps gras adoucissants et même narcotiques : le cérat opiacé, l'huile de jusquiame, etc. La solution gommeuse et la poudre d'amidon retrouvent encore ici leur utilité.

Reste à remplir les indications générales, comme rétablir les évacuations, rappeler les hémorrhoïdes, etc.

ECTHYMA (1).

Synonymie. — Ectima, des Espagnols et des Italiens ; *phlysacia*, Alibert ; rupia, Willan.

HISTORIQUE.

Définition. Inflammation superficielle de la peau, non contagieuse, se manifestant ordinairement sans trouble appré-

(1) Ecthyma, d'ἐκθύω, qui signifie littéralement, pustule enflammée : le mot *phlysacia* d'Alibert, présente à peu près la même acception :

ciable de l'économie, et principalement caractérisée par des *vésiculo-pustules*, de formes peu régulières, d'un volume variable et reposant sur une base dure et engorgée ; ces pustules sont entourées d'une auréole inflammatoire ; présentent, dès le début, à leur sommet, un point blanchâtre, dû à la présence d'un liquide purulent mal élaboré, et se terminent, au bout d'un à deux septénaires, par des croûtes brunes ou noirâtres, à la chute desquelles succèdent des taches blanchâtres ou pourprées, et parfois de légères cicatrices.

Causes. On cite comme prédisposant à l'ecthyma, le tempérament lymphatique, le sexe féminin, la grossesse, l'état de blanchisseuse, de débardeur, les affections morales tristes, les grandes fatigues, une mauvaise alimentation, un logement insalubre ; mais surtout la préexistence de vives irritations cutanées par suite de rougeole, de scarlatine, de variole, de gale négligée, etc.

Cette dermite peut être déterminée par toute irritation directe de la peau, chez les sujets d'une constitution délicate ou détériorée, occasionnée par le froid humide, la malpropreté, le contact habituel de substances dures et pulvérulentes, etc.

Symptômes et marche : L'ecthyma débute sans phénomènes précurseurs, par la formation de produits pustuliformes d'un volume assez considérable, qui s'élèvent d'une base dure, circonscrite, offrant une teinte inflammatoire quelquefois d'un rouge vif, plus souvent violacée ou tout à fait livide. Ces soulèvements épidermiques qui, au bout de trois ou quatre jours, ont acquis leur entier développement, se montrent surtout aux extrémités des membres, sur le cou, sur

à ces deux dénominations, je préférerais celle de rupia (ῥύπος, saleté, malpropreté).

Willan et la plupart des auteurs qui l'ont suivi, décrivent séparément l'ecthyma et le rupia ; je n'ai pas cru devoir maintenir cette distinction générique que je ne trouve justifiée, dans l'auteur anglais, par aucun caractère sérieux.

les épaules. On peut n'en observer qu'un petit nombre qui sont alors éloignés les uns des autres : d'autres fois, l'éruption est véritablement confluente.

Les pustules d'ecthyma montrent, à leur sommet, dès leur apparition, un point blanchâtre qui n'est jamais l'indice de la présence d'un pus louable; mais bien d'une sérosité trouble ou d'un liquide purulent mal élaboré; souvent même, à mesure que l'inflammation fait des progrès et que l'éruption se développe, ce liquide devient sanieux et sanguinolent. Le malade accuse, dans les parties où siége l'éruption, de la chaleur, une cuisson plus ou moins vive, toujours mêlée de prurit; la démangeaison reste même souvent le symptôme dominant. Il peut en résulter de l'agitation, de l'insomnie; mais l'ecthyma n'est accompagné d'un mouvement fébrile que dans les cas où l'éruption est tout à fait confluente, ou lorsque les pustules ont pris un développement considérable. Alors peuvent également s'offrir des troubles plus ou moins marqués du système muqueux, tels qu'embarras gastrique, etc.

Lorsque les pustules d'ecthyma sont peu nombreuses et qu'elles se succèdent à de courts intervalles, l'éruption parcourt ordinairement ses périodes en une quinzaine de jours : ses pustules s'ouvrent promptement, soit d'elles-mêmes, soit déchirées par le frottement ou les ongles du malade, et la partie de la peau mise à nu se recouvre bientôt d'une croûte terne, plus ou moins épaisse qui, à sa chute, ne laisse aucune trace de l'éruption.

Mais quand l'ecthyma attaque des individus affaiblis par l'âge, ou bien usés par les excès ou les privations, l'éruption peut durer des mois entiers (*ecthyma luridum et cachecticum* de *Bateman*).

Dans ce cas, les pustules sont plus nombreuses et plus larges; elles contiennent le plus souvent une sérosité sanguinolente; le déchirement de l'épiderme et l'écoulement du liquide montrent la peau plus ou moins profondément excoriée ; ces excoriations se recouvrent de croûtes noires, qui peuvent se renouveler plusieurs fois, et toujours, après la guérison, restent le siége de taches diversement colorées et quelquefois de cicatrices ineffaçables.

L'ecthyma se développe souvent dans le cours d'autres affections cutanées aiguës et chroniques. Alors, aux symptômes qui le caractérisent se joignent ceux des maladies intercurrentes.

J'ai parlé du volume variable des pustules de l'ecthyma : les unes ne dépassent pas la grosseur d'un pois; d'autres atteignent celle d'une noisette. On en rencontre de plus considérables, et ce développement exceptionnel tient souvent à la fusion de plusieurs pustules contiguës; parfois cependant on voit surgir à la peau, presque toujours alors sur les membres inférieurs, une pustule énorme, pouvant, comme certaines bulles de pemphix, offrir plusieurs centimètres de diamètre. Ces produits peuvent être uniques, renferment ordinairement un fluide de mauvaise nature, et sont remplacés par des croûtes épaisses, plus ou moins profondément enchâssées dans l'épaisseur de la peau, dont la chute se fait longtemps attendre, et auxquelles succèdent parfois des ulcères chroniques. C'est à cette dernière disposition que s'applique surtout le nom de *rupia* (Willan et Bateman).

Le prurigo et la gale sont des complications fréquentes de l'ecthyma.

Siége anatomique. Il réside évidemment, comme pour le pemphix, dans la couche vasculaire superficielle de la peau.

Diagnostic différentiel. L'ecthyma ne pourrait être confondu qu'avec le pemphix, dont il diffère par son siége habituel, par l'induration sur laquelle reposent ses vésico-pustules, par le peu de durée et la fragilité de ses produits, et surtout par la teinte lactescente du fluide qui s'y trouve contenu.

Pronostic. Il varie suivant le nombre et les dimensions

des pustules, selon aussi que leur éruption est simultanée ou successive, et leur marche plus ou moins rapide ; mais il reste principalement subordonné à l'état de la santé générale et de la constitution, ainsi qu'à la nature et à la gravité des lésions concomitantes.

Espèces et variétés. Il n'y a que deux espèces : 1° l'ecthyma aigu, 2° l'ecthyma chronique.

Traitement. J'ai eu assez souvent l'occasion de traiter l'ecthyma pour affirmer que, dans les cas les plus simples, il existe toujours un certain état cachectique qui exige, en outre des soins locaux appropriés, l'emploi des toniques et de quelques dépuratifs. A l'état aigu, et surtout s'il y a fièvre, on doit prescrire le repos, une diète plus ou moins sévère, les boissons rafraîchissantes, les topiques émollients, opiacés, les bains tièdes souvent répétés ; on se trouve bien de maintenir sur les points affectés des cataplasmes de fécule de pomme de terre épais et tièdes.

Quand l'inflammation a diminué, ou si elle n'est que modérée, il faut recourir aux applications astringentes et résolutives, avec solutions alcalines ou sulfureuses ; on peut même user, sans crainte de répercussion, d'eau blanche légère. On se trouve bien également d'onctions avec le cérat térébenthiné répétées plusieurs fois par jour : chez les sujets affaiblis ou cacochymes, on aidera l'action des topiques par tous les secours de l'hygiène : habitation saine, nourriture fortifiante, usage interne des amers, des sudorifiques et de quelques laxatifs. Dans l'emploi de ces différents moyens, il importe de surveiller l'état des voies digestives, si souvent compromises. Quant aux différentes complications qui peuvent se rencontrer, elles seront traitées chacune en raison de sa nature et de son importance.

URTICAIRE (1).

Synonymie. — Nettlerash, des Anglais; Nesselauschlag, des Allemands; cnidosis, d'Alibert; fièvre ortiée, des auteurs; porcelaine, du vulgaire.

HISTORIQUE.

Définition. Inflammation superficielle de la peau, non contagieuse, principalement caractérisée par des élevures *boutonneuses* plus ou moins saillantes, presque toujours de courte durée, d'une teinte tantôt plus animée, tantôt plus pâle que la peau qui les environne, généralement entourée d'une auréole inflammatoire; constamment accompagnée d'une chaleur brûlante à laquelle se joint une vive démangeaison, pouvant alternativement disparaître et se reproduire d'une manière brusque, le plus souvent sans laisser de trace de desquamation ni même de furfuration.

Causes. L'enfance, l'âge adulte, le sexe féminin, un tempérament nerveux ou sanguin, les chaleurs de l'été, paraissent favoriser le développement de l'urticaire.

Cette dermite peut être occasionnée d'une manière accidentelle par la piqûre des feuilles de l'*urtica dioïca*, ou de l'*urtica urens*; par celle des puces, des cousins, des punaises, etc., comme aussi par le simple contact de plusieurs espèces de chenilles. On l'attribue encore avec raison aux excès de table, et surtout à l'usage fréquent et immodéré de certains coquillages, tels que huîtres, crabes, moules, crevettes, écrevisses; aux œufs de certains poissons, et plus particulièrement ceux du brochet; aux fraises et aux framboises; je l'ai vue souvent se manifester après l'ingestion de fortes doses de cubèbe ou de copahu; elle n'est pas rare chez les enfants soumis au travail de la dentition : je dois signaler, en outre, les affections tristes de l'âme; parfois l'urticaire

(1) *Urticaria*, d'*urtica*, ortie; le mot *cnidosis* (de κνίδη, ortie), préféré par Alibert, a la même signification.

naît sous l'influence d'une fièvre d'accès : il faut reconnaître toutefois que, dans certains cas, son étiologie reste fort difficile à apprécier.

Symptômes et marche. L'urticaire accidentelle et de cause externe se développe sans aucun trouble de l'économie et dans les seuls points où l'agent extérieur a exercé son action. Dans ce cas, les boutons présentent ordinairement à leur sommet la trace de la piqûre et souvent même le poil qui l'a produite. Cette éruption, généralement accompagnée d'une chaleur brûlante et d'une démangeaison parfois insupportable, peut disparaître au bout de quelques heures sans laisser aucune trace de son passage.

Mais l'urticaire due à une vive excitation du système nerveux ou à une lésion des organes digestifs, est le plus ordinairement précédée d'un malaise général, d'un mouvement fébrile plus ou moins prononcé et des signes de l'embarras gastrique. Il est un symptôme fréquent que je dois signaler; c'est la gêne pour respirer, avec l'anxiété précordiale : j'ai vu ces phénomènes portés au point de donner aux malades la plus vive inquiétude.

L'éruption s'annonce par un prurit universel; bientôt, les taches proéminentes qui la caractérisent se montrent sur les extrémités, et de là s'étendent aux autres régions du corps. Ces taches peuvent se fixer sur une partie, ou couvrir toute la surface des téguments : elles sont blanches ou d'un rouge pâle et blanchâtre à leur sommet; une auréole plus ou moins vive les entoure constamment; le plus souvent arrondies, elles se montrent parfois allongées; leur nombre est extrêmement variable : elles sont plus ou moins saillantes; généralement petites, elles peuvent, surtout dans l'urticaire accidentelle, acquérir un volume considérable : c'est ainsi qu'on les voit, dans certains cas, offrir de véritables nodosités d'une teinte variable et qu'accompagne le gonflement du tissu cellulaire.

Avec l'éruption augmente la démangeaison qui s'est montrée dès le début et à laquelle se joignent des fourmillements, de la cuisson, un sentiment d'ardeur parfois intolérable. Quand l'urticaire s'étend à la majeure partie des téguments, il s'y joint, en outre, une agitation générale, de l'insomnie, de la soif, l'accélération du pouls, et presque toujours une gêne prononcée de la respiration, sans que l'examen de la poitrine fasse reconnaître dans cette cavité aucun désordre matériel.

L'urticaire a une marche rapide : il m'est souvent arrivé de ne plus retrouver, le lendemain, que des traces à peine sensibles d'une éruption qui, la veille, s'étendait à la presque totalité de la peau ; des symptômes généraux, le malade ne conservait qu'un peu de lassitude ; mais souvent aussi cette disparition n'est que passagère, une nouvelle crise s'annonce dès la fin du jour, et l'on voit se reproduire le même appareil de symptômes : ce caractère de rémittence est fréquent dans l'urticaire, et c'est principalement la nuit que l'éruption se montre dans toute son intensité : l'urticaire peut même affecter une marche tout à fait périodique.

Ce sont ces différences dans la marche qui dépendent évidemment de la fugacité ou de la persistance de la cause morbide, qui donnent à l'urticaire le caractère aigu ou chronique ; mais la durée de la maladie ne change en rien ses caractères extérieurs ; chaque plaque éruptive parcourt rapidement ses périodes, et quelle que soit leur répétition, les parties qui les supportent n'en conservent d'autres traces qu'une furfuration souvent à peine sensible.

Siége anatomique. La plupart des auteurs se taisent sur cette question : pour moi, le siége de l'urticaire est la couche papillaire du derme.

Diagnostic différentiel. Des affections qui précèdent, l'érythème est la seule que l'on pourrait confondre avec certains cas d'urticaire ; mais la démangeaison qui accompagne constamment cette dernière éruption permettra toujours de la distinguer.

M. le docteur Léveillé a cité dans le tome II de la *Revue*

médicale, un cas d'apoplexie cutanée, qui ne me paraît être qu'une variété d'urticaire : j'en dirai autant des prétendues éruptions rubéoliques observées par le docteur North après l'emploi du cubèbe.

Pronostic. L'urticaire n'est jamais dangereuse par elle-même; mais, à l'état chronique, elle cause beaucoup d'ennui aux malades; elle peut d'ailleurs compliquer des affections plus ou moins graves.

Espèces et variétés. Comme Alibert, je n'admets que deux espèces, 1° l'urticaire aiguë; 2° l'urticaire chronique.

Traitement. Dans l'urticaire accidentelle et de cause externe, surtout si l'on a lieu de supposer qu'il s'est introduit dans la peau un principe toxique, on se trouve bien de recourir aux applications astringentes et résolutives : ainsi l'eau vinaigrée, une légère dissolution de carbonate ou d'acétate de plomb, de l'ammoniaque étendue de cinq à six fois son poids d'eau, constituent d'excellents topiques; on en imbibe des compresses qui sont renouvelées en raison du degré de cuisson et de démangeaison. Ces applications sont utiles principalement au début de l'urticaire.

Quand l'éruption a une certaine étendue, et à plus forte raison s'il s'y joint un engorgement du tissu cellulaire, il vaut mieux recourir à l'emploi des émollients, aux cataplasmes de farine de graine de lin, de pomme de terre qu'on arrosera d'eau blanche. Beaucoup de personnes emploient volontiers la *teinture d'arnica* pure ou coupée de moitié eau; elle agit à l'instar des préparations ci-dessus indiquées et répond aux mêmes indications.

Dans l'urticaire de cause interne, lorsqu'elle est due à l'usage de quelque substance nuisible, et principalement si l'on observe des signes d'embarras gastrique, on fera bien de débuter par un vomitif : l'estomac une fois libre, on aura recours aux boissons acidules rafraîchissantes; on prescrira le repos, une diète plus ou moins sévère, le séjour au lit; s'il y a fièvre, une température moyenne; si l'éruption est générale, le sujet jeune, fort et d'un tempérament sanguin, surtout si, au lieu de l'état saburral, c'est l'oppression qui domine, avec un pouls fréquent et élevé, au lieu de vomitif, une large saignée ; puis, on insistera sur l'usage des adoucissants : les bains prolongés sont encore fort utiles ; on y ajoute une livre d'amidon ou le double de son : l'urticaire aiguë cède toujours à un traitement énergique ; mais il n'en est pas de même des autres formes.

Le traitement de l'urticaire symptomatique reste le plus ordinairement subordonné au caractère de la maladie principale ; dans l'urticaire intermittente, on doit avoir recours au remède par excellence, le quinquina ; mais c'est particulièrement dans le traitement de l'urticaire chronique que le médecin est obligé de varier ses moyens et de lutter de persévérance et de sagacité. Il est un remède sur lequel je me hâte d'appeler l'attention des praticiens, c'est l'*aconit*. M. le docteur Marotte est, je crois le premier qui ait recommandé l'emploi de cette plante dans le traitement de l'urticaire chronique, j'en obtiens chaque jour d'excellents effets : la préparation que je préfère, comme étant d'une action plus constante, est l'*alcoolature* faite avec la plante verte : j'en donne depuis quelques gouttes jusqu'à plusieurs grammes, dans un peu d'eau sucrée, variant naturellement les doses selon l'âge et le tempérament des malades. Ni la poudre ni même l'extrait d'aconit ne m'ont jamais donné d'aussi fidèles résultats. Mais, quelle que soit d'ailleurs la formule préférée, il est indispensable d'en user avec persévérance, si l'on veut obtenir une solide guérison. Bien des malades, selon moi, ne doivent les rechutes dont ils se plaignent qu'à leur inconstance et à leur indocilité ; en même temps que j'administre à l'intérieur l'alcoolature d'aconit, j'ai soin de prescrire l'usage fréquent des bains de son et mieux d'amidon. Cette médication est puissamment aidée par les boissons acidules rafraîchissantes, une diète lactée et végétale, des viandes blanches et l'éloignement de toute violente surexcitation. Les topiques seront de préférence choisis parmi les substances calmantes : ainsi le cérat opiacé ou chloroformé, les pommades à la jusquiame, à la belladone, etc. Il est rare que l'urticaire ne cède pas à cet ensemble de moyens judicieusement appliqués.

On rencontre cependant des cas rebelles qui réclament l'emploi des méthodes substitutives, soit par les alcalins, soit par les sulfureux ; j'en ai vu de fréquents exemples chez des personnes qui, en outre de l'urticaire, étaient atteintes d'affections, soit lichénoïdes, soit squameuses ou furfuracées ; ici le caractère de l'affection intercurrente doit être pris en sérieuse considération, car souvent il domine le choix des moyens de traitement : c'est ainsi que les eaux minérales alcalines seront préférées dans les éruptions papuleuses, tandis qu'on devra prescrire les eaux sulfureuses, dans les cas de psoriaris, de pityriasis, etc. ; que, dans le choix des eaux minérales, on devra toujours donner la préférence aux sources qui, aux principes sulfureux et alcalins, réunissent cette matière grasse végétale, si abondante dans les eaux de Néris, de Saint-Sauveur, etc., qui donne à la peau tant d'onctuosité et tempère le mordant des substances minérales.

Le praticien ne doit jamais perdre de vue que l'urticaire a son siége principal dans l'élément nerveux de la peau et que sa médication repousse tous les remèdes susceptibles de provoquer une trop vive excitation.

VÉSICULITE (1).

Synonymie. — Erpete, des Italiens ; Flechte, des Allemands ; herpes, Willan ; olophlyctide, Alibert ; feu sacré, de Pline ; érysipèle pustuleux, dartre miliaire, de quelques auteurs ; Zona.

(1) Ce mot signifie littéralement : *inflammation vésiculeuse.* J'ai cru

HISTORIQUE.

Définition. Inflammation aiguë et superficielle du derme, non contagieuse, principalement caractérisée par des groupes, diversement configurés, de vésicules peu volumineuses, à bases enflammées, et auxquelles se joint toujours un gonflement plus ou moins marqué des parties sous-jacentes; l'apparition de ces vésicules, qui ne tardent pas à devenir pustuleuses, est quelquefois précédée de symptômes généraux; elles sont constamment accompagnées d'un sentiment de chaleur brûlante; elles parcourent leurs périodes dans l'espace d'un à deux septénaires, et sont remplacées par des croûtes grises, verdâtres ou jaunâtres, qui laissent à leur chute une injection plus ou moins prononcée, que le temps fait complétement disparaître.

Causes. Parmi les causes de la vésiculite, se classent toutes les influences capables de porter sur la peau une irritation directe ou sympathique : on cite l'existence antérieure de la syphilis et l'usage intempestif des mercuriaux, comme prédisposant particulièrement à cette affection, que provoquent fréquemment des écoulements acrimonieux, le travail de la dentition, l'excitation habituelle de certains organes, les excès de table, et surtout l'abus des alcooliques, un exercice immodéré, un froid piquant ou des chaleurs excessives, les variations atmosphériques, des affections morales vives.

La vésiculite se montre souvent aussi vers le déclin des maladies du système muqueux : elle peut être symptomatique d'une altération des voies digestives. Parfois, cependant, son étiologie reste fort obscure.

devoir l'employer pour désigner cette affection légère et de courte durée que Willan et, après lui, d'autres auteurs qualifient si improprement du nom d'*herpes* : l'olophlyctide d'Alibert se traduit par *pustule*, *ampoule*, et répond mal au caractère éruptif, qui est constamment une vésicule. Le zona ne m'a pas paru pouvoir être conservé comme genre distinct, et sa description se trouve fondue dans celle de la vésiculite dont il n'est qu'une variété.

Symptômes et marche. La vésiculite, commune aux deux sexes, et que l'on observe le plus souvent dans l'enfance et l'âge adulte, s'annonce constamment par un sentiment de tension, de chaleur, de cuisson, et quelquefois même de douleur lancinante très-vive dans la partie qui va devenir le siége de l'éruption ; bientôt, à ces phénomènes, que peut compliquer un mouvement fébrile, en général peu prononcé, succèdent des taches érythémateuses, sur lesquelles on peut suivre le développement de vésicules supportées par une base plus ou moins enflammée, et variable pour le nombre, le volume et la disposition.

La vésiculite peut se montrer sur toutes les parties du corps; mais son siége le plus ordinaire est le cou, le visage, les régions thoraciques, les membres, et surtout le contour des lèvres et les organes de la génération.

Ses produits éruptifs sont tantôt peu nombreux, épars et disséminés; tantôt confluents et réunis en groupes. Dans le premier cas, fréquent surtout aux lèvres, aux parties sexuelles, chaque vésicule a sa base enflammée particulière ; dans le second, le groupe vésiculeux repose sur une plaque érythémateuse unique, et plus ou moins turgescente ; mais, quelle que soit sa disposition, l'éruption occupe rarement une grande surface des téguments.

Le volume des vésicules varie depuis celui d'un grain de millet, dont elles ont parfois tout à fait l'apparence, jusqu'à celui d'un gros pois : un développement plus considérable est le plus souvent accidentel, et tient à la fusion de deux ou plusieurs vésicules.

Leur forme est généralement arrondie ; elles peuvent encore être acuminées ou légèrement aplaties ; elles sont toujours transparentes dans les premiers temps de leur éruption.

Leur disposition offre parfois une symétrie tout à fait ré-marquable ; ainsi, elles peuvent occuper seulement le pourtour d'une plaque érythémateuse arrondie (*herpes circinné*,

Bateman); ou bien se fixer au centre de taches disposées en formes d'anneaux concentriques et diversement nuancés (*herpes Iris*, Bat.) (1).

Quand les groupes de vésicules sont multipliés, ils prennent le plus souvent au tronc la disposition horizontale, de manière à former ceinture (*herpes Zoster*, Bateman; *Zona* des auteurs). Chose remarquable, cette bande ou ceinture n'occupe, le plus ordinairement, qu'un côté du tronc, et plus fréquemment le côté gauche; le dernier groupe vésiculeux peut dépasser la ligne médiane, mais il est extrêmement rare de voir un groupe entier se former au delà de cette ligne sur le côté opposé à celui qu'occupe le Zona.

Au cou, à l'épaule, sur les membres, les groupes vésiculeux peuvent offrir des bandes obliques ou perpendiculaires, dispositions qui ne peuvent suffire, comme le prétendent certains auteurs, à l'établissement d'espèces ou variétés particulières, car ces différentes dispositions ne changent rien à la nature de l'éruption, qui reste toujours une affection aiguë et à marche rapide. Sa prolongation, dans certains cas, tient au développement successif des vésicules, et non à la lenteur avec laquelle elles parcourent leurs périodes. Cette observation s'applique de préférence à la vésiculite des parties sexuelles.

Les vésicules ne conservent pas longtemps leur transparence; quelquefois, au bout de vingt-quatre heures seulement, la sérosité s'épaissit, devient opaque, se convertit parfois en véritable pus, et quelques jours suffisent pour leur transformation en croûtes grises, jaunâtres ou verdà-

(1) On assigne généralement à l'herpes circinné un rôle qui me paraît évidemment exagéré. Dans la plupart des cas cités par les auteurs, où cette dermite semblerait nécessairement précéder ou accompagner plusieurs des affections parasitaires de la peau, je ne peux voir en réalité que de pures coïncidences; et aucune des observations étudiées ne me démontre qu'en pareil cas, l'herpes, au lieu d'être un signe précurseur, n'est pas plutôt une conséquence toute naturelle de l'excitation produite à la surface de la peau, par la présence du parasite.

tres, qui se détachent du premier au second septénaire. Les vésicules peuvent encore se dessécher et tomber sans donner lieu à la formation de croûtes.

Plus les vésicules sont nombreuses et rapprochées, plus le gonflement des parties sous-jacentes est considérable. Quand l'éruption est confluente et occupe des régions doublées de membranes fibreuses, où la peau a peu d'extensibilité, il peut se produire de véritables étranglements, comme cela se voit journellement dans l'érysipèle du cuir chevelu, ce qui donne lieu à la formation d'escarres plus ou moins étendues et profondes, qui entraînent parfois de longues suppurations et des cicatrices plus ou moins fâcheuses. Mais je me hâte d'ajouter que c'est là l'exception.

Avec les progrès du mal augmentent les désordres de la sensibilité; la douleur devient plus aiguë; il s'y joint de la fièvre, de l'agitation, de l'insomnie; ces phénomènes, qui ne se rencontrent que dans la vésiculite confluente, peuvent offrir une intensité tout à fait disproportionnée avec l'étendue de l'éruption; ils sont, comme elle, d'une courte durée, mais la partie affectée reste souvent le siége d'élancements fort pénibles et d'une ténacité parfois désespérante : ce symptôme est surtout fréquent dans le zona.

Un accident assez commun dans la vésiculite est l'*érosion* qui succède à la rupture spontanée ou accidentelle de la vésicule; il en résulte un petit ulcère toujours fort douloureux et qui peut, à certaines places, laisser au diagnostic une fâcheuse incertitude.

La vésiculite est le plus souvent idiopathique; elle peut être symptomatique d'une irritation des membranes muqueuses, ou se développer à la suite d'un simple accès de fièvre. Dans beaucoup de cas, elle revêt un caractère critique.

La vésiculite idiopathique n'est presque jamais accompagnée de symptômes généraux. Dans les autres cas, aux phénomènes propres à cette dermite peuvent se joindre les symptômes des affections qu'elle complique, ou à la terminaison desquelles elle semble concourir.

Siége anatomique. Il réside dans l'appareil folliculaire.

Diagnostic différentiel. Des dermatoses précédentes, l'érysipèle et le pemphix ont seuls quelque ressemblance avec la vésiculite; mais elle diffère de l'érysipèle, qui ne revêt qu'accidentellement la forme vésiculeuse, par le mode de développement, le volume, la figure et la marche régulière de ses produits éruptifs. On ne peut également la confondre avec le pemphix, dont les bulles, disséminées sur la surface des téguments, acquièrent souvent un volume considérable, s'affaissent et se dessèchent quelquefois en un ou deux jours, et ne sont le plus ordinairement remplacées que par de simples lamelles noirâtres (1).

Pronostic. Ici, le pronostic est presque toujours favorable. Une affection concomitante pourrait seule lui donner un caractère de gravité.

Espèces et variétés. On en distingue quatre : 1° vésiculite éparse; 2° vésiculite confluente; 3° vésiculite en zone ; 4° vésiculite annulaire.

Traitement. La médecine expectante est la meilleure dans les cas les plus simples, et l'on se borne alors à des soins de propreté. Si l'éruption a une certaine étendue, on doit conseiller les applications émollientes, soit en lotions avec l'eau de laitue ou de guimauve, soit sous forme de cataplasmes; les onctions répétées avec les pommades de belladone, de jusquiame ou d'extrait gommeux d'opium; le repos et le séjour à la chambre sont parfois nécessaires; on y joint un régime doux, quelques boissons rafraîchissantes; on recommande avec raison d'éviter le froid humide, non par crainte de la répercussion, mais parce qu'il semble augmenter les douleurs. S'il existe quelques troubles précurseurs

---

(1) Se reporter à la classe des syphilides pour connaître les différences qui séparent l'érosion consécutive de la vésiculite, de l'ulcération chancreuse à son début.

ou concomitants des voies digestives, on conseille un vomitif ou des purgatifs légers. J'ai vu souvent dans le zôna le bain soulager beaucoup le malade; on le répète tant que dure la période aiguë; quand il y a fièvre ou agitation nocturne, surtout si le sujet est jeune et pléthorique, on doit recourir à la saignée; il peut être préférable d'appliquer quelques sangsues au pourtour des groupes vésiculeux, lorsque l'éruption se trouve concentrée sur une région où l'on peut craindre de voir se former des étranglements; en pareil cas, des mouchetures pratiquées au centre même des tissus engorgés conduiraient encore plus sûrement au but.

Des praticiens, s'exagérant sans doute l'importance pathologique de l'affection qui nous occupe, ont proposé de recourir à la cautérisation ou méthode ectrotique, pour en abréger la durée ou même arrêter brusquement dans sa marche le produit vésiculeux. M. Velpeau est de ceux qui insistent sur ce conseil.

Il est certain qu'une solution de nitrate d'argent passée à plusieurs reprises sur une plaque de zôna ou tous autres groupes de vésiculite, aura pour effet d'en provoquer l'avortement; mais cet avantage est plus spécieux que réel : la douleur pourra perdre de sa durée, mais gagnera presque toujours en intensité. Il en sera de même de l'inflammation : les croûtes seront plus larges, plus épaisses, plus lentes à tomber, et les régions affectées n'en restent pas moins le siége de ces névralgies qu'on voit résister des mois entiers aux plus énergiques médications. La méthode antiphlogistique est donc la meilleure à suivre tant que dure l'éruption. Quant aux névroses consécutives, elles s'usent d'elles-mêmes avec le temps, et l'on trouve dans les vésicatoires volants, les douches sulfureuses et alcalines, les frictions avec l'huile de croton, la pommade stibiée, etc., d'utiles moyens de déplacement et de guérison.

DERMITE PHLEGMONEUSE.

FURONCLE (1).

Synonymie. — Divieso, des Espagnols; furoncolo, des Italiens; boil, fu-
runcle des Anglais; blutgeschwür, des Allemands; anthrax bénin de
Boyer; anthrax contagieux, de Vergnier; clou, du vulgaire, etc.

HISTORIQUE.

Définition. Inflammation phlegmoneuse de la peau, plus
ou moins superficielle, non contagieuse, et principalement
caractérisée par une tumeur circonscrite et pyramidale, d'un
volume variable, très-dure et très-douloureuse. Cette tumeur est constamment le siége d'une chaleur plus ou moins
brûlante : tantôt elle reste limitée au tissu cellulaire du
derme, tantôt elle s'étend jusqu'aux couches adipeuses sous-
jacentes; elle se termine toujours par suppuration, le plus
ordinairement avec mortification du tissu cellulaire enflammé, et quelquefois aussi avec gangrène d'une partie des
téguments qui la recouvrent.

Causes. Le furoncle se montre surtout au printemps et à
l'automne, dans l'âge adulte, chez ceux qui ont eu des érysipèles, la rougeole, la scarlatine, la variole, au déclin des
fièvres continues.

Ses causes ordinaires sont : l'application sur la peau de
substances âcres et irritantes, un état habituel de malpropreté, des piqûres, l'emploi de répercussifs énergiques dans
le traitement de la gale et des dartres, une nourriture mal-

(1) Dans ce chapitre sont exposés les phénomènes communs au furoncle et à l'anthrax bénin des auteurs, ces deux affections n'étant
évidemment que des degrés différents, ou, si l'on veut, de simples variétés d'un même mode inflammatoire. Le volume est, en effet, le seul
caractère qui les sépare : du reste, mêmes causes, même siége, mêmes
symptômes, même marche, mêmes terminaisons, même traitement.

saine, l'impression répétée d'un froid humide, de brusques et fréquentes variations atmosphériques, etc. Son étiologie reste parfois obscure et incertaine. Il prend assez fréquemment les caractères d'une éruption critique.

Symptômes et marche. Le furoncle, plus connu dans le monde sous le nom de *clou,* survient ordinairement sans aucun symptôme précurseur.

Mais, lorsqu'il doit prendre un développement considérable ou se montrer en même temps sur un grand nombre de points, il est souvent alors précédé d'un malaise général, de frissons vagues, de lassitudes spontanées et surtout des phénomènes qui dénotent l'embarras gastrique.

Bientôt on voit se développer sur une ou plusieurs parties des téguments une tumeur conoïde, plus ou moins profondément enchâssée dans les aréoles du derme et n'ayant le plus souvent, à son début, que quelques lignes de diamètre. La peau qui la recouvre, blanchâtre ou violacée à son sommet, est, dans le reste de son étendue, d'un rouge plus ou moins foncé, ne disparaissant pas sous la pression du doigt. Les parties environnantes offrent une teinte érysipélateuse.

Cette tumeur, qui ne fait éprouver d'abord qu'un sentiment de simple démangeaison, devient promptement le siége d'une chaleur plus ou moins ardente et d'une vive douleur, tantôt gravative, tantôt lancinante, tantôt véritablement térébrante.

Le furoncle suit le plus souvent une marche progressive ; son sommet dépasse de plus en plus le niveau des téguments ; sa base s'élargit, et avec elle la teinte érysipélateuse des parties voisines ; sa forme devient pyramidale. Borné, dans les cas les plus simples, au tissu inter-aréolaire du derme, il s'étend quelquefois jusqu'aux couches adipeuses sous-jacentes ; il est très-dur et d'une excessive sensibilité. L'inflammation n'est pas toujours bornée aux parties qui constituent la tumeur furonculeuse ; elle peut aussi envahir le tissu cellulaire qui l'environne.

Si les furoncles sont peu nombreux ou d'un petit volume, les phénomènes pathologiques se bornent à ceux que je viens d'énumérer ; mais il n'en est plus ainsi quand l'éruption est multiple, ou lorsque le furoncle occupe une large surface et prend un accroissement considérable. A la chaleur et à la douleur locale se joignent souvent alors de la fièvre, de l'insomnie, de la constipation, de la céphalalgie, de la sécheresse à la peau, une teinte plus ou moins foncée des urines et une diminution notable dans la sécrétion de ce liquide.

On peut encore observer d'autres symptômes dépendants du siége et du volume de la tumeur furonculeuse : ainsi, quand elle existe au cou ou à la poitrine, le malade peut éprouver de la gêne dans la respiration et la déglutition ; de la chaleur dans le larynx et la trachée-artère ; une toux plus ou moins violente ; l'inflammation consécutive des plèvres ; divers accidents, suite de la compression des veinés jugulaires ; souvent aussi cette dermite provoque l'engorgement des ganglions lymphatiques qui se trouvent dans son voisinage.

Le furoncle peut se développer sur toutes les parties du corps ; mais son siége le plus ordinaire est la nuque, le dos, les parois du thorax et de l'abdomen, les épaules, les fesses et les cuisses. Cette dermite varie beaucoup pour le nombre, le volume et la disposition.

Le furoncle parcourt généralement ses différentes périodes en deux septénaires ; parfois, cependant, on le voit persister beaucoup plus longtemps.

Bien que la suppuration soit son mode de terminaison le plus ordinaire, on le voit, dans certains cas, disparaître par l'effet d'une véritable résolution.

La suppuration s'annonce constamment par le ramollissement du sommet de la tumeur furonculeuse ; l'ardeur brûlante dont elle était le siége se change en une chaleur halitueuse, et la douleur devient pulsative ; la peau s'amincit et se perce bientôt pour livrer passage à un pus, tantôt liquide et sanguinolent, tantôt très-épais et comme infiltré dans les interstices du derme. L'ouverture des téguments peut être unique ou multiple.

Au fond des ulcérations on aperçoit, dans la plupart des cas, des portions de tissu cellulaire frappées de mortification. C'est le *bourbillon* de certains auteurs. Bientôt une suppuration louable et abondante s'établit autour de ces parties et finit par les éliminer. La plaie une fois détergée se couvre de bourgeons charnus et ne tarde pas à se cicatriser. La peau qui recouvre le furoncle est quelquefois elle-même frappée de mortification dans une étendue plus ou moins considérable. Cette complication se rencontre principalement dans les furoncles volumineux, dus à l'inflammation simultanée de plusieurs paquets celluleux du derme; dans ces tumeurs bosselées, inégales, généralement désignées par le nom d'anthrax, l'inflammation acquiert rapidement son summum d'intensité; la peau, trop fortement distendue, passe facilement au sphacèle. Il existe toujours plusieurs bourbillons; chacun d'eux s'échappe par une ouverture isolée; la suppuration peut prendre de fâcheuses proportions sous le double rapport de la durée et de l'abondance, et, dans quelques cas, heureusement exceptionnels, où les symptômes généraux les plus graves viennent s'ajouter aux désordres locaux que je viens de signaler, la mort peut devenir la fâcheuse et rapide conséquence d'une tumeur furonculeuse. Nous en avons eu récemment un déplorable exemple dans la perte du regrettable évêque d'Evreux.

C'est à cette variété redoutable du furoncle que s'applique le mot par trop vague de *Phygethlon* (1), et qu'Alibert désigne plus heureusement sous celui de furoncle *guêpier*.

A côté de cette forme redoutable et heureusement exceptionnelle de l'inflammation furonculeuse, je citerai le furoncle atonique, qu'on voit souvent persister des mois entiers, qui

---

(1) De φύγεθλον, tumeur large et peu profonde; ulcère; érysipèle.

n'atteint jamais un volume considérable et qu'on a surtout l'occasion d'observer dans la convalescence des maladies graves, sur les sujets à constitution molle et lymphatique ; dans cette variété, la douleur est peu intense ; parfois, la tumeur se développe avec une lenteur extrême ; les signes de suppuration ne se montrent qu'après plusieurs septénaires ; le pus qu'elle fournit est moins consistant ; le bourbillon manque presque toujours, et souvent la plaie qui succède à l'ouverture de l'abcès reste longtemps ouverte et devient même quelquefois ulcéreuse ; la couleur des téguments est plutôt violacée, et, sans l'induration dont la base de la tumeur est le siége et qui persiste, dans bien des cas, après la disparition de tout signe de phlogose, l'observateur serait porté à croire qu'il a sous les yeux, au lieu d'un furoncle, un engorgement strumeux ou *abcès froid*.

Le furoncle est idiopathique ou symptomatique (diathèse humorale) ; il peut encore se montrer comme éruption critique.

Siége anatomique. Pour la plupart des auteurs, l'inflammation furonculeuse a son point de départ dans les paquets celluleux qui remplissent les aréoles du derme.

Diagnostic différentiel. Des affections qui précèdent, certains cas d'urticaire accidentelle pourraient seuls offrir quelque analogie avec le furoncle ; mais avec un peu d'attention l'erreur sera toujours facile à éviter.

Pronostic. Nous avons vu que le furoncle, qui se présente le plus ordinairement avec un caractère évident de bénignité, peut cependant avoir des suites funestes, soit à cause de son siége, soit par son grand développement.

Espèces et variétés. J'admets avec Alibert trois espèces de furoncle : 1° le furoncle vulgaire ou *clou* ; 2° le furoncle guêpier ; 3o le furoncle atonique.

Traitement. La suppuration étant le mode de terminaison le plus ordinaire du furoncle, il est de pratique vulgaire de la favoriser en maintenant sur la tumeur soit un emplâtre de diachylon ou d'onguent de la mère, soit tout simplement une toile de sparadrap.

Ce procédé n'offre aucun inconvénient tant qu'il ne s'agit que d'éruptions furonculeuses discrètes, de clous peu volumineux, situés sur des régions éloignées d'organes importants, dépourvues d'un tissu cellulaire abondant, où cependant la peau se montre souple et extensible ; j'ajouterai même qu'il présente des avantages réels dans le traitement du furoncle *atonique* en imprimant aux parties affectées une salutaire excitation ; mais en dehors de ces conditions on doit recourir à d'autres moyens.

M. Velpeau a depuis longtemps déjà démontré que l'application directe du nitrate d'argent arrête le développement de la tumeur furonculeuse quand elle est faite dans les trois jours de son apparition. Mais pour donner un résultat certain, le caustique doit être maintenu le temps nécessaire à la formation d'une escarre superficielle. L'incision conduit plus sûrement au même but, et je n'hésite pas à la pratiquer sur tout furoncle dont il me paraît utile d'enrayer la marche. Il suffit d'une incision linéaire pour les petites tumeurs ; les plus volumineuses réclament l'incision cruciale ; l'incision doit toujours pénétrer jusqu'à la base de la tumeur ; des pansements simples avec le cérat ou l'onguent digestif et des cataplasmes émollients complètent la médication ; quand cette petite opération est faite dès le principe, le pus se montre sous forme de gouttelettes encore renfermées dans les aréoles du derme ; une suppuration louable ne tarde pas à s'établir et le dégorgement s'opère avec rapidité. Dans ce cas, on évite presque toujours la gangrène du tissu cellulaire et ce fameux bourbillon dont la présence ne fait que prolonger la maladie et ajouter aux souffrances du patient.

Le furoncle de la marge de l'anus, celui de la vulve réclament l'incision immédiate pour éviter que l'inflammation ne gagne les parties voisines, où surabonde le tissu cellulaire ; la même indication existe pour le furoncle du conduit auditif et pour celui qui se développe parfois à l'entrée des narines à cause des vives douleurs qu'entraîne, dans ces deux régions, le défaut d'extensibilité de la peau ; la même considération s'applique au furoncle de la nuque, de l'arcade sourcilière ; à la poitrine, au ventre, il n'est pas non plus sans danger d'abandonner à elle-même l'inflammation furonculeuse. Je n'en veux pour preuve que l'exemple cité par le docteur Schlieter d'une dame âgée de 72 ans, sur la paroi abdominale de laquelle un furoncle s'était développé ; l'ouverture spontanée de l'abcès furonculeux, suivie d'un fort accès de toux, donna issue au tiers du tube digestif; l'ouverture agrandie permit d'opérer la réduction, et l'on fut assez heureux pour voir la malade se rétablir à l'aide des moyens les plus simples.

Je crois l'intervention du chirurgien encore nécessaire lors même qu'il n'existe aucun doute sur la présence du pus ; une incision convenable favorise la sortie des parties mortifiées, détruit tout étranglement et procure une cicatrice plus régulière.

Les applications de sangsues sont rarement conseillées dans le traitement du furoncle; pour en retirer de bons résultats, il faudrait les disposer circulairement à la base de la tumeur et faire longtemps saigner les piqûres, ce qui pourrait avoir de l'inconvénient chez beaucoup de sujets. On se trouve mieux d'insister sur les topiques émollients, opiacés ou légèrement résolutifs; les bains prolongés sont ici d'un grand secours ; des boissons adoucissantes émulsionnées, nitrées; le repos de la partie malade; une diète plus ou moins sévère seront prescrits durant la période aiguë ; quand il existe des symptômes d'embarras gastrique, on se trouve souvent très-bien de recourir, dès le début, à un éméto-cathartique et plus tard aux laxatifs.

Aux furoncles souvent plus nombreux, mais aussi plus petits, qui surviennent à la suite de certaines fièvres continues ou sous l'influence d'une diathèse humorale, on oppose les tisanes diaphorétiques, les amers, un régime analeptique, des bains sulfureux ou alcalins, et, parmi les eaux minérales, celles qui joignent à une température élevée, la propriété d'exciter les sécrétions intestinales.

DERMITES GANGRÉNEUSES.

PUSTULE MALIGNE.

Synonymie. — Pustula maligna, dés Espagnols; malignant pustule, des Anglais; brandblatter, des Allemands; pyrophlyctide (1), d'Alibert; charbon blanc ou tumeur beauceronne, de Duvivier; croûte gangréneuse de Hongrie, Schrand; pustule d'Alep, bouton de Bagdad, etc.

HISTORIQUE.

Définition. Inflammation gangréneuse de la peau, réputée contagieuse (2), toujours due à l'application extérieure et directe du virus charbonneux (3), se manifestant sans trouble précurseur de l'économie et principalement caractérisée par la présence d'une petite tache d'un rouge obscur, reposant sur un noyau solide et gangréneux, qui ne tarde pas à être surmontée d'une ou plusieurs vésicules remplies d'une sérosité âcre et corrosive, qu'accompagne une chaleur vive ou même

(1) De πυροφλυκτίς qui signifie littéralement *vésicule de feu*. Ce mot peint d'une manière aussi vraie qu'énergique le sentiment douloureux qu'éprouve le malade affecté de pustule maligne; j'ai cru néanmoins devoir éviter le néologisme et maintenir l'expression généralement admise.

(2) Il résulte d'expériences tentées par M. Bonnet, de Lyon, qu'on peut inoculer sur certains sujets le virus de la pustule maligne, sans provoquer le moindre accident.

(3) Des faits nombreux rapportés par Enaux et Chaussier et recueillis avec tout le soin et la fidélité désirables, ont mis dans tout son jour l'étiologie de la pustule maligne sporadique. La cause de cette redoutable affection trouve encore un surcroît d'évidence dans les expériences de M. Leuret, sur le sang des animaux atteints de charbon.

une cuisson douloureuse, que remplace bientôt une croûte d'épaisseur variable ou une ulcération plus ou moins étendue, et qui est ordinairement suivie des plus graves accidents.

Causes. Je citerai comme prédisposant à la pustule maligne toutes les conditions qui favorisent les épizooties charbonneuses, comme : les hivers pluvieux, surtout lorsqu'ils sont suivis de longues chaleurs humides ; les pâturages altérés; les professions qui obligent non-seulement à panser et à soigner les animaux affectés de charbon, mais encore à toucher leurs dépouilles, tels que les chamoiseurs, les mégissiers, les matelassiers, les criniers, etc. On doit citer encore l'influence, inconnue dans sa nature, mais incontestable, de certains climats.

Quant à la cause efficiente, elle réside constamment dans le contact du virus charbonneux qu'on n'a pu isoler jusqu'ici des matières qui le renferment, dont l'action s'exerce sur la peau revêtue ou non de son épiderme, ainsi qu'à l'origine des membranes muqueuses.

Pour compléter ce paragraphe, j'ajouterai que les espèces herbivores ne paraissent pas être les seules qui aient la triste faculté de prendre et de transmettre la pustule maligne ; ainsi, il est question de lièvres atteints de la même affection, et le *Bulletin général de thérapeutique* cite l'exemple d'une jeune fille qui aurait gagné une pustule maligne en caressant un chat.

Symptômes et marche. La pustule maligne s'annonce ordinairement par un sentiment de démangeaison et de chaleur plus ou moins vif, et quelquefois par une cuisson douloureuse à l'endroit où le virus charbonneux a été déposé.

Bientôt on aperçoit sur la peau un point d'un rouge obscur, presque imperceptible, légèrement proéminent, et entouré d'une auréole violacée, au centre de laquelle ne tardent pas à se développer une ou plusieurs petites vésicules qui se rompent promptement, soit d'elles-mêmes, soit qu'elles aient été déchirées par le malade, et laissent écouler une sérosité âcre et corrosive, roussâtre ou sanguinolente.

Dès ce moment qui, pour certains auteurs, correspond à la première période de la pustule maligne et que ne complique encore aucun trouble général de l'économie, il est facile de reconnaître que le produit vésiculeux repose sur un petit tubercule livide et gangréneux, du volume d'une lentille, dur, résistant et comprenant presque toute l'épaisseur de la peau. Est-ce à la petitesse et à la fragilité des vésicules de la pustule maligne qu'il faut attribuer que leur présence n'ait pas été constatée dans les observations recueillies par M. le docteur Raphaël (de Provins)? Cela est possible; quoi qu'il en soit, l'existence de ces produits pathologiques paraît, sinon d'une constance absolue, du moins se rencontrer dans la grande majorité des cas.

Les symptômes, dans la pustule maligne, marchent ordinairement avec une grande rapidité : les désordres locaux s'aggravent, l'auréole s'étend et devient turgescente, ce qui lui donne la forme d'une sorte de bourrelet œdémateux dont le point gangréné occupe le centre; le mal gagne le tissu cellulaire sous-cutané, en même temps que les parties environnantes sont le siége d'un gonflement considérable qui, pour l'aspect, tient le milieu entre l'œdème et l'emphysème, et offre au toucher une tension et une résistance remarquables. Si jusque-là la douleur est restée peu forte, elle augmente et devient quelquefois très-intense; à ces accidents se joignent un malaise général, des nausées, des lipothymies, une grande tendance à l'assoupissement, de la fièvre.

C'est alors que l'état du pouls demande à être étudié avec la plus grande attention; chez les sujets jeunes, vigoureux, pléthoriques et susceptibles d'une forte réaction, on le trouve presque toujours, au début, plein et résistant; l'orgasme domine dans la manifestation des troubles nerveux; tandis que sur les malades âgés ou affaiblis par une cause quelconque, on trouve la pulsation artérielle fréquente, petite et molle. L'abattement est le signe le plus apparent; les défaillances se répètent à chaque instant, et tout annonce l'impuissance de l'organisme.

Quand la pustule maligne n'est pas de nature à borner ses ravages, le gonflement des parties affectées devient de plus en plus considérable; la gangrène s'étend en surface et en profondeur, attaque les organes sous-jacents et peut atteindre jusqu'aux os. Alors surviennent les symptômes généraux les plus alarmants, la sécheresse et l'aridité de la langue, un délire continu, un pouls petit et misérable, une anxiété des plus graves, une respiration entrecoupée, la syncope et enfin la mort, le malade répandant autour de lui une odeur des plus fétides. Ce fatal résultat arrive, dans certains cas, en 24 ou 36 heures, tant est rapide la marche de quelques pustules malignes.

Rien n'est, au reste, moins constant que cette marche; aussi, est-ce avec intention que j'ai évité de rappeler les différentes périodes que lui ont assignées les auteurs, sur le nombre et les caractères desquelles peu d'entre eux sont d'accord.

La pustule maligne a presque exclusivement son siége sur les parties du corps qui sont ordinairement nues, ou qui se trouvent accidentellement exposées au contact extérieur; ainsi, on l'observe très-fréquemment à la face et jamais sur le cuir chevelu; on la voit surtout se montrer sur la main, l'avant-bras, le bras et le cou. Plus le mal se trouve rapproché des centres nerveux et circulatoires, plus sa marche est rapide et ses symptômes alarmants.

Bien que le plus souvent la nature ne paraisse faire aucun effort pour arrêter les ravages de la pustule maligne, il lui arrive cependant quelquefois de triompher seule de cette redoutable maladie : sa guérison spontanée peut avoir lieu peu de temps après la formation de la vésicule caractéristique, et s'annonce alors soit par l'affaissement du soulèvement épidermique et l'absorption du liquide qu'il contenait, soit par le déchirement de la vésicule et sa transformation en ulcère chronique.

Dans quelques cas, la guérison peut ne survenir qu'après le développement de la gangrène; alors les parties mortifiées, cernées par une inflammation éliminatrice, se détachent peu à peu, laissant après elles de vastes dénudations; et les malades assez heureux pour résister à l'épuisement d'une abondante suppuration, ne guérissent qu'avec des cicatrices plus ou moins difformes et gênant constamment l'action des muscles qui les environnent.

Dans la récente et remarquable polémique soutenue à l'Académie de médecine sur la pustule maligne, à propos du nouveau mode de traitement dont nous allons bientôt parler, il s'est manifesté une grande divergence d'opinions sur les véritables caractères extérieurs de cette dermite; il eût été, ce me semble, facile de l'éviter en basant son diagnostic, non sur tel ou tel symptôme isolé, mais sur l'ensemble des caractères qui donnent à cette affection sa physionomie propre et distincte.

L'origine extérieure et accidentelle de la maladie, son invasion au milieu de la plus belle santé, sans qu'elle soit annoncée par aucun symptôme précurseur; son caractère virulent, etc., sont autant de phénomènes sur la constance desquels chacun semble d'accord. Il n'en est plus tout à fait de même sur la tache violacée du début, comparée avec raison à une piqûre de puce et parfois assez petite pour passer inaperçue : la fragilité et le peu de durée de la vésicule qui la recouvre ont pu contribuer, dans beaucoup de cas, à faire nier son existence; au lieu d'une vésicule unique, il peut s'en rencontrer plusieurs, ou celles-ci peuvent être remplacées par une phlyctène irrégulière et d'étendue variable.

Ici, le mot *pustule* reste comme terme de convention, mais ne doit pas être pris dans son sens habituel; car le soulèvement épidermique, quel qu'il soit, ne renferme jamais de pus, mais une sérosité roussâtre ou sanguinolente, âcre et corrosive qui, mise en contact avec une surface muqueuse ou introduite sous l'épiderme, peut donner lieu au développement d'une nouvelle pustule maligne. Maintenant, rien d'absolu quant aux formes de l'engorgement et à la couleur des surfaces malades : le bourrelet œdémateux qui entoure ordinairement le tubercule gangréneux et le fait paraître comme déprimé, peut être remplacé par un engorgement conoïde ou pyramidal, de même qu'à la teinte violacée ou d'un rouge obscur qu'offre habituellement l'auréole inflammatoire, peuvent se substituer des tons blafards et pâles, comme dans le *charbon blanc* ou *tumeur beauceronne* de quelques auteurs, ou bien cet aspect rosé et demi-transparent de l'*œdème malin* ou charbonneux des paupières, qui n'est qu'une variété de la pustule maligne.

Il n'existe pas davantage de rapport constant entre le volume de la tumeur et les progrès de la gangrène : sur les membres et à la poitrine, l'engorgement marche avec une certaine lenteur, tandis qu'au cou, au visage et surtout aux paupières, il prend rapidement des proportions considérables et a déjà parfois atteint un grand volume avant qu'on ait pu reconnaître les véritables caractères de la maladie.

C'est en tenant compte de ces différentes variétés de forme qu'on retrouve la pustule maligne dans le tableau que Schrand a donné de la maladie connue sous le nom de *croûte gangréneuse de Hongrie*. Même mode de développement, mêmes altérations pathologiques, mêmes terminaisons; seulement ici, la dermite marche encore avec plus de rapidité, et ses différents phénomènes se manifestent, pour ainsi dire, sur une plus large échelle.

N'est-ce pas également à la pustule maligne qu'il faut rapporter le bouton d'Alep ou de Bagdad, la pustule de Bassora, affections dont la cause vient du dehors, est évidemment de nature septique et trouve dans l'influence du climat les éléments d'une marche toute différente de celle qui vient d'être exposée. Ces singulières affections mettent souvent plus d'une année à parcourir leurs périodes, et, semblables à la lèpre, paraissent s'attaquer aux forces plutôt qu'à la vie même des individus.

Appartenant à d'autres contrées, nous croyons devoir nous abstenir d'en donner ici la description : Alibert en trace un tableau remarquable dans sa monographie des dermatoses.

Siége anatomique. Il existe, à l'origine du mal, dans le système capillaire sanguin, dans lequel le principe virulent est déposé, soit directement, par les ramuscules veineux, soit par les lymphatiques.

Diagnostic différentiel. On peut, dans le début, trouver plus ou moins d'analogie avec la pustule maligne dans l'érysipèle, la fluxion dentaire, certaines tuméfactions des paupières, quelques variétés du furoncle, les piqûres de la guêpe, de l'abeille, du cousin, etc. ; mais l'incertitude ne peut se prolonger que pour un observateur léger et superficiel; et, dans le cas où le doute pourrait se maintenir, il serait de bonne pratique d'appliquer de préférence le remède qui conviendrait à la plus grave des deux affections supposées, en y mettant toute la réserve possible.

Pronostic. Toujours grave, mais variable cependant en raison du nombre des tumeurs, de leur siége, du degré de développement de la maladie, de l'absence ou de la présence des symptômes généraux : il est certain que le danger est moins grand tant que la pustule maligne reste une affection purement locale, pouvant être attaquée directement, que si la fièvre ou d'autres troubles de l'économie viennent démontrer que tout l'organisme est aux prises avec l'affection charbonneuse.

Espèces et variétés. Je n'admets, avec Alibert, que deux espèces : 1° la pustule maligne sporadique; 2° la pustule maligne endémique.

Traitement. M. le docteur Raphaël, en proposant récemment

de traiter la pustule maligne par l'application extérieure et toute locale des feuilles de noyer, m'a rappelé les frictions mercurielles, tant vantées par Ferramosca, contre la même affection; seulement, dans le cas cité par ce dernier, un bouton de feu avait été préalablement appliqué sur le centre de la tumeur avant de commencer les frictions mercurielles.

En attendant que l'expérience ait prononcé pour ou contre les prétentions émises par notre honorable confrère de Provins, appuyées d'observations fort remarquables, la plupart des praticiens, sans négliger de recourir à l'emploi des feuilles de noyer, jugeront sans doute convenable de conserver les différentes méthodes de traitement consacrées par une longue série de faits heureux, et qui doivent naturellement varier leurs moyens d'action en raison de la période plus ou moins avancée de la maladie.

Tant que la pustule maligne est bornée à la peau et que rien n'annonce encore l'absorption du virus, le traitement se borne à imiter la conduite des anciens, qui consiste à cautériser profondément tout ce qui a reçu l'impression immédiate du vice charbonneux. Ici, la cautérisation est bien préférable, soit à l'excision, toujours fort douloureuse et manquant souvent son but d'enlever la totalité du mal, soit à l'incision, qui est plus propre à faire pénétrer le virus dans l'économie qu'à faciliter son expulsion; soit, à plus forte raison, à de simples applications irritantes ou à la ligature au-dessus de la tumeur, dans l'intention illusoire d'arrêter le virus dans sa marche ascensionnelle.

Quand on opère avec le feu ou le cautère actuel, on commence, à moins que le mal ne soit encore borné à la surface de la peau, par faire sur la tumeur des scarifications étendues à toute la profondeur de la gangrène, et non au delà, pour éviter des douleurs inutiles ou des hémorrhagies incommodes; puis on enlève avec des ciseaux les lambeaux gangrenés; cela fait, on essuie avec des bourdonnets de charpie le fond des plaies, et aussitôt on y porte le charbon incandescent ou le fer rougi à blanc, qui reste maintenu un temps convenable. Pour éviter de revenir à ces applications, moins douloureuses en elles-mêmes que redoutées des malades, il faut en user avec énergie et ne pas craindre de dépasser les limites présumées du mal.

Ceux qui préfèrent le caustique doivent employer des substances qui, à une énergie suffisante, joignent l'avantage de ne point exposer les malades à l'absorption de principes délétères : tels le chlorure ou beurre d'antimoine, les acides chlorhydrique ou sulfurique concentrés, le caustique de Vienne, etc. En pareil cas, le nitrate d'argent ou pierre infernale serait un moyen peu sûr, en raison du peu de profondeur à laquelle s'étend son action.

Le caustique choisi et appliqué d'une manière convenable, on met par-dessus un gâteau de charpie sèche, des compresses, et le tout est maintenu par un bandage roulé, médiocrement serré. M. le docteur Godart, de Pontoise, regarde la compression comme fort utile dans le traitement externe de la pustule maligne; aussi conseille-t-il d'y recourir, lors même que le mal serait trop avancé pour la cautérisation ; au lieu de charpie sèche, on peut recouvrir les points cautérisés d'un cataplasme émollient ou d'une couche de feuilles de noyer. Ici, l'essentiel est que l'appareil soit levé au bout de cinq à six heures, pour s'assurer que la cautérisation a bien compris toute la partie affectée, ce qui se reconnaît à la couleur plus ou moins foncée de l'escarre, en même temps qu'à la diminution du gonflement des parties environnantes; car si, au lieu de ces conditions favorables, on retrouvait quelques signes de gangrène persistante, on n'hésiterait pas à pratiquer une nouvelle cautérisation, et ce n'est qu'après avoir acquis la certitude qu'on est enfin parvenu à détruire tout le mal, qu'on pourra s'en tenir aux lotions aromatiques, à des pansements avec le cérat digestif ou même à la charpie sèche ; mais qu'on n'oublie pas que la moindre parcelle de virus épargnée peut devenir le point de départ de nouveaux accidents, et qu'en pareil cas il vaut mieux étendre jusqu'aux parties saines l'action des agents caustiques, que de s'exposer à un échec souvent irréparable, par excès de timidité ou de complaisance.

Ce traitement externe de la pustule maligne suffit constamment pour la guérison, tant que le mal est local et qu'il n'existe aucun indice de l'absorption du virus charbonneux ; mais lorsqu'il s'est déjà manifesté des signes d'intoxication générale, la cautérisation ne suffit plus, bien qu'elle soit encore utile et doive toujours être appliquée : il faut alors employer concurremment d'autres moyens.

S'il existe des symptômes évidents d'embarras gastrique, on prescrira un éméto-cathartique ; pour les autres soins, on se guidera sur l'âge et la constitution du malade, et principalement sur l'état de l'appareil circulatoire.

Un pouls plein et dur, avec coloration des téguments, chaleur générale, douleur gravative de la tête, indiquent la nécessité d'une ou plusieurs évacuations sanguines, du repos absolu, de la diète, des boissons rafraîchissantes et surtout des acides minéraux, tandis que des symptômes ataxo-adynamiques, caractérisés par l'agitation et la faiblesse, un pouls petit et fréquent, mettent sur la voie des cordiaux et des toniques. En tête de ces derniers se placent les différentes préparations de quinquina, auxquelles on joint l'usage intérieur du camphre, du musc, etc., et, comme adjuvants, le bouillon, le vin de Malaga, etc.

C'est en soutenant ainsi les forces de l'organisme qu'on met certains malades à même de triompher des plus graves accidents ; mais qu'on ne s'y trompe pas : autant la guérison de la pustule maligne est facile à obtenir tant que l'affection est récente et locale, autant les chances de guérison s'amoindrissent dès que l'invasion des symptômes généraux vient annoncer que l'économie entière se trouve soumise à l'action du vice charbonneux.

Disons, avec M. le docteur Rochoux, que s'il est facile de guérir la pustule maligne prise à temps, il est encore plus facile de s'en préserver : pour cela, il suffit d'éviter de toucher à aucune dépouille d'animaux morts du charbon ; et s'il arrive que, par devoir ou autrement, on se trouve les mains ou toute autre partie du corps mouillées par le sang ou le pus provenant de tumeurs charbonneuses, il faut sur-le-champ, après les avoir nettoyées à l'eau de savon, les laver avec le vinaigre, l'acide chlorhydrique affaibli, ou mieux une solution de chlorure de chaux.

CHARBON (1).

Synonymie. — Carbunculo, des Espagnols ; carbone, des Italiens ; carbuncle, des Anglais ; karbunkel, des Allemands ; *anthrax, pruna, ignis persicus,* des auteurs ; *mal des ardents,* du moyen âge ; chancre volant, mal noir, peste rouge, piétin, du vulgaire, etc.

HISTORIQUE.

Définition. Inflammation gangréneuse de la peau, éminemment contagieuse, le plus souvent sporadique, principalement caractérisée par une tumeur circonscrite, peu saillante, très-dure, fort douloureuse, surmontée de plusieurs pustules ou vésicules livides, qui se déchirent promptement et laissent écouler une sérosité roussâtre très-corrosive ; cette tumeur dont l'apparition est souvent précédée et toujours accompagnée d'un trouble grave de l'économie, présente constamment à sa base une auréole inflammatoire, à son centre, un ou plusieurs points gangréneux, livides ou

(1) De carbo, *ulcère malin ;* le mot grec ἄνθραξ a la même signification.

Nota. Les anciens ne nous ont laissé sur le charbon que des notions inexactes et incomplètes ; plusieurs d'entre eux paraissent même l'avoir confondu avec d'autres affections, comme la pustule maligne, le furoncle, certaines croûtes gangréneuses. C'est surtout aux travaux d'Enaux, de Bayle et du professeur Chaussier, que nous devons de voir fixés les vrais caractères de cette redoutable affection.

même, tout à fait noirs, et, dans le reste de son étendue, une injection d'un rouge vif et éclatant.

Causes. Les chaleurs brûlantes de l'été, un travail forcé sous l'influence directe d'un soleil ardent, une mauvaise nourriture, l'usage habituel d'eaux malsaines, etc., semblent favoriser le développement du charbon.

Cette redoutable affection attaque souvent les individus qui habitent le voisinage d'eaux croupissantes, le bord d'é-tangs nouvellement ou incomplétement desséchés et surtout ceux que leur profession expose à recevoir l'influence directe du virus charbonneux, comme les vétérinaires, les bouchers, les pâtres, les cardeurs de matelas, etc.

Symptômes et marche. Le charbon, surtout lorsqu'il a pour cause la respiration d'un air contagieux, ou l'usage d'aliments septiques, est toujours précédé d'un malaise général, principalement caractérisé par de l'abattement et un sentiment de prostration universelle ; parfois c'est un état de frayeur et de saisissement impossible à maîtriser, bien qu'on ne puisse en assigner la cause. Bientôt une douleur vive et une chaleur brûlante se font sentir dans le point qui va devenir le siége de la tumeur charbonneuse ; celle-ci s'élève sous la forme d'un noyau peu profond, peu saillant, le plus ordinairement arrondi, quelquefois cependant sensiblement acuminé, d'une dureté remarquable et d'une excessive sensibilité ; au sommet ne tardent pas à se montrer plusieurs pustules ou vésicules livides, renfermant une sérosité contagieuse qu'elles laissent promptement écouler (1) : chaque vésicule (le nombre et le volume en sont très-variables) recouvre un point *gangrené*, souvent tout à fait noir ; au pourtour règne constamment une auréole inflammatoire dont l'étendue est parfois considérable : la tumeur est plus ou moins colorée dans le reste de sa périphérie.

(1) J'ai déjà dit, en décrivant le genre précédent, qu'ici, le mot *pustule* ne devait pas être pris à la lettre ; ce n'est pas effectivement du *pus*, mais un fluide limpide, âcre et corrosif, que renferment les élevures épidermiques.

Non-seulement la partie colorée de la tumeur, ainsi que son auréole inflammatoire, mais encore les régions environnantes sont, chez tous les malades, le siége d'un sentiment de constriction très-pénible.

A ces phénomènes locaux se joignent toujours des symptômes généraux plus ou moins graves; une fièvre violente s'allume, et alors, comme dans la pustule maligne à ses dernières périodes, nous constatons chez certains malades tous les signes d'une vive surexcitation, un pouls fréquent et dur, une soif ardente, une violente céphalalgie; une peau chaude et sèche, etc., tandis que d'autres nous montrent un pouls fréquent encore, mais petit; facile à déprimer, avec dégoût des aliments et des boissons; un accablement extrême; une grande tendance aux sueurs partielles ou générales, etc.; en outre, tous les malades se plaignent d'angoisses, de tiraillements douloureux dans la région du cœur, parfois de violentes palpitations.

A ces symptômes peuvent aussi s'en joindre d'autres, dépendants du siége de la tumeur charbonneuse : ainsi, quand elle existe à la partie supérieure de la poitrine, au cou, à la face, il peut survenir une injection et un gonflement extraordinaires du visage, de la suffocation, du hoquet, du délire, des convulsions, du coma.

Quant aux désordres locaux, à mesure que la gangrène fait des progrès, les parties qui entouraient la tumeur charbonneuse se ramollissent, deviennent livides et noires; on voit se développer de nouvelles pustules remplies d'une sanie fétide et contagieuse; l'état général se montre de plus en plus alarmant, les traits du malade s'altèrent et deviennent méconnaissables, ses forces s'épuisent; son corps exhale une odeur gangréneuse insupportable, et la mort vient promptement terminer ce tableau véritablement effrayant.

Le charbon suit toujours une marche aiguë et parcourt quelquefois ses périodes avec une extrême rapidité.

La nature, abandonnée à elle-même, est le plus souvent

impuissante pour arrêter les progrès de cette redoutable affection, et ce n'est qu'en secondant ses efforts par un traitement prompt et énergique qu'on peut espérer d'en triompher.

Quand le charbon doit se terminer d'une manière favorable, il survient un amendement subit et prononcé dans les
symptômes les plus alarmants : la gangrène cesse de faire des
progrès ; les parties mortifiées se dessèchent et se convertissent en croûtes ; une ligne de démarcation s'établit entre
elles et les tissus vivants ; une inflammation éliminatoire détermine peu à peu la chute des escarres ; mais alors même
il reste encore une plaie d'une étendue le plus souvent considérable pouvant fournir pendant longtemps une abondante
suppuration et qu'il n'est presque jamais possible de cicatriser régulièrement.

La tumeur charbonneuse peut se développer sur toutes les
parties du corps, mais on a surtout occasion de l'observer
dans les régions abondamment pourvues de tissu cellulaire
et où existe une plus vive sensibilité.

Le charbon se montre ordinairement sous la forme d'une
affection sporadique ; il peut cependant se manifester d'une
manière épidémique ; c'est même ainsi qu'on l'observe le
plus souvent chez les animaux susceptibles d'en être atta-
qués : on sait les terribles ravages qu'exercent, pour ainsi
dire périodiquement, dans certaines contrées, les épizooties
charbonneuses ; il existe la plus grande analogie entre le
charbon des animaux et celui de l'homme.

Enfin le charbon peut encore se montrer dans le cours
des affections pestilentielles, et dans ce cas les phénomènes
qui lui sont propres sont plus ou moins confondus avec
ceux de la maladie générale.

Siége anatomique. C'est dans le système sanguin qu'il faut
placer le siége anatomique du charbon, quelle que soit la voie
que prenne le virus charbonneux pour arriver jusqu'à lui, *organes pulmonaires, tube digestif,* etc.

4

Diagnostic différentiel. Je crois devoir donner à cette question un développement exceptionnel en raison de son importance : de toutes les affections qui précèdent, la pustule maligne est la seule avec laquelle on pourrait confondre le charbon; or, il résulte de mes recherches sur les caractères communs ou différentiels du charbon et de la pustule maligne, la certitude que ces deux graves maladies présentent des distinctions suffisamment tranchées pour justifier le maintien de leur séparation.

Si toutes deux appartiennent aux inflammations gangréneuses de la peau et sont le résultat de la contagion; si l'une et l'autre exercent sur nos tissus des ravages à peu près identiques et réclament, dans le traitement local, l'emploi des mêmes moyens pour suspendre et arrêter leurs progrès, on ne peut nier, d'autre part, qu'elles ne diffèrent grandement entre elles, 1° par leur origine; 2° par leurs caractères extérieurs; 3° par leur degré de virulence; 4° par leurs conséquences pratiques.

A. A son point de départ, la pustule maligne, toujours due à l'action directe sur nos tissus du virus charbonneux, est une affection extérieure toute locale et indépendante du plus léger trouble organique ; tandis que le charbon, résultat ordinaire d'une infection générale et interne, se montre, dès le principe, sinon précédé, du moins constamment accompagné d'une fièvre spécifique.

B. Les premiers caractères éruptifs consistent, pour la pustule maligne, dans l'apparition d'une petite tache de couleur foncée, facile à confondre avec une piqûre de puce, reposant sur un noyau solide et gangréneux, avec ou sans phlyctène et engorgement œdémateux des parties environnantes ; dans le charbon, au contraire, on constate, de prime abord, la présence d'une tumeur très-dure et très-douloureuse que surmontent ordinairement plusieurs phlyctènes et dont la saillie n'est dissimulée par aucune espèce de bourrelet.

C. Relativement au degré de virulence dans chaque affection, il me paraît démontré que le principe toxique de la pustule maligne est beaucoup moins actif que celui du charbon ; il suffit, en effet, du simple contact de la tumeur charbonneuse pour donner, en raison des prédispositions individuelles, tantôt le charbon, tantôt la pustule maligne, tandis que l'humeur fournie par cette dernière ne transmet le mal qu'au moyen de l'inoculation, et alors même ne peut-il en résulter qu'une nouvelle pustule maligne. Nous savons que de courageux expérimentateurs ont pu pratiquer impunément sur eux-mêmes cette inoculation du virus de la pustule maligne.

Ajoutons qu'on ne peut sans danger manier les dépouilles des sujets morts du charbon, et qu'il serait de la dernière imprudence d'user de leur chair telle cuite et bien préparée qu'elle puisse être ; l'adage qui dit que le feu purifie tout est ici complétement en défaut, et bien des gens ont payé de leur vie d'avoir transgressé les recommandations de la science à cet égard.

D. Il résulte de ces dernières considérations, ainsi que de celles qui les précèdent, que le charbon est en réalité une affection plus grave que la pustule maligne et que, malgré les points d'incontestable analogie qui rapprochent ces deux affections, on ne peut cependant pas les confondre dans un seul et même genre pathologique.

Pronostic. Le charbon est toujours une affection très-grave ; mais son pronostic est encore plus alarmant si la tumeur occupe une région favorable à la rapidité de sa marche et à l'étendue de ses ravages.

Espèces et variétés. Elles sont au nombre de trois : 1° le charbon sporadique ; 2° le charbon épidémique ; 3° le charbon pestilentiel.

Traitement. La tumeur charbonneuse, étant le résultat ordinaire d'une intoxication interne et générale, ne peut, quelle que soit sa période, être traitée et guérie par le seul emploi des topiques ; je dirai même que, contrairement à ce qui a lieu dans le début de la pustule maligne, le traitement local du charbon le cède en importance à la médication interne ; mais le plus avantageux est de les faire marcher de front, attendu qu'on ne saurait diriger trop d'efforts contre un aussi redoutable ennemi.

Chez un sujet jeune et d'une robuste constitution, surtout lorsque le pouls conserve de la résistance, on débutera par une ou plusieurs saignées ; on prescrira le repos et la diète absolue, les boissons rafraîchissantes, les limonades antiseptiques ; mais en usant du traitement antiphlogistique, utile et souvent même indispensable dans la période inflammatoire du charbon, on ne perdra jamais de vue le caractère virulent de la maladie, comparé par certains auteurs au venin de la vipère et qui a pour effet constant d'abattre et d'énerver l'organisme. On se tiendra donc dans une sage réserve et l'on veillera attentivement sur l'état des forces. S'il existe des signes d'embarras gastriques, on les combattra par les vomitifs et les purgatifs donnés alternativement et plus ou moins fréquemment répétés ; en même temps, pour calmer les douleurs souvent atroces que le malade ressent dans la tumeur, on maintient celle-ci couverte de cataplasmes émollients peu chauds, fréquemment renouvelés, et qu'on arrose de laudanum ou de baume tranquille ou d'huile de jusquiame.

Le docteur Wagner vante beaucoup, en pareil cas, les cataplasmes de fromage frais. Que penser ici des applications de feuilles de noyer ? elles seraient pour le moins inutiles.

Mais si, au lieu des signes d'une inflammation bien tranchée, il existe déjà des symptômes de faiblesse, des troubles nerveux dus aux progrès de la gangrène, il faut recourir immédiatement à la classe des excitants et des toniques, prescrire le bouillon ou même une nourriture plus substantielle, des vins généreux et par-dessus tout le quinquina ; les anciens attachaient une grande valeur thérapeutique à la thériaque, à l'alkermès, etc., délayés dans une infusion aromatique; les potions avec l'éther, le camphre, l'ammoniaque trouvent ici leur emploi; gagner du temps en soutenant les forces, c'est préparer souvent le triomphe de l'organisme.

Le traitement local n'aura pas moins d'énergie; tous les efforts tendront à séparer la tumeur charbonneuse des parties saines; pour cela, on aura recours à l'emploi *méthodique* des caustiques. C'est à tort que Fournier s'élève contre l'usage des escarrotiques dans le traitement externe du charbon, sous le prétexte qu'ils agissent avec trop de lenteur, qu'ils pénètrent à des profondeurs inégales et très-variables, ou qu'ils peuvent intéresser des organes qu'il serait important de ménager, et, à cause de cela, ce praticien, d'ailleurs fort recommandable, leur préfère l'action du bistouri; sans nier l'utilité des incisions et même des ablations chirurgicales, leur principal intérêt, selon moi, est de faciliter la pénétration des caustiques et de leur permettre d'atteindre jusqu'aux limites extrêmes de la maladie.

Wagner, en se prononçant contre l'utilité de la cautérisation dans le traitement du charbon *de cause interne*, oublie que les plaques gangrenées deviennent à leur tour des foyers d'infection où la nature en désordre vient puiser de nouveaux éléments de contagion et de mort.

Il y a donc toujours avantage à en diminuer l'étendue et le nombre, lors même qu'on ne peut pas les détruire entièrement. J'ai dit, en traitant de la pustule maligne, quelles sont les substances qui se prêtent le mieux, dans ce cas, aux désirs du praticien. Leur emploi ne doit jamais être confié à des personnes étrangères à l'art de guérir; il ne faut pas craindre de revenir à la cautérisation sur les points qui pourraient avoir échappé à une première application; les effets du caustique doivent être attentivement surveillés, les pansements renouvelés après cinq à six heures; des plumasseaux de charpie chargés de pommades digestives, après avoir été préalablement imbibés dans une décoction de quinquina, ou l'huile camphrée, ou le chlorure d'oxyde de sodium; re-

4.

couvriront toutes les parties malades, et on ne se relâchera de cette énergique activité qu'après avoir vu se dissiper les symptômes alarmants et principalement disparaître toute trace de dégénérescence gangréneuse.

Quand on a le bonheur de parvenir à cet heureux résultat, il reste encore assez à faire pour le complet rétablissement des forces, la suppression graduelle des suppurations consécutives, la régularisation des cicatrices.

EXANTHÈMES.

CARACTÈRES GÉNÉRAUX. — Véritables efflorescences ou bourgeonnements dus à l'influence miasmatique; chaque exanthème est contagieux, a une marche régulière et périodique, est toujours précédé de fièvre, n'affecte qu'une fois le même sujet et prend souvent la forme épidémique. *Base du traitement :* MÉDECINE EXPECTANTE.

VARIOLE (1).

Synonymie. — Viruela, des Espagnols; vajuolo, des Italiens; small pox, des Anglais; blattern, pocken, des Allemands; fièvre varioleuse, d'Hoffmann; petite vérole, varioloïde, varioline, des Français; picote, poque, des départements méridionaux.

HISTORIQUE.

Définition. Exanthème éminemment contagieux, toujours précédé ou accompagné d'un trouble général de l'économie, se montrant souvent d'une manière épidémique, n'attaquant le plus ordinairement qu'une seule fois le même individu, et principalement caractérisé par le développement périodique de pustules déprimées à leur centre, *multiloculaires*, remplies d'un fluide d'abord transparent, puis trouble et tout

(1) Les auteurs ne sont pas plus d'accord sur le sens étymologique du mot *variole*, que sur l'origine de la maladie elle-même. Quelques-uns le font venir de *varius*, varié, bigarré; d'autres, selon nous avec beaucoup plus de raison, de *varus* qui signifie bourgeon, bouton.

Quant à la variole, qu'elle vienne de l'Égypte ou qu'elle se soit montrée pour la première fois en Arabie du temps de Mahomet, ce qui paraît incontestable, c'est que nous en devons la première description à Rhasès, écrivain du neuvième siècle.

à fait purulent ; ces pustules, qu'entoure constamment une auréole inflammatoire, se dessèchent et tombent en lambeaux dans l'espace de deux à trois septénaires, laissant à la place qu'elles occupaient, tantôt une simple coloration ou une légère dépression temporaire, tantôt une cicatrice plus ou moins profonde et indélébile.

Causes. La variole, toujours due à l'action médiate ou immédiate d'un virus encore inconnu dans sa nature, mais dont les effets n'en sont pas moins évidents, se montre surtout dans l'enfance, souvent aussi dans la jeunesse et l'âge adulte ; les hivers doux et humides, le printemps et l'automne, les fortes chaleurs de l'été, certaines dispositions atmosphériques, paraissent favoriser son développement.

Symptômes et marche. La variole étant de tous les exanthèmes celui dont la marche périodique offre le plus de constance et de régularité, nous croyons devoir signaler chacune des phases par lesquelles passe cette importante et grave éruption.

1° *Période d'incubation.* Elle comprend le temps qui s'écoule entre le moment où le virus variolique a pénétré l'économie, et celui où se montrent les premiers accidents. Sa durée varie de quelques jours à un ou plusieurs septénaires, et dépend de l'âge du sujet, de la force de la constitution, de l'absence ou de l'existence antérieure d'une vaccination ou d'une première éruption : cette période passe généralement inaperçue pour le malade comme pour le médecin.

2° *Période d'invasion.* L'éruption variolique est presque toujours précédée d'un trouble plus ou moins prononcé de l'économie ; ses prodromes les plus ordinaires sont : une lassitude générale, des douleurs dans les membres, à l'épigastre, dans le dos, et plus particulièrement *aux lombes* (Rhasès) ; l'accélération du pouls ; des frissons vagues suivis de chaleur ; avec une peau halitueuse ou aride ; la céphalalgie ; des nausées, des vomissements ; de l'insomnie ou un assoupissement plus ou moins prononcé, avec réveil en sur-

saut; on observe encore, dans certains cas, une face vul-
tueuse et animée; du coryza; du larmoiement; de l'agitation; des mouvements convulsifs partiels ou généraux;
des bâillements; de la dyspnée, et parfois une anxiété des
plus pénibles.

Ces différents phénomènes pathologiques sont ordinairement peu prononcés dans les premiers temps de leur apparition : ils acquièrent, les jours suivants, un caractère de
gravité presque toujours en rapport avec le nombre et la
disposition future des pustules varioliques. C'est ainsi qu'une
éruption peu nombreuse et discrète peut n'avoir que des
prodromes à peine sensibles, tandis qu'une variole confluente est souvent précédée des symptômes les plus alarmants.

3° *Période d'éruption.* La variole se montre ordinairement du deuxième au quatrième jour des accidents prodromiques, et s'annonce par de petites élevures rouges, arrondies, d'une certaine dureté au toucher, d'abord apparentes
sur le menton, autour des lèvres, au front, aux joues;
puis au cou, au tronc; enfin aux extrémités : quelquefois on
commence à les observer aux parties génitales, aux fesses,
aux seins, au pourtour d'un vésicatoire ou de toute autre
ulcération cutanée antérieure. L'éruption est, en général,
complète en quarante-huit heures. Ces points rouges s'élèvent peu à peu, présentent, dès l'origine, une dépression
centrale caractéristique, et se recouvrent d'un soulèvement
épidermique, ayant la forme d'une vésicule aplatie, renfermant une sérosité limpide et transparente, qui ne tarde
pas à se troubler et à prendre l'aspect d'un véritable pus.
Aussi, les jours suivants, les boutons forment-ils autant de
pustules jaunes, arrondies, entourées d'une auréole inflammatoire, et conservant à leur centre la dépression ombilicale
ci-dessus indiquée : la peau qui les supporte est plus ou
moins gonflée et turgescente. C'est vers le huitième jour
que l'éruption a ordinairement atteint son plus grand déve-

loppement : alors, un gonflement plus ou moins marqué se manifeste au visage, et quelques jours plus tard aux mains et aux organes de la génération.

A cette époque, connue de quelques-uns sous le nom de *période de maturation*, on voit généralement reparaître ou redoubler le mouvement fébrile qui avait précédé l'éruption et que le développement des pustules varioliques fait ordinairement cesser ou diminuer toujours d'une manière notable.

Dans les cas heureux, quelques jours suffisent pour éteindre cette réaction du système circulatoire, à laquelle se joignent parfois du délire, des vomissements, de la diarrhée, de la toux, une salivation plus ou moins abondante et constituée par des crachats que Chomel compare avec raison, pour la forme et la consistance, à ceux des phthisiques au premier degré.

Cette période est, sans contredit, la plus grave de l'éruption varioleuse, et celle qui réclame le plus d'attention et de prudence; tous les médecins éclairés sont d'accord sur l'importance de la fièvre secondaire ou de suppuration dans la variole. Le malade qui la traverse sans autre accident est à peu près certain de sa guérison.

4° *Période de dessiccation.* Elle commence du dixième au douzième jour : on voit alors la tuméfaction diminuer, un point noirâtre remplace la dépression centrale; quelques pustules laissent écouler en partie la matière qu'elles contiennent, et donnent lieu à la formation de croûtes jaunes et rugueuses, qui brunissent et finissent par se détacher; d'autres pustules parcourent leurs périodes sans se rompre, se dessèchent, et forment une sorte de durillon, qui offre successivement les mêmes variétés dans sa couleur : ces différentes croûtes tombent ordinairement vers le vingtième jour, laissant après elles, tantôt une simple coloration ou une légère dépression, tantôt une cicatrice plus ou moins profonde et indélébile.

Telle est la marche habituelle de la variole naturelle, régulière ou *normale;* les mêmes phénomènes se représentent, à l'intensité près, et la gravité des symptômes reste subordonnée au plus ou moins de confluence de l'éruption.

Si l'on réfléchit que chaque bouton varioleux représente un véritable phlegmon, on se rendra facilement compte de l'influence que le nombre des boutons exerce sur la violence des provocations sympathiques.

Dans la variole discrète des auteurs, quand les pustules sont peu nombreuses, séparées les unes des autres, et bornées à l'enveloppe tégumentaire, la douleur est peu intense; le malade accuse dans les parties sous-jacentes, que l'on trouve constamment plus ou moins gonflées, des picotements, de la cuisson, et surtout un sentiment de tension prononcée; mais la sensibilité se trouve bien autrement excitée s'il s'agit d'une variole confluente; lorsque le visage n'offre plus qu'un masque hideux; lorsque les oreilles, les lèvres, les paupières sont énormément tuméfiées; l'ouïe s'émousse et quelquefois s'éteint tout à fait; les yeux ne peuvent plus s'ouvrir, la bouche livre à peine passage à de faibles doses de liquide. Chez beaucoup de malades, l'éruption variolique s'étend aussi sur les membranes muqueuses de la bouche, du pharynx, du globe de l'œil, du prépuce, de la vulve, et, dans quelques cas, pénètre beaucoup plus profondément, puisqu'on en retrouve des traces dans l'œsophage, l'estomac, et jusqu'aux extrémités du tube digestif : les voies aériennes ne sont pas toujours épargnées; ces boutons internes donnent lieu à de nombreux accidents, dont le moindre est une expuition continuelle de matières muco-purulentes, d'un aspect toujours repoussant, et qui contractent parfois une grande fétidité : il peut encore survenir de l'enrouement, de la toux, une déglutition souvent fort pénible, des vomissements, de la diarrhée, etc.

Certains malades accusent un état de souffrance extrême, tandis que d'autres, en apparence aussi gravement atteints, ne se plaignent que d'un sentiment de constriction générale : leur peau, disent-ils, s'est rétrécie au point de comprimer douloureusement chaque partie du corps. Tous ces désordres disparaissent comme par enchantement dès qu'arrive la période terminale ou de dessiccation, et le même temps suffit pour voir tomber toute la masse de croûtes qui dérobait à l'œil la presque totalité de l'enveloppe tégumentaire.

C'est principalement dans la variole confluente qu'on voit se dessiner avec plus de force la fièvre secondaire et de suppuration, et c'est quand cette fièvre semble annoncer le renouvellement du travail inflammatoire qu'on voit se produire les retours les plus inattendus et parfois les plus fâcheux dans la marche jusque-là régulière de la maladie.

Variole modifiée. Quand la variole atteint des sujets qui ont déjà subi une première contamination, ou dont l'organisme a été modifié par une vaccination précédente, elle offre dans sa marche et ses caractères extérieurs des particularités qu'il importe de signaler.

Dans cette variété, appelée encore *varioline, varioloïde,* et qu'on ne doit pas confondre avec la varicelle, tout annonce que le virus a moins de prise sur l'économie. Malgré un début souvent menaçant, et bien que, dans beaucoup de cas, l'éruption soit des plus confluentes, l'exanthème n'en reste pas moins avec des caractères amoindris ; les pustules, de forme hémisphérique, ne sont plus qu'exceptionnellement multiloculaires ; elles sont, en outre, plus molles, et présentent un aspect plus diaphane ; leur germination semble faible et languissante ; elles provoquent moins d'irritation et de gonflement à la peau ; la matière qu'elles contiennent a moins de consistance et de viscosité ; elles exhalent une odeur moins forte ; elles n'offrent, en général, qu'un simulacre de suppuration. Ici, la fièvre secondaire, sur l'importance de laquelle nous avons cru devoir tant insister, ou manque tout à fait, ou est à peu près nulle ; leur dessiccation donne lieu à des croûtes minces et peu consistantes; elles ne laissent après elles que des cicatrices rares et isolées, et parfois même de simples taches temporaires.

On reconnaîtra toujours enfin cette variété, malgré la fréquente véhémence de ses prodromes, à la brièveté et à la bénignité de ses derniers stades ; mais qu'on ne s'y trompe pas, ce n'en est pas moins la variole, et la preuve est que du pus emprunté à ses pustules, et introduit sous l'épiderme d'une peau vierge de tout antécédent varioleux ou vaccinal, ne tardera pas à opérer le développement d'une variole légitime, avec toute la série des caractères et des accidents qu'elle comporte.

Variole anormale. Les anomalies, dans la variole, peuvent se rencontrer dans les prodromes, dans les caractères éruptifs, dans les troubles symptomatiques.

C'est ainsi qu'on voit des varioles survenir d'emblée, ou du moins sans qu'aucun phénomène précurseur grave ait annoncé leur apparition. Cette exception se rencontre surtout dans les cas sporadiques et chez les sujets déjà variolés ou vaccinés. J'ai vu néanmoins, dans des circonstances analogues, la variole précédée d'un appareil formidable de symptômes qui avaient fait redouter les plus graves conséquences, et que dissipait, comme par enchantement, l'apparition des premiers boutons.

Quant aux caractères éruptifs, on les voit parfois s'écarter de ceux que je viens de décrire : ainsi, les pustules peuvent ne contenir, au lieu de pus, qu'un liquide demi-opaque ou presque transparent (variole cristalline de certains auteurs); ou bien, on les voit se durcir et se dessécher sans se rompre (variole verruqueuse ou cornée, *id.*); ou elles ressemblent, par leur développement, aux bulles du pemphix (variole pemphigoïde, *id.*); ou bien, enfin, elles peuvent encore ne renfermer que du sang ou un liquide sanguinolent (variole sanguine, *id.*).

Ces différentes modifications dans la forme éruptive n'appartiennent, en général, qu'à un certain nombre de pustules, et dans les cas nombreux dont j'ai été témoin, il m'a toujours été facile de signaler un plus ou moins grand nombre de produits varioleux exempts de toute anomalie.

Complications. La variole est simple ou compliquée. Il n'est pas rare de voir se développer en même temps qu'elle la rougeole ou la scarlatine. Quant aux furoncles ou aux abcès sous-cutanés, signalés comme complications de la variole, ils me paraissent le plus souvent n'être qu'une conséquence parfois heureuse de cette grave affection. Je n'en dirai pas autant des ophthalmies consécutives, que l'on rencontre chez beaucoup de sujets, surtout dans l'enfance, et qu'il ne faut pas confondre avec l'inflammation superficielle et de courte durée qui accompagne la présence des pustules sur la conjonctive.

Il n'est pas rare de voir se développer dans la seconde ou la troisième période, des otites, des coryzas, des bronchites, des pleuro-pneumonies, des angines simples ou couenneuses. La gastro-entérite est sans contredit la complication la plus fréquente de la variole, surtout chez les enfants; cet exanthème peut encore être compliqué d'un état ataxique ou adynamique. C'est principalement dans l'adynamie qu'on voit prédominer, dès le début, tous les signes de faiblesse et d'épuisement, et se produire des pustules incomplètes, avec des aréoles pâles et violacées, des pétéchies dans leurs intervalles et contenant un fluide séreux, ou semi-purulent, ou sanguin.

On conçoit combien l'ensemble des symptômes pathologiques doit varier dans son expression, suivant le nombre et la gravité des complications, et l'on comprendra également que dans une affection de cette importance, il n'en est aucun d'indifférent et qui n'ajoute au danger.

Des auteurs ont cru devoir attribuer, dans certains cas, à la variole, un rôle critique et dépuratoire. Le docteur Verdé, de Lille, la considère comme un agent thérapeutique des maladies scrofuleuses. « La rétention du principe varioleux, dit ce médecin, donne lieu, entre autres accidents, au développement des tubercules des poumons, etc. » Rosen et Mead rapportent des exemples de fièvres intermittentes guéries par l'apparition de la variole. M. Andral cite le cas d'une pneumonie fort grave et presque désespérée, dont les symptômes se dissipèrent comme par enchantement, en même temps que se développait une éruption varioleuse.

Mais de pareils exemples sont fort rares, et ne craignons pas de dire que la variole n'en reste pas moins une des plus graves affections du cadre nosologique.

La variole règne le plus ordinairement d'une manière épidémique. Son développement peut-il être spontané, comme le prétend le docteur Bland, de Beaucaire? Rien ne semble plus problématique qu'une semblable proposition, qui entraînerait comme conséquence, si elle était démontrée, l'inutilité de la vaccination.

Plusieurs hypothèses ont été faites sur la nature du virus varioleux. Qui n'a entendu parler des petits vers de M. le docteur Gruby, de l'animalcule de M. Seigneurgens ? Mais l'expérience n'a pas, jusqu'ici, confirmé les assertions de ces savants naturalistes, et l'on peut affirmer que la nature du principe morbide de la variole reste encore, pour la science, un problème à résoudre, bien capable de fixer l'attention et les recherches des praticiens.

J'ai dit, en parlant des pustules de la variole, qu'elles sont *multiloculaires* ; pour s'en convaincre, il suffit de les inciser transversalement. Alibert avait parfaitement reconnu cette disposition qu'on ne retrouve plus qu'exceptionnellement dans les varioles modifiées, toujours plus superficielles, et qui dépend, selon moi, de la profondeur à laquelle pénètre le bouton dans la variole naturelle.

Quant à la dépression centrale caractéristique du bouton

varioleux, le docteur Deslandes en a donné la seule explication logique : elle dépend de la résistance offerte par l'ouverture du pertuis folliculeux.

Siége anatomique. La variole a son point de départ dans les follicules sébacés et pénètre jusque dans les aréoles du derme, d'où les cicatrices qui remplacent cette redoutable éruption.

Diagnostic différentiel. Le seul exposé des caractères propres à l'exanthème varioleux suffit pour établir entre cette affection et celles du groupe précédent une ligne de démarcation des plus tranchées.

Pronostic. Le pronostic de la variole présente, dans les cas les plus simples, une certaine gravité; on conçoit néanmoins qu'il varie singulièrement, selon que cette affection est discrète ou confluente, simple ou compliquée, sporadique ou épidémique. La présence d'un second exanthème, quel qu'il soit, est toujours une condition fâcheuse; plus le sujet s'éloigne de la jeunesse, époque ordinaire des éruptions exanthémateuses, plus on a lieu de craindre un fâcheux résultat, à moins qu'une première atteinte de variole ou une vaccination régulière n'aient déjà modifié l'organisme. Le nombre et la gravité des complications modifient naturellement la situation. Le tableau que j'ai tracé des complications les plus ordinaires permet de faire la part de leurs diverses influences et de se prononcer avec une certaine assurance.

Espèces et variétés. Il existe trois espèces : 1° la variole normale qui est spontanée ou inoculée (1), discrète ou confluente; 2° la variole anormale; 3° la variole modifiée.

____

(1) L'inoculation de la variole ayant été justement abandonnée depuis la découverte de la vaccine, malgré les services qu'elle avait pu rendre dans certaines épidémies, j'ai cru devoir passer sous silence les traits particuliers qui s'y rapportent : elle avait pour avantages d'atténuer la fièvre, de diminuer le nombre des pustules, d'abréger la du-

Traitement. En présence d'une variole normale, tant que sa marche se montre régulière et qu'aucun obstacle ne vient modifier ou suspendre le cours de ses périodes, la seule conduite à tenir, pour tout praticien expérimenté, consiste à surveiller attentivement les différentes phases de cet important exanthème et à s'abstenir de toute médication active.

Après l'administration d'un éméto-cathartique, s'il existe parmi les prodromes des signes évidents d'embarras gastrique ; ou quelques évacuations sanguines modérées, pour tempérer l'orgasme de l'appareil circulatoire ou prévenir l'engorgement de quelque organe important, surtout lorsque le sujet est jeune et pléthorique, on prescrit le repos, la diète, le séjour au lit, les boissons tièdes, le plus souvent délayantes, et quelquefois aromatiques, les lavements émollients, etc., et l'on attend que l'éruption se manifeste : quelques bains, au début, peuvent encore être utiles pour assouplir la peau, bains tièdes au son ou à l'amidon, avec les précautions voulues pour éviter le refroidissement ; on tiendra les malades dans une température peu élevée (15 à 16 degrés centigrades), loin du grand jour et des lumières vives, pour diminuer l'essor de l'éruption : les expériences de M. Serres, à la Pitié, ne laissent aucun doute sur l'utilité de cette dernière prescription.

Les boutons varioleux se montrant toujours en plus grand nombre à la tête et au visage, on tentera de dégager ces parties en attirant l'éruption aux extrémités ; soit au moyen de cataplasmes chauds, émollients, ou même sinapisés ; soit en tenant ces parties couvertes de ouate ou de flanelle enfermée dans des toiles imperméables.

Durant la période de suppuration, il convient de faire sur les yeux, les lèvres, les oreilles, de fréquentes lotions ou

rée de la maladie, d'en améliorer le caractère et de la rendre comparablement bénigne et sans danger ; ce qui n'empêchait pas toutefois certains individus de succomber aux conséquences de l'inoculation.

onctions adoucissantes; certains malades en éprouvent un grand soulagement; on se trouve bien, parfois, de recourir à des topiques opiacés.

Il faut surveiller attentivement les parties génitales, surtout chez les personnes du sexe, pour éviter la formation d'ulcères, souvent fort douloureux, et que j'ai vus, dans certains cas, atteindre de fâcheuses proportions. Si l'éruption s'étend à la bouche, au pharynx, on prescrira des gargarismes, d'abord adoucissants, puis légèrement astringents, avec le miel rosat, le sirop de mûres, l'alun, le borax, etc.

Sans nier d'une manière absolue les bons effets du lait, pris pur ou coupé, comme boisson habituelle, dans le cours de la variole, je n'ai jamais observé que ce liquide, d'ailleurs adoucissant, méritât la préférence que lui accordent plusieurs médecins.

C'est principalement vers la période de maturation, quand reparaît le mouvement fébrile et que les pustules dans tout leur éclat pathologique semblent annoncer l'entière dépuration de l'organisme, qu'il faut redoubler de soins et de prudence. A ce moment critique de la variole, beaucoup de malades se montrent moins dociles, veulent de l'air ou réclament des aliments : on doit veiller à ce qu'ils ne se découvrent pas, et maintenir une diète sévère jusqu'à ce que la période de dessiccation se soit franchement dessinée. J'ai vu des malades payer de leur vie ou des plus graves accidents d'avoir enfreint ces sages préceptes.

Quand arrive la période de déclinaison, on se trouve bien de recourir à des purgatifs doux et répétés : c'est le plus sûr moyen d'éviter ces suppurations consécutives qu'on voit prendre, dans certains cas, d'énormes proportions, témoin ce malade du service de M. Rayer, chez lequel on a ouvert 160 abcès.

Après que la dessiccation s'est étendue jusqu'à la base des pustules, et que les croûtes sont bien formées, on peut dire que la maladie est terminée : ici, la convalescence ne se prolonge pas, comme nous le verrons dans la rougeole ou la scarlatine, pendant une longue période de furfuration ou de desquamation.

Ce que je viens de dire constitue plutôt l'hygiène des variolés qu'un traitement de la variole : c'est qu'en effet la variole, comme tout autre exanthème, doit être surveillée dans sa marche, maintenue dans son cours régulier, mais non traitée; traiter veut dire guérir, et la guérison d'un exanthème n'a lieu qu'après qu'il a parcouru sans entraves ses différentes périodes : alors seulement l'organisme se trouve libéré de cette espèce de tribut imposé à notre nature physique.

Mais la variole, avec sa tendance épidémique, a fait de tout temps trop de victimes, et, dans les cas heureux, laisse de trop fréquentes et trop pénibles marques de son passage, pour qu'on n'ait pas cherché soit à la prévenir, soit à amoindrir ses ravages.

Le seul moyen prophylactique certain contre la variole est une bonne et régulière vaccination. J'ai fait connaître, dans une note précédente, quel était le but de l'inoculation et ce que l'on doit en attendre; mais cette méthode a dû être effacée de la pratique médicale du moment qu'on a pu lui substituer l'action bien autrement salutaire du virus vaccin.

Mais s'il n'existe aucune autre méthode pour préserver l'organisme des atteintes du virus varioleux, la science possède depuis longtemps le secret d'empêcher les cicatrices que laissent à leur suite les boutons de variole, et qui compromettent d'une manière souvent fâcheuse la régularité des traits. Dans ce but, les médecins arabes employaient les feuilles d'or et d'argent : ce procédé a parfaitement réussi, en 1839, au docteur A. Grand, chez une jeune Anglaise atteinte d'une variole confluente, et dont le visage a été ainsi complétement préservé. D'autres praticiens ont cherché dans les frictions mercurielles, dans les lotions chlorurées, dans l'emplâtre de *Vigo cum mercurio*, etc., les moyens d'arrêter la marche du bouton varioleux; il a été longtemps question de la méthode ectrotique préconisée par MM. Serres et Bretonneau. Le premier de ces illustres praticiens prescrit de toucher le bouton varioleux, à son début, avec le crayon de nitrate d'argent; le second veut qu'avant d'appliquer le caustique, le bouton soit ouvert, afin que la cautérisation porte sur le derme mis à nu. Ce dernier procédé est incontestablement supérieur au précédent; il est surtout applicable aux pustules qui siégent sur les paupières ou le globe de l'œil. Quand on a recours aux applications emplastiques, il faut les laisser jusqu'à complète desquamation.

Je me suis assuré, dans plusieurs circonstances graves, qu'il est facile d'obtenir l'avortement des boutons varioleux sans cautérisation, et en se contentant de les ébarber avec de petits ciseaux courbes sur le plat, dans les deux ou trois premiers jours de leur apparition. Cette opération faite, on empêche, à l'aide de lotions émollientes répétées plusieurs fois par jour, le pus de séjourner à la surface des ulcères dont la cicatrisation se fait avec rapidité. C'est par ce procédé si simple, qui demande plus de patience et de bon vouloir que d'adresse, que j'ai pu préserver de toute trace de variole le visage, le cou, la poitrine et les mains d'un certain nombre de jeunes malades, et je ne doute pas, qu'appliqué plus largement, il ne prévînt une foule de désordres dus aux écarts d'une suppuration disproportionnée.

Un moyen que l'on n'emploie pas assez fréquemment, et qui cependant modifie avantageusement les boutons varioleux parvenus à leur période de suppuration, est la pommade sulfureuse dans les proportions de 6 à 8 grammes de fleur de soufre pour 32 grammes d'axonge. Une légère couche de cette pommade, appliquée matin et soir sur les points les plus affectés, calme la douleur au lieu de l'augmenter, hâte la maturation des pustules et diminue la profondeur des cicatrices. On voit que l'art peut lutter avec succès contre les désordres extérieurs qu'entraîne la variole.

Quant aux complications qui entravent si fréquemment la marche de l'exanthème varioleux et viennent ajouter à sa gravité, le traitement en reste nécessairement subordonné à leur nature, à leur siége, à leur importance, au degré d'influence qu'elles paraissent exercer sur la marche de la variole. On peut dire d'une manière générale, 1° que les maladies survenues avant l'éruption varioleuse, et qui n'ont pas terminé leur cours quand se montrent les premiers boutons, marchent d'elles-mêmes vers la guérison, à mesure que l'exanthème avance dans son développement ; 2° que parmi celles qui viennent compliquer le cours de la variole, les unes sont légères, sans influence sur la marche de l'exanthème, et peuvent être abandonnées aux seules ressources de la nature, tandis que d'autres, assez graves pour faire dévier la variole de sa marche régulière, réclament un traitement prompt et énergique comme le plus sûr moyen de rendre à la peau la force nécessaire à l'élaboration exanthémateuse ; 3° enfin, que les affections qui ne se développent qu'après la période de maturation et pendant la convalescence, doivent être traitées comme autant d'affections idiopathiques, sans toutefois perdre de vue l'état de fatigue et d'épuisement auquel la variole peut avoir réduit l'organisme.

J'observerai, en terminant, d'accord en cela avec le docteur Legendre, de récente et regrettable mémoire, qu'on doit jusqu'à un certain point se féliciter que la science n'ait aucun moyen d'arrêter dans sa marche l'exanthème varioleux, à cause des graves accidents qu'entraînerait fréquemment une pareille suspension ; et cette impuissance de l'art se trouve proclamée par Broussais lui-même, dans son immortel *Traité des phlegmasies chroniques*, où je lis que les émissions sanguines faites dès le début, et aussi répétées que possible, n'empêchent pas la variole confluente de suivre sa marche et de fournir à la résorption un pus d'une odeur spéciale, d'une virulence incontestable, et pouvant agir comme un poison sur tout l'appareil encéphalo-rachidien.

Appendice. La variole est encore aujourd'hui l'objet de préjugés fâcheux contre lesquels on ne saurait trop s'élever. Je ne parle pas de l'opinion de ceux qui s'obstinent à la croire utile à l'épuration de l'organisme. La seule réponse logique à cette fatale erreur serait l'énumération des nombreuses victimes qu'elle a faites.

J'insisterai de préférence sur la fausse sécurité que laisse une première attaque de variole; car s'il est vrai que cet exanthème ne se montre généralement qu'une fois dans le cours de la vie, il faut reconnaître que cette loi souffre de nombreuses exceptions : il n'est pas rare de voir des malades succomber à une seconde ou même à une troisième attaque, et Dehaen cite une personne qui, en ayant été attaquée six fois, mourut à la septième.

Le caractère contagieux de la variole n'est contesté par personne, et cependant beaucoup se refusent à la seule précaution efficace pour s'en garantir, qui est la vaccination. Les variolés ne doivent pas moins que d'autres se faire vacciner. La période de suppuration est celle pendant laquelle le principe contagieux semble posséder le plus d'activité ; bien que le contact médiat ou immédiat soit la voie de transmission la plus ordinaire, celle-ci peut cependant encore avoir lieu au moyen de l'air ambiant, des vêtements, etc. Des lancettes ayant servi à saigner des varioleux et mal essuyées, ont plusieurs fois transmis la variole. Toute l'économie semble imprégnée par le virus ; on le retrouve jusque dans les croûtes desséchées. Il est de la plus haute importance de séparer les variolés des autres malades, et les personnes qui les approchent et leur donnent des soins doivent se faire vacciner immédiatement, à moins qu'elles ne l'aient déjà été depuis dix à douze ans, ou qu'elles n'aient eu elles-mêmes récemment la variole. L'action du vaccin sur la variole se révèle alors même que celle-ci a déjà commencé son évolution ; on voit les deux exanthèmes se développer simultanément et sans rien perdre de leurs caractères distinctifs, jusqu'à la période de suppuration ; mais, parvenus à ce point, il arrive presque toujours que la vaccine continue seule le développement de ses périodes ; que la variole, subissant l'influence du virus antidotique, se trouve enrayée dans sa marche et voit, pour ainsi dire, avorter ses dernières transformations. Eichorn est évidemment celui qui a su le mieux utiliser cette heureuse influence du virus vaccin : cet habile praticien le faisait inoculer par piqûres multipliées (15 à 30) aux sujets atteints de variole, jusque dans la période d'éruption. De nombreux succès ont couronné cette méthode. Des essais du même genre ont été tentés à plusieurs reprises, dans le service de M. Rayer, à la Charité, et le résultat a été également favorable. Pourquoi donc ne pas y revenir plus souvent et ne pas en faire la base d'une pratique générale ?

VACCINE (1).

Synonymie. — Vacuna, des Espagnols ; vaccina, des Italiens ; cow-pox, des Anglais ; kuhpocken, schutzblattern, des Allemands, etc.

HISTORIQUE.

Définition. Exanthème contagieux, le plus souvent artificiel, pouvant se montrer plusieurs fois chez le même individu et

(1) *Vaccina*, de *vacca*, désigne une maladie propre à la vache et qui, transmise à l'homme par inoculation, le préserve de la contagion de la variole.

Le virus-vaccin a été découvert en 1775, par *Jenner*, médecin an-

principalement caractérisé par le développement périodique de pustules larges, de couleur argentée, renfermant un liquide visqueux et transparent. Ces pustules sont *multiloculaires* comme celles de la variole et également déprimées à leur centre; elles sont entourées d'une aréole inflammatoire, généralement étendue, et souvent accompagnées du gonflement du tissu cellulaire sous-jacent; au bout de quelques jours, le liquide qu'elles contiennent s'épaissit; leur couleur brillante est remplacée par une teinte de plus en plus brune; enfin, elles se dessèchent et tombent du troisième au quatrième septénaire, laissant après elles une cicatrice large, *froncée* et indélébile.

Causes. La vaccine reconnaît constamment pour cause l'inoculation accidentelle ou volontaire du virus-vaccin, pris sur l'homme ou sur les boutons de la vache (*cow-pox* des Anglais).

Symptômes et marche. A l'instant même où la piqûre vient d'être faite et le virus-vaccin introduit sous l'épiderme, l'on observe presque constamment un cercle rose superficiel, du diamètre de 3 à 4 centimètres, qui s'efface en quelques minutes et laisse sur la piqûre même une tuméfaction légère, laquelle disparaît un peu moins promptement. Tels sont les seuls phénomènes que l'on puisse noter jusqu'au troisième ou quatrième jour (période d'incubation).

Trois et quelquefois seulement quatre jours après la vaccination, on distingue à l'endroit où les piqûres ont été faites une induration circonscrite, qui ne tarde pas à être surmontée d'une petite élevure d'un rouge clair; dès le lendemain, cette élevure se déprime à son centre et devient le siége d'une légère démangeaison (période d'éruption); les jours suivants, l'induration s'entoure d'une aréole inflammatoire, d'abord pâle et de peu d'étendue, mais qui, jusqu'au dixième

glais. Si l'on a pu disputer à cet homme immortel la gloire de cette découverte, personne ne lui conteste le mérite, plus grand peut-être, d'avoir démontré la constante efficacité du virus-vaccin.

jour, prend une teinte de plus en plus vive et finit par occuper un cercle de plusieurs centimètres de rayon ; en même temps, le centre de la pustule vaccinale se montre plus déprimé ; elle-même augmente de volume ; son bourrelet circulaire s'élargit, perd de sa proéminence et prend un aspect argenté. La matière liquide et visqueuse qu'elle renferme devient plus abondante et soulève ses bords ; à ce moment, la dépression centrale prend une teinte plus foncée ; le tout forme une petite tumeur perlée, d'un diamètre de 5 à 6 millimètres, dure au toucher et étroitement unie à la peau (période de maturation).

C'est presque toujours du neuvième au onzième jour, à partir du moment de l'inoculation, que les caractères de la vaccine sont les plus nombreux et les mieux dessinés ; c'est également à cette époque que le virus-vaccin paraît jouir, au plus haut degré, de la propriété contagieuse.

Alors, aux phénomènes propres à l'éruption, se joint souvent, chez les très-jeunes enfants, un trouble général de l'économie, caractérisé par une fièvre plus ou moins forte, un sentiment de lassitude, des bâillements, des pandiculations, la pâleur et la rougeur alternatives de la face, quelquefois l'engorgement des ganglions voisins.

Vers le douzième jour commence la période de dessiccation : en même temps qu'on voit l'économie reprendre son calme habituel, d'importantes modifications s'opèrent dans le bouton vaccinal ; la dépression centrale est remplacée par une croûte légère ; l'humeur du bourrelet circulaire se trouble et devient opaline ; l'aréole pâlit, la tumeur s'affaisse et l'épiderme s'exfolie.

Les jours suivants, la dessiccation fait des progrès ; le bourrelet se rétrécit, la matière qu'il renferme devient jaune et puriforme ; il est environné d'un cercle légèrement pourpré ; bientôt la croûte solide, d'un jaune foncé, polie et dure au toucher, acquiert une couleur rouge ; elle conserve toujours la forme *ombiliquée*, est d'autant plus proéminente que la tumeur s'affaisse davantage et se détache vers le vingt-cinquième jour, laissant, le plus ordinairement, à la place qu'elle occupait une cicatrice large, profonde, *réticulée* et indélébile.

Telle est la marche à peu près constante de la vaccine régulière ou normale; mais cette éruption est loin de toujours parcourir ses différentes périodes avec la régularité que je viens de faire connaître. Les anomalies qu'elle présente peuvent avoir rapport à la lenteur ou à la rapidité de sa marche; au développement de la tumeur qui peut manquer d'un ou même de plusieurs des caractères qui lui appartiennent; à l'existence concomitante de pustules secondaires, soit autour de l'éruption provoquée, soit dans d'autres points sur lesquels le virus n'a pas été déposé; à l'absence de la cicatrice caractéristique d'une bonne vaccination. Quelques-unes de ces conditions constituent la vaccine anormale ou fausse des auteurs.

Or, la vaccine normale étant la seule qui préserve de la variole, il est facile de comprendre avec quel intérêt on doit en suivre les périodes et en étudier les caractères.

Les différences dans la durée de la période d'incubation, qui peut varier de 24 à 48 heures jusqu'à 20 jours et plus, n'influent pas sur l'effet préservatif de la vaccine, non plus que la rapidité exceptionnelle avec laquelle on voit cet exanthème parcourir ses autres périodes.

L'absence de la dépression ombilicale au centre de la pustule n'est pas davantage un signe de fausse vaccine.

Il arrive quelquefois, lorsque la peau a été pénétrée de part en part avec l'instrument chargé de vaccin, qu'il se développe deux pustules jumelles, se confondant par la tangente de leurs cercles; cette condition ne modifie en rien l'efficacité du résultat.

La présence de pustules ailleurs que sur les points où l'inoculation a été pratiquée et qui peut tout aussi bien dépendre d'un développement spontané que du transport accidentel du virus-vaccin sur ces mêmes parties qui sont presque toujours des surfaces enflammées et privées d'épiderme, n'est jamais, non plus, un signe négatif, quand les points inoculés fournissent une pustulation régulière : on comprend parfaitement que mille causes différentes, provenant soit du vacciné, soit du défaut de soins et de surveillance des mères et des nourrices, peuvent altérer les caractères extérieurs de la pustule vaccinale ; quand cette altération n'a lieu qu'après qu'a commencé la période de dessiccation, elle reste sans influence sur les facultés préservatives ; mais il en est tout autrement pour les pustules qui ont été irritées ou, à plus forte raison, déchirées pendant la période de suppuration, et tant que le virus conserve sa transparence et sa limpidité.

Il faut toujours se défier des cicatrices vaccinales étroites, non réticulées et peu sensibles ; ces deux derniers caractères, avec plus d'étendue, ne méritent pas davantage de confiance.

Vaccine anormale. — *A.* On reconnaît généralement la fausse pustule de vaccin : 1° à ce que les piqûres s'enflamment parfois dès le premier jour, ou bien le second, ou au plus tard le troisième jour de l'inoculation ; 2° à ce que les bords de la pustule, bien que circulaires, sont aplatis, inégaux et non gonflés par la matière toujours alors peu abondante et souvent d'un jaune limpide ; 3° à l'absence de l'aréole inflammatoire ou à son peu d'étendue ; 4° à ce que les croûtes sont moins larges, moins épaisses, et laissent, au lieu de cicatrices, de simples taches à la peau, ce qui ne les empêche pas de persister la plupart du temps, comme celles de la vaccine normale.

B. On cite avec raison, comme pouvant nuire au développement régulier de la pustule vaccinale : 1° l'usage de lancettes oxydées par le vaccin ; 2° l'inoculation au moyen de fils ; 3° l'emploi d'un vaccin trop avancé et parvenu à l'état purulent ; 4° l'usage d'un vaccin desséché ou non suffisamment délayé ; 5° celui d'un instrument peu pointu et mal affilé ; 6° des piqûres trop profondes. Ces différentes conditions doivent toujours être évitées quand faire se peut, sans qu'on doive les regarder comme autant d'obstacles absolus pour une bonne vaccination.

C. On semble trop souvent ignorer qu'une pustule de vaccin enrayée dans sa marche soit par la compression, soit par le grattement des enfants et l'excoriation, soit par l'épuisement du fluide qu'elle contient pour pratiquer d'autres vaccinations, cesse d'être préservative, comme le prouve l'aptitude des sujets à être vaccinés de nouveau : il est donc de la plus haute importance de garder au moins un bouton intact, si l'on veut conserver pour l'avenir une sérieuse garantie.

D. On ne doit non plus accorder aucune confiance à ces élevures boutonneuses qui se montrent le jour même ou le lendemain de l'inoculation, dont le sommet s'emplit d'une humeur purulente à laquelle succède une croûte jaunâtre, mollasse, plate, qui tombe le cinquième ou le sixième jour, se renouvelle fréquemment, ou bien se convertit en ulcère plus ou moins profond et toujours lent à guérir. Dans la fausse vaccine, l'aréole inflammatoire laisse rarement à sa suite ce petit travail de furfuration, qui lui succède toujours dans les opérations régulières.

E. Chez ceux qui ont eu la variole, ou qui ont déjà été vaccinés, le travail qui succède à une nouvelle inoculation s'écarte toujours plus ou moins de l'état normal, et l'on peut affirmer que le degré de dissemblance donne la mesure à peu près exacte des dispositions de l'économie à contracter la variole, c'est-à-dire que le danger de la contagion était d'autant moindre que le produit de l'inoculation s'écarte davantage de la vaccine régulière.

Je crois inutile d'insister sur quelques autres particularités de la vaccine anormale, et je résume ce qui a été dit précédemment à ce sujet, en posant l'obligation d'une vaccination nouvelle, pour peu qu'il reste de doute sur les caractères de celle qu'on a sous les yeux.

Il résulte d'un intéressant travail sur la vaccine publié récemment par M. le docteur Zandyck : 1° que l'enfance est l'âge le plus favorable pour la vaccination ; 2° que le fluide recueilli sur les boutons d'un jeune enfant offrira toujours les meilleures garanties ; 3° que la vaccination chez l'adulte diffère essentiellement de celle de l'enfant par les caractères physiques de la pustule, par son peu de vigueur, par le peu d'importance des phénomènes généraux qui accompagnent son développement ; 4° que la transmission du vaccin d'adulte produit rarement de belles pustules inoculables.

Complications. La vaccine se complique quelquefois de l'ulcération des pustules : cela s'observe principalement chez les enfants lymphatiques ou scrofuleux, surtout lorsqu'on a fait usage de cow-pox (vaccin pris sur la vache).

Dans d'autres cas, l'aréole inflammatoire s'étend de manière à constituer un véritable érysipèle qui gagne le dos, le cou, la poitrine et peut même finir par envahir la face, d'où il résulte de la gêne dans les mouvements, de la fièvre, l'engorgement des glandes de l'aisselle, etc., accidents qui se terminent ordinairement par résolution, mais qui peuvent cependant occasionner de fâcheuses suppurations.

La vaccine peut encore se compliquer de rougeole, de scarlatine, de roséole, de varicelle et même de variole. La variole et la vaccine peuvent très-bien se développer simultanément sur le même sujet, et, chose remarquable et importante à noter pour la pratique, si la vaccine a précédé la variole, ne serait-ce que de 24 ou 48 heures, il arrivera presque toujours que ses propriétés antidotiques se révéleront par l'heureuse influence qu'elle exercera sur la variole dont les dernières périodes s'amoindrissent et quelquefois même avortent complétement.

Siége anatomique. Le bouton de vaccin repose à son origine, comme la pustule variolique, dans le follicule sébacé et de là gagne les couches profondes du derme, ce qui explique ses dispositions multiloculaires et la formation des cicatrices réticulées qu'il laisse après lui.

Diagnostic différentiel. La vaccine diffère de la variole, seule dermatose avec laquelle il soit possible de la confondre, par l'isolement complet de son éruption ; par la disposition tout à fait symétrique et régulière de sa pustule ; par la présence du liquide conservateur dans ses bords élevés en bourrelet et de couleur argentée ; par sa dépression centrale au lieu du véritable ombilic que présentent les boutons varioleux ; enfin par son aspect grisâtre, poli, lisse et luisant.

Pronostic. La vaccine est presque toujours un exanthème purement local, et dont l'éruption ne se lie à aucun trouble de l'économie ; mais, envisagée au point de vue prophylactique, but unique de l'inoculation vaccinale, elle ne donne de garantie que si elle réunit les caractères que nous avons assignés à la vaccine normale.

Espèces et variétés. Il n'y a que deux espèces : 1° la vaccine normale ; 2° la vaccine anormale.

Traitement. La vaccine exempte de complication n'exige aucune espèce de traitement, ni même de régime ; une inflammation vive du bras pourrait cependant quelquefois nécessiter la diminution des aliments et l'usage des boissons rafraîchissantes : chaque complication sera nécessairement combattue par des moyens appropriés : seulement, il faut avoir soin de n'exercer sur les pustules ni frottement ni compression trop forte.

Appendice. Si, comme l'expérience le démontre, la vaccine normale est la seule qui préserve de la variole, on ne saurait apporter trop de soin à vacciner : et c'est au défaut de précautions dans cette facile opération que j'attribue la presque totalité des accidents de variole consignés dans la science et présentés par quelques auteurs comme des preuves d'affaiblissement, d'impuissance du virus-vaccin : il vaut toujours mieux, quand on le peut, vacciner de bras à bras avec le vaccin limpide, en ayant soin de recharger sa lancette pour chaque piqûre, surtout si c'est une lancette ordinaire, sans cannelure. La piqûre faite, il faut éviter tout contact étranger jusqu'à parfaite dessiccation.

En hiver, il faut toujours vacciner dans une pièce chauffée : la région sur laquelle on opère doit être à l'abri de toute souillure et légèrement frictionnée, pour y activer la circulation et l'absorption.

Le vaccin desséché et ancien manque souvent son effet : j'ai toujours professé qu'on ne saurait apporter trop de soin dans le choix des sujets auxquels on emprunte le vaccin : car, tout en m'élevant contre cette tendance trop souvent injuste des personnes du monde, à mettre sur le compte de la vaccine la plupart des maladies dont se trouvent plus tard atteints les sujets vaccinés, on ne peut nier cependant que le virus-vaccin pris sur des scrofuleux ou syphilitiques ne puisse introduire avec lui le germe de ces funestes affections. Les faits recueillis ne laissent aucun doute à cet égard, et ceux qu'a publiés un honorable confrère de Versailles (le D. Homolle) me paraissent empreints du plus haut cachet d'évidence.

Durée, prophylaxie. On rencontre quelques organisations réfractaires à l'action du vaccin et, chose remarquable, ces personnes, tant que dure l'immunité que je signale, semblent également à l'abri de la contagion varioleuse ; mais qu'on ne s'y trompe pas, ces immunités sont beaucoup plus rares qu'on ne le croit généralement, et, pour ne pas laisser l'organisation désarmée, surtout en présence de constitutions épidémiques graves, il est toujours sage de multiplier les épreuves pour s'assurer que le défaut d'action ne tient pas à quelque cause accidentelle, comme la qualité du virus, l'influence de la saison, l'état de la peau, le mode opératoire, etc.

Quelque légitime et normale que soit une vaccination, son influence ne s'étend jamais à toute la vie : aussi la nécessité des revaccinations est-elle aujourd'hui un fait démontré pour tout esprit non prévenu.

On a calculé, d'après des milliers de faits, que l'action du vaccin ne s'étendait pas généralement au delà de 10 à 12 ans et qu'après cette période révolue, on doit revenir à une nouvelle vaccination, opération qui ne peut avoir d'autre inconvénient que son inutilité et devant laquelle, cependant, beaucoup de personnes timorées ou irréfléchies ont le tort grave de reculer.

VARICELLE (1).

Synonymie. — Viruelaloca, des Espagnols ; varicella, des Italiens ; chickenpox, waterpox, des Anglais ; wasserpocken, des Allemands ; petite vérole volante, virolette, virette, des Français ; varicelle verruqueuse et lymphatique de Plenck ; etc.

HISTORIQUE.

Définition. Exanthème réputé contagieux, superficiel, principalement caractérisé par le développement de vésicules

(1) *Varicella*, diminutif de *variola*, même étymologie.

L'origine de la varicelle n'est pas mieux connue que celle de la variole : des auteurs veulent qu'elle ait paru en Europe dès le sixième siècle, tandis que d'autres affirment qu'on ne la trouve désignée d'une manière précise que dans les œuvres d'Ingrassias et de Vidus-Vidius, écrites en 1553 et 1596. Rivière paraît être le premier médecin français qui en ait fait mention.

Cette affection a été souvent confondue avec la variole, et le docteur Tompson la regarde encore aujourd'hui comme une variole modifiée : cette opinion est une grave erreur : la varicelle a une existence propre et indépendante : j'en trouve des preuves multipliées dans les considérations suivantes :

La varicelle est évidemment d'une origine plus récente que la variole ; ses caractères se rattachent à l'ordre des exanthèmes ; son type éruptif est nettement dessiné et diffère de celui des boutons varioleux : on la rencontre journellement isolée de toute épidémie de variole ; on l'observe surtout dans l'adolescence ; elle attaque indistinctement tous les individus, qu'ils aient été ou non vaccinés, qu'ils aient eu ou non la va-

généralement discrètes, globuleuses, transparentes et entourées d'une aréole inflammatoire, ou bien encore de pustules varioliformes, mais toujours *uniloculaires*. Ces vésicules et ces pustules parcourent rapidement leurs périodes et, du quatrième au sixième jour, sont remplacées par de petites croûtes brunes ou jaunâtres, ne laissant à leur suite qu'une simple coloration temporaire, sans dépression sensible à la peau.

Causes : A l'instar des autres exanthèmes, la varicelle est évidemment due à l'influence d'un miasme contagieux dont la nature reste encore inconnue.

Symptômes et marche : La varicelle, quelquefois précédée d'un léger mouvement fébrile, se développe le plus souvent sans aucun prodrome, sous la forme de taches rouges, peu étendues, au centre desquelles croissent rapidement de petites vésicules remplies d'une sérosité tantôt limpide et transparente, tantôt de couleur légèrement citrine ; ces vésicules, souvent peu nombreuses et presque toujours discrètes, se montrent successivement à la poitrine, au dos, à la face, puis enfin sur les membres. Elles n'affectent jamais une disposition régulière ; quelques jours suffisent à leur complet développement : une aréole inflammatoire les entoure généralement ; elles ne dépassent guère le volume d'un gros pois ; elles sont tantôt tout à fait globuleuses, tantôt un peu acuminées, tantôt, enfin, légèrement déprimées à leur centre. Le liquide qu'elles contiennent se trouble dès le troisième jour de l'éruption et prend une teinte jaunâtre, mais ne se convertit

riole. Dans aucun cas, ses caractères éruptifs ou ultérieurs ne sont modifiés ; les sujets qu'elle atteint ne restent pas moins exposés à subir l'influence variolique ou vaccinale ; jamais, quoi qu'on en ait dit, on n'a pu transmettre la varicelle en inoculant le pus varioleux, ni la variole au moyen de l'humeur varicelleuse. Il n'est même pas encore aujourd'hui prouvé que la varicelle puisse être transmise par l'inoculation. Ses transformations éruptives sont constantes et caractéristiques ; tout contribue donc à démontrer que la varicelle est une affection idiopathique, de nature spécifique.

presque jamais en véritable pus. Toutes ces vésicules n'arrivent pas également à maturation ; on en voit qui, dès le second ou troisième jour, perdent le fluide qu'elles contenaient, se dessèchent, se racornissent de manière à ne plus former que des espèces de verrues, tandis que d'autres conservent, jusqu'au dernier moment, leur transparence : il en est quelques-unes qui se rapprochent, pour l'aspect extérieur, de celles de la variole, avec apparence ombiliquée ; mais si on les incise transversalement, on reconnaît qu'elles sont *uniloculaires ;* toutes, d'ailleurs, sont superficielles, et aucune n'est suivie de cicatrice.

Les vésicules de la varicelle sont ordinairement le siége d'un prurit incommode, ou d'une cuisson désagréable qui excite à se gratter. Aussi se trouvent-elles souvent déchirées, surtout chez les enfants, dès les premiers instants de leur apparition.

Du cinquième au sixième jour, les boutons varicelleux sont remplacés par des croûtes minces, d'abord brunes, puis jaunâtres, qui se dessèchent promptement et tombent du neuvième au dixième jour, ne laissant après elles qu'une injection cutanée légère et de courte durée.

La varicelle, que l'on voit quelquefois régner d'une manière épidémique, est le plus souvent exempte de toute grave complication. Il n'est pas rare, surtout à la campagne et dans la belle saison, de voir les personnes qui en sont affectées, vaquer, comme de coutume, à leurs travaux journaliers et les enfants continuer leurs jeux au grand air sans qu'il en résulte le moindre inconvénient. D'autres fois, cependant, les malades ressentent de la courbature et sont pris d'un mouvement fébrile qui les force à garder un ou deux jours de repos.

La varicelle peut se manifester dans le cours d'une affection cutanée, exanthémateuse ou autre, sans que ses périodes en reçoivent la moindre influence : elle peut en outre coïncider avec l'existence d'une affection gastro-intestinale plus ou moins grave et, dans ce cas, il n'est pas rare de voir cette dernière s'amender à mesure que les vésicules approchent de leur maturation.

Siége anatomique. La varicelle a, comme les exanthèmes précédents, son siége anatomique dans les follicules sébacés.

Diagnostic différentiel. La varicellé diffère de la variole, seule dermatose avec laquelle il soit possible de la confondre, par la rapidité de sa marche, par ses vésicules uniloculaires et sa position toute superficielle, par l'absence de cicatrices à la peau après la chute de ses croûtes; enfin, par l'impossibilité, reconnue jusqu'ici, de la transmettre par inoculation.

Pronostic. La varicelle est, par elle-même, une affection bénigne, exempte de tout danger; mais la coexistence soit d'un autre exanthème, soit d'une inflammation intestinale, peut donner au pronostic une gravité particulière et, pour ainsi dire, accidentelle.

Espèces et variétés. On en distingue trois : 1° la varicelle vésiculeuse, 2° la varicelle papuleuse; 3° la varicelle pustuleuse, celle-ci simple ou ombiliquée.

Traitement. Le traitement de la varicelle, dès qu'elle n'est compliquée d'aucune autre affection, se résume dans le repos, la diète et l'usage d'une boisson délayante. J'ajouterai seulement qu'on attache en général trop peu d'attention à la présence et à la marche de cet exanthème, sur la bénignité duquel on se fait peut-être trop facilement illusion, et dont la brusque rétrocession peut entraîner, chez certains sujets prédisposés, non-seulement l'inflammation des muqueuses gastro-intestinales, mais encore celle des organes pulmonaires; il est donc prudent d'ordonner aux malades de garder l'appartement jusqu'à parfaite dessiccation des produits varicelleux.

ROSÉOLE (1).

Synonymie : Redness of the skin, des Anglais; feuermasern, des Allemands; sarampelo, des Portugais; fièvre rouge, feux, ébullitions des petits enfants.

HISTORIQUE.

Définition. Exanthème aigu, quelquefois précédé d'un léger mouvement fébrile et principalement caractérisé par des taches roses, non proéminentes, de forme et d'étendue variables; ces taches ont généralement une courte durée, peuvent se montrer comme épiphénomène d'une autre affection et se terminent toujours par résolution, avec ou sans desquamation.

Causes. L'enfance, et surtout l'époque de la dentition, le sexe féminin, une peau fine et délicate, le printemps et l'automne, les fortes chaleurs de l'été, des variations fréquentes de l'atmosphère, paraissent favoriser le développement de la roséole.

Cet exanthème est le plus souvent déterminé par une alimentation échauffante, l'usage des médicaments irritants et surtout des purgatifs résineux; des affections morales vives; la suppression d'évacuations habituelles.

La roséole est souvent symptomatique d'une altération des voies digestives et paraît assez fréquemment due à la présence des vers intestinaux.

Symptômes et marche. La roséole, qu'elle soit ou non précédée d'un mouvement fébrile, se manifeste sous la forme de taches d'abord petites, d'un rose plus ou moins vif, généralement peu nombreuses, et laissant entre elles des intervalles où la peau est tout à fait saine; ces taches, le plus souvent irrégulières, superficielles et non proéminentes, se

____

(1) *Roseola* de *rosea,* cet exanthème est de fort peu d'importance sous le rapport pratique; mais, comme on l'a souvent confondu avec la rougeole et la scarlatine, sa description aura toujours l'avantage de préserver d'une pareille erreur.

montrent d'abord à la face, au cou, et de làs'étendent aux autres parties du corps.

Leur disposition la plus remarquable est celle en anneaux rosés, dont les aires centrales conservent la couleur des téguments : on les trouve parfois très-rapprochées, un peu proéminentes et offrant quelque analogie avec celles de la rougeole ou de la scarlatine : ces taches s'étendent généralement avec rapidité ; elles sont presque toujours accompagnées d'un sentiment de prurit et de fourmillement.

L'éruption gagne parfois jusqu'au système muqueux, et il n'est pas rare de retrouver la teinte rosée de la peau sur la muqueuse buccale et surtout au pharynx ; il existe généralement alors un peu d'embarras dans la déglutition.

Quelques jours suffisent ordinairement pour voir les taches de la roséole pâlir et disparaître : il est rare qu'elles se prolongent au delà d'un septénaire : quand elles durent davantage, c'est qu'elles s'effacent et reviennent alternativement : une disparition brusque peut être suivie de certains malaises, tels que courbature, douleurs d'estomac, etc., qu'on voit cesser dès que la roséole se manifeste de nouveau : presque toujours, cette affection est des plus bénignes et s'éteint sans provoquer aucun trouble marqué, laissant après elle une légère furfuration ou desquamation.

Siége anatomique. La roséole a son siége anatomique dans le système capillaire sanguin artériel.

Diagnostic différentiel. Des dermatoses qui précèdent, l'érythème est la seule pouvant offrir quelque analogie avec la roséole ; mais on reconnaîtra toujours les taches érythémateuses à leur petit nombre et à leur étendue plus considérable, à leur coloration plus foncée et plus durable, à leur marche moins rapide et à leur siége moins superficiel.

Pronostic. La roséole idiopathique est toujours une affection légère et de peu d'importance : quant à la roséole symptomatique, la gravité qu'elle semble parfois offrir dépend surtout de l'affection concomitante, dont elle n'est alors

qu'un simple épiphénomène : ainsi, on la rencontre au début de certaines varioles, dans le cours de la vaccine, etc.

Espèces et variétés. Je n'admets avec Alibert que deux
espèces, 1° la roséole idiopathique, 2° la roséole symptomatique (1).

Traitement. Il est des plus simples : le repos, .la diète,
les boissons délayantes, quelques bains au son ou à l'amidon
et des laxatifs suffisent le plus ordinairement ; chez les
sujets lymphatiques, surtout si la peau offre une certaine
mollesse et flaccidité, on se trouve bien, parfois, de recourir
aux acides minéraux aidés de bains alcalins ; le traitement
de la roséole symptomatique s'efface devant les indications
fournies par la maladie principale, dont elle n'est souvent
qu'un simple accident.

ROUGEOLE (2).

Synonymie : Sarampion, des Espagnols ; rosolia, des Italiens et des Tos-
cans ; measles, des Anglais ; masern, des Allemands ; fièvre morbil-
leuse, d'Hoffmann, etc.

HISTORIQUE.

Définition. Exanthème éminemment contagieux, n'attaquant le plus ordinairement qu'une seule fois le même sujet

(1) A-propos d'un exanthème aussi bénin, Willan et Bateman ont su
trouver sept variétés différentes : n'est-ce pas surcharger la science de
détails inutiles ? leurs roséoles varioleuse, vaccinale et miliaire, répondent à de simples coïncidences ; il serait, je crois, difficile de justifier de semblables distinctions.

(2) *Rubeola,* de *rubea,* rouge ; la rougeole, tire son nom de la couleur
rouge que présente le corps des individus qui en sont atteints, et se
trouve encore désignée par le mot *morbilli,* diminutif du mot italien
morbo, qui signifie peste, sans doute à cause des dangers qui l'accompagnent souvent ; son origine est, du reste, peu connue ; ce qui paraît
certain, c'est que les premières descriptions de cette dermatose nous
viennent des médecins arabes.

et principalement caractérisé par de petites taches rouges, légèrement proéminentes , inégalement disséminées sur toute la surface des téguments; d'abord arrondies et distinctes, puis confluentes et déchiquetées sur les bords ; disposées en forme de croissants ou d'arcs de cercle : cet exanthème, presque toujours compliqué d'une affection catarrhale de la muqueuse naso-pulmonaire, se montre fréquemment d'une manière épidémique et se termine par une desquamation furfuracée, sans laisser à la peau aucune autre trace de son passage.

Causes. La rougeole se rencontre plus fréquemment chez les enfants que dans l'âge adulte : cet exanthème paraît propre à tous les climats et peut se développer dans toutes les saisons. C'est cependant au printemps et à l'automne qu'on le voit surtout régner d'une manière épidémique; quant à sa cause efficiente, elle réside évidemment dans l'action directe d'un miasme contagieux, mais dont la nature reste encore inconnue.

Symptômes et marche. La rougeole s'annonce le plus ordinairement par un malaise général, des frissons vagues alternant avec des bouffées de chaleur, un mouvement fébrile plus ou moins prononcé, de la tristesse, de la soif, de l'anorexie; bientôt survient aussi du larmoiement avec éclat et rougeur des yeux, la tuméfaction des paupières, du chatouillement dans le nez avec éternument et écoulement par les narines d'un liquide clair et plein d'âcreté ; on observe quelquefois l'épistaxis, une toux sèche avec un son particulier, et plus souvent une toux catarrhale avec expuition de crachats grisâtres nummulaires, nageant dans un liquide abondant, tels à peu près qu'on les trouve dans la phthisie au second degré (Chomel); puis la céphalalgie, l'angine, la constipation ou la diarrhée; enfin, dans certains cas, le délire, l'assoupissement et, chez les très-jeunes enfants, des convulsions.

Parmi ces symptômes, les seuls qui soient habituels et jusqu'à un certain point caractéristiques, se rapportent à l'irritation des muqueuses de l'œil, du nez, des bronches; les autres sont beaucoup plus irrégulières et de moindre valeur au point de vue du diagnostic.

Ces divers phénomènes augmentent d'intensité avec ou sans exacerbation nocturne, jusqu'au moment où l'éruption paraît : celle-ci se montre ordinairement du troisième au sixième jour, sous la forme de petites taches rouges ou roses, d'abord arrondies et distinctes, puis bientôt réunies en plaques légèrement proéminentes, irrégulières et comme découpées sur leurs bords. Ces plaques, dont quelques-unes se trouvent disposées en forme de croissants, se montrent d'abord à la face, et de là s'étendent au cou, à la poitrine, à l'abdomen, aux extrémités.

L'éruption atteint généralement en quarante-huit heures son plus haut degré d'intensité; alors les malades se plaignent d'une démangeaison plus ou moins pénible; d'autres accusent une chaleur brûlante; la surface du corps est d'un rouge inégal et l'injection éruptive se montre aussi quelquefois au pharynx et sur le voile du palais.

Au bout de trois ou quatre jours de durée, les plaques de la rougeole pâlissent et cette pâleur débute par les régions sur lesquelles elles ont commencé à se montrer; en même temps, on voit diminuer et s'éteindre graduellement l'agitation du système circulatoire et l'irritation des membranes muqueuses des yeux, des fosses nasales et quelquefois même des voies respiratoires et digestives qui précèdent et accompagnent l'éruption rubéolique.

Souvent aussi, lorsque la fièvre s'apaise, il s'établit un peu de diarrhée, ou il reste une toux sèche et plus ou moins incommode.

Bientôt l'épiderme commence à se détacher sous forme de petites lamelles furfuracées; cette desquamation, dont la durée varie de quinze à vingt jours et au delà, peut être manifeste sur tous les points où ont existé les plaques de la rougeole, ou paraître limitée à une ou plusieurs surfaces de peu d'étendue. C'est, au reste, un symptôme qui ne manque jamais et qui présente, dans la pratique, beaucoup plus d'importance qu'on ne le croit généralement.

Telle est la marche habituelle de la rougeole normale et régulière ; mais cet exanthème est sujet à de nombreuses irrégularités qui se rapportent à ses prodromes ou à ses caractères extérieurs, ou à sa terminaison et dépendent soit de la constitution du sujet qui en est atteint, soit des maladies qui précèdent, suivent ou accompagnent l'éruption.

A. C'est ainsi qu'on rencontre des rougeoles *sans catarrhe :* il s'est présenté plusieurs épidémies de ce genre : l'éruption est la même que dans la rougeole vulgaire : seulement, la première période se passe sans fièvre, ni coryza, ni larmoiement, ni toux : il paraîtrait que cette variété de la rougeole n'exclut pas le retour d'une nouvelle attaque qui peut s'offrir avec tous les caractères que nous avons assignés à la rougeole normale.

B. Au point de vue de l'éruption, à côté des rougeoles qui s'étendent à toute la surface cutanée, on en observe qui ne consistent que dans quelques plaques isolées et peu sensibles : on rencontre même des malades dont la peau n'offre aucune trace d'éruption, bien que l'ensemble des symptômes ne laisse aucun doute sur l'existence de la rougeole (*rubeola sine rubeolis*), des auteurs : c'est alors qu'il faut étudier avec soin l'origine des membranes muqueuses, où l'on retrouve presque toujours des signes évidents d'éruption. Ces exemples sont, au reste, fort rares, et j'avoue que, malgré l'observation d'un grand nombre de rougeoles, il ne m'a pas été donné d'en rencontrer un seul de ce genre.

Quant à l'aspect de l'éruption, il s'écarte parfois de celui que j'ai indiqué : c'est ainsi que chez beaucoup d'enfants, on trouve les plaques parsemées d'élevures plus saillantes, généralement discrètes et qui peuvent donner la pensée d'un début pustuleux (rougeole boutonneuse). Ces rugosités s'effacent cependant, sans avoir fourni aucune sécrétion, sous forme de squamules épidermiques.

Lorsqu'on néglige les soins hygiéniques et que les malades restent exposés au refroidissement, il arrive assez fréquemment que la rougeole se trouve enrayée dans sa marche et semble avorter. Les rougeurs sont à peine formées qu'on les voit plus ou moins brusquement disparaître, et alors il peut se présenter deux ordres de phénomènes différents : ou les symptômes prodromiques persistent jusqu'à ce qu'une éruption complète soit venue débarrasser l'organisme ; ou le calme se rétablit graduellement et sans aucune conséquence fâcheuse apparente ; mais, dans ce dernier cas, les malades restent sujets à contracter de nouveau la rougeole, et il n'est pas rare de les en voir repris quelques semaines ou plusieurs mois après la première attaque.

On voit, par ce qui précède, que la durée d'une rougeole ne se borne pas à sa période éruptive, et que celui qu'elle affecte n'est réellement guéri qu'après que la période de desquamation est entièrement terminée.

La rougeole laisse fréquemment à sa suite des irritations bronchiques et pulmonaires, des toux opiniâtres, des coqueluches : certaines phthisies ou dégénérescences tuberculeuses semblent devoir leur origine à des *rougeoles rentrées* ou soumises à des médications irrationnelles.

Un caractère remarquable de la rougeole et facile à constater est son extrême mobilité ; il importe donc de surveiller attentivement les malades pour éviter son déplacement ou la suspension de ses périodes éruptives.

Complications. Le développement de la rougeole peut coïncider avec celui d'un autre exanthème (variole, scarlatine, etc.), et alors ou les deux affections parcourent simultanément leurs différentes périodes, ou l'une des deux interrompt sa marche pour ne la reprendre qu'après que l'autre est arrivée à sa terminaison ; on peut également voir la rougeole survenir dans le cours de toute autre espèce de dermatose.

Mais les maladies qui la compliquent le plus fréquemment sont les phlegmasies soit membraneuses, soit parenchymateuses des organes thoraciques et abdominaux, et principalement des premiers : l'angine pseudo-membraneuse complique assez souvent aussi la rougeole, moins fréquemment toutefois que cela ne se voit dans la scarlatine.

Des rougeoles extrêmement graves sont encore celles qui s'accompagnent de délire et d'agitation violente, soit que ces désordres dépendent d'une inflammation du cerveau ou de ses enveloppes, soit qu'ils se trouvent liés à un état ataxique ou adynamique (typhoïde).

Les affections qui existaient avant la rougeole prennent en général un accroissement notable pendant sa durée : cet exanthème est surtout à craindre chez les sujets disposés aux tubercules, à plus forte raison chez les phthisiques, car il a pour effet presque constant d'accélérer la marche de la tuberculose et de rapprocher le terme fatal.

Les hydropisies sont aussi rares à la suite de la rougeole qu'elles sont fréquentes après la scarlatine : la science en offre néanmoins plusieurs exemples, et la gazette des hôpitaux du 30 août 1856 publie un double cas d'anasarque avec albuminurie, suite de rougeole, recueillis dans le service du docteur Léon Bouchut à l'hôpital Sainte-Eugénie et dus, tous deux, à des sorties prématurées et à l'impression du froid.

La rougeole est quelquefois sporadique; mais elle règne plus souvent d'une manière épidémique.

Sa transmission des individus malades aux personnes saines, par un principe virulent contagieux, est généralement acceptée comme un point sur lequel tous les médecins sont d'accord. Ce qu'on ne peut encore expliquer est l'impunité avec laquelle certaines personnes s'exposent à la contagion.

A côté de cette singulière immunité, il n'est pas rare de rencontrer des sujets ayant eu deux fois la rougeole et la science possède des exemples bien constatés d'une troisième attaque (docteur John Webster).

- La rougeole a été plusieurs fois observée chez des enfants nouveau-nés, et Guersent dit en avoir observé un exemple, sur un enfant qui l'apporta en naissant, l'ayant gagnée de sa mère.

Il serait difficile de préciser la période éruptive pendant laquelle la rougeole a le plus de tendance à se communiquer; mais, ce que je crois pouvoir affirmer, c'est que la contagion peut avoir lieu tant que dure la période de desquamation.

Siége anatomique. Il réside dans le système capillaire artériel.

Diagnostic différentiel. Si l'on ne considère que l'aspect extérieur de la rougeole, il est possible de la confondre avec plusieurs des affections précédentes; mais, en tenant compte de son mode d'apparition, de sa marche, de sa durée, etc., on évitera facilement toute erreur de diagnostic.

Pronostic. La terminaison de la rougeole non compliquée est généralement heureuse; mais divers accidents peuvent quelquefois prolonger beaucoup la convalescence.

La rougeole compliquée est, en général, une maladie grave. Comme il n'est presque point d'affection qui ne puisse et qu'on n'ait vue compliquer cet exanthème, il en résulte que le degré d'importance morbide reste subordonné au nombre, au siége et à la gravité des complications.

Espèces et variétés. Il n'y a que deux espèces, 1° la rougeole normale; 2° la rougeole anormale.

Traitement. Le soufre donné par doses fractionnées passe, aux yeux du docteur Tortuat, de Munster, pour un préservatif de la rougeole; les mêmes propriétés sont attribuées par M. le docteur Hugault, d'Angers, au sulfate de quinine, et par M. Chevalier, aux lotions chlorurées. J'ignore jusqu'à quel point l'expérience a confirmé ces propositions, mais c'est à tort que le docteur Guersent soutenait que l'isolement

des malades est le seul moyen prophylactique de la rougeole.
La possibilité d'inoculer cet exanthème est aujourd'hui démontrée; aux premiers essais de Home, en 1758, il faut
joindre les expériences de Michel Katona et celles de Spe-
ranza, en 1822, répétées sur des centaines de sujets, et qui,
pour la plupart, ont complétement réussi. Pour cela, on emploie les larmes du malade, le liquide mélangé de sang
qui s'écoule des rougeurs rubéoliques légèrement excoriées avec la pointe d'une aiguille à inoculation.

Dans le même but, on a recours au mucus nasal et bron-
chique, aux lamelles exfoliées de l'épiderme. C'est surtout
en cas d'épidémie qu'il me paraît utile de tenter l'inoculation.

Le traitement de la rougeole normale et exempte de complication, ne réclame que le repos, le séjour au lit, la diète,
les boissons douces, sucrées et mucilagineuses; si l'éruption
semble hésiter, on se trouve bien de quelques bains tièdes,
d'une tisane diaphorétique, telle que l'infusion de bourrache,
de tilleul; mais il faut se garder d'insister sur les stimulants
dans la pensée de rendre confluentes des rougeoles discrètes
et bénignes.

Chez les sujets forts et pléthoriques, surtout si l'on a lieu
de craindre quelques désordres sérieux du côté des organes
pulmonaires, on n'hésitera pas à pratiquer des émissions
sanguines suffisantes; l'éruption, une fois développée, doit
être abandonnée à elle-même; dans le cas où les taches viennent à disparaître brusquement, sans que cette rétrocession
puisse être attribuée à l'inflammation de quelque organe
important, on peut se trouver très-bien d'un bain de vapeur;
si l'on pouvait en accuser la faiblesse du malade, on pres-
crirait l'eau vineuse et les sinapismes aux extrémités, les vésicatoires volants, etc. Le docteur Goëlis, de Vienne, conseille les lotions tièdes sur tout le corps, comme moyen
d'aider ou de rappeler l'éruption rubéolique. Une formule
diaphorétique dont je me suis toujours bien trouvé, en pareil

cas, est la suivante. Prenez : eau de fleurs de tilleul, 90 gram., esprit de Mindererus (acétate d'ammoniaque), 4 gram., sirop de guimauve, 15 gram., par cuillerée à café ou à soupe, d'heure en heure, suivant l'âge des malades.

Un médicament appelé à rendre chaque jour les plus grands services dans le traitement de la rougeole est l'*aconit napel*. Le docteur Chiarra de Naples, qui a le premier signalé son efficacité contre les accidents bronchiques, si fréquents dans la rougéole, aurait pu ajouter que l'action salutaire de cette plante peut être ici comparée à celle de la belladone contre la scarlatine : on prescrit 5 à 10 centigram. d'extrait d'aconit, pour un litre de tisane ou d'eau édulcorée et cette boisson est continuée pendant tout le cours de la rougeole ; à l'extrait, je préfère généralement l'alcoolature préparée avec la plante verte et dont les doses sont plus faciles à graduer.

Dans tous les cas où il existe une ou plusieurs des graves complications que j'ai signalées, il ne faut point s'embarrasser de la rougeole, mais se hâter de les combattre par tous les moyens qu'elles réclament ordinairement : ce conseil s'applique surtout aux angines pseudo-membraneuses, à la pneumonie, à la méningite, etc.

En Allemagne, en Angleterre, on n'hésite pas à recourir aux lotions d'eau froide, dans les cas de rougeole compliquée de phénomènes ataxiques ou adynamiques, et je dois dire que des succès nombreux semblent justifier cette méthode si hardiment perturbatrice ; en France, toutefois, peu de médecins osent l'employer, bien que certaines règles d'application aient été formulées : le docteur Thaer, de Berlin, dit que les lotions froides ne sont indiquées que lorsque la température du corps est de 29 à 30 degrés Réaumur, et qu'il y a en même temps de l'agitation et de l'oppression ;

2° Que la température de l'eau doit être d'autant plus basse que la peau est plus chaude ;

3° Qu'on doit s'abstenir de ces lotions dans l'état de tranquillité ou de transpiration.

Quelques purgatifs légers, lorsqu'il n'existe aucun empêchement du côté des voies digestives, terminent avec avantage le traitement de la rougeole ; et sur la fin de sa période de desquamation, on se trouve également bien de nettoyer la peau par quelques bains savonneux ou alcalins.

SCARLATINE (1).

Synonymie : Escarlatina, garrotillo, des Espagnols ; scarlatina, des Italiens ; scarlet fever, des Anglais ; scharlach fieber, des Allemands ; fièvre scarlatine, Sydenham ; angine érysipélateuse, Grant ; angine maligne, Willan et Fothergill ; morbilli ignei, Etmuller, etc.

HISTORIQUE.

Définition. Exanthème éminemment contagieux, n'attaquant le plus ordinairement qu'une seule fois le même individu, et principalement caractérisé par le développement de plaques d'un rouge pointillé, légèrement proéminentes : d'abord petites et isolées, puis bientôt réunies, de manière à donner au tégument une couleur rouge uniforme, qui disparaît momentanément sous la pression du doigt ; ces plaques, qu'accompagne presque toujours une irritation plus ou moins vive de la muqueuse pharyngienne, sont le siége d'une chaleur brûlante ou d'un prurit incommode et se trouvent remplacées, au bout de quelques jours, par une

(1) *Scarlatina :* cette affection inconnue des Grecs et des Romains, a été décrite pour la première fois par Smet (Smetius) en 1611 ; et un peu plus tard, par Sennert, en 1619. Souvent confondue avec la rougeole, son nom lui vient de la teinte particulière offerte par la peau des individus qui en sont atteints.

C'est surtout aux recherches des médecins modernes que nous devons de voir fixés d'une manière irrévocable les vrais caractères de la scarlatine.

desquamation épidermique d'un développement souvent remarquable.

Causes. L'enfance et l'âge adulte, le sexe féminin, des étés chauds et humides, l'automne, le voisinage d'égouts, de marais, d'eaux basses et stagnantes, une mauvaise alimentation, paraissent favoriser le développement de la scarlatine. Cet exanthème est dû, comme le précédent, à l'influence directe d'un virus contagieux, mais dont la nature reste encore inconnue.

Symptômes et marche. Après une période d'incubation dont la durée varie d'un à plusieurs septénaires, on voit paraître les symptômes précurseurs de la scarlatine ; le malade accuse un sentiment de lassitude générale, de l'abattement, des frissons vagues, de la céphalalgie, de l'assoupissement ; il survient du dégoût et jusqu'à des vomissements ; quelques malades sont pris de mouvements convulsifs ; chez tous, la fièvre s'allume et la fréquence du pouls est ici tellement prononcée qu'on ne la retrouve, dans aucun autre exanthème, à ce même degré d'exagération.

Le mal de gorge est néanmoins le seul symptôme vraiment caractéristique ; il peut exister dès le premier jour ou ne se montrer qu'avec l'éruption : celle-ci paraît du deuxième au quatrième jour, sous la forme de plaques d'un rouge *pointillé,* d'une étendue variable, généralement petites et distinctes à leur origine, mais dont les progrès sont tellement rapides qu'elles ne tardent pas à se réunir, et colorent ainsi toute la peau d'une teinte uniforme d'un rouge framboisé, que la pression du doigt fait momentanément disparaître.

Ces taches, contrairement à ce qui arrive dans la rougeole et la variole, débutent le plus ordinairement par le tronc, le bas-ventre, le pli des cuisses, et de là gagnent le cou, la face et le reste du corps : les plaques de la scarlatine ne sont pas unies et lisses comme celles de l'érysipèle, mais présentent un aspect chagriné ; la rougeur est surtout prononcée sur le cou, le ventre, le pli des cuisses et la face interne des bras ;

au visage, elle est toujours plus ou moins sensiblement ver-
getée. L'éruption est accompagnée d'une ardeur plus ou
moins vive, d'un prurit incommode et d'une tuméfaction
plus prononcée à la face et sur les extrémités que partout
ailleurs.

Il est facile de suivre l'éruption scarlatineuse jusque dans
l'intérieur de la cavité buccale. Sans insister ici sur la tuméfaction de l'angle des mâchoires qui est un phénomène presque constant, on trouve la voûte du palais d'un rouge intense, les amygdales hypertrophiées et déjà semées de
quelques petites concrétions blanches, préludes de l'angine
scarlatineuse; la langue, surtout si le malade a éprouvé des
vomissements, peut bien offrir une teinte verte ou jaune; autrement, elle est d'un blanc de lait dans toute sa partie postérieure; mais sa pointe et son pourtour sont constamment
d'un rouge vif très-prononcé.

A mesure que l'éruption s'étend et se propage, l'angine
pharyngée concomitante augmente elle-même rapidement
d'intensité, la langue se gonfle, devient douloureuse, se recouvre de papilles saillantes et se dépouille çà et là de son
épithélium; la déglutition devient difficile, la voix nasonnée;
il survient un besoin continuel de cracher et un écoulement
abondant de mucosités salivaires.

A ces désordres locaux peuvent encore se joindre des accidents généraux plus ou moins graves, comme une soif ardente, des vomissements opiniâtres, le dévoiement, la gêne
de la respiration, la toux gutturale, une chaleur universelle,
un redoublement de fièvre, des hémorrhagies nasales, le délire, etc.

C'est ordinairement du troisième au quatrième jour que
l'éruption se montre dans son plus haut degré d'intensité;
elle paraît surtout alors prononcée aux plis des articulations,
à la partie supérieure et interne des cuisses, aux aisselles.

Mais du quatrième au septième jour, et quelquefois même
un peu plus tard, la coloration des téguments s'éteint gra-

7

duellement et l'on voit, en même temps, diminuer la tuméfaction des autres parties.

Avec ces phénomènes coïncident, le plus souvent, la chute du mouvement fébrile, le calme de l'ardeur brûlante dont se plaignent la plupart des malades, et une amélioration notable dans tous les autres symptômes; bientôt, il ne reste plus que la desquamation, phénomène plus ou moins sensible, dont la durée est extrêmement variable et sur lequel j'aurai à revenir.

La terminaison de la scarlatine est souvent signalée par des sueurs abondantes, des hémorrhagies nasales, des évacuations alvines, des urines sédimenteuses, etc.; mais ces phénomènes critiques sont loin d'être constants.

L'anasarque est, sans contredit, l'accident consécutif le plus fréquent de la scarlatine.

Telle est la marche habituelle de la scarlatine normale et régulière; mais, plus encore que la rougeole, cet exanthème est sujet à de fréquentes irrégularités dans ses prodromes, son éruption, sa marche, ses complications.

A. Bien qu'il soit plus rare de rencontrer des scarlatines sans fluxion angineuse, que des rougeoles sans catarrhe, la scarlatine est quelquefois cependant d'une telle bénignité qu'en parlant de plusieurs épidémies, Sydenham a pu dire d'elles : *Vix nomen morbi meretur.* Telle paraît avoir été l'opinion de M. le docteur Bretonneau avant la redoutable épidémie de scarlatine qui affligea Tours en 1824 et contre laquelle il lutta vainement; pour comprendre toute la distance qui sépare les épidémies de scarlatine sous le rapport de la gravité, il suffit de comparer celles qui ravagèrent l'Irlande de 1800 à 1804, de 1831 à 1834, et firent autant de victimes que le typhus et le choléra, avec les scarlatines observées durant toute la longue période intermédiaire et dont aucune semble n'avoir été suivie de mort. Eh bien ! il en est des scarlatines sporadiques ou isolées, comme des épidémies : à côté des cas les plus bénins, se présentera une scarlatine maligne, avec fièvre intense, troubles nerveux graves, et même terminaison fatale dans les vingt-quatre heures, avant que l'éruption se soit manifestée autrement que par quelques plaques imparfaites.

B. Sous le rapport de l'éruption, certains malades ont la peau entière convertie en une couche d'un rouge pointillé et offrant au toucher d'évidentes aspérités; d'autres ne présentent que quelques plaques isolées; il y en a même chez qui l'éruption semble manquer totalement à la peau et qui n'en offrent de traces apparentes que sur la muqueuse bucco-pharyngienne; j'ai rencontré autrefois plusieurs cas semblables. Mais en faut-il conclure qu'il existe en réalité, comme disent certains auteurs, des *scarlatina sine scarlatinis?* Je suis loin de l'admettre; ici, la fluxion cutanée cesse d'être apparente; mais la peau n'en reste pas moins le siége d'un travail pathologique évident, qui a pour résultat une desquamation constante, d'une intensité parfois remarquable. Le docteur Graves ne cite-t-il pas l'observation d'une dame affectée de scarlatine, dont la peau n'avait offert aucune trace extérieure d'éruption, et chez laquelle il s'effectua une desquamation épidermique tellement abondante qu'elle entraîna la chute des ongles?

C. La scarlatine est plus sujette encore que la rougeole à de brusques rétrocessions; souvent, on les voit se produire malgré les plus grandes précautions : à plus forte raison peuvent-elles avoir lieu par l'imprudence des malades ou la négligence de ceux qui les soignent; un traitement irrationnel peut avoir, sous ce rapport, les plus fâcheuses conséquences.

Complications. Une des plus fréquentes est bien certainement l'angine tonsillaire et pharyngienne; plusieurs auteurs pensent même qu'à l'état simple, elle est en quelque sorte inhérente à la scarlatine; mais il arrive assez communément que ce caractère de simplicité fait place à une angine *maligne, pultacée, couenneuse, diphthéritique.* Il est facile de concevoir combien une pareille complication ajoute à la violence des symptômes, à la gravité du pronostic, et, ce qu'il importe de noter, c'est que cette transformation de l'angine n'a pas toujours lieu dès le début, mais se présente parfois le huitième ou le dixième jour de la maladie, alors que la fièvre a cessé, que l'éruption a disparu et que tout fait présumer une franche et légitime convalescence.

Le croup est une complication assez rare dans la scarlatine; « *la scarlatine n'aime pas le larynx*, dit le docteur Graves. » On l'observe cependant de temps à autre dans le cours de cet exanthème; j'en dirai autant de la bronchite aiguë et de la pneumonie; mais il est commun d'observer des accidents du côté des cavités pleurales et du péricarde, et ce qu'il y a de remarquable, c'est l'allure maligne que prend souvent, en pareil cas, la pleurésie ou la péricardite; sous le double rapport de la quantité et de la qualité du liquide épanché qu'on trouve ordinairement purulent.

Les affections du ventre, telles que la gastrite, les diverses espèces d'entérite, compliquent assez souvent la scarlatine; on rencontre fréquemment aussi des méningites et même des encéphalites; il n'est pas rare de voir mourir promptement des scarlatineux à la suite de convulsions et sans que l'autopsie puisse rendre compte de cette fatale terminaison.

De pareilles complications ont une tout autre gravité que celle qu'entraîne ordinairement la présence d'un second exanthème; Stohl a vu la scarlatine succéder immédiatement à la rougeole; Guersent a recueilli plusieurs observations de scarlatine coïncidant avec la variole et sans que cette réunion parût augmenter le danger des malades. La miliaire complique si fréquemment la scarlatine qu'il est difficile de rencontrer ce dernier exanthème sans mélange de miliaire, surtout au cou, au visage, etc. Alibert avait déjà fait cette remarque, et M. le professeur Trousseau l'a récemment confirmée dans une publication fort remarquable sur la scarlatine; chacune de ces complications imprime nécessairement aux phénomènes morbides une physionomie différente et l'exanthème s'efface devant le danger qu'entraînent les plus graves d'entre elles.

Quant aux *bubons scarlatineux* de certains auteurs, ils ne se rencontrent guère que dans quelques épidémies d'une gravité exceptionnelle : bien qu'il soit assez ordinaire d'observer dans la scarlatine l'engorgement des glandes du cou ou des aisselles, ces tumeurs passagères se convertissent rarement en abcès; le phlegmon si fréquent à la suite de la variole, devient une exception dans la scarlatine : il n'en est pas de même des infiltrations et épanchements de sérosité soit dans la peau, soit dans les cavités extérieures : de là ces formes si variées de l'œdème et de l'anasarque; de là aussi l'hydrocéphale, l'hydrothorax, l'ascite, etc.

Ces désordres du système lymphatique peuvent entraîner rapidement la mort, surtout lorsqu'ils surviennent après d'abondantes hémorrhagies ou dans le cours d'une période adynamique. Le sérum s'infiltre si promptement, chez certains sujets, dans le tissu cellulaire sous-cutané, qu'on voit des individus qui, la veille, étaient maigres et chétifs, paraître, vingt-quatre heures après, comme doublés de volume. L'anasarque est donc souvent une complication grave, réclamant toute l'attention du médecin.

La *desquamation*, dans la scarlatine, offre un caractère remarquable; c'est par larges écailles que l'épiderme se détache : sur les membres, et surtout aux extrémités, on rencontre journellement des lames épidermiques de plusieurs centimètres de diamètre : j'ai vu les doigts laisser en se dénudant comme des étuis de gant : aux avant-bras, l'épiderme s'enlève parfois d'une seule pièce. Ce travail persiste à des degrés divers, pendant plusieurs septénaires, et le malade ne doit être considéré comme guéri, qu'après qu'il est entièrement terminé.

La scarlatine est souvent sporadique : fréquemment aussi, elle règne d'une manière épidémique; quand elle n'est point compliquée d'affections graves, sa terminaison est le plus ordinairement heureuse.

Le caractère contagieux de la scarlatine ne fait doute pour personne : cette propriété réside dans la présence d'un virus inconnu dans sa nature, mais dont les effets n'en sont pas moins évidents.

On voit plus de personnes échapper à la scarlatine qu'à la rougeole : on peut même dire qu'environ les deux tiers de la population en sont exempts ; il est également fort rare d'en subir une seconde atteinte.

La science possède à peine quelques cas de scarlatine observée sur des nouveau-nés. C'est pendant la période de desquamation que le caractère contagieux m'a toujours paru le plus prononcé.

Siège anatomique. Il réside dans le système capillaire veineux.

Diagnostic différentiel. La scarlatine ne pourrait être confondue qu'avec la rougeole ; et, bien qu'une telle erreur ne puisse jamais avoir d'inconvénient sérieux, je dois ajouter qu'on l'évitera facilement avec la plus légère attention.

Pronostic. Il est toujours plus grave que dans la rougeole ; il varie nécessairement selon que la scarlatine est régulière ou irrégulière, simple ou compliquée : l'extrême mobilité de cet exanthème doit toujours inspirer de la réserve, et tenir le médecin sur ses gardes : le siége, la nature et la gravité des complications modifient considérablement le pronostic.

Espèces et variétés. Il n'y a que deux espèces, 1° la scarlatine normale, 2° la scarlatine anormale.

Traitement. Existe-t-il, pour la scarlatine, un traitement prophylactique, au moyen de l'inoculation ? Oui, s'il faut en croire Stohl : et pour cela, il suffirait d'introduire sous l'épiderme quelques débris de lamelles épidermiques ; mais ce procédé est resté sans résultat dans les mains de Petit-Radel.

Le docteur Miquel, d'Amboise, a tenté l'inoculation au moyen d'un liquide jaunâtre recueilli sur la pointe d'une lancette avec laquelle il avait piqué quelques-unes des plaques les plus apparentes d'une scarlatine, sans obtenir d'autres phénomènes qu'une simple rougeur autour des piqûres, au troisième jour de l'opération ; il faut l'avouer, en un mot, l'inoculation de la scarlatine est encore un fait à démontrer. En dehors de l'inoculation, on conseille encore comme moyens préservatifs de la scarlatine, l'usage interne soit de la belladone, soit du soufre doré d'antimoine uni à parties égales de mercure doux. Ces substances s'administrent par doses fractionnées et répétées plusieurs fois par jour : des praticiens en ont usé avec le plus grand succès dans plusieurs épidémies graves : l'usage doit en être continué tant que sévit l'épidémie.

En présence d'une scarlatine normale et exempte de complications, on prescrira le repos, la diète, le séjour au lit, les boissons délayantes ou légèrement diaphorétiques, tièdes et sucrées selon le goût du malade : on conseillera, de préférence, l'habitation d'une chambre vaste et bien aérée, l'expérience ayant démontré que l'encombrement et le défaut de renouvellement d'air, augmentent la contagion : les malades seront couverts modérément et selon la saison ; une température moyenne est toujours la plus favorable, et rien n'est dangereux comme d'accumuler les couvertures, d'élever trop haut la chaleur des boissons ou des salles, sous prétexte de pousser à la peau et de rendre l'éruption plus complète : cette dernière est généralement en rapport avec l'intensité du mouvement fébrile et des autres symptômes, et la scarlatine la plus étendue n'est pas toujours celle qui se termine le plus heureusement : il importe surtout de s'abstenir des excitants : « N'intervenons pas tant que les choses se passent bien, observe avec raison M. le professeur Trousseau ; restons le spectateur attentif de la scène pathologique, le ministre de la nature et rien de plus, s'il ne survient aucun accident grave ; moins on fait, mieux on fait. »

Contre l'angine pharyngienne concomitante, si rien n'annonce qu'elle doive prendre une grande intensité, on appliquera autour du cou des cataplasmes émollients ; on prescrira des gargarismes mucilagineux dont le liquide doit être même doucement injecté jusqu'au fond de la gorge chez les jeunes malades ; on insistera sur les lavements, les sinapismes aux extrémités inférieures et, par-dessus tout, sur l'emploi des purgatifs doux de manière à obtenir deux ou trois selles dans les vingt-quatre heures : en pareil cas, le calomel est une substance d'un emploi commode et salutaire : dans cet état, les évacuations sanguines sont bien rarement indiquées, et d'ailleurs il est aujourd'hui bien démontré que les saignées, dans la scarlatine, même compliquée de phlegmasies étendues et graves, sont loin de répondre à l'attente du praticien ; outre qu'elles ne produisent pas toujours sur l'état phlegmasique l'effet hyposthénisant qu'on en obtient ordinairement, elles semblent appeler l'anasarque et hâter la formation des collections séreuses dans les cavités splanchniques.

Cela n'empêche pas, lorsque l'angine est très-violente, surtout si le sujet est d'une certaine force de constitution, d'appliquer quelques sangsues au cou et au-dessous des angles des mâchoires, ou bien des ventouses scarifiées à la nuque et même de pratiquer une saignée générale.

Dans le cas d'angine couenneuse ou pultacée, le traitement topique doit avoir la préférence ; c'est celui de l'*angine couenneuse*. Le caractère gangréneux de l'angine réclame au début les vomitifs et les purgatifs : plus tard l'emploi des astringents et des toniques localement et à l'intérieur : les gargarismes et les injections chlorurées, ceux au nitrate d'argent, des cautérisations plus énergiques : rien ne doit être épargné pour arrêter le mal à son début.

Quant aux inflammations organiques, qui viennent souvent compliquer la scarlatine, et se manifestent du côté du cerveau, ou des organes pulmonaires ou abdominaux, il faut les traiter énergiquement et comme s'il n'existait pas d'éruption cutanée, sans oublier toutefois, qu'en pareil cas, les émissions sanguines perdent de leur efficacité habituelle et qu'on doit généralement leur préférer les méthodes révulsives au moyen soit des éméto-cathartiques, soit des excitants cutanés.

Quand la scarlatine, à son début, se trouve accompagnée de grandes perturbations nerveuses, soit de chaleur excessive à la peau, soit de vomissements violents ou de diarrhée surabondante, ou bien encore de délire, de coma vigil, de soubresauts des tendons, de phénomènes cérébraux, des médecins, et à leur tête Currie, n'hésitent pas à recourir aux affusions froides largement employées. Pour cela, le malade est mis nu dans une baignoire, puis on lui jette sur tout le corps trois ou quatre seaux d'eau à la température de 20 degrés centigrades.

L'affusion dure de 15 à 60 secondes. On enveloppe immédiatement après le patient dans des couvertures, sans l'avoir essuyé; on le couche dans un lit convenablement recouvert et la réaction s'établit au bout de quinze à vingt minutes. Ces affusions sont répétées deux ou trois fois dans les vingt-quatre heures, selon la gravité des accidents : on doit y recourir du moment où les phénomènes nerveux commencent à prendre une fâcheuse intensité et les cesser aussitôt que le calme semble renaître.

Telle est la méthode de Currie : beaucoup de médecins s'en effraient, et ce n'est peut-être pas sans raison, surtout dans nos climats et avec nos habitudes; je préfère, pour mon propre compte les lotions tièdes du docteur Goëlis; les bains également tièdes et même ceux de vapeur, les révulsifs cutanés, les excitants diffusibles, tels que le carbonate d'ammoniaque, l'esprit de Mindérérus, le musc, etc., en potions et par doses fractionnées : dans les cas extrêmes toutefois, quand le péril est immense et que des efforts sérieux ont déjà été inutilement tentés, je me réserverais le secours des affusions froides, auxquelles, pour être juste, on ne peut s'empêcher d'attribuer quelques succès inespérés.

Dans l'anasarque scarlatineuse, la conduite varie en raison de son siége et de sa gravité; quand elle a peu d'étendue, on la voit ordinairement céder au repos, à la chaleur du lit, aux boissons tièdes légèrement nitrées, à une alimentation modérée : si les urines sont sanglantes, on prescrit les boissons acidules, la décoction d'uva-ursi avec addition de sirop de térébenthine, la digitale et quelques légers laxatifs ; si l'hémorrhagie est considérable, on a recours à l'eau de Rabel, au sirop de ratanhia suffisamment étendus d'eau, etc.

Mais en présence d'une anasarque très-développée et rapidement survenue, surtout si l'on peut redouter la formation de collections séreuses vers le cerveau ou la poitrine, il faut administrer des purgatifs énergiques, appliquer aux jambes de larges vésicatoires, s'aider de tous les moyens propres à fixer l'épanchement dans les parties inférieures : contre la crise convulsive, on prescrit le musc allié à de faibles proportions de belladone.

On a beaucoup vanté la compression des carotides pour prévenir, en pareil cas, les fluxions encéphaliques; c'est un moyen auquel on peut avoir recours et qui paraît avoir été quelquefois utile ; sur la fin du traitement, il est toujours bon d'insister sur les diurétiques et de donner de préférence le nitrate de potasse uni à la digitale : c'est à cette période que le docteur Graves prescrit l'iodure de potassium à haute dose,

Les épanchements séreux, si fréquents à la suite de la scarlatine, peuvent donner lieu à différentes indications chirurgicales qu'il ne m'appartient pas d'exposer ici ; mais je ne peux terminer ce qui est relatif au traitement de la scarlatine sans parler d'un médicament trop souvent négligé et qui est appelé à rendre journellement les plus grands services : j'ai nommé la *belladone*. Cette substance est pour moi, à un degré plus évident encore que ne l'est l'aconit dans la rougeole, le véritable *spécifique* de la scarlatine : on l'emploie en infusion, en teinture, en pilules, variant les doses selon l'âge des malades, les rapprochant plus ou moins selon la gravité des symptômes, joignant la belladone aux autres substances et la retrouvant partout avec le même cachet d'utilité : on sait que la belladone, donnée à certaines doses, agit à l'instar des miasmes de la scarlatine, qu'elle prend à la gorge et produit sur la peau une légère efflorescence rosée ; quoi qu'il en soit de ce semblant d'homœopathisme, l'utilité de la belladone dans la scarlatine est aujourd'hui un fait clairement démontré : on l'a depuis longtemps conseillée comme moyen prophylactique : je la crois bien supérieure, à ce titre, au mélange de soufre doré d'antimoine et de calomel de M. le professeur Thomassin : mais c'est principalement dès le début de l'éruption et dans tout le cours de la maladie qu'il importe d'y avoir recours ; elle m'a paru calmer sensiblement les désordres nerveux : la solution aqueuse d'Hahnemann est d'une préparation facile et se prend bien par tous les malades : sous ce dernier rapport, la teinture offre peut-être plus d'avantage encore ; j'ai pour principe d'en élever graduellement les doses et de ne cesser le remède qu'après que la fièvre est tombée et que toute trace de phlogose a complétement disparu.

MILIAIRE (1).

Synonymie : Miliar, des Espagnols et des Portugais; migliare, des Italiens; miliary-fever, des Anglais; frieseln, des Allemands; hydroa des Grecs; sudamina, des Latins; fièvre miliaire, lenticulaire, vésiculeuse, des auteurs; purpura alba, de Salzmann; millet, millon des Français, etc.

HISTORIQUE.

Définition. Exanthème réputé contagieux, pouvant affecter plusieurs fois le même individu, et principalement caractérisé par le développement de petites taches rouges, le plus souvent très-nombreuses et toujours discrètes, au centre desquelles s'élève bientôt une vésicule tantôt transparente, tantôt blanchâtre et purulente, de la grosseur d'un grain de millet. Ces vésicules, toujours accompagnées d'une démangeaison plus ou moins vive et souvent de sueurs abondantes, sont remplacées au bout de quelques jours par des pellicules sèches ou de petites croûtes formant sur la peau de légères aspérités.

Causes. On peut citer comme prédisposant à la miliaire, les sueurs abondantes et provoquées par l'élévation de la température, des boissons chaudes, l'usage des diaphorétiques, l'accouchement; d'autre part, un climat froid et humide, le voisinage d'eaux marécageuses, une nourriture malsaine.

Cet exanthème est souvent dû à l'irritation directe de la peau par des frictions rudes ou avec des matières âcres;

---

(1) *Miliaris*, qui tient du millet. Cet exanthème, sur lequel on a beaucoup écrit, est loin de toujours offrir dans son éruption, la ressemblance qu'on lui assigne trop généralement. Si ses boutons ne dépassent guère le volume des grains de millet, ils n'en présentent pas constamment l'aspect ni la forme.

La miliaire était peu connue des anciens et a été décrite pour la première fois, en France, par Lazare Rivière.

par l'usage des vêtements de laine, par la mauvaise habitude de coucher sur la plume ; l'abus du café et celui des infusions théiformes peuvent aussi le déterminer. Il paraît dû, dans beaucoup de cas, à la persistance du mouvement fébrile, comme cela s'observe dans une foule de maladies aiguës qu'il complique ; mais, en mainte occasion, surtout lorsqu'il règne d'une manière épidémique, on ne peut méconnaître, dans son origine, l'influence d'un miasme contagieux.

Symptômes et marche. La miliaire, qui se développe le plus ordinairement sans phénomènes précurseurs, peut cependant être précédée d'un mouvement fébrile plus ou moins prononcé, de céphalalgie, de somnolence, d'anxiété, de défaillances, d'insomnie et particulièrement de sueurs plus ou moins abondantes.

Outre ces symptômes, dont la durée varie, les malades éprouvent souvent aussi, au moment où l'éruption va paraître, une démangeaison plus ou moins vive, des fourmillements et des picotements à la peau.

Enfin, l'exanthème se montre sous la forme de petites taches rouges, dont le nombre et la disposition n'ont rien de constant, que l'on observe d'abord au cou, sur le devant de la poitrine, à l'abdomen, à la partie interne des bras et des cuisses, et quelquefois jusque sur les avant-bras, les jambes, les mains et les pieds.

Bientôt, au centre de ces taches, se développent de petites vésicules hémisphériques, contenant tantôt une sérosité limpide et transparente qui laisse apercevoir la couleur rouge du derme (miliaire rouge des auteurs), tantôt un liquide blanchâtre et purulent qui rend la vésicule très-apparente (miliaire blanche et opaque des auteurs). Quelquefois, les élevures de la miliaire ressemblent parfaitement à des gouttelettes de liquide qu'on aurait déposées sur les téguments (*sudamina* des auteurs).

Cette éruption, dont le développement coïncide presque toujours avec la disparition plus ou moins complète des divers symptômes qui ont pu la précéder, est souvent accompagnée de vives démangeaisons et de sueurs aigres plus ou moins abondantes.

La durée de l'éruption miliaire est très-variable; elle peut disparaître au bout de quelques heures et ne se prolonge pas ordinairement au delà de cinq ou six jours. Quand elle dure davantage, cela tient au développement successif de ses vésicules ou à ses retours fréquents et irréguliers.

Les vésicules de la miliaire se déchirent par le frottement le plus léger, et souvent, dès les premiers instants de leur formation ; le liquide de celles qui restent intactes s'épaissit et se concrète; et, dans tous les cas, ces vésicules laissent après elles des pellicules sèches ou de petites croûtes qui forment sur la peau de légères aspérités.

L'éruption miliaire, le plus souvent bornée à la peau, peut s'étendre jusque dans la trachée-artère, l'œsophage et l'estomac.

Telle est la marche habituelle de la miliaire normale ou régulière; mais cet exanthème est sujet à de nombreuses anomalies soit dans son éruption, soit dans les phénomènes qui l'accompagnent.

La diversité des symptômes précurseurs ou concomitants de la miliaire n'est souvent qu'apparente et tient principalement à ce que cet exanthème se trouve fréquemment lié à d'autres affections: ainsi, on le rencontre dans les différentes formes de typhus, dans la fièvre de lait, dans la rougeole et la scarlatine, dans une foule de maladies aiguës; c'est au point que Chomel se croit autorisé à nier l'existence de la miliaire, comme éruption idiopathique; nous n'acceptons pas, pour notre compte, cette manière de voir de notre ancien maître, et, tout en reconnaissant avec lui que la miliaire ne présente ni la constance de forme éruptive, ni la régularité de marche, ni même l'importance pathologique des exanthèmes précédents, puisque nous voyons journellement ses vésicules disparaître brusquement et se remontrer sans

qu'il se produise aucune modification notable dans les symptômes généraux, je ne crois pas, cependant, qu'on puisse
conclure de ces dissemblances, que la miliaire n'est qu'un
épiphénomène, un simple accident morbide. Je demanderai
alors ce qu'est la *suette*, que je considère comme la plus
grave personnification de l'exanthème qui nous occupe.

Quant aux vésicules de la miliaire, elles sont généralement très-petites; celles qui dépassent quelques millimètres
sont formées par la réunion de plusieurs et se trouvent irrégulières à leur circonférence. A leur apparition, elles sont
pleines et exactement hémisphériques; plus tard, lorsqu'elles
ne se sont pas rompues, elles s'affaissent, et les plus grandes deviennent flasques et ridées; elles perdent quelquefois
alors leur transparence et offrent une teinte sale et comme
ternie; parfois, elles ont l'aspect purulent et la couleur
perlée.

La sueur, dans la miliaire, joue un rôle important; ce
symptôme précède souvent, et presque toujours accompagne l'éruption; il persiste même, dans beaucoup de cas, après
que toute trace d'éruption a disparu. Ici, la transpiration est
remarquable non-seulement par son abondance, mais encore
par son acidité; certains malades exhalent une odeur d'*aigre* des plus désagréables.

La miliaire sporadique est généralement une affection de
peu d'importance et de courte durée; mais il n'en est plus
ainsi lorsqu'elle révêt le caractère épidémique; pour s'en
convaincre, il suffirait de rappeler ce que les auteurs ont
écrit sur les épidémies de *suette* qui ont sévi, dans plusieurs
de nos départements, depuis un certain nombre d'années.

Au mouvement fébrile, au sentiment de chaleur générale,
aux signes d'embarras gastrique, peuvent se joindre les troubles nerveux les plus graves; serrement pénible à l'épigastre, gêne de la respiration, tristesse, abattement, etc.; l'oppression thoracique peut s'élever jusqu'à rendre la suffocation
imminente; il survient parfois du délire, du coma; chez

d'autres malades, c'est vers les poumons que se concentrent les principaux désordres ; aux vésicules de la miliaire peuvent se joindre alors des pélioses, des pétéchies, etc. ; le découragement devient extrême, et l'on conçoit qu'une mort rapide puisse être la conséquence de pareilles complications.

Les médecins ne s'accordent pas sur le caractère contagieux de la miliaire ; tandis que les uns le regardent comme démontré, d'autres n'hésitent pas à nier jusqu'à l'existence même de tout caractère contagieux : la vérité paraît être entre ces deux opinions extrêmes. Sans être contagieuse au même degré que la variole, la rougeole ou la scarlatine, la miliaire, surtout lorsqu'elle règne épidémiquement, paraît se transmettre autrement que par l'effet de causes générales ; car, l'infection, qu'il ne faut pas confondre avec la contagion, ne peut expliquer tous les phénomènes ; il faut reconnaître, cependant, que jusqu'ici personne n'a pu transmettre la miliaire par inoculation.

Nous venons de voir que la miliaire est idiopathique ou symptomatique, sporadique ou épidémique ; elle se montre également, dans certains cas, comme une éruption critique.

La miliaire, bien qu'elle puisse offrir une gravité réelle, n'a pas, comme la rougeole et la scarlatine, l'inconvénient d'une longue convalescence, et les soins que peuvent réclamer les malades après que l'éruption est terminée, dépendent des complications de la miliaire et non d'un travail de sécrétion qui se continuerait à la peau et qu'une cause accidentelle aurait pu troubler ou suspendre.

Siége anatomique. Il réside dans l'appareil sudoripare.

Diagnostic différentiel. Il est des plus faciles à établir, et avec un peu d'attention, on ne confondra jamais la miliaire avec aucune des dermatoses qui précèdent.

Pronostic. Il est toujours favorable pour la miliaire sporadique et exempte de complication ; la miliaire épidémique, plus généralement désignée par le nom de *suette mi-*

liaire, a plus de gravité ; mais ce qui ajoute au danger du pronostic, ce sont les complications du côté des organes pulmonaires ou cérébraux. La miliaire est moins grave dans la jeunesse et chez les sujets d'une constitution moyenne, que chez l'homme fait et robuste ; des troubles nerveux et intenses doivent inspirer plus d'inquiétude, et en cas d'épidémie, il est bon de tenir compte de l'ensemble des phénomènes offerts pour éviter les déceptions toujours regrettables d'un pronostic donné légèrement et sur de trompeuses apparences.

Espèces et variétés. Il n'y a que deux espèces : 1º la miliaire normale ; 2º la miliaire anormale.

Traitement. La miliaire idiopathique et non compliquée réclame l'emploi des moyens les plus simples, comme la diète, le repos, les boissons délayantes, et même alors, la médecine expectante est souvent la meilleure ; éviter de trop couvrir les malades, d'élever outre mesure la chaleur de l'appartement qu'ils occupent ; les boissons tièdes et tempérantes conviennent mieux que les tisanes très-chaudes : éviter les infusions excitantes et sudorifiques, sous prétexte de rendre l'éruption plus abondante.

Il y a des cas, cependant, où ces derniers moyens sont utiles, c'est quand il s'agit de rappeler à la peau une éruption miliaire brusquement disparue, ou de prévenir la rétrocession, si souvent funeste, de cet exanthème.

Alors, aux infusions aromatiques, aux potions stimulantes avec l'éther, l'ammoniaque, etc., on s'empressera de joindre les excitants cutanés les plus énergiques, les bains simples ou de vapeur, des frictions sèches ou avec les alcoolats de mélisse, d'arnica, etc. : l'huile de croton, étendue sur de larges surfaces, est un moyen héroïque qui agit avec promptitude, et donne une éruption dont les caractères se rapprochent de ceux de la miliaire. Si les affusions froides peuvent être tentées, c'est principalement dans les suettes miliaires graves, compliquées de perturbations nerveuses ;

et exemptes toutefois de fluxions organiques internes.

Chez les sujets prédisposés aux éruptions miliaires, surtout s'ils sont d'une constitution lymphatique, on se trouvera bien de recourir à l'usage interne des toniques et de quelques excitants : en pareil cas, les eaux minérales sulfureuses sont généralement fort utiles. Dans la miliaire compliquée, la marche à suivre reste subordonnée au siége et à la nature de la complication. Si l'affection intercurrente a beaucoup de gravité, il faut la traiter énergiquement et sans se préoccuper de la miliaire ; dans les cas les plus simples, on doit éviter l'emploi des moyens qui peuvent prêter à la répercussion.

La miliaire périodique devrait être traitée par les préparations de quinquina ; [quant à la miliaire symptomatique, elle mérite à peine que le médecin s'en occupe.

Si le traitement de la miliaire est longtemps resté soumis aux vicissitudes des théories, il n'en est pas moins ramené, de nos jours, aux lois d'une saine expérience qui, pour cet exanthème comme pour chacun de ceux qui le précèdent, prescrit de s'abstenir de toute médication active, tant que l'éruption suit sa marche régulière, et ne permet au médecin d'intervenir que dans le but d'éloigner les causes qui peuvent entraver son développement.

GOURMES.

CARACTÈRES GÉNÉRAUX. — Affections propres à l'enfance, ayant pour siége pathologique ordinaire le visage et surtout le cuir chevelu ; caractère souvent critique et dépuratoire, parfois contagieux ; guérison généralement spontanée à l'époque de la puberté ; innocuité habituelle ; marche lente et chronique. *Base du traitement :* Soins hygiéniques, topiques.

GOURME

TANTÔT DÉPURATOIRE, TANTÔT ACCIDENTELLE.

ACHORE (1)

Synonymie : Usagre, des Espagnols ; milk-scab, des Anglais ; chilch-schort, des Allemands ; teigne de la face, Franck ; pityriasis capitis, porrigo larvalis, eczema impetiginodes, Willan et Batman ; impetigo figurata, Gibert ; chapeau, croûte de lait, gourme du vulgaire ; rache, rasque de quelques départements ; tigne du Languedoc.

HISTORIQUE.

Définition. Gourme non contagieuse, propre à l'enfance, principalement caractérisée, tantôt par le développement de

(1) Ἄχωρ, *ulcère de la tête qui flue par les pores de la peau ;* crasse ou ordure qui tombe de la tête. Par ce mot d'*achore*, les anciens désignent bien positivement une affection ulcéreuse de la peau ayant pour siége ordinaire la face et le cuir chevelu ; mais ils ne s'accordent plus dès qu'il s'agit d'en fixer les autres caractères. Alibert est celui qui, de nos jours, a le mieux éclairci ce point obscur de dermatologie et, grâce à ses belles recherches sur les différentes espèces de teignes, nous savons positivement à quoi nous en tenir sur le genre d'altérations réunies sous le nom d'achore.

pustules petites et blanchâtres, ou seulement par de simples soulèvements vésiculeux remplis d'un fluide louche et obscur; tantôt par des exfoliations épidermiques, sous la forme de petites écailles irrégulières, généralement imbriquées, humides et accolées les unes aux autres; ces différents produits ont leur siége le plus ordinaire à la face et au cuir chevelu ; ils exhalent constamment une odeur de lait aigri et laissent, dans certains cas, à leur suite, des alopécies plus ou moins étendues, mais toujours temporaires.

Cette définition est plus explicite que celle de Lorry; cela tient à ce que j'ai dû comprendre dans un seul et même genre, 1° l'achore proprement dit ou la teigne muqueuse des auteurs; 2° le lactumen de Manard qui ne présente, en réalité, que les caractères d'un achore bénin, et que Lorry regarde comme un pas vers l'achore (*gradus ad ἄχωρας*); 3° l'affection généralement connue sous le nom de croûte de lait.

Causes. Lorry n'hésite pas à mettre au nombre des causes prédisposantes de l'achore, la constitution même de l'enfance, la mollesse et la perméabilité des tissus, l'abondance et la fluidité des humeurs, surtout la prédominance de la lymphe et la propension du mucus à tourner à l'acescence.

En raison de ces prédispositions naturelles au premier âge, nous devons classer parmi les causes de l'achore : 1° les influences qui tendent à exagérer les sécrétions; 2° celles qui ont pour effet d'altérer les humeurs sécrétées.

Au nombre des premières se range la mauvaise habitude de gorger les enfants d'un lait superflu en les tenant continuellement suspendus au sein, et plus tard, la faiblesse qu'ont la plupart des mères et des nourrices, de ne rien savoir refuser aux caprices de leurs désirs, surtout lorsqu'il s'agit de ces mille friandises, qui sont encore plus nuisibles à l'estomac qu'agréables à la vue ; il en résulte un état de pléthore qui ne peut qu'ajouter à l'activité déjà trop grande des sécrétions et qui amène constamment à la peau les écoulements muqueux de l'achore. La preuve qu'ici la

pléthore est la cause unique des accidents, c'est qu'il suffit
généralement de ramener et de maintenir l'enfant à un régime convenable, pour les voir bientôt diminuer et disparaître.

Parmi les causes qui peuvent altérer les sécrétions, il faut
noter les aliments qui, bien que bons en eux-mêmes, sont
d'une digestion difficile pour des estomacs faibles et déli-
cats ; ainsi, l'usage prématuré du lait de vache pur, et celui
des différentes espèces de bouillies ; à plus forte raison
l'usage des gâteaux, des sucreries, des fruits crus, etc.

Mais en tête des influences capables d'occasionner cette
dégénérescence des humeurs, et de produire des achores
opiniâtres et de mauvaise nature, se trouve la présence dans
l'économie d'un principe herpétique héréditaire ou accidentel, comme il ne s'en rencontre que trop souvent chez
les enfants issus de parents dartreux ou allaités par des
nourrices malsaines.

D'autres causes peuvent encore rompre l'équilibre fonctionnel indispensable à la santé des enfants et favoriser le
développement de l'achore, soit en surexcitant l'exhalation
cutanée, comme la dentition ; la mauvaise habitude de tenir
la tête trop chaudement, l'emploi de lotions stimulantes, de
certains cosmétiques, etc.

Soit, au contraire, en apportant obstacle aux sécrétions
par le contact habituel de corps gras ou pulvérulents, par
négligence des soins de propreté ; ce ralentissement des sécrétions peut également résulter de l'atonie des vaisseaux
ou de l'épaississement des humeurs. Lorry va jusqu'à citer
parmi les causes de l'achore les contrariétés que de jeunes
enfants peuvent avoir à subir, et qui ont pour effet de porter l'exaltation dans le système cérébral. Une cause toute
locale et accidentelle peut enfin devenir le point de départ
de l'achore ; ainsi un coup, une chute, une blessure, etc.
L'achore est plus abondant au printemps, en automne et en
hiver que pendant l'été ; les climats froids et humides y sont

plus exposés; cette affection se rencontre à peine dans les pays chauds, aux îles, etc.

Symptômes et marche. — Il est un premier degré de l'achore (lactumen, Manard; pityriasis, Willan; chapeau, croûte de lait, vulgaire) qui s'observe dès les premiers mois de la naissance, que Lorry regarde comme étant dans l'ordre de la nature, qu'Alibert décrit sous le nom d'*achore lactumineux* et dont les produits se montrent d'abord au front, aux tempes, sur le sommet de la tête; cette affection, de nature éruptive (pustules souvent imperceptibles), est souvent fort bénigne, d'une courte durée, et ne réclame, en général, d'autres soins que ceux d'une extrême propreté et d'une diète convenable. Lorsqu'elle s'étend et persiste, il en résulte des écailles petites et irrégulières, paléacées, d'une couleur blanche et roussâtre, superposées et plus ou moins adhérentes; souvent, ces écailles humides et accolées les unes aux autres, ne forment qu'une seule croûte; l'humeur fournie par les parties malades exhale une odeur fade qui approche beaucoup de celle du lait aigri; une démangeaison plus ou moins vive accompagne constamment cette sécrétion; aucune inflammation ne vient la compliquer; elle ne laisse point d'ulcération à sa suite, et sa nature dépuratoire n'est contestée par aucun auteur.

Mais c'est vers l'époque de la dentition que se montrent ordinairement les produits caractéristiques de l'achore, sous la forme de petites pustules blanches ou jaunâtres, dépassant à peine le niveau des téguments, disposées en groupes irréguliers et répandues sur le front, les joues, les tempes et le cuir chevelu. La peau qui les supporte ne tarde pas à offrir une teinte érythémateuse plus ou moins prononcée, avec ou sans gonflement des parties sous-jacentes. Ces pustules, toujours accompagnées d'une vive démangeaison, se rompent au bout de quelques jours, soit d'elles-mêmes, soit déchirées par les ongles du malade, et laissent écouler avec plus ou moins d'abondance un liquide visqueux, blanc ou jaunâtre qui donne bientôt lieu, en se concrétant, à la formation de croûtes jaunes ou verdâtres généralement minces ou molles à la pression.

Cette humeur et ces croûtes exhalent, dès le principe, une odeur de rance ou de lait aigri, laquelle peut, lorsque le mal est ancien ou qu'on a négligé les soins d'une extrême propreté, prendre un caractère d'âcreté tel que les yeux et les narines en sont fortement irrités (Lorry).

Mais dans certains cas, l'achore, au lieu de l'éruption pustuleuse que je viens de signaler, présente, à son début, de simples soulèvements épidermiques, de forme vésiculeuse, à aréoles plus ou moins enflammées, remplies d'un fluide louche et obscur.

Ces *pseudo-pustules* ne tardent pas à se rompre, et l'humeur visqueuse qu'elles renferment, mise en contact avec l'air, se dessèche promptement et se convertit en croûtes lamelleuses jaunes ou brunes qui, d'abord minces, acquièrent ensuite une plus grande épaisseur à mesure que le suintement continue.

C'est cette forme exceptionnelle de l'achore qu'on rencontre particulièrement chez les sujets très-irritables, ou qu'on voit accidentellement se manifester sous l'influence d'une médication intempestive et irritante, que les auteurs anglais appellent *eczema impetiginodes*, expression fausse en ce qu'elle semble rapprocher l'éruption légère qui nous occupe de deux altérations bien autrement redoutables (eczéma, impétigo) par la fréquence des accidents sympathiques qu'elles provoquent et leur constante opiniâtreté.

L'achore, quelle que soit la forme de ses produits anatomiques, reste tantôt borné à la face ou cuir chevelu; tantôt envahit à la fois l'une et l'autre de ces régions; tantôt enfin se propage aux oreilles, à la nuque, aux épaules, sur le tronc. On rencontre même parfois des enfants dont le tégument entier se trouve envahi par la maladie.

Les croûtes de l'achore sont fort différentes pour la couleur et l'étendue, suivant les régions où on les examine : elles ont toutefois pour caractère constant d'être superposées les unes aux autres et toujours molles à la pression. Cette mollesse au toucher dépend de l'humeur que les surfaces malades continuent de sécréter : la preuve en est dans le suintement qui se fait au pourtour des croûtes chaque fois que leur surface est comprimée, même légèrement ; au visage, les croûtes de l'achore se montrent, le plus ordinairement, d'un jaune doré, tandis que sur le cuir chevelu, le mélange de l'humeur avec les cheveux agglutinés et les autres sordités de la tête, leur donnent généralement une teinte foncée, brune et quelquefois même tout à fait noire; ailleurs, elles seront grises ou verdâtres.

Le sang qui s'échappe souvent des parties affectées par suite de l'action réitérée des ongles, se mêle au mucus et imprime une teinte rougeâtre aux incrustations achoreuses : c'est surtout à la face que cet effet est sensible. La peau de cette région prend alors l'aspect d'une *chair rôtie*, ou celui d'un *gâteau sur lequel on aurait étendu une couche de caramel*. (Alibert.)

L'achore de la face est celui que redoutent le plus les mères et les nourrices, surtout lorsque les pustules et les croûtes se sont multipliées au point de couvrir cette région d'un masque toujours repoussant. Les nomenclateurs anglais lui donnent alors le nom impropre d'*impetigo* ou de *porrigo larvalis*, comme si le siége d'une éruption pouvait changer sa nature et lui imprimer d'autres modifications que celles qui résultent des variétés d'organisation particulière à chaque région cutanée.

L'abondance de l'humeur sécrétée constitue un des principaux phénomènes de l'achore : c'est surtout la nuit et pendant le sommeil, que le suintement ichoreux paraît avoir le plus d'activité. Le matin, les linges dont on couvre la tête des enfants en sont imbibés et totalement pénétrés. Dans bien des cas, on est obligé de les changer plusieurs fois par jour;

l'humeur visqueuse et jaunâtre paraît souvent s'échapper des surfaces malades comme par l'effet d'une simple trans-sudation : elle est parfois si considérable, qu'on la voit jaillir des fosses nasales et menacer les malades de suffocation. L'odeur de *lait aigri* qu'elle exhale, est en raison de l'étendue du mal, de son ancienneté, du caractère plus ou moins acrimonieux de l'éruption.

Il est rare de ne pas rencontrer sur les surfaces où siége l'achore, des traces multipliées de l'action des ongles, des excoriations, des gerçures souvent profondes ; leur siége et leur direction varient à l'infini. Elles se montrent partout où la démangeaison provoque le malade à porter la main, de sorte qu'il n'est, pour ainsi dire, aucun point qui échappe à la lacération, surtout quand le mal existe depuis longtemps.

Les parties qui supportent les pustules de l'achore sont constamment le siége d'une inflammation plus ou moins vive, caractérisée par de la rougeur, du gonflement, de la sensibilité ; ici toutefois, la douleur n'est pas le symptôme dominant ; le *prurit* l'emporte généralement en intensité : les malades n'ont pas sitôt les mains libres qu'ils se servent de leurs ongles pour se labourer et déchirer le visage et la tête : c'est avec une apparence de bonheur qu'ils se grattent et ni le sang qui ruisselle de toutes parts, ni les gerçures parfois profondes qu'ils se creusent, ne peuvent les arrêter. Alibert n'hésite pas à regarder ce besoin si impérieux qu'a l'enfant de se gratter, comme le meilleur moyen établi par la nature pour favoriser une dépuration salutaire.

L'inflammation achoreuse abandonnée à elle-même, continue de se manifester par le développement de nouvelles pustules qui se rompent à leur tour et laissent épancher, comme les premières, le fluide visqueux qu'elles renferment ; la concrétion de cette humeur donne lieu à la formation de nouvelles croûtes sous lesquelles s'amasse une nouvelle quantité de liquide, d'où résulte une distension douloureuse qui va en augmentant jusqu'à ce qu'une issue ait été donnée.

Dans l'intervalle des croûtes, la peau peut offrir, suivant que l'éruption s'observe à la face ou au cuir chevelu, soit les gerçures et les excoriations déjà signalées, soit des bosselures, des inégalités, de petits abcès. Les cheveux sont ordinairement collés en masse ou par couches. On voit fréquemment les paupières, le nez, les oreilles, etc., participer à l'inflammation achoreuse; et si, dans ce cas, un caractère d'âcreté ou d'acuïté fébrile se joint à l'éruption, on doit s'attendre à des troubles sympathiques plus ou moins alarmants; il survient des douleurs nocturnes, des abcès, l'engorgement des glandes lymphatiques voisines, la diminution de l'embonpoint et des forces, la suspension de l'accroissement, etc.

A la chute naturelle ou provoquée de croûtes de l'achore, la peau qu'elles laissent à découvert est d'un rouge vif et pointillé, se montre souvent comme ramollie et reste le siége d'une exsudation albumineuse plus ou moins abondante.

La période de décroissance ou d'amendement, s'annonce constamment par des pustules moins nombreuses, par une diminution graduelle du suintement ichoreux; les croûtes perdent chaque jour de leur épaisseur et de leur étendue; bientôt elles se trouvent remplacées par un épiderme mince et érythémateux qui ne tarde pas à devenir le siége d'une desquamation furfuracée ; cette dernière finit elle-même par disparaître entièrement et ne laisse dans les parties jadis affectées qu'une teinte violacée qui persiste souvent fort longtemps, ou des cicatrices dues à des excoriations trop profondes.

Une conséquence ordinaire de l'achore est l'*alopécie* qui, bien que toujours partielle et généralement temporaire, n'en constitue pas moins un désagrément physique qu'on doit s'efforcer d'éviter. Ces dénudations du cuir chevelu ne sont pas à redouter lorsque le malade est soumis aux préceptes d'une sage hygiène : la sécurité n'est déjà plus la même si le mal existe depuis longtemps et qu'au lieu d'attaquer successivement les différentes régions du cuir chevelu, il se fixe avec opiniâtreté sur quelques points seulement ; à plus forte raison si à ces conditions défavorables se joignent l'abandon de la maladie à elle-même et l'oubli des soins porté jusqu'à la malpropreté.

Mais l'alopécie devient presque inévitable quand une inflammation achoreuse étendue et chronique se trouve encore excitée par une médication irritante et intempestive, ou la présence d'un principe virulent héréditaire, à l'influence duquel elle doit son premier développement.

La *durée* de l'achore varie beaucoup, selon qu'il affecte une marche continue ou intermittente : dans le premier cas, surtout s'il s'agit d'un achore bénin et de cause externe, quelques semaines peuvent suffire à sa guérison ; mais ordinairement, il persiste plusieurs mois et souvent même plusieurs années. Chez beaucoup d'enfants, il se termine avec la première dentition, tandis que chez un certain nombre, il se prolonge jusqu'à l'âge de sept à huit ans. Cette longue durée est surtout commune pour les achores intermittents et de cause interne. « La guérison des enfants achoreux, dit « Lorry, ne laisse toute sécurité qu'après la septième année, « lorsque d'ailleurs toutes les autres fonctions restent in-« tactes. » Du reste, la durée de l'achore varie, comme celle de beaucoup d'autres éruptions, en raison de ses causes, de son étendue, des soins qu'on y apporte et de la constitution du sujet.

Complications. L'achore peut être simple et borné aux phénomènes de son éruption, de même que son développement et sa marche peuvent se trouver accompagnés ou enrayés par des complications de plusieurs sortes.

L'inflammation est la complication la plus ordinaire de l'achore ; elle est généralement en raison de l'étendue du mal : elle pénètre plus ou moins l'épaisseur du derme : elle détermine souvent de la turgescence, beaucoup de chaleur et une vive sensibilité à la pression dans les parties affectées, avec plus ou moins d'agitation et de fièvre : lorsqu'elle gagne les couches profondes de la peau, il peut en résulter des abcès, de l'étranglement, etc.

Une complication aussi fort ordinaire consiste dans l'engorgement des glandes lymphatiques voisines des parties affectées : c'est principalement au cou qu'on rencontre ces sortes d'engorgements qui persistent généralement tant que le mal dure et disparaissent avec lui ; souvent ils restent stationnaires ; parfois cependant ils sont eux-mêmes envahis par l'inflammation et se terminent par suppuration.

Il existe encore d'autres complications plus sérieuses : ainsi, l'abondance de la sécrétion cutanée peut amener l'épuisement des malades et, par suite, une toux ou un dévoiement colliquatif : d'autre part, l'inflammation de la peau peut s'étendre à la muqueuse buccale, coïncider ou alterner avec des gastrites, des bronchites, des entérites, des engorgements mésentériques et même des convulsions ; mais, hâtons-nous de le dire, ces graves complications n'ont généralement lieu que dans les cas où le mal, longtemps négligé et abandonné à lui-même, a pu exercer toute sa violence, et principalement lorsque sa marche a été enrayée par un traitement irrationnel.

Enfin, il est une dernière complication, qui, sans ajouter à la gravité du mal, contribue cependant à rendre plus insupportable encore le prurit inséparable de toute éruption achoreuse ; je veux parler de la présence de poux plus ou moins nombreux au milieu des produits de l'éruption. Cette complication se rencontre bien plus fréquemment chez les enfants mal tenus et négligés ; mais ceux des classes riches n'en sont pas eux-mêmes exempts, et j'ai dû appeler l'attention sur cette nouvelle cause de prurit, toujours inutile et facile à détruire.

Siége anatomique. L'inflammation achoreuse, à son début, réside dans les follicules sébacés.

Diagnostic différentiel. L'achore ne peut être confondu

avec aucune des affections précédentes ; maladie du premier
âge, on le retrouve, à des degrés divers, chez presque tous les
enfants ; exempt de danger, dans les cas les plus ordinaires,
on le voit souvent, en présence d'affections internes plus ou
moins graves, opérer une révulsion heureuse et contribuer
au rétablissement de la santé : tout contribue donc à lui
donner une physionomie parfaitement distincte.

Pronostic. Il en est du pronostic de l'achore comme de
sa durée : on ne doit nullement s'inquiéter d'une semblable
éruption chez un enfant dont tous les organes sont sains,
chez lequel le mal a peu d'étendue, se trouve le résultat de
causes peu actives, temporaires et facilement appréciables,
surtout si le petit malade conserve sa gaieté et son appétit.

Un achore abondant, lié à une constitution mauvaise et
détériorée, est toujours plus sérieux, surtout en ce sens
qu'il peut devenir lui-même une nouvelle source d'épuisement.

Mais les cas où le pronostic devient réellement grave sont
ceux où le mal reconnaît pour cause la présence, dans l'économie, de quelque principe virulent héréditaire : car, alors,
le mal se trouve lié à l'état général de la constitution : il est
même très-rare que, dans ce cas, il ne soit pas compliqué,
soit d'engorgements glanduleux, soit de l'inflammation chronique de quelque partie du système muqueux : on conçoit
que la nature et la gravité des complications de l'achore doivent nécessairement modifier son pronostic.

Espèces et variétés. Elles sont au nombre de deux : 1° l'a-
chore lactumineux ; 2° l'achore muqueux.

Traitement. Dans le premier degré de l'achore, surtout
chez les enfants issus de parents sains, soumis à une alimentation convenable et dont les principaux organes se trouvent
dans un état de parfaite intégrité, on s'en tiendra aux soins
les plus simples ; ainsi, chaque jour, on nettoiera la tête
avec un peigne fin, ou même encore avec une brosse douce
et flexible, comme celles de chiendent, de blaireau, etc.,

8.

évitant d'arracher avec violence les squames ou lamelles qui
adhèrent trop fortement à la peau ; on devra faciliter la chute
des produits lactumineux à l'aide de fomentations tièdes
avec l'eau de son, de racine de guimauve, de fleurs de sureau, etc.; ou bien au moyen d'onctions légères avec l'huile
d'olives ou d'amandes douces, le beurre frais ou le saindoux.

Pour les lotions, on n'emploiera qu'une faible quantité de
liquide, car il y aurait inconvénient à mouiller trop largement le cuir chevelu ; des lotions étendues et souvent répétées ramolliraient les couches extérieures du derme, ôteraient
aux follicules pileux le ton qui leur est nécessaire et pourraient provoquer des engorgements œdémateux.

Ces faciles précautions suffisent pour entretenir dans des
limites convenables une sécrétion que Lorry regarde comme
étant dans l'ordre de la nature, qui est commune à presque
tous les enfants et à laquelle on ne trouve, pour ainsi dire,
rien de morbide.

Dans les cas nombreux où la sécrétion lactumineuse s'é-
tend à l'occiput, sur le haut du front, derrière les oreilles et
se présente sous la forme de lamelles humides, souvent superposées et qu'on trouve, sur bien des points, accompagnées
d'injection et de sensibilité du cuir chevelu, on ne peut plus
déjà se borner aux quelques prescriptions qui viennent d'être
indiquées. L'usage du peigne doit être alors moins fréquent
et réclame plus de précautions , les excoriations du cuir
chevelu étant plus faciles à produire.

Des cataplasmes deviennent parfois nécessaires pour obtenir la chute des croûtes ; ces topiques ne doivent être que
tièdes et toujours préparés avec des substances émollientes,
telles que farine de graine de lin, pulpe de guimauve, fécule
de pommes de terre, mie de pain et lait ; ces derniers cependant seront laissés moins longtemps que les autres, à cause
de la promptitude avec laquelle le lait passe à l'acidité.
Toutes ces pâtes doivent être renfermées entre deux mousselines, pour éviter de nettoyer une tête salie par le mélange

de la matière dont le topique est composé, avec les cheveux et les croûtes.

Les cataplasmes seront toujours minces et légers ; on doit les renouveler avant qu'ils ne soient complétement refroidis, car, s'il faut éviter l'emploi des topiques d'une température trop élevée, on doit également se garder des applications froides dont l'effet résolutif ne serait pas ici sans inconvénient.

A la démangeaison vive et persistante qu'on rencontre généralement, on se contentera d'opposer des fomentations plus fréquentes, des onctions plus longues et plus rapprochées, sans toutefois sortir de l'emploi des émollients.

Mais ces précautions ne suffisent plus contre l'achore pustuleux, surtout si le mal, longtemps négligé, s'est étendu sur de larges surfaces et se trouve compliqué soit d'une inflammation trop vive, soit d'une suppuration surabondante et en disproportion avec les forces de l'organisme.

En tête des moyens propres à combattre l'inflammation achoreuse, se trouvent les émissions sanguines : ainsi, quelques sangsues soit aux tempes, soit derrière les oreilles, conviennent surtout chez les sujets forts et pléthoriques, lorsqu'on peut redouter la violence des contre-coups sympathiques ou si l'inflammation menace d'envahir quelque organe important, comme l'œil, etc. Mais en recourant à ce procédé, que je sais être souvent utile et parfois même indispensable, il ne faut jamais perdre de vue le caractère essentiellement chronique de l'achore, le tempérament lymphatique si commun dans l'enfance et considérer qu'ici l'inflammation est bien plutôt un accident qu'un caractère essentiel de la maladie.

On secondera l'effet des émissions sanguines par l'emploi des révulsifs sur le canal intestinal ; pour cette dérivation, on a toute la classe des laxatifs et des minoratifs. Comme il est nécessaire de revenir souvent à leur usage, on doit choisir de préférence ceux qui purgent le plus doucement ; ainsi, le

sirop de chicorée simple ou composé, celui de fleurs de pêcher, la rhubarbe, la manne, le calomel, etc.

Dans des cas où l'inflammation ne cédait qu'avec lenteur,
ou même résistait aux applications adoucissantes, quelques
praticiens ont conseillé de recourir aux topiques anodins et
stupéfiants ; c'est ainsi qu'on a fait usage de cataplasmes
composés avec des décoctions de morelle, de ciguë, de belladone, de jusquiame ; mais ces préparations peuvent avoir
de graves inconvénients et aller jusqu'à mettre en péril
l'existence de certains enfants. Les seuls topiques de ce genre
dont je me trouve bien généralement pour aider à la chute
de la pyrexie et combattre la démangeaison, sont une légère
décoction de têtes de pavots, soit en lotions, soit pour dé-
layer les diverses substances destinées aux cataplasmes, et le
cérat faiblement opiacé.

Une classe de médicaments fort dangereux qu'il est d'autant plus urgent de signaler à la réprobation des praticiens
qu'ils exercent sur la sécrétion achoreuse une influence rapide
et d'apparence favorable, est celle des astringents : telles sont
les préparations d'alun, de zinc, de plomb, certains principes
sulfureux, etc. Les auteurs fourmillent d'exemples qui tous
viennent appuyer notre répulsion. J'ai vu succomber en quelques jours des enfants chez qui l'on avait trop brusquement
supprimé la sécrétion achoreuse ; aussi Forestus a-t-il raison
de vouloir qu'on procède toujours lentement à la guérison
des achores. Ce précepte est utile surtout dans le cas où l'a-
chore semble remplacer quelque affection interne et se montre comme une éruption véritablement critique.

Un autre moyen d'affaiblir l'inflammation achoreuse, en
la divisant, consiste à établir un petit exutoire au bras ou à la
jambe. On doit, tant que l'enfant n'est pas propre, préférer
le bras comme siége de l'exutoire ; plus tard, lorsqu'on n'a
plus à craindre le contact de l'urine, on se trouve tout aussi
bien de l'appliquer à la partie interne du mollet.

Dans la période de décroissance, on usera des lotions légèrement alcalines ou savonneuses répétées deux et trois fois par jour.

Mais il peut arriver qu'au lieu d'avoir à calmer l'inflammation achoreuse, il faille, au contraire, la ranimer et quelquefois même la rappeler après une disparition trop brusque, soit en raison de l'aggravation d'une affection interne concomitante, soit par le développement d'un mal nouveau qu'on peut regarder comme le résultat des changements survenus dans le travail d'épuration qui se faisait à la peau.

Le rappel des sécrétions achoreuses, lors même qu'elles n'ont disparu que depuis peu de temps, présente souvent beaucoup plus de difficultés qu'on ne pourrait le croire ; dans ce but, on peut recourir aux moyens suivants :

D'abord, entretenir sur les régions qui ont été malades, avec des étoffes de laine recouvertes de taffetas gommé, un degré constant de chaleur porté jusqu'à la transpiration ; exciter, en outre, modérément le cuir chevelu par l'application de feuilles de poirée ou de laitue, celles de choux, etc.; et si ces moyens échouent, il faut employer sans hésitation les vésicants et les suppuratifs; ainsi, de petites mouches derrière les oreilles, aux tempes, ou un large vésicatoire sur le cuir chevelu, lorsqu'il s'agira de rappeler un achore dont les écoulements étaient séreux et s'épanchaient de surfaces douloureuses plus ou moins fortement injectées ; car autrement l'on doit préférer les frictions avec la pommade au tartre stibié qui fait naître des élevures pustuleuses et pleines d'un fluide blanc jaunâtre, se rapprochant beaucoup du mucus épais et gluant fourni par les pustules de l'achore.

En dehors de ces divers éléments de médication, existe-t-il des remèdes d'une efficacité plus constante et plus spéciale contre les gourmes achoreuses? Je n'ose l'affirmer, et cependant M. Devergie insiste sur l'utilité du sirop d'écorce d'orme pyramidal dans les maladies sécrétantes avec prédominance du tempérament lymphatique. La préparation de ce sirop est des plus simples ; le lecteur le trouvera au formulaire.

De son côté, le docteur G.-B. Jemina, de Mondovi, a publié un certain nombre d'observations tendant à prouver que l'emploi, à l'intérieur, du tartrate de potasse est également utile dans le traitement de l'achore muqueux (*porrigo larvalis*, Willan).

Lorry préconisait, dans le même cas, les préparations mercurielles, surtout le protochlorure, tandis que le docteur Strack accordait à la jacée (*centaurea jacea*) des propriétés toutes particulières. Ce médecin l'emploie fraîche ou desséchée, ordinairement bouillie dans du lait de vache, quelquefois en poudre, et, dans quelques cas, en bouillie ou sous forme de gâteau. Strack considère cette plante comme diaphorétique, et, de plus, favorisant la sécrétion urinaire.

Sans vouloir contester ici les assertions de ces savants praticiens, je dois dire cependant que l'expérience ne m'a paru confirmer qu'en partie les avantages annoncés, et que, dans aucun cas, il ne m'a été possible de reconnaître dans l'action de ces médicaments une influence spéciale, encore moins spécifique.

Avec nos différentes prescriptions appliquées à propos et suivies avec la persévérance convenable, on doit triompher des gourmes achoreuses les plus étendues et les plus anciennes ; celles, en très-petit nombre, qui résisteraient à l'emploi d'un pareil traitement seraient certainement entretenues par la présence dans l'économie d'un principe virulent *strumeux* ou *herpétique*, dont l'expulsion devient alors indispensable pour arriver à une guérison complète et à l'abri de toute récidive. Ici, en effet, l'achore a perdu tout caractère de sécrétion normale ; c'est une véritable maladie qu'il faut se hâter de combattre et de détruire si l'on ne veut voir le mal se perpétuer bien au delà de ses limites ordinaires, ou, ce qui serait plus dangereux encore, laisser pour toujours l'organisme exposé à sa funeste influence ; la science possède heureusement les moyens d'arriver sans secousse, dans ces cas mêmes, à la guérison ; elle les trouve dans les éléments d'une salutaire *dépuration*.

Disons, en terminant, que le régime des enfants achoreux doit rester l'objet d'une active surveillance. Il faut éviter de fatiguer l'estomac par l'usage de substances indigestes et avoir soin de régler leurs repas. Lorry conseille de soumettre les enfants guéris à la diète lactée. Je me suis souvent bien trouvé de suivre cet avis. Le seul changement d'alimentation donne parfois les meilleurs résultats, et cet unique moyen a pu suffire à la guérison dans des cas où les médications les plus actives semblaient avoir échoué.

***

GOURMES PARASITAIRES.

PORRIGINE (1).

Synonymie. — Porrigo , des Espagnols ; porrigine, des Italiens ; scald head, des Anglais ; hautkleie, des Allemands ; pityriasis, de Paul d'É-gine ; porrigo, de Celse ; teigne humide, d'Astruc ; teigne furfuracée, de Sennert ; teigne rugueuse, de Gallot ; teigne crustacée ou lupineuse, de Johnston ; sahafatum, des Arabes ; la tinha, des Portugais ; hoofdzeer, des Hollandais.

HISTORIQUE.

Définition. Gourme parasitaire et contagieuse, se manifestant le plus ordinairement au cuir chevelu et sur les parties

(1) De *porrigo*, ordure, crasse qui tombe de la tête. Tout semble démontrer que les anciens et Lorry lui-même n'ont eu sur la porrigine que des notions vagues et incertaines. La plupart, cependant, s'accordent sur le caractère furfuracé et squammeux de la maladie : c'est le genre d'altération que les Grecs désignent sous le nom de *Pityriasis*. A notre ancien collègue, M. le docteur *Bazin*, revient en réalité l'honneur d'avoir fixé de nos jours les véritables caractères de la porrigine.

du visage garnies de poils, principalement caractérisée par une apparente furfuration ou desquamation épidermique, avec ou sans décoloration des parties affectées, et fréquemment accompagnée ou suivie d'alopécies plus ou moins étendues, tantôt simplement temporaires, d'autres fois persistantes.

Causes. L'enfance et la jeunesse, le tempérament lymphatique et, à plus forte raison, la diathèse scrofuleuse, l'usage habituel d'aliments grossiers et indigestes, une habitation insalubre, les privations de la misère, la malpropreté, etc., sont autant de causes prédisposantes de la porrigine.

Mais cette affection a pour cause essentielle et déterminante, le dépôt accidentel sur la surface du derme et le développement d'un parasite végétal de la classe des *mucédinées*, désigné par Schœnlum sous le nom d'*achorion*, par M. Gruby sous celui de *microsporon* et appelé par Malensten *trichophyton*.

Symptômes et marche. Quiconque veut suivre les progrès de la science, est forcé de reconnaître qu'aujourd'hui la description du porrigo ne peut plus rester telle que nous la transmettent les auteurs et que les caractères qu'en a récemment tracés M. le docteur Bazin doivent servir de base à l'histoire de cette singulière affection.

La porrigine se présente sous trois aspects divers, correspondant chacun à un degré différent de la maladie.

1ᵉʳ degré. *Porrigine décalvante.* Cette espèce de gourme est caractérisée par une altération spéciale des poils avec alopécie rapide, sans squames, sans croûtes, sans décoloration des parties malades.

La porrigine décalvante débute, en général, par le cuir chevelu; elle peut ensuite gagner les sourcils, les cils, les favoris, les moustaches, et successivement les poils des diverses parties du corps.

Les poils au moment de leur chute ont le plus souvent déjà perdu de leur coloration. L'alopécie commence par un point ou par plusieurs points à la fois, les surfaces dégarnies de cheveux, petites d'abord, s'agrandissent rapidement de jour en jour : elles sont découpées, anfractueuses, bien plus irrégulières dans cette forme que dans la teigne achromateuse.

La peau, sur les parties malades, n'offre que des décolorations partielles et quelquefois même reste saine et sans aucun changement de couleur.

Lorsqu'on examine à la loupe les parties dénudées, on n'aperçoit sur les orifices béants des follicules pilifères aucun vestige de poil.

Il n'y a ni tuméfaction, ni rougeur, ni squames. Le malade éprouve parfois d'assez vives démangeaisons.

2e Degré. *Porrigine tonsurante.* La teigne tonsurante est caractérisée par la décoloration des poils et l'altération de leurs qualités physiques qui les rend fragiles et suceptibles de se casser à quelques lignes de leur insertion sur la peau ; par l'état chagriné, bleuâtre, hérissé des follicules pileux, et aussi par des squames blanches, minces, pulvérulentes, formant de petites gaînes à la base des poils (teigne amiantacée, Alibert).

La porrigine tonsurante est primitive ou consécutive à de l'*herpes circinné* (vésiculite annulaire, D. D.).

Elle attaque un point ou plusieurs points à la fois du cuir chevelu : assez ordinairement elle débute par la région occipitale, mais elle peut indistinctement commencer par toutes les régions de la tête.

Quand la porrigine tonsurante est consécutive à de l'*herpes circinné*, c'est le centre des anneaux herpétiques qu'elle envahit tout d'abord, à l'instar du favus. On la reconnaît souvent à son origine, par l'altération de couleur que présente un petit bouquet, une petite touffe de cheveux qui deviennent plus pâles, rougeâtres, moins foncés en couleur que les cheveux circonvoisins. En examinant la peau sur laquelle cette touffe de cheveux est implantée, on la trouve légèrement couverte de squames ou d'écailles épidermiques. Le mal fait des progrès rapides : l'altération gagne les cheveux environnants, et bientôt, sur une surface de 1 à 2 centimètres de diamètre, on voit le tégument bleuâtre, ardoisé, tuméfié, soulevé d'une demi-ligne au-dessus du niveau de la peau saine : les follicules pileux sont comme hypertrophiés, hérissés, ce qui donne à la surface de la plaque un aspect chagriné.

La plupart des cheveux qui naissent de cette plaque sont cassés, brisés irrégulièrement à quelques lignes du cuir chevelu. Çà et là, cependant, on en voit sur la plaque quelques-uns entiers.

La partie malade est en outre recouverte d'écailles et de squames blanches, comparables à des parcelles de fécule, à de l'amiante ou mieux encore au duvet blanchâtre qui recouvre la coque de l'amande avant sa maturité. Ces petits flocons blancs, d'un aspect velouté, se trouvent entre les cheveux cassés et leur forment des gaînes. L'altération se propage rapidement; les plaques s'élargissent de jour en jour, finissent par se rencontrer et forment alors de larges surfaces, plus ou moins dégarnies de cheveux, irrégulières, terminées quelquefois par la réunion d'arcs de cercle qui rappellent la forme annulaire du début. Si l'on veut arracher avec les pinces les cheveux rompus qui recouvrent la plaque, on les brise de nouveau un peu plus près de leur insertion, avec une facilité telle que l'on croirait au premier abord avoir seulement pris un cheveu dont la capsule aurait été antérieurement détachée. Cette espèce de porrigine est beaucoup moins souvent que le *favus* suivie d'une alopécie permanente.

Cette teigne n'attaque pas seulement l'espèce humaine; elle peut aussi se déclarer sur les animaux.

3o *Porrigine achromateuse.* Cette espèce est caractérisée par une décoloration des poils, accompagnée de la décoloration des parties sur lesquelles ils sont implantés.

La teigne achromateuse est primitive ou consécutive au *vitiligo* simple (achrome, D. D.).

Elle peut se montrer sur toutes les parties du corps, mais on l'observe le plus souvent au cuir chevelu, à la face et aux régions sous-maxillaires.

Sur un ou plusieurs points du cuir chevelu ou de la barbe, on voit les poils, dans l'étendue de quelques millimètres, se décolorer, jaunir et blanchir. Si l'on cherche à les extraire, ils se détachent avec facilité : bientôt, ils tombent d'eux-mêmes. Les places dégarnies s'offrent alors sous la forme de surfaces très-irrégulières, assez souvent ovalaires, de 1 à 2 centimètres d'étendue, blanches, comme laiteuses, sans squames et sans prurit, ou seulement acompagnées d'insignifiantes démangeaisons.

Le mal peut rester stationnaire ou faire de rapides progrès. Les taches se multiplient, s'agrandissent et se réunissent comme dans la teigne tondante.

Tels sont les caractères de la porrigine tracés par M. le docteur Bazin. Si j'ai changé le mode d'exposition adopté par notre savant et laborieux confrère, c'est que j'ai cru devoir le subordonner au progrès du mal dont chacune des variétés précédentes me paraît représenter un degré différent.

Dans la porrigine décalvante, en effet, le champignon parasite est peu abondant, limité au système pileux qu'il étreint et dont il empêche la nutrition, laissant à peu près intactes les vacuoles du derme, tandis que dans la seconde variété ou porrigine tonsurante, on voit ce même cryptogame, en nombre plus considérable, ayant pénétré jusque dans la cavité folliculeuse, de là se prolongeant le long des cheveux et des poils qu'il enserre de ses gaînes chatoyantes et nacrées, et, en outre, couvrant de ses ramifications multipliées la peau elle-même qu'on trouve toujours alors plus ou moins sérieusement altérée; enfin, se présente la porrigine achromateuse avec décoloration et atrophie de toutes les parties qu'elle attaque et comme expression des progrès les plus étendus de la maladie.

Cette description nous représente la porrigine exempte de toute complication et telle qu'on ne la rencontre que dans quelques cas rares et exceptionnels : ce tableau ne nous offre pour produits pathologiques que d'apparentes furfurations ou desquamations légères, des gaînes pseudo-épidermiques enfermant les cheveux et les poils, des altérations de couleur dans le système pileux et à la surface du derme, les cheveux et les poils rugueux, fendus et brisés, des alopécies plus ou moins multipliées et étendues.

Il n'est aucun de ces caractères extérieurs qui ait échappé à l'attention des dermatographes; pour s'en convaincre, il suffit de lire les descriptions d'Alibert, de Willan, Batemann et autres; mais ce qui est resté méconnu et ce que M. le docteur Bazin a eu le mérite de constater jusqu'à l'évidence, c'est la *nature parasitaire* de la porrigine : ainsi, cette poussière et ces squamules ne sont autre chose que le champignon parasite lui-même sous ses divers aspects; il se nourrit et s'étend aux dépens de nos organes, et les différentes altérations que je viens d'énumérer ne sont que la conséquence de ses progrès et de son envahissement.

Je n'ignore pas que les opinions de M. Bazin sur la porrigine sont et resteront peut-être longtemps encore l'objet de nombreuses controverses; l'examen des faits pourra seul convaincre de leur réalité ; mais certaines études comportent des difficultés que chacun n'est pas libre de pouvoir toujours surmonter : telle est celle des êtres microscopiques, qui exigent la possession d'instruments d'un prix assez élevé, l'habitude de s'en servir et une certaine habileté opératoire que tout le monde ne possède pas.

L'histoire du parasite de la porrigine a déjà été tracée par plusieurs médecins naturalistes; le lecteur désireux de connaître l'état de la science sur ce sujet, peut consulter les deux brochures de M. Bazin (1853, Leclerc ; 1858, Delahaye), et celle publiée par le D. Cramoisy chez J. B. Baillière (1).

L'étendue de la porrigine ne change rien à ses caractères extérieurs ; la durée de cette affection est généralement fort longue ; elle peut persister des mois entiers et souvent même beaucoup plus ; elle constitue, dans tous les cas, une affection purement locale et sans aucun rapport sympathique avec l'organisme. Les troubles généraux que certains auteurs lui attribuent, dépendent des altérations qui la compliquent fréquemment ; la mollesse et l'humidité de la peau, telles qu'on les observe chez les sujets lymphatiques et plus particulièrement chez ceux qui sont disposés aux tubercules, semblent des conditions favorables aux progrès de la porrigine, qu'on voit néanmoins, dans certains cas, guérir spontanément ; mais ces guérisons spontanées n'ont guère lieu que chez des sujets robustes dont la trame cutanée, facilement excitable, repousse avec énergie tout envahissement parasitaire.

J'ai dit que la porrigine se rencontre rarement isolée et exempte de complications ; je peux ajouter que c'est même à la fréquence de ses complications qu'il faut attribuer l'erreur dans laquelle on est resté si longtemps à l'égard de ses véritables caractères ; les complications de la porrigine sont de plusieurs sortes : je parlerai d'abord de l'herpes circinné qui parfois précède, et, plus fréquemment encore, suit l'invasion de la porrigine ; viennent ensuite les affections eczémateuses et impétigineuses ; ces différentes altérations sont très-communes chez les porrigineux, et la facilité avec laquelle elles masquent les éléments particuliers de la porrigine, rend facilement compte du vague et de la divergence des descrip-

(1) Au début de cette année, plusieurs séances de l'Académie de médecine ont été consacrées à l'étude du *trichophyton*, à propos d'un rapport de M. le docteur Devergie sur les récents travaux de M. Bazin. La divergence des opinions émises me paraît démontrer que la science n'a pas encore dit son dernier mot sur les véritables caractères de cet intéressant mycoderme.

tions qui nous ont été transmises. Alibert avait cependant déjà signalé la disposition particulière des furfures et des squamules pseudo-épidermiques, qu'il présente sous forme d'écailles adhérentes, généralement imbriquées et réunies autour de la racine des cheveux.

Dans la porrigine amiantacée, il trace avec vérité la marche de ces écailles qui entourent les cheveux, les suivent dans tout leur trajet, rappellent l'aspect de l'amiante et forment des paquets distincts et cylindriques.

Mais Alibert cesse d'être dans le vrai quand il décrit sa porrigine granulée, non que je veuille contester la parfaite exactitude de ses descriptions, mais en ce sens qu'il regarde comme une variété de porrigine, soit un *impetigo simplex*, soit une porrigine compliquée de pustules et de croûtes impétigineuses. Le talent d'observation de ce grand praticien reparaît à propos du *porrigo decalvans*, quand il dit que, dans cette affection, la peau devient d'une sécheresse extrême; qu'elle prend une teinte légèrement violacée et se couvre d'un grand nombre d'aspérités plus sensibles au toucher qu'à la vue; que les cheveux se cassent à 1 ou 2 lignes au-dessus de l'épiderme, et qu'ils laissent constamment, par leur chute, une calvitie partielle et circulaire.

Un caractère propre aux produits porrigineux, quelle que soit d'ailleurs la diversité des formes extérieures, est d'exhaler une *odeur de rance* plus ou moins prononcée.

Les régions affectées de porrigine n'offrent de gerçures et d'ulcérations que dans les cas où une inflammation soit vésiculeuse, soit pustuleuse, etc., est venue se joindre au champignon parasitaire, injecter et ramollir les couches superficielles de la peau; c'est alors qu'on peut voir la porrigine se compliquer de l'engorgement des ganglions lymphatiques voisins, d'une affection thoracique ou abdominale; une grande quantité de poux peut encore se joindre aux squames et aux croûtes et augmenter la démangeaison déjà si pénible dans ce genre d'affection.

Pour que l'alopécie qui succède le plus ordinairement aux attaques de porrigine soit persistante, il faut que la maladie ait été méconnue et longtemps abandonnée à elle-même; autrement, les cheveux repoussent, et toute trace de la maladie s'efface.

Siége anatomique. Le parasite de la porrigine a son siége dans les vacuoles du derme et dans les follicules pileux.

Diagnostic différentiel. Des affections précédentes, certaines variétés de l'achore pourraient seules être confondues avec la porrigine qui s'en distingue par la sécheresse et la configuration de ses squames. Pour apprécier la nature cryptogamique de celle-ci, une forte loupe ou le microscope deviennent souvent indispensables; le caractère absolument local et l'absence de tout désordre fonctionnel aident encore le diagnostic; mais ses principaux éléments consistent dans les différentes altérations du système pileux et dans les dénudations de la peau; la présence d'affections vésiculeuses ou pustuleuses peut gêner plus ou moins le diagnostic; mais de pareils obstacles ne sont que temporaires, et en étudiant avec soin l'état des cheveux et des poils, on ne tarde pas à être fixé sur l'existence réelle de la porrigine.

Pronostic. Il est peu sérieux quand la porrigine est récente et limitée; mais si le mal est ancien et que le parasite ait pu se multiplier au point de déterminer l'atrophie de la peau et des follicules pileux, le pronostic prend de la gravité en ce qu'il devient souvent alors impossible d'éviter des dénudations persistantes.

Espèces et variétés. Elles sont au nombre de trois : 1° la porrigine décalvante ; 2° la porrigine tonsurante; 3° la porrigine achromateuse (1).

---

(1) M. le docteur Gruby admet qu'à chacune de ces variétés de porrigine se rattache une espèce différente de cryptogame: cette opinion n'est pas celle de tous les naturalistes; elle importe peu, du reste, au praticien, puisqu'elle ne modifie pas la nature de la maladie, qui reste une affection toute locale et sans relation aucune avec l'organisme.

Traitement. Le traitement de la porrigine est des plus simples quand le mal est récent et exempt de complication ; qu'il ait son siége sur le cuir chevelu, dans les favoris ou à la barbe, la médication, en pareil cas, se résume dans l'arrachement méthodique de toute la partie du système pileux affectée et dans des lotions parasiticides ; pour ces lotions M. Bazin emploie de préférence la solution de sublimé dans les proportions de 2 grammes de deutochlorure dissous dans l'alcool, pour 500 grammes d'eau distillée.

Lorsqu'il existe déjà des plaques circulaires, squameuses, couvertes de cheveux brisés, avec leurs gaînes blanches, que la peau est ardoisée, les follicules hérissés, le traitement, tout en restant le même, ne mène plus aussi rapidement à la guérison, parce que, dit avec raison M. Bazin, l'épilation ne peut être que partielle et très-imparfaite ; il est bon, cependant, de débarrasser la plaque de ses squames, des cheveux cassés, puis d'arracher sur le pourtour de la plaque tous les cheveux dont la couleur est altérée, et de faire, aussitôt après cette opération, une lotion avec la solution de sublimé ; en agissant ainsi, on arrête le développement excentrique de la plaque, et on détruit déjà une bonne partie du champignon. Pendant quelques jours, on continue la lotion parasiticide, puis on enduit les plaques et la chevelure d'une pommade composée de 30 à 50 centigram. d'iodure de soufre, pour 30 grammes d'axonge. Dès que les cheveux recommencent à pousser sur les parties malades, on les enlève de nouveau, on lave la plaque avec la solution de sublimé, et la même opération se répète jusqu'à ce que le cuir chevelu se soit affaissé, ait perdu sa teinte ardoisée, et que les cheveux arrachés viennent avec leur racine. On peut, de cette manière, réduire à trois ou quatre mois la durée du traitement de la porrigine.

Le même procédé s'applique à la porrigine des sourcils, des favoris, des moustaches, de la barbe ; il offre d'autant plus de chances de succès que les poils ont conservé plus de solidité, et peuvent être arrachés dans leur entier. Il est évident que cette méthode perd beaucoup de son efficacité quand le mal est ancien, que les cheveux ou les poils sont déjà détachés, et que la peau elle-même se présente dans un état d'atrophie plus ou moins prononcé. M. Bazin conseille cependant encore d'y avoir recours, d'épiler à mesure qu'il s'élève quelques poils, ajoutant qu'en pareil cas, on peut choisir indifféremment la solution de sublimé ou celle d'acétate de cuivre, et qu'il est utile d'appeler en aide les bains sulfureux, les pommades avec l'huile de noix d'acajou ou le quinquina, les toniques à l'intérieur pour remonter l'organisme et porter dans tous les tissus une salutaire excitation.

Mais si efficace que puisse être ce traitement de la porrigine préconisé par M. Bazin, il n'est immédiatement applicable que dans le cas où cette affection est exempte de tout désordre inflammatoire, ce qui est, il faut en convenir, le cas exceptionnel.

Tant qu'il existe à la peau, soit des vésicules ou des squames eczémateuses; soit des pustules d'achore ou d'impétigo, il faut insister sur les moyens propres à détruire ces différentes complications avant de recourir à l'épilation ainsi qu'aux lotions parasiticides. Ce n'est jamais à la présence même de la porrigine qu'il faut attribuer les engorgements glanduleux, les affections thoraciques ou abdominales qu'on rencontre chez certains malades, mais aux dermatoses qui la compliquent, et contre lesquelles il faut recourir alternativement aux émollients, aux mucilagineux, aux boissons délayantes ou légèrement sudorifiques; puis ensuite aux amers, aux antiscorbutiques, aux préparations sulfureuses, antimoniales, aux carbonates de potasse et de soude, aux laxatifs doux, à un régime plus ou moins sévère, à une extrême propreté, à l'observation scrupuleuse de toutes les lois de l'hygiène. C'est contre la porrigine qu'a été primitivement inventé le traitement barbare de la calotte, et c'est aux frères Mahon que nous en devons l'oubli mérité.

9.

FAVUS (1).

Synonymie. — Tiña, des Espagnols et des Italiens ; the scalp, ringworm, des Anglais ; wachsgrind, des Allemands ; teigne faveuse d'Astruc ; favus urceolaris, des auteurs ; cerion d'Avicenne ; tinea corrosiva, d'Ambroise Paré ; scabies capitis, ficosa, de Plenck ; porrigo lupinosa, scutulata, de Willan, Bateman et Plumbi ; teigne nummulaire, teigne jaune, teigne à rayons de miel de certains départements ; le coton des femmes du peuple.

HISTORIQUE.

Définition. Gourme chronique, généralement propre à l'enfance, éminemment contagieuse, ayant le plus ordinairement son siége au cuir chevelu, mais pouvant se manifester sur toute autre partie du corps, due au dépôt accidentel dans les cellules épidermoïdes d'un parasite végétal, et principalement caractérisée par le développement de petites incrustations arrondies, d'une couleur jaune pâle et sale, fortement enchâssées dans l'épaisseur du derme. Chaque produit faveux offre à son centre, dès l'origine, une dépression *en godet,* plus ou moins régulière, ce qui lui donne jusqu'à un certain point l'aspect, soit des alvéoles qui tapissent l'intérieur d'une ruche à miel, soit des semences du lupin (d'où les noms de favus et de teigne lupineuse); ces incrustations sont en nombre variable, discrètes ou confluentes, et l'affection qu'elles caractérisent est constamment suivie d'alopécies persistantes et parfois d'autres désordres locaux plus ou moins graves.

Causes. Au nombre des causes du favus doivent être classées toutes les conditions favorables au transport du

(1) Le nom de *favus,* sous lequel on désigne la dermatose qui nous occupe, lui a été donné à cause de l'analogie qui existe entre la forme de son produit morbide et celle des alvéoles où les abeilles déposent leur miel : le mot *favus* répond au κήριον des Grecs.

principe faveux ; ainsi, l'encombrement, des habitations insuffisantes, la malpropreté, l'usage habituel des coiffes ou
bonnets de laine, etc.; mais, en première ligne, il faut citer
la contagion : il est aujourd'hui démontré qu'elle peut être
directe et que rien n'est facile comme d'implanter le favus
sur un point quelconque de la peau, partout où il se trouve
des cheveux ou des poils; on a constaté également que cette
reproduction du favus, par inoculation, était plus prompte
et plus constante chez les sujets d'un tempérament lymphatique, disposés aux tubercules, mal nourris, privés de soleil,
d'air, d'exercice; mais la cause efficiente réside dans la présence même du principe faveux, qui est un parasite végétal
de la classe des *mycodermes*.

Symptômes et marche : Le favus se manifeste sans aucun
symptôme précurseur, sous la forme d'incrustations jaunâtres, d'abord très-petites et difficiles à bien distinguer,
mais qui grandissent insensiblement, et ne tardent pas à laisser voir cette dépression *en godet* qui les caractérise. C'est
à tort que Willan, Bateman, M. Rayer et d'autres, considèrent ces incrustations comme de très-petites pustules; elles
ne sont autre chose que le champignon faveux à son début.

Ces incrustations font des progrès plus ou moins rapides
et peuvent acquérir un diamètre de 5 à 6 lignes; outre
leurs dépressions centrales, leurs bords sont saillants et relevés comme les capsules de certains lichens parasites. Leur
siége le plus ordinaire est le cuir chevelu, d'où elles s'étendent quelquefois sur les tempes et les sourcils, aux joues,
au nez, sur le menton, le front, les épaules, à la partie inférieure des omoplates, aux coudes et aux avant-bras.
M. Rayer a vu le favus occuper toute la partie postérieure
du tronc jusqu'au sacrum, les genoux et la partie interne et
supérieure des jambes, chez un enfant de douze ans, dont
le cuir chevelu n'était pas atteint. J'ai connu, dans le service
de Biett, un vieillard affecté d'un favus du cuir chevelu et
qui en fut également atteint aux parties génitales, par suite

de l'habitude qu'il prit de couvrir cette région avec sa perruque durant son sommeil.

Partout où il y a des follicules sébacés et des poils, dit Alibert, le favus peut se manifester; rien n'est donc plus variable que le siége de cette affection, puisqu'il change en raison des circonstances qui auront soumis accidentellement tel ou tel point de la surface cutanée à l'action du principe contagieux.

Bien que le favus se manifeste généralement sans symptômes précurseurs, il arrive parfois cependant, comme l'ont observé MM. Mahon, qu'un léger prurit annonce l'invasion du mal : « Il est de peu de durée; quelques heures
« le voient disparaître. Alors de petits points rouges, cor-
« respondant à des follicules sébacés, signalent une inflam-
« mation; ils augmentent et avant douze heures, ils servent
« de base à autant de petits grains jaunâtres qui apparais-
« sent à leur centre, acquièrent rapidement le volume d'un
« grain de millet et offrent dès le principe, vus au micro-
« scope, la forme circulaire et la dépression centrale qui les
« caractérisent.

« Dans d'autres cas, une simple tache roussâtre recouvre
« le follicule affecté; elle peut rester 15 à 20 jours sans que
« le produit faveux acquière le volume qu'il obtient, pour
« l'ordinaire, dans l'espace de 24 heures.

« Dans tous les cas, si, au moment même le plus voisin
« de son apparition, on enlève un de ces petits grains jau-
« nâtres, on peut se convaincre, en examinant son intérieur,
« qu'il renferme déjà une substance compacte et n'ayant
« rien de commun avec le pus. »

Le premier développement du favus est souvent accompagné de démangeaison : ce symptôme fait place ensuite, pour quelque temps, aux phénomènes de l'eczémation, et reparaît après que celle-ci s'est éteinte, pour rester, avec une intensité variable, un des symptômes les plus constants de l'éruption faveuse.

Le favus gagne de deux manières : d'abord, par l'extension plus ou moins rapide de ses incrustations, mais surtout par le développement successif de nouveaux produits morbides.

L'éruption faveuse se présente à l'observateur sous deux aspects différents : la première forme éruptive est celle qu'Alibert désigne sous le nom de *favus vulgaire* ; elle répond au *favus disséminé* de certains auteurs, au *porrigo lupinosa* des dermatologistes anglais. C'est l'espèce la plus facile à reconnaître : l'isolement des croûtes rudimentaires permet de saisir avec promptitude leur teinte d'un jaune soufré ; la dépression centrale *en godet,* que présente chaque produit et qui, jointe à des bords saillants et relevés, les ont fait comparer aux rayons des ruches à miel (favus), aux dépressions qu'on observe sur les semences du *lupin* (d'où la dénomination de *porrigo lupinosa,* Willan) ; enfin, aux capsules de certains lichens parasites. Il n'est pas rare de voir les cheveux s'échapper à travers les incrustations qui acquièrent en peu de temps une certaine dimension.

Les croûtes du favus ne restent presque jamais complétement isolées : elles finissent le plus souvent par se joindre et former par leur agrégation de larges incrustations, d'un aspect comme *gaufré,* et sur lesquelles on distingue facilement la dépression en godet caractéristique de chaque incrustation particulière.

Les incrustations récentes sont d'un jaune clair ; mais elles blanchissent avec le temps, ainsi que par l'effet des applications émollientes ; elles finissent également par perdre la régularité de leurs formes, par s'user, se rompre, et ne plus offrir que d'informes débris : l'usage de linges ou de bonnets trop serrés hâte cette déformation que peut amener également, avec le temps, l'exubérance de développement du produit faveux dont certains débris rappellent l'aspect du soufre pulvérisé.

Du reste, ces larges croûtes qui résultent du rapprochement et de l'agglomération de plusieurs incrustations primitives et contiguës, n'affectent, le plus ordinairement, aucune disposition régulière ; mais, après leur chute, on retrouve constamment à la surface du derme leurs rudiments constitutifs, et les produits nouveaux qui ne tardent pas à renaître, reparaissent toujours avec la même configuration.

Sous le nom de *favus scutiforme*, Alibert décrit une disposition faveuse différente de celle que je viens d'exposer, c'est le *favus en groupes* de certains auteurs ; la *teigne nummulaire et annulaire* de quelques autres ; le *porrigo scutulata* de Willan ; le *ringworm* de quelques pathologistes anglais ; on a longtemps encore appelé cette espèce *favus squarrosus*, c'est-à-dire teigne faveuse à croûtes rudes, inégales et irrégulières. Cette espèce doit rester confondue avec la précédente.

Les éléments anatomiques sont les mêmes ; seulement, au lieu d'être disséminés, ils se trouvent disposés de manière à former sur les parties malades des groupes, des écussons ou des anneaux irréguliers. Les amas d'incrustations qui la caractérisent présentent constamment la forme arrondie ; mais on ne distingue pas également sur tous les points la dépression centrale propre à la croûte faveuse, à cause de l'état de compression qui résulte inévitablement de la confluence des follicules sébacés. Du reste, la couleur et l'odeur sont à peu de chose près les mêmes que dans le *favus vulgaire*. Ici, les plaques sont dues à l'agglomération, sur un même point, de produits faviques multipliés et plus ou moins fortement serrés les uns contre les autres. Le siége ordinaire de ces plaques est le voisinage du front ou le sommet de la tête. Leurs bords sont généralement plus relevés et plus saillants que le centre ; des poils plus ou moins nombreux les traversent ; c'est également sur les bords qu'on retrouve intactes le plus grand nombre de dépressions circulaires, parce que là les follicules sont moins comprimés,

tandis que plus on se rapproche du centre, plus les éléments
de compression se multiplient.

Quand le mal est abandonné à lui-même, non-seulement
les aires des premiers groupes s'étendent, mais il s'en forme
de nouveaux, soit d'une manière spontanée, soit à la suite
d'inoculations successives de l'élément faveux (M. Rayer).
Ces groupes, devenus très-nombreux, peuvent se confondre
par leurs bords correspondants et former des surfaces plus
ou moins irrégulières, dans lesquelles cependant la disposition circulaire des groupes primitifs est encore indiquée
par des arcs de cercle qu'on distingue à la circonférence des
aires de ces larges incrustations : c'est ainsi que le cuir chevelu peut se trouver envahi tout entier par l'éruption faveuse. J'observe néanmoins que le *favus scutiforme* s'étend
généralement moins en surface que le *favus vulgaire* ou
disséminé.

Le favus est, en général, une maladie propre à l'enfance ;
on le rencontre cependant plus communément dans la jeunesse et l'âge adulte que dans les premiers temps de la vie ;
on l'observe aussi quelquefois chez le vieillard. L'éruption
ne se borne que très-rarement à une seule plaque ou incrustation faveuse. Quelle que soit, du reste, son étendue,
jamais on ne l'a vu envahir toute la surface cutanée.

L'éruption du favus se fait, en général, d'une manière
lente et successive ; il n'est pas rare de trouver sous des
croûtes déjà anciennes de nouveaux produits très-récem-
ment développés. Cette disposition entraîne de fréquentes
compressions, non-seulement entre les incrustations faveuses,
mais encore dans les tissus sous-jacents qui se gorgent de
fluides et font souvent comme *hernie* à travers les croûtes
environnantes ; c'est cette disposition particulière que M. le
docteur Mallac proposait d'appeler *teigne faveuse fongoïde*.

Durée. Le favus, quelles que soient sa forme et son étendue,
n'en a pas moins constamment une durée fort longue. Ses
produits, dès qu'ils ont acquis un certain volume, se rompent

et n'offrent plus que des débris dont quelques portions peuvent cependant encore rappeler la forme de l'élément primitif ; il est d'ailleurs fort rare de ne pas retrouver, même dans le favus le plus ancien, une incrustation de formation plus récente et qui conserve, en totalité ou en grande partie, les caractères distinctifs du favus.

Les croûtes faveuses exhalent une odeur toute particulière qu'on a comparée à celle de l'urine de chat ou à l'odeur des lieux qui sont restés longtemps infestés par les souris. Cette odeur caractéristique est généralement en raison de l'étendue du mal, de son peu d'ancienneté, de l'état d'humidité de ses incrustations ; en effet, les croûtes ramollies par des applications émollientes et tièdes laissent échapper, au moment où on enlève ces dernières, une odeur des plus désagréables, qui peut affecter le malade lui-même au point de lui donner des nausées et des vomissements ; cette odeur perd avec le temps de son intensité ; la sécheresse des produits pathologiques contribue surtout à l'amoindrir, mais elle ne disparaît jamais entièrement, et, quelque ancien que soit un favus, on la retrouvera toujours avec un peu d'attention, surtout si l'on prend la précaution de ramollir les croûtes à l'aide de fomentations ou de cataplasmes chauds et adoucissants.

Un des symptômes les plus constants du favus est la démangeaison qui existe fort souvent à un degré de violence extrême ; les malades se grattent avec force ; les ongles ne suffisent pas à beaucoup d'entre eux pour ensanglanter et déchirer le cuir chevelu ; ils emploient, dans leurs moments de violente exaspération, des instruments pointus ou tranchants et se procurent, par une multitude de lacérations superficielles, un soulagement momentané et trompeur, puisque ces lésions deviennent elles-mêmes une nouvelle source d'irritation et de prurit.

Complications. L'inflammation est, en effet, une complication à peu près constante et inséparable du favus ; son intensité est généralement en rapport avec le nombre et le volume des tubercules faveux; avec la durée de l'éruption, son état d'isolement ou de confluence; des incrustations larges et épaisses, qui s'opposent au passage des fluides dont le cuir chevelu se trouve alors gorgé, ne peuvent que favoriser ses progrès qui trouveront encore un nouvel élément d'activité dans des applications âcres et irritantes, dans les conditions d'un tempérament impressionnable, dans les lacérations volontaires du cuir chevelu ou des autres parties affectées.

Ici l'inflammation s'étend fréquemment au delà des follicules sébacés et des couches superficielles du derme; elle peut gagner toute l'épaisseur de la peau, le tissu cellulaire sous-cutané et quelquefois même atteindre le péricrâne et jusqu'à la substance osseuse.

Dans cet état de violente phlogose, on voit souvent paraître des plaques d'eczéma ou des pustules d'impétigo dont l'humeur se mêle aux produits faveux et en modifie l'aspect.

L'altération des cheveux est plutôt une conséquence qu'une complication du favus (1); on les voit, selon l'état du bulbe qui les supporte et du follicule sébacé, tantôt se rompre, se détacher de la peau, repousser, soit avec leurs caractères primitifs, soit décolorés, altérés dans leur tissu et d'apparence lanugineuse; tantôt tomber pour ne plus reparaître et laisser à leur place une dénudation permanente.

Le favus est, fort souvent aussi, compliqué de l'engorgement des vaisseaux et des glandes lymphatiques des régions voisines; il peut l'être accidentellement avec l'otite, l'ophthalmie et le coryza; mais une de ses complications les plus graves est sans contredit l'inflammation chronique du tube

---

(1) Pour M. le docteur Bazin, le favus a exclusivement son siége dans le follicule pileux : je crois cette proposition exagérée, sans songer un seul instant à contester les rapports de contiguïté qui existent entre les incrustations faveuses et l'appareil pilifère.

digestif. Bayle cite comme une complication fréquente du favus, l'engorgement des glandes du mésentère. Dans les favus anciens, surtout dans ceux qui se sont prolongés au delà de la puberté, on voit parfois les ongles s'allonger d'une manière insolite, en même temps qu'ils augmentent d'épaisseur, deviennent rugueux et prennent une teinte jaunâtre qui rappelle jusqu'à un certain point celle du favus; quant aux conséquences du favus sur le système osseux, qu'Alibert s'est plu à signaler, elles sont évidemment exagérées.

Les régions atteintes de favus peuvent offrir des rougeurs morbides, accompagnées ou non de desquamation furfuracée; des gerçures, des excoriations et même de véritables ulcérations; ces dernières, qui n'ont, dans bien des cas, que quelques lignes seulement de diamètre, peuvent se trouver séparées par des gerçures plus ou moins profondes ou n'être que la suite de simples excoriations dont s'est emparée une inflammation corrosive, comme cela s'observe chez les sujets scrofuleux; il n'est pas rare non plus de trouver des abcès soit dans l'épaisseur du derme, soit dans le tissu cellulaire sous-jacent.

La présence des *poux* est encore ici une complication fort ordinaire. Leur nombre est quelquefois prodigieux; c'est surtout entre les croûtes du favus qu'on les voit fourmiller; ils ajoutent à la démangeaison, et il est souvent difficile d'en débarrasser les malades.

Les lacérations dont j'ai parlé, ont nécessairement pour effet de mêler à la matière du favus d'autres fluides sanguins ou ichoreux fournis par les surfaces dénudées et qui modifient plus ou moins ses teintes et la forme de ses incrustations; mais cette forme se retrouve presque toujours intacte sur d'autres points, et il ne peut en résulter aucune erreur de diagnostic.

Le favus, abandonné à lui-même, peut se prolonger indéfiniment. J'ai vu des sujets qui en étaient atteints depuis plusieurs années. Pourquoi, en pareil cas, en serait-il autrement? Tant que le parasite qui constitue le bouton faveux trouve dans les tissus qui le reçoivent des éléments de nutrition et de vie, il croît et se multiplie ; ce n'est donc qu'en l'attaquant directement et en l'extirpant des cavités qu'il s'est faites qu'on parvient à en opérer la destruction. On cite néanmoins quelques cas de guérison spontanée ; on ne peut s'en rendre compte qu'en admettant ou que le parasite s'épuise et tombe faute de nourriture, après avoir détruit les organes qu'il avait envahis, ou bien que l'organisme, surpris par l'agent morbide dans des conditions de faiblesse et d'impuissance, trouve dans un retour des forces et de réaction fonctionnelles le moyen de s'en débarrasser. C'est surtout à l'époque de la puberté qu'on est témoin de ces exemples de guérison ; on les observe encore chez les individus qui passent tout d'un coup de la misère à de bonnes conditions hygiéniques; mais, en tous cas, de pareils exemples sont fort rares.

Siége anatomique. Le favus a son siége dans les follicules sébacés et pileux, ainsi que dans les vacuoles qui parsèment la surface du derme (cellules épidermoïdes). Ce n'est jamais que par contiguïté et en refoulant les tissus environnants qu'il pénètre plus profondément.

Caractère pathologique. On a cru longtemps et des praticiens s'obstinent encore aujourd'hui à admettre que la matière faveuse est le résultat d'une sécrétion particulière attribuée aux follicules sébacés : pour maintenir une pareille supposition, il faut évidemment fermer les yeux à la lumière. Après les recherches de MM. Gruby, Lebert, Mandl, Charles Robin et surtout les récents travaux de M. Bazin sur ce sujet, on ne peut méconnaître dans l'incrustation faveuse, le produit d'une végétation parasitaire, accidentellement déposé à la surface du derme, qui a ses lois propres de vitalité et d'accroissement et qui appartient à la classe des *mycodermes.*

Caractère contagieux. Personne ne doute maintenant que le favus ne soit une affection véritablement contagieuse.

On sait pareillement que c'est parvenue à son plus haut degré de desséchement et sous forme pulvérulente que la matière faveuse est surtout propre à communiquer la contagion. Mais cette poussière du favus n'est autre chose qu'un amas de sporules du mycoderme, qui, d'après M. Gruby, sont l'agent unique de la contagion. Cette communication du favus s'établit indépendamment de l'âge des malades, puisque des enfants ont communiqué le favus à des vieillards, et réciproquement.

On voit donc combien il importe d'isoler les malades, atteints de favus, et quels soins scrupuleux il faut apporter dans l'usage des vêtements et des coiffes qui peuvent devenir la cause instantanée d'une transmission faveuse.

Dans l'état actuel de la science il faut rendre à leur juste valeur toutes les opinions anciennes sur la nature virulente du favus, sur les rapports supposés entre cette affection et le reste de l'organisme et sur le caractère dépuratoire que quelques auteurs lui ont attribué : ce sont autant d'erreurs qu'il faut écarter de la science, sans qu'il soit d'ailleurs nécessaire de nier l'action évidente d'un favus étendu et invétéré sur le développement des forces physiques et morales des sujets qui en sont atteints, surtout s'ils sont en bas âge : est-ce que les plantes envahies par les mousses et les lichens ne se trouvent pas enrayées dans leur accroissement? Ici, le phénomène est à peu près identique; pourquoi lui chercher un autre mode d'explication ?

Diagnostic différentiel. Un favus récent ne peut jamais être confondu avec aucune autre affection de la peau, en raison de la forme toute caractéristique du produit élémentaire, qui le distinguera toujours des gourmes précédentes; mais le favus passé à l'état chronique, dont les produits se trouvent confondus et présentent l'aspect de croûtes informes et irrégulières auxquelles se sont joints fort souvent des fluides étrangers fournis par les points excoriés et enflammés, peut très-bien tromper le diagnostic et faire croire à l'existence de dartres impétigineuses ou squameuses. Dans le doute, il existe un moyen facile de rétablir le diagnostic; ce moyen consiste à faire raser la tête, à provoquer la chute des croûtes par des applications émollientes et attendre la reproduction de quelques tubercules faveux.

L'alopécie est encore un caractère distinctif d'autant plus important qu'elle est ici fort ordinaire, tandis que dans l'achore et la porrigine, elle constitue, pour ainsi dire, un accident et un fait exceptionnels : en outre, ces dénudations plus ou moins étendues du cuir chevelu, ne sont généralement que temporaires dans les gourmes précédentes, au lieu que, dans le favus, elles ne se montrent que trop souvent persistantes.

Pronostic. Le pronostic du favus a beaucoup perdu de sa gravité depuis que la nature parasitaire de cette affection et son caractère essentiellement local ont été mis hors de doute.

Un favus ancien, étendu et invétéré, n'en reste pas moins cependant une maladie des plus opiniâtres et d'une guérison lente et difficile.

Le nombre et la gravité des complications; l'état plus ou moins favorable de la constitution et des forces; la position sociale, elle-même, du sujet peuvent ajouter aux difficultés du traitement et partant rendre le pronostic plus sérieux encore. L'exemple de récidives plus ou moins longtemps après le traitement jugé le plus rationnel et le plus complet, doit rendre le médecin circonspect dès qu'il s'agit de se prononcer sur l'avenir : j'ajouterai cependant, sans hésitation, que le traitement du favus dirigé d'après la connaissance plus intime qu'on a du véritable caractère de ce genre d'affection, est devenu d'une application plus parfaite et laisse des résultats presque constamment heureux.

Espèces et variétés. On doit distinguer deux espèces de favus : 1° le favus alvéolaire; 2° le favus scutiforme.

Traitement. La première indication à remplir dans le traitement du favus consiste à nettoyer la tête, à la débarrasser de ses croûtes et des poux quand il y en a. Les cheveux doivent être coupés à 2 ou 3 centimètres du cuir chevelu ; le bain ou des lotions sulfureuses et, par-dessus tout, quelques onctions d'onguent napolitain suffisent à la destruction des poux ; pour la chute des croûtes on emploie des lotions d'eau tiède, des bains simples plus ou moins prolongés et principalement les cataplasmes émollients. Le conseil d'énucléer les croûtes avec la pointe d'une spatule ou d'une sonde cannelée, donné par M. Lebert, et pratiqué avant lui par Guersent chez un jeune malade de l'hôpital des Enfants sur le nez duquel un tubercule faveux était venu accidentellement s'implanter, ne peut être mis en pratique que dans les cas de favus récent et circonscrit.

M. Bazin observe avec raison que ce procédé reprend son utilité quand il s'agit de pratiquer les épilations secondaires, lors de la répullulation des godets faviques.

Cette opération préliminaire une fois terminée, et elle ne demande, le plus généralement, que vingt-quatre ou quarante-huit heures, on doit faire pratiquer sur toutes les parties malades une première lotion parasiticide avec la solution de sublimé ou celle d'acétate de cuivre dans le but de détruire tout ce qui reste de libre des produits faviques à la surface du cuir chevelu, et sur les dépressions cutanées qui succèdent à l'enlèvement des croûtes.

La seconde indication, c'est d'épiler. L'épilation doit se faire non-seulement sur les surfaces malades, mais encore sur les parties environnantes, partout enfin où les cheveux paraissent altérés. S'il s'agit d'un favus dispersé par plaques sur toutes les régions de la tête, il faut épiler tout le cuir chevelu. Il importe de ne pas laisser une couronne de cheveux au-dessus du front ou de la nuque.

Quand l'épilation doit se faire sur une surface circonscrite, on peut la pratiquer d'emblée, presque sans douleur et sans aucune préparation, au moyen de pinces. Il faudrait une complication inflammatoire assez sérieuse, une phlegmasie assez intense, un érysipèle du cuir chevelu, pour faire ajourner l'épilation. Si les cheveux que l'on juge à propos d'arracher tiennent quelque peu, on fait, matin et soir, pendant quatre ou cinq jours, des frictions avec une pommade alcaline ou mieux encore avec l'huile de cade pure.

L'épilation est toujours un travail facile, mais qui exige cependant quelque dextérité de la part de celui qui la pratique. Les cheveux implantés obliquement dans le tissu de la peau, demandent à être extraits dans le sens de leur implantation. Si les mors de la pince ne saisissent à la fois que deux, quatre, six cheveux implantés dans le même follicule, on aura ces cheveux avec une grande facilité. Si au petit bouquet uniloculaire, on veut ajouter le bouquet voisin, on occasionnera de la douleur au malade et on s'exposera à rompre les cheveux.

L'épilation doit être faite avec le plus grand soin ; il faut extraire tous les poils follets que l'on peut enlever avec la pince. Un assez grand nombre de poils trop déliés échappent à l'instrument. Ce n'est que quelques jours après la première épilation qu'ils grossissent et peuvent être saisis à leur tour.

L'épilation doit se faire sans douleur : elle n'est suivie, en général, d'aucun suintement sanguin.

L'épilation primitive est immédiatement suivie d'une lotion d'eau savonneuse et d'une imbibition parasiticide avec le solutum de sublimé ; ce dernier, suivant l'âge du malade, contient depuis *un* jusqu'à *quatre* et *cinq* gram., pour 500 gram. d'eau distillée.

L'épilation primitive demande trois ou quatre jours. Les séances ne peuvent se prolonger, chaque jour, au-delà d'une heure et demie à deux heures : les enfants ne pleurent ni ne souffrent ; mais ils s'ennuient de rester dans la même position et leurs mouvements dérangent l'opérateur.

Après la première épilation, on se borne pendant trois ou quatre jours à faire, matin et soir, une lotion avec la dissolution de sublimé ; puis, les jours suivants, une onction avec l'axonge ou mieux avec une pommade composée d'un gramme d'acétate de cuivre pour 500 grammes d'axonge.

S'il survient une éruption pustuleuse, on se borne à vider les pustules en les perçant avec une épingle.

De jour en jour, on voit tomber la rougeur morbide ; les surfaces qui étaient tuméfiées s'affaissent, le cuir chevelu reprend quelquefois un aspect tout à fait normal. Bientôt les cheveux commencent à repousser et l'on dirait souvent le malade tout à fait guéri ; mais le plus ordinairement, au bout d'un temps qui varie entre trois et six semaines, il survient une nouvelle éruption favique, beaucoup plus rare que la première, mais qui, quelquefois encore, est extrêmement multipliée. Cette rechute nécessite de nouveaux soins : on doit, avec une épingle, énucléer chacun des petits godets faviques, arracher le poil avec les pinces et faire une nouvelle imbibition parasiticide avec la dissolution d'acétate de cuivre.

Il est d'ailleurs inutile d'attendre cette nouvelle éruption favique : on doit pratiquer l'épilation secondaire dès que les cheveux peuvent être saisis avec la pince. Pendant deux ou trois jours on continue, matin et soir, la même lotion parasiticide ; puis, les jours suivants, on fait graisser la tête alternativement avec le saindoux et la pommade d'acétate de cuivre. La rougeur disparaît graduellement ; les démangeaisons cessent ; les cheveux repoussent avec des qualités physiques évidemment améliorées et plus nombreux : souvent on en voit paraître sur des parties qui semblaient tout à fait chauves.

Ils se montrent avec leur teinte naturelle ; examinés au microscope, ils n'offrent aucune altération pathologique.

Si le traitement a été bien fait, la guérison radicale de la teigne peut être obtenue au bout de six semaines ou deux mois. En pareil cas, la seule manière logique de s'assurer de la guérison est de suivre et surveiller les malades. Quand le favus ne se reproduit qu'au bout d'un an, dit M. Bazin, ce n'est plus une récidive, mais une nouvelle attaque.

Le traitement du favus limité à une petite surface, les cheveux restant sains, ne diffère pas de celui qui vient d'être décrit : je dirai même qu'en pareil cas, la surveillance doit encore être plus incessante et plus active, car il arrive souvent qu'au moment où l'on croit les malades parfaitement guéris, on voit apparaître, çà et là sur la tête, de petites places rousses et tuméfiées, avec prurit, indice certain d'une nouvelle éruption favique. Quand les choses se passent ainsi et se répètent plusieurs fois, il vaut mieux faire frictionner toute la tête avec l'huile de cade pendant plusieurs jours, et abattre la chevelure entière. On évite ces poussées partielles qui tiennent souvent à la contagion, en recommandant au malade qui n'a que quelques points atteints du cuir chevelu, de se graisser les cheveux avec la pommade d'acétate de cuivre.

On ne saurait pratiquer avec trop de soin les épilations secondaires, quand l'apparition de tout petits godets faviques ou de petites places tuméfiées et rouges indique ces épilations.

La forme alvéolaire (urcéolaire de certains auteurs) est, sans contredit, celle qui se prête le mieux, par l'isolement des produits faviques, au succès rapide d'un traitement rationnel.

Quand le favus occupe simultanément le cuir chevelu et d'autres régions du corps, les bains seuls débarrassent le malade de son favus du corps, qui le plus souvent ne se reproduit pas; s'il en était autrement, on lui opposerait les mêmes moyens que pour le favus du cuir chevelu et le succès ne se ferait pas longtemps attendre.

Je n'ai point à revenir sur la nécessité de tenir les malades isolés, surtout quand il s'agit d'enfants ; ils s'y résignent, en général, d'autant plus facilement qu'ils ne peuvent se méprendre sur le sentiment de répugnance qu'ils inspirent :

aussi sont-ils parfois des premiers à chercher la solitude.

Une sécrétion épidermique, d'apparence furfuracée, se montre assez souvent et pendant un temps plus ou moins long, sur les parties qui ont été le siége du favus. Cette sécrétion n'a rien d'inquiétant : elle cède aux ablutions d'eau simple et à l'application d'un corps gras.

Tel est le traitement du favus indiqué par M. Bazin : il est d'une application facile et a pour base *l'épilation*, principe adopté depuis longues années par la plupart des dermatographes et si largement mis en pratique par les frères Mahon. Point de guérison du favus sans épilation, écrivais-je en 1844, dans mon *Traité complet des gourmes chez les enfants :* cette assertion est devenue aujourd'hui plus évidente que jamais : le traitement barbare par la calotte est relégué dans un juste oubli; l'inutilité des lotions alcalines ou sulfureuses, ainsi que des onctions avec les pommades à la suie, au charbon, au goudron, à l'iodure de soufre, à l'acide pyroligneux, etc., etc., quand elles sont employées dans tout autre but que de préparer à l'épilation, est reconnue de tous les praticiens consciencieux; reste donc la seule méthode efficace, le traitement décrit, disons le mot, la *méthode épilatoire.*

Mais à l'épilation ne se borne pas tout ce que peut exiger, dans beaucoup de cas, l'état d'un sujet atteint de favus.

Les gourmes parasitaires germent et se multiplient plus facilement sur les sujets lymphatiques et scrofuleux : la peau de ces personnes semble mieux préparée pour la production de la *matière amorphe* dont parle M. Bonnet de Lyon et qui sert d'aliment aux mucédinées et aux mycodermes. Il est donc utile de se rendre compte de l'état général de la constitution des malades qui ont généralement besoin d'être entourés d'excellentes conditions hygiéniques, d'user des amers, des toniques, de quelques dépuratifs : ici, les évacuants sont moins indiqués; ils conviennent néanmoins sur la fin du traitement, surtout lorsque le cuir chevelu est resté longtemps tuméfié. Quant aux exutoires sur lesquels insistent différents auteurs comme moyen d'assurer la guérison, ils sont généralement inutiles et souvent même ils auraient l'inconvénient de nuire au rétablissement des forces.

Les complications du favus, s'il en existe, seront combattues par des moyens appropriés à leur nature et à leur violence. C'est au médecin à faire la part des indications qu'elles peuvent présenter : j'ajouterai que leur traitement doit toujours précéder celui du favus lui-même, puisqu'on ne peut aborder l'épilation et faire usage des topiques parasiticides qu'après avoir dissipé l'inflammation des tissus affectés, fait disparaître les éruptions concomitantes, et ramené le favus à son état d'isolement et de simplicité.

La *Gazette des Hôpitaux* du 11 juillet 1857 préconise l'huile de naphte comme un excellent topique dans le traitement du favus. L'auteur de l'article, M. le docteur Chapelle, donne à penser qu'il ne se rend pas bien compte de la nature parasitaire du produit faveux et de sa pénétration jusqu'à la souche même du follicule pileux, sans quoi, notre laborieux confrère ne viendrait pas contester les avantages de l'épilation. M. le docteur Chapelle parle d'un *liquide crémeux qui s'échappe des pustules du favus*, et de l'huile de naphte comme l'agent abortif de ces pustules, le plus efficace que l'observation et l'expérience lui aient fait reconnaître. Or, sans vouloir contester, en aucune façon, les bons résultats obtenus et signalés par M. Chapelle, je ne peux, dans l'état actuel de la science, lui concéder l'existence du *caractère pustuleux* dans les produits du favus. Pour moi, l'huile de naphte, comme celle de cade ou de pétrole, peut aider à l'épilation en ramollissant les cheveux et en disposant favorablement le cuir chevelu ou les autres régions malades; mais pour lui reconnaître une action abortive spécifique contre le favus, il faudrait que des faits nombreux et bien détaillés vinssent en démontrer la réalité.

IVᵉ Classe.

DARTRES.

CARACTÈRES GÉNÉRAUX. — Affections éminemment chroniques, à marche progressive ; *siége pathologique*, toutes les parties du corps. *Causes :* Oubli des lois de l'hygiène ; hérédité ; *produits pathologiques*, vésicules, pustules et surtout furfurations et desquamations épidermiques ; tendance extrême à récidiver. *Traitement*, toutes les ressources de la thérapeutique.

HERPES (1).

Synonymie.— Soriasis, des Espagnols ; pityriasis, psoriasis, lepra vulgaris, ichthyose, des auteurs anglais ; dartre furfuracée volante, dartre circinnée, d'Alibert ; dartre squameuse scabioïde ; id. orbiculaire ; id. lichénoïde ; id. centrifuge ; dartre farineuse, ordinaire du vulgaire.

HISTORIQUE.

Définition. Dartre éminemment chronique, non contagieuse, mais susceptible d'une transmission héréditaire ; commune à tous les âges et répandue dans toutes les classes

---

(1) *Herpes*, d'ἕρπω, serpenter, ramper ; en français *dartre*, de δαρτός, δέρω, écorcher, ulcérer. Ici, le mot *herpes* reprend sa seule et vraie signification. Les Grecs et les Romains y attachaient le même sens qu'Alibert ; c'est à tort que Willan et ses partisans ont voulu changer son acception en l'appliquant à une simple inflammation vésiculeuse, de courte durée, toujours très-circonscrite et de peu d'importance. J'ai cru devoir rapporter au seul genre herpes les différentes altérations furfuracées et squameuses de la peau, qui sont liées entre elles par l'identité du siége anatomique, la similitude des produits morbides et l'uniformité des indications thérapeutiques.

de la société; principalement caractérisée par des furfurations et des desquamations épidermiques; sujette à de subites exacerbations, ainsi qu'à de fréquentes récidives; d'une grande opiniâtreté, et réclamant, malgré la diversité des formes éruptives, l'emploi des mêmes moyens de traitement.

Causes. L'herpes s'observe particulièrement dans la jeunesse, est plus commun chez les personnes du sexe féminin, sur les sujets doués d'une peau fine et délicate, sur ceux qui ont subi antérieurement des affections exanthémateuses.

On attribue généralement cette dermatose aux écarts de régime, principalement à l'abus des alcooliques; à l'exercice des professions qui mettent la peau en contact journalier avec des corps pulvérulents, irritants; à l'action prolongée d'une vive chaleur ou d'un froid subit, le corps étant en transpiration; à la malpropreté; à une vie retirée et sédentaire; à la suppression d'une évacuation habituelle; aux émotions vives de l'âme; mais, par-dessus tout, à l'*hérédité.*

Symptômes et marche. L'herpes se manifeste sous différentes formes qu'il importe d'étudier séparément.

1° *Herpes furfuracé* (dartre furfuracée volante, *Alibert;* pityriasis, *Willan.* Dans cette variété, le mal débute par un état de sécheresse et de rugosité dans les parties qu'il occupe; à ces phénomènes que précède parfois un eczémation, le plus souvent léger et superficiel, se joint bientôt la formation de petites squames blanchâtres, qui se détachent avec une extrême facilité sous la forme de molécules pulvérulentes, analogues à celle de la farine, d'où le nom de pityriasis, *son.*

Cette furfuration est généralement bornée à certaines régions, aux joues, au front, aux sourcils, à la barbe, plus particulièrement au cuir chevelu, ou bien encore aux membres dans le sens de l'extension; à la partie postérieure du tronc, quoiqu'il ne soit pas rare de l'observer à la poitrine et à l'abdomen; dans certains cas, on la voit envahir toute l'étendue ou du moins une grande partie de l'enveloppe tégumentaire.

Parfois cette furfuration prend les caractères d'une véritable desquamation foliacée et lamelleuse : c'est même sous cet aspect qu'on lui trouve ordinairement le plus d'étendue. Des écailles minces, blanches, foliacées, se détachent en fragments de largeur variable, qui restent d'abord adhérentes par un de leurs bords, puis se détachent par le frottement.

Les plaques d'herpes peuvent conserver, à peu de chose près, les teintes naturelles de la peau (*pityriasis simplex*, Willan) ou se montrer d'un rouge comparable à celui que laisse après elle la guérison d'une vésication (*pityriasis rubra*, Willan). Elles peuvent encore être brunes ou jaunâtres, comme safranées (*pityriasis versicolor*, Willan), ou bien offrir une teinte tout à fait obscure et presque noire (*pityriasis nigra*, Willan).

Ces plaques sont extrêmement variables pour le nombre, l'étendue et la disposition; elles donnent parfois à l'enveloppe tégumentaire le plus singulier aspect; mais les auteurs me paraissent avoir souvent confondu, sous les titres de *pityriasis versicolor* et *nigra*, des altérations de la couche pigmentaire, de véritables *dyschrômes* qui sont des affections toutes différentes.

Quoiqu'il en soit, l'herpes furfuracé se manifeste et s'étend sans provoquer aucun trouble général de l'économie; j'ai vu cependant, dans quelques cas rares, cette affection prendre, à son début, une apparente acuïté, chez de jeunes sujets qui en furent atteints, à la suite d'exercices violents et inaccoutumés; il y eut fièvre, chaleur générale, agitation, courbature; ces phénomènes durèrent peu, et l'herpes ne tarda pas à reprendre sa marche habituelle. Les parties affectées sont ordinairement le siége d'une démangeaison plus ou moins vive : beaucoup de personnes n'accusent aucune sensation

dans les régions malades, et quand l'herpes occupe des surfaces cachées, il peut exister depuis longtemps sans qu'on ait
remarqué sa présence.

2° *Herpes squaméux* (psoriasis, lepra vulgaris, ichthyose,
dartre centrifuge, etc.); c'est la forme qui présente le plus
de variétés. Ainsi, elle peut débuter par de petits points
rouges ou roses, au centre desquels on aperçoit, dès le principe, une légère écaille. Ces élevures peuvent se montrer
sur toutes les parties du corps, mais on les observe le plus
souvent dans les régions où la peau est d'une texture dense
et serrée, doublée de tissu aponévrotique, comme à la partie externe et postérieure des membres, aux coudes, aux
genoux, au dos, au cuir chevelu, etc.; enfin, l'éruption
peut envahir toute la surface des téguments ou se borner à
certaines régions.

A. Ces produits élémentaires peuvent rester longtemps
isolés, et pour ainsi dire, à l'état natif (*psoriasis guttata,*
Willan); mais ils forment le plus souvent, en se développant,
des plaques rosées et légèrement proéminentes, recouvertes
de squames minces, nacrées, chatoyantes et d'un blanc ar-
gentin, tantôt pleines, de formes variables et irrégulières
(*psoriasis sparsa,* Willan); tantôt arrondies et disposées en
cercles).

B. Quand les cercles herpétiques circonscrivent un espace
central où la peau se montre tout à fait saine, certains auteurs
donnent à l'herpes le nom impropre de *lepra vulgaris*
(Willan); dartre squameuse centrifuge (Alibert). Mais cette
disposition ne change rien à la nature du mal et il me paraît
illogique, au point de vue pratique, de la prendre pour base
d'une distinction générique. Elle peut d'ailleurs être la conséquence de deux conditions différentes, et tenir soit à la
guérison de l'herpes dans le centre d'une plaque orbiculaire,
soit à la disposition primitive des produits élémentaires qui
se sont trouvés rangés de manière à former un anneau plus
ou moins symétrique et régulier.

Je dois noter ici que cette double disposition se rencontre souvent chez le même sujet et qu'il n'est pas rare de voir la même plaque herpétique les présenter l'une et l'autre alternativement.

Les plaques de l'herpes ont des dimensions extrêmement variables ; elles peuvent être limitées à un petit espace, comme occuper toute l'étendue d'un membre, et dans ce dernier cas, leur largeur peut dépendre des progrès d'une plaque unique, ou de la réunion d'un grand nombre de plaques primitivement isolées.

Les plaques herpétiques sont couvertes de squames généralement minces et blanches qui se détachent avec facilité, sous forme de furfure, et laissent à découvert une surface constamment sèche et offrant une injection mamelonnée plus ou moins apparente. Dans quelques cas, les plaques de l'herpes simulent très-bien par la couleur et l'aspect fendillé de leurs squames, l'écorce de certains arbres.

Mais une longue durée finit par imprimer à cette forme de l'éruption herpétique, des caractères encore plus tranchés; les squames s'épaississent et deviennent quelquefois presque croûteuses; on les voit alors se fendiller et tantôt se détacher en écailles furfuracées, tantôt rester fortement adhérentes et tenir les membres enfermés dans une enveloppe solide et continue. La peau sous-jacente est épaissie ou rugueuse : elle devient le siége d'une vive inflammation et se montre sillonnée par des gerçures plus ou moins profondes.

C. Enfin, il est une dernière forme de l'herpes squameux, moins commune que les précédentes et plus redoutable, peut-être, en raison de son extrême opiniâtreté : je veux parler de l'affection désignée par les auteurs sous le nom d'*ichthyose*. Sa présence ne provoque jamais aucun trouble sympathique; elle débute ordinairement par un état de rudesse et de furfuration dans les régions qui doivent en être le siége; on voit en même temps ces parties prendre une teinte plus foncée, devenir sèches et âpres au toucher et perdre plus ou moins complétement toute faculté de perspiration.

Peu à peu ces divers phénomènes se prononcent davantage, et après un laps de temps qui varie chez chaque individu; l'ichthyose se montre sous sa forme écailleuse, véritablement caractéristique.

L'épiderme hypertrophié présente un nombre plus ou moins considérable de squames le plus souvent brunes ou grisâtres et comme terreuses, d'autres fois brillantes et nacrées.

Ces squames, que l'on a comparées tantôt aux écailles de la carpe, tantôt à celles qui recouvrent la peau de certaines espèces de serpents, sont constamment irrégulières et jamais *imbriquées*, généralement petites, d'une espèce variable, larges à leur base et acuminées au sommet: leur figure est celle des aires tracées par les sillons naturels de l'épiderme : du reste, leur organisation se rapproche en tous points de celle de cette membrane, et elles ne paraissent évidemment qu'une superposition de couches épidermiques hypertrophiées.

L'ichthyose peut être bornée à une région peu étendue, comme se montrer simultanément ou successivement sur différentes parties du corps : son siége le plus ordinaire est à la surface externe des membres, à la partie postérieure du cou, et sur tous les points où le derme possède une texture dense et serrée. On ne la rencontre presque jamais dans les régions où la peau jouit de plus de finesse et de sensibilité, et où elle se trouve habituellement lubrifiée par la matière sébacée, comme aux aines et aux aisselles, etc.

L'ichthyose ne se montre pas non plus à la paume des mains ni à la plante des pieds; cette exception est le résultat de l'organisation particulière de ces parties.

L'ichthyose, quels que soient son étendue et le nombre de ses écailles, ne détermine jamais aucun trouble organique : plus commune chez les hommes que chez les femmes, on l'observe dans tous les pays et dans toutes les classes de la société. Son existence paraît souvent compatible avec une bonne santé habituelle et une forte constitution; elle n'apporte d'autre gêne qu'un sentiment de sécheresse et d'aridité et une raideur plus ou moins prononcée dans les mouvements, lorsqu'elle se trouve au voisinage des articulations.

C'est à tort qu'Alibert a voulu rattacher à l'ichthyose certaines productions cornées, la plupart du temps originelles et qui se présentent comme autant d'écarts de la nutrition : elles sont décrites, classe des *hypertrophies*, à laquelle elles appartiennent.

Marche, durée. — L'herpes, quelle que soit sa forme éruptive, a toujours une marche lente et chronique; dans les cas les plus simples, sa durée n'est jamais moindre de plusieurs septénaires; il est sujet à des alternatives de retour et de disparitions spontanées. Ses produits sont généralement moins abondants pendant les grandes chaleurs, ainsi que par les froids rigoureux : dans beaucoup de cas même, il disparaissent complétement vers la fin de l'automne pour revenir aux premières approches du printemps : c'est ainsi qu'on voit des pityriasis se prolonger pendant plusieurs années; des psoriasis, qu'on croyait guéris, reparaître avec une incroyable opiniâtreté, et des ichthyoses persister souvent autant que la vie du malade.

L'abondance des produits herpétiques est extrêmement variable; à côté d'individus dont les surfaces malades ne laissent échapper qu'une petite quantité de furfures ou quelques squames, on en trouve d'autres qui, chaque matin, retirent de la tête une farine abondante, ou laissent, en se levant, leurs draps couverts de squames, et, dans le jour, en ont les habits surchargés. C'est principalement dans certaines ichthyoses qu'on observe ces singuliers effets d'une force de reproduction en apparence inépuisable. Tant que dure la maladie, les squames, continuellement détachées soit par le frottement des vêtements, soit par l'application

des topiques, se renouvellent avec une incroyable rapidité.

Les malades éprouvent, dans les régions affectées d'herpes,
des picotements, de la chaleur, de la cuisson, mais surtout
de vives et constantes démangeaisons. Les phénomènes de
surexcitation durent généralement peu; on les observe au
début de certaines *pityriasis* ou *psoriasis guttata*, dans la saison chaude, après un exercice violent, un excès de table ou
pendant le séjour du lit; mais la démangeaison ne tarde pas
à l'emporter, et reste souvent le seul symptôme sensitif dont
se plaigne le malade.

Ici, d'ailleurs, la sensibilité est loin d'être en rapport avec
l'étendue des plaques herpétiques, et même, dans beaucoup
de cas, elle est à peu près nulle.

Le derme mis à nu par la chute des furfures ou des
squames ne se montre hypertrophié qu'au début de la pityriasis et de la psoriasis; on peut toucher hardiment les régions
dénudées sans provoquer de douleur, bien qu'on puisse les
trouver plus ou moins injectées. Plus tard, par l'effet de
lacérations accidentelles ou volontaires, on trouve souvent,
comme je l'ai déjà observé, des excoriations, des gerçures
plus ou moins profondes, des engorgements dans les parties
sous-jacentes, avec suintements purulents ou ichoreux;
mais ces complications sont loin d'être constantes, et leur
présence n'est d'ailleurs qu'un caractère accidentel et
temporaire. La sécheresse avec diminution ou même suppression complète de perspiration, est l'état ordinaire des
plaques herpétiques, et c'est ce qui explique l'absence de
réaction chez la plupart des malades. J'ai cependant plusieurs fois observé un mouvement fébrile au début de certaines pityriasis chez des sujets jeunes, pléthoriques, d'une
nature excitable et qui étaient tombés malades à la suite de
courses forcées par un soleil ardent.

Dans les cas chroniques et plus particulièrement dans
l'ichthyose, le derme, mis à nu, ne paraît souvent nullement

altéré, et pourtant il est impossible de ne pas admettre une lésion quelconque des couches productrices de l'épiderme, puisque la sécrétion épidermique surabondante qui constitue essentiellement l'ichthyose , est évidemment un état morbide.

Les malades affectés d'herpes peuvent contracter d'autres maladies cutanées ou être en même temps atteints de lésions organiques internes, d'inflammations, de fièvres continues, etc.

Une maladie aiguë et de courte durée reste généralement sans aucune influence sur la marche de l'herpes, tandis qu'une fièvre continue, typhique ou autre, provoquera souvent sa disparition ; mais, le plus ordinairement, on voit l'herpes reparaître, dès que l'affection intercurrente est terminée, et cette réapparition a souvent lieu dès les premiers temps de la convalescence. Il en est de même des altérations organiques (tumeurs, kystes, etc.) qui peuvent se développer dans le cours d'une affection herpétique.

Une terminaison heureuse de l'herpes s'annonce par la disparition graduelle des furfures ou des squames, ainsi que par le retour de la peau à son état de souplesse, de sensibilité et de perspiration.

Les traces de l'éruption herpétique se bornent ordinairement à une injection superficielle et temporaire, à laquelle se joint, dans beaucoup de cas, un état de sécheresse et de rugosité de la surface du derme; le temps finit par effacer ces traces elles-mêmes.

Siége anatomique. L'herpes a son siége dans l'appareil sécréteur des couches épidermiques ou cornées, qui est pour M. Flourens la membrane *pigmentale.*

Diagnostic différentiel. L'herpes se distingue de la porrigine par l'état de sécheresse dans lequel se montrent constamment les parties affectées; ses furfures ou squames n'ont pas, du reste, la même disposition : irrégulièrement épars à la surface du derme, on ne les trouve jamais groupés au-

tour de la base des cheveux ni des poils, comme on trouve
les squamules du *trichophyton*, qui, de plus, les accompagnent souvent dans une partie de leur longueur. On ne peut
pas davantage le confondre avec l'érythème, en ce que la
phlogose, qui peut l'accompagner à son début, est ordinairement peu marquée, de courte durée, et toujours accompagnée de démangeaisons, etc., et son caractère chronique
suffira toujours pour le distinguer de chacune des autres affections précédentes.

Pronostic. L'herpes compromet très-rarement l'existence
et paraît souvent compatible avec la santé.

Mais la répulsion qu'il inspire généralement, bien qu'il
soit impossible de lui reconnaître un caractère contagieux,
jointe à sa trop fréquente opiniâtreté, à l'ennui que donne
le prurit presque incessant qui l'accompagne, à la dégradation qu'il imprime aux surfaces cutanées, et surtout à la
possibilité de sa transmission héréditaire, en feront toujours
une affection grave et que l'on ne doit jamais abandonner à
elle-même.

Espèces et variétés. Il existe deux espèces d'herpes :

1° L'herpes furfuracé (pityriasis, Will.) ;

2° L'herpes squameux : cette dernière espèce comprend
trois variétés, qui sont :

A. L'herpes squameux arrondi (psoriasis, Will.);

B. L'herpes squameux épars (ichthyose) ;

C. L'herpes squameux centrifuge (*lepra vulgaris*, Will.).

Traitement. Peu de personnes se rendent compte des difficultés du traitement de l'herpes, et les nombreux insuccès
dont se plaignent à juste titre médecins et malades tiennent
à ce qu'on refuse trop généralement d'attribuer à cette affection son véritable caractère morbide. Séduit par l'apparente facilité des classifications anglaises, l'observateur superficiel s'habitue à ne voir la dermatose que là où se
manifestent ses produits éruptifs, et pense qu'il suffit de ramener la peau à son état normal pour obtenir guérison. Mais

11

de même que rien n'est prompt et facile comme de faire disparaître une plaque dartreuse, de même rien n'est plus fréquent que son retour et sa récidive, soit à la place qu'elle occupait d'abord, soit sur toute autre partie de la peau. De pareils mécomptes, en se multipliant, doivent naturellement conduire au désappointement; et comme il en coûte toujours un peu d'avouer son impuissance, on se trouve, même à son insu, plus porté à croire à l'incurabilité du mal qu'à reconnaître l'insuffisance de sa médication. *On ne guérit pas les dartres,* dit-on journellement dans le monde, et répètent même beaucoup de médecins : rien n'est cependant moins fondé que cette affirmation. Il me serait facile d'en donner des preuves multipliées, et vingt-cinq années d'une pratique sévère et consciencieuse m'ont fait connaître que la guérison d'un herpes (*dartre furfuracée, squameuse, lichénoïde,* etc.) est souvent moins difficile que celle de beaucoup d'autres maladies contre lesquelles on préconise chaque jour de prétendus spécifiques.

L'herpes ne réclame l'emploi des antiphlogistiques que dans quelques cas exceptionnels, où il se montre accompagné de phénomènes d'acuïté, d'injection et de gonflement à la peau, de malaise général, d'un mouvement fébrile, etc. Cet état particulier de l'herpes coïncide ordinairement avec une apparition brusque sur de larges surfaces, et provoquée par quelque violente secousse, tels un exercice immodéré, l'insolation prolongée durant les grandes chaleurs, des excès de table, et surtout des alcooliques. C'est alors que j'ai vu recourir avec succès à la saignée, aux boissons rafraîchissantes, aux bains émollients prolongés, à une diète plus ou moins sévère, etc.; mais en dehors de ces exceptions, dont le pityriasis fournit seul des exemples, c'est principalement à la classe des excitants et des toniques qu'on emprunte ses moyens de traitement; il y a même, sous ce rapport, une banalité de prescriptions dont il importe de se garder.

L'herpes, quelle que soit sa forme éruptive, peut céder

aux moyens les plus simples et ne réclamer qu'un traitement purement local quand il dépend d'une cause directe et accidentelle.

Ainsi, il suffira bien souvent de frotter, à plusieurs reprises, avec une tranche de citron fraîchement coupée, les dartres farineuses, si fréquentes au visage, au cou, à la poitrine, aux avant-bras, aux mains, etc., dans l'enfance et la jeunesse, aux approches du printemps, pour les voir promptement s'effacer et disparaître ; ce moyen facile peut convenir encore quand la dartre dépend du contact habituel de substances irritantes, comme cela a lieu dans beaucoup de professions ; mais alors, pour que la guérison se maintienne, il est souvent indispensable d'éloigner la cause productrice de la maladie, et j'ai connu bien des malades qui n'ont dû leur guérison qu'à un changement d'état. A défaut de citron, la science a mille recettes propres à effacer les furfures et les squames de l'herpes. On sait la confiance que Biett accordait, dans ce but, à la pommade d'iodure de soufre ; Émery lui préférait celle au goudron ; M. le professeur Velpeau ne semble connaître, en pareil cas, que la pommade au précipité blanc ; puis viennent le cérat soufré, la pommade au calomel, à l'onguent citrin, les lotions et les bains sulfureux, etc., etc.

Il n'est aucune de ces formules qui, méthodiquement employée, ne puisse conduire au résultat désiré, qui est la disparition de l'herpes ; mais je me hâte d'ajouter qu'en dehors des cas peu nombreux où l'herp s'est la conséquence de causes directes et toutes locales, chacun de ces remèdes ne peut plus être accepté que comme adjuvant d'une médication générale ; car, employé seul, il serait impuissant à prévenir la récidive.

Or, nous savons que cette tendance à récidiver est un des caractères dominants des affections dartreuses. Ces intermittences sont déterminées par les changements de saison ou de climat, par un traitement local, le régime, etc., et se renouvellent jusqu'à ce que la peau, altérée dans sa texture, cesse de revenir à l'état normal et reste le siége d'une dégradation persistante.

De pareilles conditions sont fort communes chez les personnes affectées de dartres furfuracée et squameuse, et qui les doivent, soit à leur constitution ou à leur négligence, soit à un long oubli des lois de l'hygiène, soit enfin, ce qui est plus grave encore, à une transmission héréditaire.

Pour triompher de tels obstacles, la science a souvent besoin de réunir tous ses efforts, et d'être secondée par la persévérance et la docilité du malade.

Témoins de ces intermittences dans les crises dartreuses, des praticiens ont été conduits à chercher dans des déplacements volontaires, obtenus à l'aide de médicaments portés sur les divers appareils des sécrétions, une nouvelle voie de salut et de guérison. De là l'emploi des purgatifs, des diurétiques, etc., dans le traitement des maladies de la peau; mais l'expérience n'a pas tardé à démontrer que la méthode évacuante, qui se montre si utile contre les *dartres sécrétantes*, perd la majeure partie de ses avantages quand on l'applique aux dermatoses furfuracée et squameuse.

Il a donc fallu chercher d'autres moyens de débarrasser l'organisme de la contamination dartreuse.

On obtient chaque jour d'incontestables succès de l'emploi des sudorifiques, des iodures, et, plus particulièrement, des sulfureux; mais ces diverses préparations restent trop souvent encore impuissantes contre les dartres constitutionnelles, à plus forte raison contre celles dont l'origine remonte à la naissance et se montrent le produit d'un funeste héritage. Combien de malades se soumettent pendant plusieurs années à l'action des eaux minérales les plus actives et les plus justement renommées, sans en retirer d'autres avantages qu'une guérison temporaire ! C'est en présence de pareils insuccès, qui ne sont malheureusement que trop fréquents, qu'on ne doit pas hésiter à recourir aux seuls remèdes réel-

lement efficaces contre les dartres, aux *préparations arsenicales:*

C'est à tort que des malades, et je dirai même quelques
médecins, s'effrayent du traitement de l'herpes par l'arsenic :
c'est à peu près le seul que j'emploie depuis déjà nombre
d'années, et jamais je n'ai eu à regretter le plus léger accident. Toute la sécurité réside dans le choix de la substance
mise en usage.

Les préparations arsenicales auxquelles on a le plus généralement recours sont : les pilules asiatiques, celles dites
arsenicales, les pilules de douce-amère arséniées, toutes à
base d'acide arsénieux, ainsi que la tisane de Feltz et celle
de salsepareille arséniées ; ensuite, la solution de Fowler, à
base d'arsénite de potasse et de protoxyde d'arsenic ; celle
de Pearson, à base d'arsénite de soude ; enfin, la solution
d'arséniate d'ammoniaque.

L'action de ces différents composés est d'une incontestable énergie ; mais beaucoup de personnes ne peuvent en
supporter l'usage, quelle que soit la dose à laquelle on les
administre. Chez la plupart des malades, le remède ne peut
ou être pris en quantité suffisante, ou être continué le
temps nécessaire pour atteindre la guérison : les fonctions
digestives se dérangent ; il survient des faiblesses, des douleurs de ventre, des hémorrhagies nasales, de la toux, des
symptômes ictériques, de l'hydropisie, des gonflements aux
paupières, aux oreilles, etc. ; la constriction de la gorge et
l'ardeur des urines sont, dans ce cas, des symptômes fort
ordinaires ; enfin le trouble et l'affaiblissement des fonctions
génératrices ont été nombre de fois constatés chez des personnes traitées par l'arsenic.

Il n'en fallait pas tant pour que cette méthode thérapeutique rencontrât de nombreux adversaires, parmi lesquels je
serais sans doute encore moi-même, si je n'avais trouvé
dans l'*arséniate de fer* un agent précieux dont l'efficacité est
au moins égale à celle des autres préparations arsenicales,

et qui a sur ces dernières l'immense avantage d'une complète innocuité.

Fort peu usité en médecine, l'arséniate de fer avait été jusqu'alors préconisé contre les altérations carcinomateuses et les ulcères de mauvaise nature. Il existe dans les pharmacopées, sous le nom de Biett, une formule dans laquelle l'arséniate de fer est uni à l'extrait de houblon ; mais Biett s'en servait peu. L'insolubilité de l'arséniate de fer rend-elle compte de l'oubli presque général dans lequel il était resté? Quoi qu'il en soit, c'est le besoin de trouver un antidartreux d'un emploi facile et sûr, qui m'a fait soumettre cette préparation à de nouvelles expériences. Aujourd'hui, le doute n'est plus permis, et des faits nombreux m'ont démontré que l'arséniate de fer, qui possède des propriétés toniques incontestables et peut être donné en toute sécurité, à des doses auxquelles on ne songerait jamais à administrer aucune autre préparation arsenicale, exerce sur l'économie la plus heureuse influence et suffit à la guérison des dartres furfuracée et squameuse.

Ce sel fait la base de mes pilules dites *antisquameuses*. On doit en élever graduellement la dose, en raison de l'âge, de la constitution et de l'état des organes digestifs.

L'arséniate de fer est blanc, insoluble, s'altère rapidement à l'air aussitôt après sa précipitation et se change alors en un *composé vert*, qui est une combinaison d'arséniate de protoxyde et d'arséniate de peroxyde de fer. On obtient ce sel, par double décomposition, de l'arséniate de soude et du sulfate de fer. Ces modifications de composition ne paraissent nullement influer sur l'action thérapeutique de l'arséniate de fer : c'est pourquoi on fera bien de ne pas en tenir compte.

La dose médicamenteuse à laquelle j'ai pour principe de m'arrêter est celle qui provoque la chute spontanée des furfures et des squames. Elle varie pour chaque individu et paraît surtout dépendre de l'ancienneté de l'herpes. Le remède doit être continué tant qu'il reste des traces de dermatose, et même quelque temps encore aprèsque la guérison semble complète : c'est le plus sûr moyen d'éviter la récidive.

L'arséniate de fer n'exclut en aucune façon l'emploi des topiques, et j'ai volontiers recours à l'une ou à l'autre des pommades indiquées en pareil cas comme moyen de hâter la résolution de l'herpes.

J'en dirai autant des eaux minérales sulfureuses, et à cet égard même je dois ajouter que leur emploi régulier m'a paru, dans beaucoup de cas, activer l'action du principe arsenical et contribuer puissamment à la guérison. Cette remarque, d'ailleurs, a depuis longtemps déjà été faite dans les établissements thermaux où l'on tient compte des faits qui s'y présentent, et quelle que soit la préparation arsenicale employée. Je ne veux donc que constater ici qu'il n'y a pas d'exception pour l'arséniate de fer.

Je ne terminerai pas ce qui est relatif au traitement de l'herpes sans rappeler une thèse de M. le docteur S. P. Paul Dupuy, ancien interne et lauréat des hôpitaux, présentée le 14 février 1857, et dans laquelle ce jeune et honorable confrère soutient que des faits qu'il a recueillis sur le traitement du psoriasis par le *baume de copahu*, à l'intérieur, il croit pouvoir conclure :

« 1° Que *l'emploi de cette substance lui paraît supérieur à la médication topique et par les arsenicaux, au point de vue de la lésion locale ;*

« 2° Que son influence sur la diathèse reste encore à déterminer ;

« 3° Que la médication topique doit généralement lui être associée, sans qu'il doive cependant toujours en être ainsi ;

« 4° Que certains cas de psoriasis sont rebelles à l'action du copahu comme à celle de tous les autres médicaments ;

« 5° Que la récidive peut avoir lieu après la guérison par le baume de copahu ;

« 6° Que le baume de copahu ne guérit point le psoriasis par la loi des semblables, ni par une action irritante substitutive ou dérivative;

« 7° Que le baume de copahu guérit le psoriasis par une action spécifique. »

J'avoue que les faits me manquent pour apprécier la valeur de ces différentes propositions, qui ne me paraissent pas également claires et intelligibles. De nouvelles expériences me semblent nécessaires. Chacun, en pareil cas, doit se mettre à l'œuvre, car on ne saurait trop multiplier les moyens d'attaquer et de détruire une affection aussi répandue que l'*herpes* et qui déjoue si fréquemment les espérances du malade et les efforts de la science.

L'anémone-pulsatille, et plus particulièrement encore l'*hydrocotyle asiatique*, ont été récemment préconisées contre les affections chroniques de la peau. La dernière de ces plantes me paraît douée de propriétés actives. Elle agit surtout comme excitant des fonctions cutanées, et peut-être devra-t-elle figurer avant peu à côté des préparations arsenicales, et comme l'un des antidartreux les plus énergiques.

ECZÉMA (1).

HISTORIQUE.

Définition. Dartre chronique, non contagieuse, souvent bornée à une seule région du corps, mais pouvant se montrer simultanément ou successivement sur plusieurs parties

(1) Ἔκζεμα, éruption, d'ἐκζέω, être en ébullition, pousser des éruptions.

différentes ; principalement caractérisée à son début par de
petites vésicules non proéminentes, disposées, en groupes
et ordinairement très-rapprochées les unes des autres ; ces
vésicules se terminent par la résorption du fluide qu'elles
contiennent ou par des excoriations superficielles d'où s'é-
chappe un suintement *roriforme* et auxquelles succèdent
des squames, des furfures ou de nouvelles éruptions vésiculeuses de même nature.

Causes. On met au nombre des causes prédisposantes de
l'eczéma, l'enfance et surtout l'époque de la première et de
la seconde dentition ; le sexe féminin, la grossesse, l'aménor-
rhée, la dysménorrhée, plus particulièrement l'âge critique ;
les personnes d'un tempérament nerveux et irritable en sont
plus fréquemment affectées.

On attribue généralement cette dermatose au mauvais lait
de la nourrice ; chez l'adulte, à de fréquents écarts de régime, aux affections vives de l'âme, à une altération cachée
des fluides et des solides, à l'hérédité, ou bien encore à des
violences extérieures, aux variations de température, etc.

Symptômes et marche. Un sentiment de fourmillement et
quelquefois un véritable prurit annoncent ordinairement
l'éruption des petites vésicules qui caractérisent l'eczéma :
ces vésicules se montrent avec ou sans rougeur, chaleur et
tension des parties sous-jacentes et présentent dans leur disposition trois variétés bien décrites par Willan sous le titre
de : 1° *Eczema simplex,* 2° *eczema rubrum,* 3° *eczema impetiginodes.*

A. Dans la première de ces variétés, la peau, surmontée
de vésicules, conserve le plus souvent sa teinte naturelle
dans leurs intervalles ; il n'y a ni chaleur ni tuméfaction ;
les vésicules, très-petites, plus ou moins rapprochées, contiennent une gouttelette de sérosité limpide, et correspondent ordinairement aux petites saillies d'où sortent les poils
qu'on observe très-distinctement à la partie interne des bras,
des cuisses, etc. Lorsque l'humeur des vésicules est résorbée,

l'épiderme qui concourait à leur formation se ride et se détache sous la forme d'un très-petit disque. Plus souvent encore, les vésicules, après quelques jours d'existence, se rompent ou sont détruites par le frottement; la gouttelette séreuse s'écoule et donne lieu à la formation d'un grain jaunâtre qui ne tarde pas à se détacher, laissant un petit point rose, tantôt sec, tantôt humide, entouré d'un cercle blanchâtre. Du centre de ces points on voit souvent suinter une gouttelette séreuse qui, en se desséchant, forme une croûte de la grosseur d'une tête d'épingle. Quelquefois aussi des lamelles d'épiderme altéré et rendu plus épais par l'humeur desséchée des vésicules sont détachées de la peau. Souvent, à cette époque, et sans causes connues, il se fait une nouvelle éruption qui suit en tout la marche de la première, et l'eczéma devient chronique.

L'*eczema simplex* envahit souvent toute la surface du corps, spécialement chez les enfants, les jeunes gens et les personnes irritables. Sa guérison est ordinairement rapide; ses récidives sont assez rares.

B. Dans l'espèce généralement désignée sous le nom d'*eczema rubrum*, l'inflammation de la peau est quelquefois plus intense. La partie qui va être le siége de l'éruption se tuméfie, devient chaude, rouge et luisante comme dans l'érythème ou l'érysipèle. Elle est surmontée de petites vésicules confluentes, d'abord transparentes, puis promptement laiteuses, qui se rompent et donnent lieu à un écoulement de sérosité rougeâtre. Plus tard l'épiderme, imprégné de cette humeur épaissie, se ramollit sur quelques points, se détache sur quelques autres, se dessèche sous forme de lamelles jaunâtres peu épaisses, qui sont aussitôt remplacées par des croûtes légères provenant du desséchement de la sérosité qu'exhalent les surfaces malades. Enfin la peau présente çà et là de petits points roses, autour desquels l'épiderme forme un véritable liséré, irrégulièrement découpé, qui indique la dimension des vésicules.

Lorsque l'*eczema rubrum* est très-intense, la chaleur, la rougeur et la tension persistent, ou même augmentent pendant plusieurs jours ; les vésicules naissent et se rompent rapidement. Le fluide qu'elles fournissent irrite les parties déjà trop douloureuses et son contact donne lieu à des excoriations superficielles plus ou moins étendues. La peau, rouge, privée de son épiderme, paraît parsemée d'une multitude de *pores* d'où suinte une humeur roussâtre, parfois d'une telle abondance qu'elle inonde le linge des malades. D'autres fois les petites vésicules se réunissent, se confondent et forment des bulles irrégulières, analogues à celles que l'on remarque dans certains érysipèles. L'épiderme, soulevé dans une grande étendue, se rompt, des flots de sérosité s'échappent, la couche sous-épidermique, mise à nu, fortement tuméfiée, présente, en outre des pores déjà indiqués, des *fausses membranes* blanchâtres, molles, peu adhérentes. Enfin, l'exhalation séreuse diminue et finit par se tarir ; des lamelles épidermiques, d'abord humides, rendues jaunes et verdâtres par l'humeur qui les imprègne, se dessèchent, tombent et sont ensuite remplacées par d'autres lamelles plus sèches et plus persistantes. La peau perd insensiblement sa tension et sa chaleur : la rougeur diminue, et les parties recouvrent leur état naturel, dont le retour est annoncé par la formation d'un nouvel épiderme semblable à celui des parties saines. Mais souvent de nouvelles éruptions surviennent et le mal passe à l'*état chronique*.

C. On appelle *impétigineux* (impetiginodes) l'eczéma qui, à l'état aigu, débute par une tension, une chaleur et une rougeur considérables dans les parties affectées : ce n'est plus de fourmillement ni de démangeaisons que les malades se plaignent, mais d'élancements, de douleurs très-vives. Les vésicules deviennent rapidement purulentes ; l'épiderme, soulevé sous la forme de larges lambeaux, s'imprègne de l'humeur qu'elles contiennent, et apparaît sous la forme de croûtes verdâtres, lamelleuses, qui ne tardent pas à tomber et mettent à découvert une surface dont la rougeur est aussi intense que celle du carmin. Lorsque l'éruption est considérable, la matière ichoreuse qu'elle fournit est tellement abondante, que tous les appareils de pansement, les draps, les couvertures, en sont imprégnés ; l'odeur en est des plus désagréables : elle est fade et analogue à celle que répand une large brûlure en suppuration. Ordinairement il existe autour de ces eczémas impétigineux un cercle rouge tuméfié, parsemé de petites vésicules transparentes, laiteuses ou desséchées, en tout semblables à celles qui caractérisent l'*eczema rubrum*. Parfois les vésicules et les croûtes se renouvellent, et la maladie devient chronique.

L'eczéma impétigineux peut durer plusieurs semaines, se porter d'une partie sur une autre, ou, enfin, envahir presque tout le tégument externe ; le plus souvent cependant il n'occupe qu'une région ; lorsqu'il ne tend pas à passer à l'état chronique, tous les symptômes s'amendent, l'inflammation diminue, les croûtes lamelleuses tombent, l'épiderme se reproduit, et la peau violacée n'offre plus qu'une légère desquamation.

Ces trois variétés de l'eczéma peuvent offrir des nuances extrêmement variées. Si le mal n'a qu'une étendue moyenne, les troubles qui l'accompagnent sont ordinairement limités à la région malade : dans le cas contraire, l'eczéma peut se compliquer de fièvre, d'altération, d'anorexie, d'agitation nocturne : les douleurs sont exaspérées par la chaleur du lit ; quelquefois les mouvements sont impossibles ou fort douloureux. Les complications les plus fréquentes sont alors des engorgements ganglionnaires dans le voisinage des parties affectées, et chez quelques malades, surtout chez les enfants, une inflammation de l'estomac ou de l'intestin.

D. Eczéma chronique. Chacune des variétés d'eczéma qui viennent d'être décrites peut se présenter à l'état chronique : c'est même la tendance ordinaire de l'*eczema rubrum* et de l'eczéma impétigineux. Souvent, après la rupture des vésicules, l'inflammation s'aggrave, envahit les couchés profondes de la peau et jusqu'au tissu cellulaire sous-cutané. Le derme, excité par des éruptions vésiculeuses répétées et par le contact d'un fluide ichoreux abondant, s'excorie, présente des gerçures que certains mouvements rendent plus étendues et plus profondes, surtout si la maladie s'est développée entre les doigts, aux mamelons, à la marge de l'anus, aux jarrets, etc. Dans le plus grand nombre des cas, les régions affectées offrent d'abord l'aspect d'un vésicatoire en suppuration, et fournissent une sérosité purulente d'une odeur désagréable, qui pénètre facilement les linges appliqués sur la peau. Ces eczémas fluents provoquent de vives démangeaisons accompagnées de cuisson : la peau vivement enflammée devient sanguinolente, d'une couleur violacée, et paraît parsemée d'une multitude de petits pores, d'où suinte une sorte de rosée séreuse. Fatigués par un prurit des plus violents, les malades ne parlent que d'*âcreté de sang*, de *feu intérieur*, etc.; ils ne peuvent se livrer au sommeil. Leurs souffrances momentanément assoupies, renaissent souvent tout à coup et sans causes appréciables; alors, rien ne peut modérer l'ardeur qu'ils mettent à se gratter ; une sérosité sanguinolente s'écoule de la peau déchirée; les démangeaisons deviennent intolérables, surtout dans les eczéma du périnée, de l'anus, de la vulve, du rectum ; et lorsque la maladie est abandonnée à elle-même, cet état se perpétue souvent des mois et des années entières.

Lorsque l'inflammation est diminuée, l'eczéma chronique prend un autre aspect; les éruptions deviennent de plus en plus rares et finissent même par ne plus se reproduire ; les croûtes qui, d'abord humides et épaisses, étaient aussitôt remplacées que détachées de la peau, se montrent de plus en plus minces, sèches et adhérentes; la peau se recouvre de petites écailles jaunâtres, parmi lesquelles on rencontre quelques croûtes sanguines, suites de légères excoriations produites par les ongles du malade. L'exhalation séreuse est remplacée par une simple exfoliation épidermique plus ou moins abondante. S'il survient de nouvelles vésicules sur des surfaces qui ont été ou qui sont encore affectées d'eczéma, elles se rompent beaucoup plus vite : à peine durent-elles cinq ou six heures; quelquefois, enfin, de petites éruptions vésiculeuses se forment sous l'épiderme épaissi et altéré.

Tels sont les principaux caractères extérieurs de l'eczéma; il s'agit maintenant d'indiquer les particularités que cette affection présente sur diverses régions du corps.

Eczéma du cuir chevelu. Fort rare dans l'enfance et souvent confondu, à cette époque de la vie, sous les noms de *pityriasis, porrigo larvalis,* etc., avec le lactumen ou l'achore muqueux, l'eczéma chronique du cuir chevelu atteint spécialement les individus lymphatiques ou scrofuleux : à l'âge critique, les femmes en sont plus souvent affectées que les hommes. La plupart de ces eczémas, d'abord fluents et humides, deviennent plus tard *squameux* et *furfuracés.* Alors la tuméfaction, la rougeur et la chaleur de la peau sont presque nulles : le cuir chevelu, dépouillé des squames qui le recouvraient, paraît légèrement rouge et luisant. Les squames sont parfois d'une couleur argentine et nacrée. Quelquefois, des paquets de cinq à six cheveux se trouvent enchatonnés dans ces squames, qu'ils dépassent par leur extrémité libre et par leur extrémité adhérente. Dans cet état, l'eczéma ne provoque que des démangeaisons peu vives et n'exhale aucune odeur.

Dans certains cas, l'eczéma du cuir chevelu se propage aux oreilles et aux sourcils, attaque le bord libre des paupières, provoque la chute des cils et détermine des ophthalmies chroniques rebelles.

On l'observe rarement chez les vieillards, sans doute à cause des changements survenus dans l'organisation de la peau. M. Rayer, à qui nous empruntons la majeure partie de cette description, dit avoir vu l'eczéma coïncider avec une sécrétion cérumineuse abondante.

Eczéma de la face. M. Rayer dépeint à tort, sous ce nom, la *croûte de lait* ou *achore muqueux* des enfants, dont nous avons précédemment donné la description ; c'est chez l'adulte qu'il faut étudier les caractères de l'eczéma de la face. On le trouve souvent accompagné d'une tuméfaction générale du visage et d'un œdème des paupières semblable à celui qu'on observe dans l'érysipèle phlegmoneux. Quand le mal est passé à l'état chronique, l'exhalation séreuse est presque insensible ; la face se couvre d'écailles furfuracées qui tombent et se renouvellent ; les sourcils et les paupières se dégarnissent quelquefois de leurs poils. Cette variété est surtout fréquente chez les jeunes filles lymphatiques, dont la menstruation est irrégulière ou qui ne sont point encore formées ; on la voit rarement chez le vieillard.

Eczéma des oreilles. Il est fort commun, se rencontre à tout âge et dans les deux sexes ; on l'observe souvent chez les femmes après la cessation des règles, ainsi que chez les jeunes filles de quinze à vingt ans qui ne sont pas encore réglées ou le sont irrégulièrement. Au début de la maladie, les oreilles deviennent rouges, tuméfiées ; leur volume est souvent doublé ; un fluide roussâtre s'écoule rapidement des vésicules, des fissures s'établissent, l'inflammation se propage au conduit auditif autour duquel se forment quelquefois de petits foyers purulents excessivement douloureux ; l'audition est pervertie ou suspendue. Les ganglions lymphatiques voisins s'enflamment ; le plus souvent, cet eczéma devient chronique. La peau se couvre de lamelles d'un jaune foncé ; un fluide roussâtre, dont l'écoulement augmente par la pression, s'échappe des fissures ; et souvent, lorsque les parties malades paraissent revenir à leur état naturel, on voit tout à coup, et sans cause connue, se déclarer une éruption nouvelle. Autant l'eczéma des oreilles est ordinairement rebelle chez les femmes à l'âge critique, autant il guérit facilement dans la jeunesse ; il est rare que l'inflammation ne s'étende pas aux régions voisines et jusqu'au cuir chevelu. Le plus ordinairement aussi, les deux oreilles en sont affectées en même temps; mais la maladie n'est pas toujours au même degré de l'un et de l'autre côté.

Eczéma des mamelles. Il est beaucoup moins fréquent que les variétés précédentes. On l'a observé chez de jeunes filles et chez des femmes qui n'avaient jamais nourri; cependant, les femmes qui allaitent pour la première fois y sont les plus exposées; les hommes eux-mêmes n'en sont pas exempts, et j'en trouve, dans la *Gazette des Hôpitaux* du 3 juillet 1856, un exemple remarquable emprunté à la clinique de M. le docteur E. Gintrac (de Bordeaux); quelquefois. l'inflammation se porte d'un mamelon à l'autre; de vives démangeaisons se font sentir, une sérosité jaunâtre ou roussâtre flue abondamment des parties affectées et imbibe rapidement les linges dont on les couvre. La membrane muqueuse des mamelons, enflammée dans toute son étendue, mais d'une manière inégale, offre de petites excoriations semblables à des égratignures linéaires; quelques points sont d'un rouge animé, humides, parsemés de petites gouttelettes séro-sanguinolentes; quelques autres sont couverts de croûtes jaunâtres qui vont en diminuant d'épaisseur du centre à la circonférence. Cette inflammation est ordinairement accompagnée de démangeaisons très-vives qui augmentent vers et pendant la menstruation; les mamelons restent longtemps squameux; ils suintent un jour et sont secs le lendemain; enfin, après plusieurs alternatives de guérison et de récidives, les démangeaisons diminuent, le suintement séreux cesse. Il se forme un nouvel épithélium lisse et uni comme celui qui recouvre les parties saines. Cette variété de l'eczéma est ordinairement très-rebelle et peut durer des années entières, quand elle est abandonnée à elle-même ou traitée d'une manière irrationnelle.

Eczéma de la région ombilicale. Cette variété mérite à peine l'attention du praticien, en raison de sa rareté et de son peu d'importance.

Il n'en est pas de même de l'*eczéma* qui survient, chez l'homme, *à la partie interne des cuisses, sur le prépuce ou le scrotum, à la marge de l'anus et à l'extrémité inférieure du rectum.*

Cette variété est surtout fréquente entre 30 et 40 ans ; elle peut n'occuper qu'un des points indiqués, comme les envahir tous successivement ou simultanément. Ce mal, qui passe le plus souvent à l'état chronique, est toujours fort grave et justement redouté des malades qu'il prive de sommeil et entretient dans un état de permanente irritation. Il se complique journellement de fissures et d'écoulements ichoreux ou séro-sanguinolents ; il gêne l'érection, l'émission des urines et rend parfois la défécation douloureuse ; la marche, le frottement, la chaleur du lit l'exaspèrent et sa fréquente opiniâtreté ajoute encore à tous les ennuis qu'il impose.

J'en dirai autant de l'eczéma qui se montre, chez la femme, *à la partie interne des cuisses, à la vulve, à la marge de l'anus, sur les membranes muqueuses du vagin et du rectum ;* quels que soient son étendue et le point qu'il occupe, il débute constamment par de la chaleur et un prurit insupportable ; des écoulements se font par le vagin et les parties génitales externes ; la miction devient douloureuse ; il se forme des excoriations plus ou moins multipliées ; il peut en résulter de l'onanisme, de la nymphomanie et les rapports sexuels deviennent parfois tout à fait insupportables.

L'eczéma des autres parties du corps ne me paraît offrir rien d'assez particulier pour en faire l'objet d'une exposition distincte ; j'ajouterai seulement que c'est aux membres inférieurs qu'on a le plus souvent occasion d'observer les caractères de l'*eczema rubrum*, de l'*ulcère dartreux* des vieillards, qui n'est autre chose qu'une variété de l'eczéma ; qu'aux plis du coude, aux jarrets, aux aisselles, l'eczéma se montre moins douloureux que partout ailleurs ; enfin, qu'aux mains et dans l'interstice des doigts, il s'accompagne d'un gonflement considérable, de crevasses, de croûtes épaisses et persistantes, et que la peau reste longtemps après sa disparition rude, sèche, furfuracée et disposée à se fendiller.

Complications. L'eczéma peut coexister avec la plupart des autres maladies de la peau, comme l'impétigo, le psoriasis, la lèpre vulgaire, le phlysacia, le furoncle, la gale, etc.; à l'état chronique et lorsqu'il a pris une certaine extension, il peut occasionner, surtout chez les jeunes sujets, des bronchites, de la diarrhée, des ophthalmies, des otites, des coryzas, etc.; chez le vieillard, on voit souvent l'eczéma se compliquer de pétéchies, d'ulcères variqueux; la gastrite et l'entérite sont encore des complications assez fréquentes dans l'eczéma.

Durée, lésions anatomiques, terminaison. L'eczéma suit presque toujours une marche chronique, et sa longue durée peut dépendre soit de la persistance des plaques eczémateuses, soit de leur disparition et de leur retour alternatifs; la tendance à la récidive forme même un des caractères les plus saillants des inflammations eczémateuses; c'est souvent, quand le malade croit toucher à sa guérison, qu'on voit surgir tout à coup une crise nouvelle, qui semble tout remettre en question et porte au découragement les esprits les moins pusillanimes. Ce n'est ordinairement qu'après un certain nombre d'oscillations qu'on voit la guérison se consolider et la peau reprendre ses conditions normales.

L'inflammation eczémateuse détermine l'engorgement des vaisseaux capillaires et sanguins, des sécrétions pseudo-membraneuses, qui donnent à certaines parties l'aspect d'anciens vésicatoires; elle s'étend fréquemment aux couches profondes de la peau et jusqu'au tissu cellulaire sous-cutané; il n'est pas rare d'observer sur les parties affectées de petites ulcérations superficielles, tantôt arrondies, d'autres fois linéaires; des turgescences papillaires, des croûtes, des lames épidermiques; les ganglions lymphatiques voisins peuvent être plus ou moins engorgés et de petits abcès sous-cutanés coïncident parfois avec les dernières périodes inflammatoires et semblent un mode critique de terminaison.

Siége anatomique. Aucun auteur n'assigne à l'eczéma son véritable siége anatomique ; pour moi, ce siége est double et comprend l'appareil sudoripare en même temps que l'organe sécréteur des couches épidermiques et cornées.

Diagnostic différentiel. L'eczéma peut être tour à tour caractérisé par des vésicules avec ou sans rougeur, par des excoriations humides ou fluentes, par des squames ou de petites écailles furfuracées.

Ses vésicules diffèrent de celles de la vésiculite (herpes), en ce que celles-ci sont globuleuses, d'un volume plus considérable, disposées en groupes et environnées d'une aréole inflammatoire ; on ne pourrait pas davantage les confondre avec celles de la miliaire, que n'accompagne jamais le caractère inflammatoire, toujours si tranché dans l'eczéma.

Nous verrons plus tard par quels caractères l'eczéma se distingue de la gale, du lichen, etc. ; à l'état chronique et lorsqu'il est devenu squameux, l'eczéma n'est pas toujours facile à distinguer du psoriasis, ni du pityriasis ; on est souvent alors obligé de s'aider des signes commémoratifs et de se rappeler que l'herpes est une affection essentiellement furfuracée et exempte de toute sécrétion séreuse ou purulente ; au tronc et sur les membres, le diagnostic offre moins de différence, attendu que l'herpes occupe presque constamment les régions postérieures et externes, tandis que l'eczéma reste le plus ordinairement fixé sur les parties antérieures du tronc et internes des membres.

Pronostic. Il varie suivant l'âge des malades, l'étendue de l'éruption ; selon que l'eczéma est aigu ou chronique, constitutionnel ou héréditaire. L'eczéma des jeunes filles aménorrhéïques ou dysménorrhéïques, est le plus souvent rebelle ; celui des femmes parvenues à l'âge critique guérit difficilement ; il en est de même de l'eczéma des vieillards, surtout lorsqu'il est compliqué d'œdème et d'ulcère ; mais je n'admets pas alors même l'incurabilité de l'eczéma ; le pronostic est d'autant plus favorable que la cause du mal est plus facile à apprécier et à détruire.

Espèces et variétés. Il n'y a que deux espèces : 1° l'eczéma récent ; 2° l'eczéma chronique.

Traitement. L'eczéma doit toujours être traité à son début comme une affection aiguë et franchement inflammatoire ; si le mal a peu d'étendue et résulte d'une cause accidentelle et toute locale, on aura immédiatement recours aux applications émollientes sous forme de lotions, de bains généraux ou partiels, de cataplasmes ; les décoctions de son, de racine de guimauve, de laitue, de graine de lin, de tête de pavots, etc., sont, dans ce cas, journellement employées ; pour les cataplasmes, on doit préférer la mie de pain, la farine de riz et surtout la fécule de pomme de terre délayées dans le lait, la décoction de racine de guimauve ou celle de tête de pavots ; ces applications seront fréquemment renouvelées, et dans certains cas même, constamment maintenues sur les surfaces malades, ce qui est facile pour les fomentations et les cataplasmes. Ces derniers seront toujours mis entre deux mousselines ou linges très-clairs ; on prescrira le repos des parties affectées et on en éloignera tout ce qui pourrait y rappeler et y entretenir l'irritation.

Ces faciles précautions, aidées d'un régime convenable, peuvent suffire à la guérison de l'eczéma qu'on rencontre fréquemment dans l'exercice de certaines professions, surtout chez les personnes qui n'y sont pas habituées ; mais quand le mal occupe une large surface ou lorsqu'il affecte un sujet irritable et qu'au trouble de la sensibilité locale se joignent un malaise général, de l'agitation, de l'insomnie, un mouvement fébrile, etc., il ne faut pas hésiter à joindre aux moyens précédents l'emploi des émissions sanguines ; si le malade est jeune, vigoureux, pléthorique, on donnera la préférence aux saignées générales ; dans le cas contraire, on se bornera aux sangsues qui seront toujours appliquées le plus près possible des plaques eczémateuses. Je crois qu'on néglige trop généralement les émissions sanguines dans le traitement de l'eczéma aigu, et j'ai acquis l'expérience qu'on peut en retirer de précieux avantages dans presque tous les cas d'eczéma chronique accompagnés de rougeur intense et d'une vive sensibilité des parties affectées. On y joint l'usage de tisanes adoucissantes, de bouillons rafraîchissants de veau, de grenouilles, de poulet, etc.; les boissons acidulées plaisent à beaucoup de malades, et semblent calmer plus promptement les cuissons prurigineuses dont se plaignent la plupart des eczémateux.

La méthode évacuante vient souvent en aide aux antiphlogistiques et se trouve appelée à compléter le traitement de l'eczéma. Les purgatifs alcalins sont ceux qui réussissent le mieux; généralement il est plus avantageux de les donner à doses moyennes et plus ou moins rapprochées, selon l'état des voies digestives; ils conviennent particulièrement aux personnes sujettes à la constipation. Cette médication employée avec la persévérance nécessaire suffit à la guérison des eczémas de cause externe, et qui ne sont liés à aucune prédisposition organique; mais elle serait impuissante à prévenir la récidive dans beaucoup de cas d'eczéma constitutionnel; si le malade est d'un tempérament lymphatique, faible et languissant, on s'attachera à relever les forces par l'usage des amers, d'un régime tonique, d'eaux thermales sulfuro-alcalines, d'un exercice régulier, etc.; c'est à tort que certains auteurs ont attribué des propriétés spéciales à l'usage de la *douce-amère*; cette plante ne mérite ici aucune préférence, et sa part d'action est peut-être même un peu plus faible que celle d'autres amers. Le séjour des bords de la mer est avec raison recommandé par beaucoup de praticiens; ces secours précieux d'une hygiène intelligente n'excluent l'emploi d'aucun des moyens propres à calmer l'inflammation des plaques eczémateuses.

Si elles sont le siége d'une trop vive sensibilité, on insistera, de préférence, sur l'emploi des topiques anodins, tels que les lotions d'eau de pavot, de laitue, de morelle; les pommades opiacées, de jusquiame, de belladone; le cérat chloroformé, etc.

Trop souvent ces différents topiques ne procureront qu'un soulagement passager, et l'on se trouve obligé de recourir à des moyens plus énergiques : aux lotions alcalines, sulfureuses; aux solutions de sulfate d'alumine, de carbonate ou de sous-acétate de plomb. Alibert conseillait volontiers de légères cautérisations avec la solution de nitrate d'argent ou d'acide chlorhydrique suffisamment étendu; mais de pareils procédés ne sont applicables que si l'eczéma n'occupe qu'un petit espace; autrement il pourrait en résulter un surcroît d'inflammation souvent nuisible.

Le goudron et l'huile de cade sont d'excellents modificateurs des plaques eczémateuses; l'eau de goudron en lotions répétées plusieurs fois par jour ou maintenue sur les parties malades sous forme de fomentation, calme souvent avec promptitude, les cuissons prurigineuses de l'eczéma; le Dr Charles Masson donnait la préférence aux onctions avec la pommade de goudron opiacée, renouvelée trois à quatre fois par jour. L'huile de cade soit pure, soit mélangée d'huile d'olives ou de glycérine, étendue matin et soir, et même plus fréquemment, sur les parties malades à l'aide d'un pinceau de blaireau ou de charpie est, sans contredit, l'un des meilleurs topiques auquel on puisse avoir recours. La cuisson, vive d'abord, ne tarde pas à s'amortir; l'exhalation séreuse diminue graduellement; les tissus se dégorgent et se raffermissent; une croûte lamelleuse, mélange d'huile et d'épiderme, protége l'orifice des conduits sudoripares, et permet à ces organes impressionnables de reprendre leur vitalité physiologique. Mais pour que l'huile de cade conserve tous ses avantages, il faut qu'elle soit parfaitement pure, ce qui est malheureusement assez rare, et l'altération de l'huile de cade est presque toujours l'unique cause des insuccès qu'on lui attribue.

Dans le traitement externe de l'eczéma, il faut se garder des poudres inertes et simplement absorbantes comme celles d'amidon, de riz, de lycopode, de fécule de pommes de terre ; ces topiques forment avec l'humeur exhalée et les débris épidermiques, des croûtes sèches et dures qui compriment les parties profondes, obstruent mécaniquement les orifices sudoripares qui ne peuvent plus se débarrasser du sérum ni de l'humeur qu'ils contiennent; il en résulte de la tension, de l'engorgement, un surcroît d'irritation, souvent même l'inflammation des paquets celluleux intra-cutanés et la formation de petits abcès, etc.

Les malades atteints d'eczéma chronique et qui réclament l'emploi des eaux thermales, doivent toujours être dirigés de préférence vers les sources salines et laxatives, à moins qu'une maigreur prononcée ou l'intolérance des voies digestives n'en fasse redouter l'emploi.

Les traitements divers que je viens d'exposer suffisent généralement à la guérison de l'eczéma, quelles que soient son ancienneté et son étendue, à moins toutefois que le mal ne soit entretenu par la diathèse scrofuleuse ou le vice syphilitique; la première de ces complications est assez commune dans les grands centres de population, surtout dans les pays de fabrique, chez les jeunes gens de l'un et de l'autre sexe; la seconde est particulière à l'âge viril et plus fréquente chez les anciens militaires.

Dans le premier cas et conjointement avec les moyens locaux propres à calmer l'inflammation eczémateuse, il faut avoir recours aux préparations iodées, au noyer, aux sels de baryte, au fer, etc. ; dans le second, un traitement interne par les sudorifiques et les mercuriaux devient souvent indispensable.

Dans tout eczéma, il arrive un moment où l'appareil sudoripare cessant de participer à l'inflammation, on voit disparaître rougeurs, vésicules et suintement roriforme ; il ne reste plus alors que des squames et des furfures, et la dermatose reprend les caractères du psoriasis.

Le seul traitement à suivre est alors celui que j'ai indiqué contre cette dernière affection. L'arséniate de fer retrouve, dans ce cas, son efficacité, et je l'ai vu souvent clore, avec un succès complet, des inflammations eczémateuses qui avaient réclamé, au début, une énergique application des antiphlogistiques.

J'ai bien rarement rencontré des eczémas, qui n'aient pu être, sans danger, sinon entièrement guéris, du moins améliorés et rendus supportables ; je reconnais volontiers le danger qu'il y aurait à supprimer brusquement ces vastes exutoires auxquels l'organisme s'est habitué et qui ont pris, pour ainsi dire, droit de domicile ; mais, en outre qu'ils sont constamment un objet de dégoût pour les malades et ceux qui les approchent, ils deviennent fréquemment la source et le point de départ de divers accidents. Il y a donc toujours avantage à les traiter, ne serait-ce que dans le but de les restreindre. Quant aux exutoires artificiels proposés comme moyens de remplacement et de sécurité, je les crois en général plus nuisibles qu'utiles ; c'est dans la sévérité du régime, dans l'usage fréquent des laxatifs, des bains, etc., qu'on trouvera les plus faciles et les meilleures garanties.

VARUS (1).

Synonymie. — Acné et sycosis (2), de Batemann; dartre pustuleuse, couperose, de certains auteurs; rougeurs, bourgeons, boutons, du vulgaire, etc.

HISTORIQUE.

Définition. Je réunis sous le nom de *varus*, un certain ordre d'altérations principalement caractérisées, tantôt par la présence soit de petits corps blancs, cylindriques, souvent tout à fait noirs à leur sommet; soit de squames et de croûtes brunes ou jaunâtres; tantôt par des rougeurs toujours compliquées de linéaments vasculaires plus foncés, et d'élevures boutonneuses; tantôt, enfin, par des pustules avec ou sans base tuberculeuse, très-variables pour le nombre, le volume et la disposition : ces pustules parviennent lentement à la suppuration, et laissent parfois après elles de petites cicatrices linéaires et blanchâtres. Ces différentes lésions ont, en outre, pour caractère commun, de siéger uniquement ou principalement à la face, et de reconnaître, comme point de départ, une altération des follicules ou cryptes sébacés.

Causes. Le varus est surtout commun dans la jeunesse et l'âge adulte; l'époque de la puberté, un tempérament bilieux et lymphatique, une peau brune et huileuse, une barbe épaisse et fournie, paraissent favoriser son développement; certaines formes de varus sont plus fréquentes chez la femme; d'autres se montrent presque exclusivement chez l'homme.

---

(1) De *varius*, varié, sans doute à cause des changements que le mal imprime si fréquemment à la physionomie. Le mot *acné* ou mieux *acmé*, de ἀκμή, bouton, est une expression plus ancienne et qui offre, en réalité, la même valeur synonymique.

(2) Σῦκον, figue; tumeur disposée en figue.

On attribue généralement cette dermatose à tout ce qui peut porter sur la peau une irritation directe, comme la malpropreté, l'action d'un rasoir mal affilé, l'abus des cosmétiques, l'exposition fréquente à une vive chaleur; mais surtout aux écarts de régime, à l'abus des alcooliques, à une nourriture échauffante, aux excès vénériens, ou bien, à une continence trop absolue; à la masturbation, à une vie trop sédentaire, aux veilles prolongées, aux émotions vives de l'âme, à la suppression d'une évacuation habituelle, à un état particulier et inconnu de l'économie, quelquefois, enfin, à une disposition héréditaire.

Symptômes et marche. Le varus, quelle que soit sa cause déterminante, survient le plus ordinairement sans aucun trouble de l'économie; cette dermatose se présente à l'observateur sous des formes variées qu'il importe d'étudier séparément, parce que chacune d'elles répond à un degré différent de l'inflammation herpétique, et présente des indications thérapeutiques particulières.

A. Varus sébacé, Alibert; *acné sebacea,* Willan. Quand l'influence morbide a borné son action aux follicules sébifères, il peut n'en résulter que les effets d'une sécrétion plus active. L'humeur sébacée plus abondante se présente alors sous deux aspects dont la différence ne change rien au caractère de l'altération.

Ainsi, son accumulation dans l'intérieur même du follicule, par suite de sa trop grande consistance ou d'un obstacle mécanique à son libre épanchement au dehors, donne lieu à la formation de petits corps blancs, cylindriques, souvent tout à fait noirs à leur sommet, et que l'on fait sortir par la pression du follicule où l'humeur s'est concrétée; ce sont les *tannes* du vulgaire, c'est le *varus comedo* d'Alibert. Ces petits cylindres d'humeur sébacée ont longtemps passé pour de véritables helminthes désignés indifféremment sous le titre de *comédons,* de *crinons,* de *syrons,* et à la présence desquels beaucoup attribuaient l'amaigrissement de certains

enfants. L'on sait aujourd'hui à quoi s'en tenir sur le caractère de ces concrétions; la teinte brune ou noire qu'elles
présentent à leur sommet, est due au seul contact de l'air
ambiant; on les trouve sur toute la face, mais principalement au front et sur le nez.

Elles donnent lieu à une foule d'inégalités plus faciles à
distinguer au toucher qu'à la vue; les régions sur lesquelles
les points noirs sont très-rapprochés, semblent parsemées de
poivre.

Les parois folliculeuses ainsi distendues, perdent nécessairement de leur élasticité ; aussi, restent-elles souvent impuissantes pour réagir sur le noyau d'humeur sébacée et le
pousser au dehors. Ce dernier finit même, dans bien des cas,
par être complétement toléré; il perd, avec le temps, toutes
ses parties fluides et absorbables, et peut rester indéfiniment
stationnaire. Telle est l'origine de la plupart des tumeurs cré-
tacées de la peau, ainsi que d'autres engorgements circonscrits désignés par les noms les plus divers (*fic, phyma, athé-
rôme, meliceris, stéatôme,* etc.), et qui justifient cette variété
dans les dénominations, non-seulement par la dissemblance
des formes extérieures, mais aussi par celle que présente
leur structure anatomique, lorsqu'on les étudie dans leurs
dernières périodes.

Ces vérités pratiques déjà proclamées par Lorry me paraissent surtout avoir été mises dans tout leur jour par les importants travaux des anatomistes allemands.

Mais il arrive souvent qu'au lieu de rester renfermée dans
ses utricules, l'humeur sébacée s'échappe à mesure de sa
formation, et vient former à la surface de la peau des squames ou des croûtes brunes ou jaunâtres. Leur étendue et
leur épaisseur varient en raison de l'abondance des sécrétions; leur présence occasionne constamment une difformité plus ou moins repoussante ; elles exhalent parfois une
odeur désagréable (le rance); elles sont généralement peu
adhérentes; les topiques émollients, les corps gras ou même

la seule action de l'ongle suffisent pour les détacher; si l'on examine, aussitôt après leur chute, et à l'aide d'une forte loupe, les parties qu'elles recouvraient, on les trouve toujours plus ou moins injectées, et on y observe, en outre, les orifices béants des follicules sébacés; mais ces croûtes se renouvellent très-promptement, et il est même des personnes qui passent chaque jour beaucoup de temps pour se débarrasser de ces désagréables concrétions. Tel est le *premier degré* de l'altération morbide qui constitue le *varus*; il s'y joint ordinairement de la chaleur, des picotements, mais plus souvent de la démangeaison. Ici, le follicule qui est constamment le siége primitif et anatomique du varus, ne subit aucune altération de texture; la preuve en est, qu'après la guérison, soit spontanée, soit obtenue par l'art, on ne trouve chez beaucoup de sujets, dans les parties qui ont été malades, aucune cicatrice, ni autre signe d'ancienne altération.

Le varus sébacé est généralement de longue durée, et constitue plutôt un désagrément qu'une maladie, quand il se porte sur tout autre point que le visage; mais dans cette région, où tout doit être expression et régularité, sa présence entraîne une difformité parfois repoussante : aussi réclame-t-il tous les efforts de l'art et l'entière sollicitude du praticien.

B. Varus pustuleux (1), *varus disséminé*, Alibert : *acné*

(1) Le varus pustuleux est, pour moi, le *second degré* de l'altération folliculaire. Alibert ne me paraît pas établir des distinctions suffisantes entre sa seconde, sa troisième et sa quatrième espèce de varus, qu'il appelle *miliaire, orgeolé, disséminé;* pas plus que Willan et ses partisans ne le font par rapport à l'*acne simplex*, id.; *punctata,* id.; *indurata.* M. Gibert est-il plus logique, en limitant à trois les sous-divisions du genre acné? (*acne disseminata, acne rosacea, sycosis menti*). Ma réponse est dans les réflexions suivantes :

Parmi les pustules du varus, il s'en rencontre dans lesquelles le sac folliculaire reste intact, et qui, une fois débarrassé de l'humeur qui l'engorgeait, revient à l'état normal, sans laisser de cicatrice, bien que

simplex, Willan. Le varus se présente fréquemment encore sous la forme *pustuleuse*. Ce caractère dénote évidemment ou plus d'irritabilité dans les parois folliculeuses ou plus d'intensité dans l'influence morbide. Voici les différents caractères éruptifs du varus pustuleux.

1° *Forme acuminée*. On la rencontre le plus ordinairement chez les jeunes filles, à l'époque de la première apparition des règles, souvent aussi chez celles que tourmente la chlorose. Les garçons n'en sont pas cependant tout à fait exempts. Elle se fixe presque toujours sur les parties antérieures et latérales du front : les élevures qui la caractérisent se montrent successivement comme autant de petites pointes enflammées dont la base est généralement entourée d'une aréole rouge peu étendue et dont le sommet ne tarde pas à devenir purulent : quelques jours suffisent à la dessiccation du pus, toujours en très-petite quantité, et que remplacent une croûte parfois à peine sensible ou de légères écailles. Leur apparition est annoncée par des picotements ou des

parfois son orifice ait été le siége d'une érosion plus ou moins sensible; mais, à côté de ces pustules superficielles , on en trouve d'autres dont le siége est plus profond , qui ont une base tuberculeuse, et dans lesquelles l'inflammation dépasse constamment les limites du kyste sébacé comme dans le furoncle, on y voit participer les paquets celluleux voisins; les parois folliculeuses ramollies ne tardent pas à se rompre ; le pus et l'humeur sébacée se confondent : il en sort un *bourbillon* qu'on trouve composé de pus, d'humeur sébacée, des débris de tissu cellulaire et du follicule lui-même. Ici tout retour à l'état normal est impossible ; la nature ni l'art ne peuvent plus guérir qu'en cicatrisant, comme lorsqu'il s'agit d'une véritable plaie; il n'était donc pas rationnel de confondre dans une seule et même description deux états pathologiques si différents l'un de l'autre; et tel a été le tort d'Alibert et de la plupart des autres dermatographes. Il importe, au point de vue pratique, de reconnaître si un varus est ou non susceptible de guérir par résolution; car, en cas négatif, le malade doit être prévenu qu'on ne peut lui éviter des cicatrices qui, bien que petites et linéaires, n'en constituent pas moins un désagrément lorsqu'elles siégent au visage, principalement si elles sont nombreuses ou rapprochées les unes des autres.

(Note de l'auteur.)

12.

démangeaisons, mais l'un et l'autre, si légers, qu'ils passent souvent inaperçus, excepté pourtant dans les quelques cas rares où un grand nombre de pustules envahissent à la fois la peau du visage.

Il arrive encore qu'au lieu de suivre cette marche aiguë et de parcourir toutes ses périodes, la pustule du varus semble rétrograder dès les premiers instants de sa formation, ou du moins reste stationnaire : c'est alors qu'on observe ces petits grains blanchâtres et luisants dont parle Alibert, qui occupent souvent toute la face, et qu'on rencontre également le long du cou. Leur petitesse est telle parfois qu'on les prendrait plutôt pour ces élevures qui caractérisent la *chair de poule* ou la *peau de chagrin*, que pour de véritables produits pustuleux. Cette variété est généralement très-persistante ; elle aboutit rarement à une véritable suppuration ; elle disparaît plus souvent par résorption, ou bien la dessiccation s'en empare et elle se résout en écailles légères.

2° *Forme globuleuse.* Elle se montre plus communément à la poitrine, sur les épaules ; mais elle n'est pas non plus étrangère à la peau du visage : les points qu'elle y occupe de préférence sont les parties latérales et les ailes du nez. Ici encore le produit pustuleux peut se développer avec lenteur, et pour ainsi dire à l'insu du malade ; mais fréquemment aussi son invasion est brusque, accompagnée de chaleur et de picotements, ainsi que d'une plaque érythémateuse temporaire, beaucoup plus large que l'aréole qui, plus tard, circonscrira la base de la pustule. *C'est dans ce cas que l'on sent qu'il vous pousse un bouton* et qu'il est possible de suivre de l'œil le premier temps de son développement. Parfois on voit s'étendre et disparaître en quelques heures ce petit appareil inflammatoire qu'une cause accidentelle et légère peut avoir suscité, qui a pour point de départ et pour centre le follicule sébacé, et qui s'irradie plus ou moins dans le système capillaire sanguin environnant ; mais le plus souvent l'inflammation folliculeuse persiste. On voit se des-

siner un bouton résistant et arrondi, plus rouge au sommet
qu'à la base, avec aréole inflammatoire : ce bouton, du
volume d'une forte tête d'épingle à une grosse lentille, persiste souvent pendant plusieurs jours avant qu'il ne s'y développe aucune trace de suppuration. Ce n'est parfois qu'a-
près un septénaire entier qu'on voit le sommet devenir
purulent. Ce résultat obtenu, l'épiderme ne tarde pas à se
rompre, et par cette ouverture s'échappe d'abord une petite
quantité de pus, puis un petit noyau d'humeur sébacée
qu'entoure encore, sous forme de sac, un enduit pseudo-
membraneux qu'il ne faut pas confondre avec le follicule
lui-même; car, la preuve que ce dernier a échappé au désordre inflammatoire, c'est qu'il continue de sécréter, pendant quelques heures encore, un fluide jaunâtre et légèrement transparent, que son contact avec l'air convertit en une
croûte qui devient de plus en plus foncée et adhérente, et
à la chute de laquelle on trouve seulement une tache violacée que le temps fait totalement disparaître.

On rencontre des boutons de varus qui ne suppurent que
fort tard, d'autres qui ne suppurent jamais. Les premiers
conservent une teinte plus animée que celle des parties environnantes, et semblent devoir à la recrudescence d'une inflammation mal éteinte leur terminaison par suppuration;
les autres perdent plus ou moins de leur volume, reprennent
graduellement le teint normal de la peau et persistent,
comme autant de petites nodosités, sur l'origine et la nature
desquelles peu de personnes se trompent, car ceux qui les
portent, interrogés à cet égard, vous répondent aussitôt : *Ce
sont des boutons qui n'ont pas abouti.*

Rien n'est plus variable que le nombre et la disposition
des pustules du varus : on les rencontre plus souvent éparses que réunies en groupes. Cette dernière disposition est
toutefois plus commune au front et aux tempes que partout ailleurs. Lorsque les groupes sont confluents, les aréoles érythémateuses se confondent et les parties profondes

participent toujours un peu à l'inflammation des follicules sébacés.

Le nombre de ces pustules est encore moins déterminé. Fort limité chez un grand nombre de personnes, il prend chez quelques autres un développement des plus fâcheux : j'ai vu les produits vareux se multiplier au point de couvrir tout le visage d'un masque repoussant ; quelquefois la dégradation se borne au front et aux tempes ; heureux encore si le nez échappe à l'influence morbide, car sa participation entraîne le stigmate le plus désagréable, celui qui fixe le plus l'attention et reste, pour le malade, l'objet de sa plus vive préoccupation.

Le développement successif des pustules prolonge beaucoup les éruptions vareuses ; et cette disposition fait qu'on rencontre fréquemment sur le même sujet, à côté d'une pustule en pleine suppuration, une autre qui commence et la croûte ou la tache qui termine une troisième.

Mais il importe de noter que, quelle que soit la période éruptive, dans aucun cas, *le follicule ne perd son organisation propre et qu'il peut toujours être ramené à l'état normal* (1).

C. Varus érythémato-pustuleux. — *Gutta rosea,* Alibert ;

(1) Sous le titre d'*acné varioliforme* ou *ombiliquée,* M. le docteur Bazin a signalé, en 1851, une variété de varus dans laquelle les boutons, ayant toujours pour siége anatomique le follicule sébacé, présentent à leur centre une dépression qui leur donne l'aspect des pustules de la variole ou de la varioloïde ; au pourtour existe un bourrelet plus ou moins transparent ; on les trouve discrets ou confluents ; c'est principalement au cou et sur le visage qu'on a occasion de les observer ; ils se terminent soit par l'évacuation spontanée du follicule et son inflammation adhésive, soit par l'étranglement et la mortification du follicule. Ils peuvent exister seuls, mais plus souvent on les trouve mêlés aux autres produits vareux. Leurs modes de développement et de durée sont les mêmes ; ils ne réclament pas d'autres moyens de traitement, seulement ils laissent à leur suite une cicatrice gaufrée, d'une régularité parfaite, superficielle, arrondie, à bords nets, comme taillés à pic, blanchâtres, offrant çà et là de petites dépressions plus enfoncées et plus

acne rosacea, Willan ; *couperose*, vulgaire. Quand le varus se trouve compliqué de la dilatation variqueuse des vaisseaux capillaires sanguins environnants, il prend un aspect tout particulier, que je désigne sous le nom d'*érythémato-pustuleux* : c'est la couperose qu'on rencontre si fréquemment chez les femmes, et dont la présence et l'habituelle opiniâtreté causent le désespoir d'un grand nombre d'entre elles.

Cette affection consiste dans une altération chronique de la peau du visage, caractérisée par des rougeurs persistantes et d'une étendue variable, parsemées d'une multitude de points d'une teinte différente ou plus foncée, que remplacent, chez beaucoup de malades, des arborisations vasculaires et qu'accompagne toujours l'inflammation évidente d'un certain nombre de follicules sébacés.

On a dit, et Alibert lui-même semble partager cette opinion, que, dans certains cas, la couperose est uniquement caractérisée par de simples rougeurs du visage. C'est pour moi une erreur. Les rougeurs auxquelles on fait allusion, qu'Ambroise Paré a autrefois décrites sous le titre de *goutte rose simple*, que je trouve mentionnées dans la plupart des auteurs, ne coïncident pas avec l'altération des follicules sébacés ; les surfaces qu'elles occupent restent lisses et unies : à de certaines époques on aperçoit une desquamation plus ou moins sensible ; le système capillaire sanguin est leur unique siége. Je ne peux les rattacher qu'à l'érythème chronique ; elles constituent pour moi de véritables *engelures*.

Astruc est évidemment l'auteur qui a le mieux compris la

colorées que le fond cicatriciel, tout à fait semblables à la dépression que laisserait sur la peau un cachet fortement appliqué.

Je crois qu'on accorde une importance exagérée à cette disposition exceptionnelle de quelques produits d'acné et qu'ils ne peuvent logiquement servir de base pour l'établissement d'une variété ou espèce nouvelle.　　　　　　　　　　　　　　　　　　D. D.

couperose ; il en signale les rugosités dues à l'hypertrophie folliculeuse ; l'état variqueux, suite de la dilatation permanente des vaisseaux sanguins ; la desquamation ou la chute des croûtes qui succèdent à la suppuration des cystes sébacés.

Le mal débute par des rougeurs généralement pustuleuses, disséminées ou plus ou moins rapprochées, qui commencent ordinairement par le nez et de là gagnent le menton, les joues, le front : qu'on trouve chez certains malades, limitées à un très-petit espace, tandis qu'on les voit, chez d'autres, s'étendre jusqu'aux oreilles et au cou.

Dans le principe, les taches de la peau sont plutôt rosées, et les follicules, quoique vivement injectés font à peine saillie à la surface des téguments ; ces caractères se rencontrent principalement chez les jeunes gens, et plus particulièrement encore chez les femmes douées d'une peau fine et délicate. Mais si le mal se prolonge ou s'aggrave, ou si on l'observe dans l'âge mûr, les parties affectées présentent une teinte d'un rouge plus foncé, souvent même violacé. L'altération folliculeuse se dénote par des pustules entremêlées ou non de points noirâtres plus ou moins saillants (tannes) ; ces pustules sont, en général, plus volumineuses, plus enflammées que dans la plupart des autres espèces de varus ; elles prennent indifféremment les formes acuminée et globuleuse ; leur aréole se confond avec la coloration des parties voisines et, chose remarquable et, en apparence, contradictoire, elles n'arrivent que fort lentement à suppuration. Du second au troisième septénaire, quelquefois même plus tard, leur sommet se couvre d'une croûte mince et légère ; leur base reste longtemps tuberculeuse, et la tache *toujours violacée* qui y succède se perd fréquemment dans la teinte générale.

Ces divers éléments pathologiques de la couperose sont tantôt épars, tantôt groupés et réunis sur un petit espace ; cette dernière disposition détermine fréquemment sur le nez des personnes qui abusent de la table, et surtout des liqueurs alcooliques, des protubérances rugueuses et pleines d'inégalités, qu'on prendrait, au premier abord, pour de véritables végétations qu'Alibert proposait d'appeler *pustules surcomposées*, dont la présence peut doubler et même tripler le volume du nez, et qui sont, en tout cas, d'un aspect disgracieux; leur teinte animée ou leur lividité ajoute encore à leur déformation.

Dans la couperose, en effet, la couleur des parties malades diffère essentiellement des teintes érythémateuses; au .ieu d'une couche uniforme , c'est une véritable intrication vasculaire, dans laquelle il est facile de distinguer quelques vaisseaux plus saillants, sinueux et formant des aspérités. La coloration, ou plutôt l'injection vasculaire, est plus marquée dans le voisinage des pustules que partout ailleurs. Quant aux points, d'une teinte également plus foncée, qu'on rencontre en si grand nombre dans les plaques de la couperose, ils n'ont d'autre origine que l'orifice toujours plus ou moins enflammé des follicules sébifères.

Ces organes, dans la couperose, s'altèrent souvent au point de perdre toute trace d'organisation; l'inflammation gagne les parties voisines, ce qui fait que le point en suppuration repose sur un tubercule volumineux, et que le mal ne peut plus guérir que par voie de cicatrisation. On retrouve là des indurations, des épaississements plus ou moins étendus, en un mot, tous les désordres de la mentagre ou *varus tuberculo-pustuleux.*

Le caractère hyperhémique de la couperose se manifeste jusque par l'intumescence qui s'opère dans les diverses parties de la face, et qui explique la vivacité des sensations qui l'accompagnent ordinairement, ainsi que la vivacité des désordres sympathiques que sa présence détermine chez beaucoup de malades. Si plusieurs d'entre eux, en effet, ressentent à peine quelques démangeaisons légères, la plupart se présentent avec la face enflammée; ils n'apaisent l'ardeur qui les dévore qu'à l'aide de lotions d'eau froide à chaque instant renouvelées; des bouffées de chaleur leur montent au visage, soit qu'ils viennent de boire ou de manger, soit qu'ils sortent d'un exercice violent; le voisinage du feu les affecte douloureusement; l'action du calorique détermine dans les parties malades un mélange de sensations fort pénibles dans lesquelles se confondent la piqûre, l'élancement et la démangeaison.

Mais là ne se bornent pas les conséquences de la couperose; son aggravation et sa persistance entraînent fréquemment des troubles beaucoup plus graves; l'étroite sympathie qui lie le visage à la partie supérieure du tube digestif, *aux voies gastriques* et, chez la femme, aux *fonctions utérines*, fait que ces appareils organiques ne tardent pas à devenir le siége de certains désordres; il survient des troubles fréquents dans la menstruation, des hémorrhagies, etc.; d'un autre côté, les digestions commencent à perdre de leur régularité, puis arrivent successivement tous les symptômes de la dyspepsie et du pyrosis; toutefois, l'ardeur brûlante que beaucoup de malades accusent à l'épigastre est, le plus souvent, exempte de soif vive, de rougeur à la langue, de signes qui caractérisent une véritable gastrite; on serait plus souvent tenté de croire à une simple névrose de l'estomac; on sait, d'ailleurs, le peu de succès qu'on obtient, en pareil cas, des antiphlogistiques.

Il n'est pas rare, non plus, de rencontrer la couperose chez des personnes atteintes d'engorgement aigu ou chronique du foie, et j'ai pu constater que, dans ce cas, l'altération du visage est tout aussi souvent primitive que consécutive. L'inertie du tube digestif, et particulièrement du gros intestin, est encore un symptôme fréquent chez les couperosés; de là, une constipation plus ou moins opiniâtre, et toutes les conséquences qui s'y rattachent.

Le tempérament me paraît avoir peu d'influence sur le développement de la couperose; il n'en est pas de même du caractère. Les personnes vives ou irritables paraissent y être plus sujettes que les autres. Mais je me hâte d'ajouter qu'ici l'inégalité d'humeur et l'irascibilité ne sont bien souvent que l'effet de la maladie qui, en outre de sensations plus ou moins pénibles, altère constamment la physionomie et la dégrade parfois au point de jeter le trouble jusque dans les relations les plus intimes.

L'apparente acuïté des symptômes offerts par la couperose peut donner à penser que cette affection présente habituellement une marche rapide, des périodes rapprochées, enfin, la mobilité des maladies inflammatoires ; il n'en est rien. Le mal dure des mois et souvent même des années entières. Du reste, sa chronicité dépend moins, généralement, de la persistance des produits pathologiques que du mode de leur développement. L'influence morbide ne se porte que successivement d'un follicule à l'autre : je n'en dirai pas autant des intrications vasculaires ; elles persistent en raison du degré de dilatation variqueuse. Ajoutons, en terminant ce tableau pathologique de la couperose, que, dans les premiers temps de sa durée, son apparition coïncide fréquemment avec le retour de la belle saison, et qu'on peut la voir disparaître spontanément dès l'automne et pendant l'hiver ; dans ce cas, on serait tenté de croire à une marche périodique ; mais ces intermittences ne tardent pas à faire place à un état continu avec exacerbations plus ou moins fréquentes. Quant au retour à l'état normal, il s'effectue graduellement et avec lenteur, et lorsque le mal existe depuis longtemps, surtout si la peau a été fatiguée par des médications irritantes et intempestives, il est parfois bien difficile de rendre aux téguments leur ancien éclat.

Tels sont les principaux désordres qu'on observe chez les couperosés : nous venons de voir qu'aux altérations de la peau du visage se joignent fréquemment des lésions plus ou moins graves de la muqueuse digestive, de certains organes parenchymateux, des troubles dans la menstruation et les autres fonctions de l'utérus : en un mot, tous les caractères d'un mal profondément enraciné et provoquant, dans l'organisme, de fréquentes et douloureuses sympathies; il importe de ne pas perdre le souvenir de cette synergie pathologique que nous aurons souvent occasion de rappeler quand nous en serons au traitement de la couperose.

D. Varus tuberculo-pustuleux (*mentagre*, Alibert; *sycosis, acne indurata*, Willan). Cette forme est, pour moi, la plus haute expression de l'inflammation vareuse; elle en est en même temps la plus redoutable; on l'observe principalement chez les hommes pourvus d'une barbe épaisse et fournie; les pustules qui la caractérisent sont volumineuses, profondément enchâssées dans l'épaisseur du derme, souvent nombreuses et confluentes; leur sommet devient vésiculeux, puis purulent; leur base est circonscrite, dure, rouge et enflammée; la surface malade est le siége d'une vive démangeaison ou d'une cuisson fort douloureuse; aux pustules succèdent des croûtes épaisses, grises, brunes ou verdâtres; la peau, fortement injectée, présente des aspérités nombreuses, et l'inflammation, parfois étendue jusqu'aux bulbes des poils, détermine leur chute et laisse, pour un temps plus ou moins long, de larges places entièrement dénudées.

L'altération du bulbe pileux n'est pas indispensable pour constituer le varus tuberculo-pustuleux; ce qui le caractérise essentiellement, c'est l'acuïté et la marche de l'inflammation folliculeuse; les parois du cyste sébacé ne peuvent résister à sa violence; elles se déchirent, le mal gagne les tissus environnants; ce sont eux qui fournissent les principaux éléments à la suppuration. Le bourbillon qu'on obtient, dans ce cas, se compose de pus, de matière sébacée, du follicule lui-même, et parfois aussi des débris du tissu cellulaire; au lieu d'une simple folliculite, on trouve une véritable inflammation furonculeuse : le retour à l'état normal est ici de toute impossibilité; la seule voie pour guérir est la cicatrisation.

Cette espèce de varus se rencontre au dos, sur la poitrine, aux tempes, etc.; mais c'est à la face que sa présence est le plus à redouter : nous l'avons vue constituer un des symptômes les plus graves de la couperose; son développement au milieu des bulbes pileux et leur participation à l'inflammation vareuse, expliquent la ténacité de la mentagre et lui donnent une physionomie toute spéciale.

L'invasion de la mentagre est souvent précédée d'éruptions impétigineuses partielles et passagères; fréquemment aussi on la voit attaquer brusquement des personnes exemptes jusque-là de toute altération de la peau; ses produits éruptifs peuvent se montrer épars ou disposés en groupes; être limités à la lèvre supérieure, au menton, à l'une ou à l'autre des régions sous-maxillaires ou des parties latérales de la face, comme se trouver en même temps sur plusieurs de ces régions ou même finir par les occuper toutes à la fois.

Un sentiment de tension et de chaleur précède, en général, le développement des pustules qu'on voit paraître sous la forme de très-petits points rouges qui deviennent de plus en plus saillants, et passent, en quelques jours, à la suppuration. Et, ce qu'il importe de noter, c'est que, dès le principe, le toucher fait connaître que ces points rouges reposent sur des engorgements tuberculeux, larges et profonds.

La matière de la suppuration est légèrement jaunâtre, et se rapproche un peu de celle que fournissent les pustules de l'impétigo; mais elle a plus de consistance; son contact avec l'air et sa dessiccation la convertissent en croûtes qui varient pour l'épaisseur, le degré d'adhérence, la coloration, et ne seraient pas toujours faciles à distinguer des croûtes impétigineuses sans l'engorgement des parties sous-jacentes qui les accompagnent constamment et dont les autres sont exemptes.

L'altération de la peau est d'autant plus marquée que la mentagre est elle-même d'une date plus ancienne; dans les cas tout à fait chroniques, surtout si le mal a concentré sa virulence sur une surface limitée, on trouve les tissus sous-jacents boursouflés par l'inflammation, au point de donner à la partie affectée l'aspect d'une tumeur repoussante; sa surface est pleine d'aspérités; à ses croûtes se mêlent des tubercules, des pustules nouvelles, des squames, etc.

On rencontre parfois la mentagre bornée à la lèvre supérieure; elle peut y former une saillie plus ou moins remarquable, sous la forme d'une croûte noire et épaisse, due à la dessiccation de l'humeur fournie par quelques pustules agglomérées.

Les parties sur lesquelles persiste l'inflammation mentagreuse se dénudent ordinairement et perdent leurs poils; cette dénudation, toujours partielle, sera temporaire ou persistante selon le degré d'altération subie par le bulbe pilifère; quant aux rapports du poil avec la pustule de la mentagre, ils sont loin d'avoir la constance qui leur est assignée par certains auteurs. Le bulbe pileux est tantôt sous le follicule, tantôt sur l'un de ses côtés, tantôt seulement dans son voisinage, ce qui fait que le poil peut percer le fond du follicule, ou traverser ses parois ou présenter une sortie tout à fait indépendante. Ce qu'on peut dire d'une manière générale, c'est que la dénudation des parties affectées et la chute des poils sont la conséquence ordinaire d'une mentagre persistante.

Mais quand, au lieu de tendre à l'état chronique, la mentagre penche vers la guérison, soit d'elle-même, ce qui est très-rare, soit plutôt à l'aide d'un traitement convenable, la pustulation s'arrête, les croûtes se détachent, les tubercules diminuent de volume, de consistance, et une desquamation plus ou moins abondante s'opère fréquemment sur les points les plus anciennement affectés.

Disons, enfin, que chez beaucoup de sujets on retrouve, longtemps encore après la guérison, et comme dernières traces de la maladie, des taches rouges ou violacées.

Telles sont les différentes formes du varus; chacune d'elles représente un degré bien distinct de la maladie; je n'avais donc pas à hésiter relativement à l'ordre de mon exposition.

Les distinctions que je viens d'établir ont toutes leur valeur pratique, et j'aurai souvent occasion de les rappeler dans l'exposé thérapeutique qu'il me reste à faire.

Le varus est souvent exempt de toute complication; je l'ai vu, dans bien des cas, disparaître sous l'influence d'une inflammation organique interne et surtout pendant la durée des fièvres continues; mais cette guérison peut n'être que temporaire, et il n'est pas rare de voir se reproduire une crise nouvelle soit dès la fin de la convalescence, soit aux approches de la saison favorable à ces sortes d'éruptions. Le varus ne se rencontre presque jamais chez les personnes atteintes de dartres furfuracées ou squameuses. La plupart des affections aiguës de la peau, qui peuvent exister en même temps que le varus, restent généralement sans action aucune sur sa marche et sa durée; mais il est une complication assez fréquente de la mentagre, sur laquelle il importe de fixer l'attention : je veux parler de la porrigine dont les furfures et les squamules viennent se joindre aux produits inflammatoires, envahissent le système pileux, provoquent la chute des poils, multiplient les dénudations, rendent le diagnostic incertain et ajoutent aux difficultés du traitement ; pour moi, l'affection désignée par certains auteurs sous le nom de *mentophyte*, n'est qu'un assemblage d'éléments parasitaires ajoutés aux produits de l'inflammation vareuse, et c'est pour avoir méconnu cette complexité que nous voyons échouer journellement, dans le traitement de la mentagre, les médications en apparence les mieux combinées.

Siége anatomique. Il réside constamment, à l'origine, dans les follicules sébacés, et de là peut s'étendre aux différentes couches du derme.

Diagnostic différentiel. Nous verrons plus tard que le

varus sébacé a été pris dans quelques cas où il ne recouvrait qu'une partie du nez, pour un *noli-me-tangere*, ou cancer de la peau; mais l'ignorance ou l'inattention la plus flagrante peuvent seules commettre une semblable erreur. Il est plus facile de le confondre avec certaines formes d'ichthyose; car la couche sébacée est parfois très-consistante, épaisse, noirâtre et divisée de manière à présenter l'aspect d'écailles imbriquées; mais alors, pour éviter l'erreur, il suffit de se rappeler que les écailles de l'ichthyose sont sèches, profondément implantées dans le derme auquel elles adhèrent, surtout par un de leurs bords, et qu'on ne peut en quelque sorte les en séparer que par arrachement.

Le varus pustuleux simple peut avoir une similitude passagère avec certaines inflammations pustuleuses artificielles, telles qu'en produisent les emplâtres de poix de Bourgogne, la pommade émétisée, le papier térébenthiné, l'huile de croton, le suc d'euphorbe, etc.; mais on évitera toute erreur durable en remontant à l'origine de ces sortes d'éruptions et en étudiant quelque temps leur marche.

Le varus érythémato-pustuleux est généralement facile à distinguer des autres maladies pustuleuses qui peuvent se montrer à la face; jamais la couperose n'a de pustules comparables pour l'étendue à celles du phlysacia (ecthyma, Willan), ni qui fluent et se couvrent de croûtes épaisses comme dans l'impétigo (mélitagre, Alibert), ni de squames lamelleuses et humides comme l'eczéma, etc.

Le varus tuberculo-pustuleux, auquel se rattache la mentagre, peut offrir une certaine obscurité dans le diagnostic, lorsque l'éruption pustuleuse est considérable, ou bien encore lorsque la marche de l'éruption est très-aiguë et que celle-ci est très-confluente. La présence de l'élément porrigineux constitue une complication dont il importe de tenir compte, mais ajoute peu à l'incertitude du diagnostic. Il est un symptôme consécutif plus important à noter; ce sont les *cicatrices :* bien souvent elles ont été attribuées au principe syphilitique et sont devenues ainsi la cause d'erreurs dont il est, dans certains cas, facile de comprendre toute la gravité : qu'on sache donc que les petites cicatrices consécutives aux pustules psydraciées syphilitiques restent violacées et déprimées, tandis que celles du varus deviennent tout à fait blanches et sont, le plus ordinairement, proéminentes.

Pronostic. Il varie suivant l'âge et le tempérament du sujet, le degré d'intensité de l'affection vareuse, sa marche aiguë ou chronique, son état de simplicité ou de complication, sa nature accidentelle ou constitutionnelle : la disposition héréditaire ajoute beaucoup à la gravité du pronostic.

Espèces et variétés. Il y a quatre espèces de varus déjà connues du lecteur : 1° varus sébacé ; 2° varus pustuleux ; 3° varus érythémato-pustuleux (couperose) ; 4° varus tuberculo-pustuleux (mentagre, sycosis).

Traitement. Dans toute espèce de varus, il y a deux choses distinctes à considérer, et par conséquent à traiter séparément : c'est, d'une part, les conditions organiques qui accompagnent ou provoquent l'éruption vareuse ; de l'autre, le caractère et le degré de l'éruption elle-même.

A. Quand le mal se présente sous forme de *tannes* isolées et peu nombreuses, un moyen de guérison fort simple consiste à faire sortir, à l'aide d'une pression aussi modérée que méthodique, le noyau sébacé qui remplit et distend la cavité folliculeuse. Cela fait, on devra quelquefois calmer, par des applications narcotiques ou adoucissantes, l'irritation que cette accumulation d'humeur a déterminée dans les parois du follicule et qui se reconnaît à la vive sensibilité des parties ; mais, dans la grande majorité des cas, on n'arrive à une complète résolution et on ne prévient la récidive qu'en réveillant, par une stimulation convenable, les propriétés absorbantes de la peau, et en rétablissant ainsi l'équilibre fonctionnel.

La compression ne suffit plus, et présenterait même plus d'inconvénients que d'avantages lorsque le varus est étendu à toute une région, que les follicules altérés sont voisins les uns des autres, et que l'humeur, en partie épanchée au dehors, forme sur la peau des croûtes plus ou moins épaisses et toujours fort adhérentes : on les détache facilement avec des lotions alcalines chaudes. J'emploie de préférence la formule suivante :

Pr. Sous-carbonate de potasse,   30 gram.
    Roses de Provins,   8 —
    Eau commune,   500 —

Les surfaces ainsi mises à découvert présentent une multitude de points rouges, dont chacun indique l'orifice d'un follicule évidemment enflammé : aussi doit-on alors recourir aux topiques adoucissants, soit en lotions, soit en pommades. Je préfère généralement les lotions qui n'ont pas, comme les pommades, l'inconvénient de boucher l'orifice des follicules et d'apporter un obstacle mécanique à la libre sortie de l'humeur sébacée : on peut les varier à volonté, mais elles suffisent rarement à la guérison ; le mal se reproduit dès qu'on les suspend, et l'on ne tarde pas à reconnaître la nécessité d'en venir à des moyens plus énergiques. Il est utile, en pareil cas, de recourir aux lotions sulfureuses ou alcalines, aux douches de vapeur simples ou sulfureuses, aux solutions d'iode, etc. On sait qu'Alibert employait volontiers de légères cautérisations avec le nitrate d'argent.

Un procédé qui me sert, depuis longtemps, à faciliter le dégorgement des follicules altérés, consiste à toucher matin et soir les orifices folliculeux et le sommet des boutons avec la pointe d'un pinceau à miniature suffisamment imbibé d'une solution concentrée de sulfure de potassium. Le contact du médicament doit être maintenu pendant 15 à 20 secondes: il en résulte dans la partie malade un sentiment de cuisson assez vif, lorsque la liqueur a dû être successivement appliquée sur un assez grand nombre de points; mais, comme la douleur est en réalité supportable, il faut savoir l'endurer quelque temps (une heure), avant de recourir aux lotions adoucissantes, toujours utiles contre l'inflammation des parties avoisinant le follicule malade.

Il est des sujets chez lesquels la peau se trouve tellement affaiblie et dépourvue de réaction, que la solution sulfureuse ne pourrait, à elle seule, la tirer de son inertie; dans ce cas, on ne doit pas hésiter à faire précéder son emploi d'une véritable cautérisation des surfaces altérées, au moyen d'une dissolution de nitrate d'argent, ou mieux en passant à plusieurs reprises le crayon de pierre infernale préalablement humecté. A mesure que se détachent les escarres noires et minces qui en résultent, on retrouve les parties sous-jacentes revenues à de meilleures conditions et mieux disposées à subir l'action médicamenteuse.

Dans le même but, on peut encore recourir aux douches sulfureuses, alcalines, aromatiques; mais leur action s'exerce d'une manière générale et sans distinction possible des points altérés; c'est pourquoi je leur ai toujours préféré le crayon de nitrate d'argent, que la main guide à volonté et dont il est si facile de graduer les effets.

La résolution une fois obtenue, on assure la guérison en relevant les forces à l'aide d'un bon régime alimentaire et par tous les secours de l'hygiène.

S'il existe quelques symptômes de scrofule, comme cela n'arrive que trop souvent, on aura recours à certaines préparations iodées, à l'extrait de feuilles de noyer uni au sulfate de quinine, à l'huile de foie de morue, etc., etc.

Les personnes chez lesquelles le varus sébacé occupe de larges surfaces, et se signale par d'abondantes sécrétions, sont fréquemment atteintes de trouble des voies digestives et plus particulièrement d'embarras gastrique : parfois même elles semblent en proie aux crises aiguës d'une gastrite véritable : il est rare cependant qu'elles se trouvent bien du traitement antiphlogistique ; une alimentation fortifiante leur convient mieux : ainsi des viandes rôties, des légumes au jus, des poissons choisis, etc. Les accidents cèdent, en général, rapidement à l'influence d'un tel régime.

B. Dans le traitement externe du varus pustuleux, l'emploi méthodique de la solution concentrée de sulfure de potassium se représente comme le plus sûr et le plus rapide moyen de guérison. Mais il ne faut pas perdre de vue qu'ici les malades offrent des conditions organiques bien différentes des précédents.

Tout, en eux, respire la force et la vivacité des sensations ; le contact de la solution sulfureuse sera, en conséquence, moins prolongé, et l'on insistera davantage sur les lotions adoucissantes. C'est principalement le soir qu'il convient de faire l'application sulfureuse : l'irritation qu'elle a pu développer se dissipe dans le repos de la nuit.

Ici, encore, l'hygiène, ainsi que les précautions générales, ne sont plus celles dont je parlais à propos du varus sébacé ; au lieu d'amers et de toniques, on donnera les bouillons de veau, de poule, de grenouilles, etc.; les sirops d'orgeat, de vinaigre, de groseille, de cerise, etc. On usera largement de petit-lait, des tisanes de mauve, de chiendent, etc.; on prendra fréquemment de grands bains tièdes, et rendus plus émollients par l'addition d'une suffisante quantité de son, ou d'amidon, ou de colle de Flandre. Le régime alimentaire se composera de mets doux et de facile digestion ; viandes blanches, poissons légers, légumes au maigre, laitage, œufs, fruits, etc.; pour boisson dans les repas, de petite bière ou des vins légers, un peu acidulés et toujours très-étendus d'eau.

Chez les jeunes filles non encore réglées, on hâtera la menstruation par des applications d'un petit nombre de sangsues à la partie interne et supérieure des cuisses, répétées plusieurs mois de suite : à la constipation, si commune à cet âge dans les deux sexes, on opposera quelques centigrammes de poudre d'aloès pris au dîner dans les premières cuillerées de soupe ou de potage.

C. Si les personnes atteintes par la couperose mettaient plus d'empressement à réclamer les secours de l'art, et si, dès le principe, elles étaient soumises au traitement que réclament la nature de cette maladie et son double caractère anatomo-pathologique, je ne mets pas en doute qu'un succès rapide ne vînt plus fréquemment répondre aux efforts du praticien : j'ai, sous ce rapport, l'expérience d'un grand nombre de faits.

On doit, avant tout, éloigner avec soin de la peau du visage toutes les influences irritantes; ainsi, l'on se garantira par un voile de l'action directe des rayons solaires, des vents froids et humides ; on évitera de s'approcher du feu des cheminées ou des fourneaux; c'est l'impossibilité de satisfaire à ces exigences qui rend si difficile et si incertaine la guérison de la couperose chez les repasseuses et les cuisinières, etc.

Il faut fuir également le séjour des salons trop fréquentés et celui des salles de spectacle, surtout pendant les saisons chaudes. En second lieu, on évitera tout ce qui peut porter et entretenir le sang vers la tête, tel que lectures assidues, veilles prolongées, broderie, tapisserie, etc.

Les exercices violents ont pour effet constant de surexciter la circulation et ne peuvent, en conséquence, agir que défavorablement sur des parties où prédominent la chaleur et l'irritation. La surveillance du régime alimentaire est ici de la plus haute importance : on choisira de préférence tous mets doux et de facile digestion. Dans la saison, l'usage des fruits rouges pris journellement et en grande quantité m'a toujours paru favorable. J'en dirai autant du raisin, dont il est indispensable d'user largement pour en obtenir l'effet désiré.

A ces indications préliminaires doit succéder l'emploi de moyens plus directs : il est toujours plus avantageux d'a-

gir simultanément sur les follicules et sur les plaques érythémateuses.

L'engorgement folliculaire sera combattu par des applications méthodiques de la solution saturée de sulfure de potassium ; seulement, on aura la précaution de restreindre à quelques secondes la durée du contact médicamenteux sur chaque
follicule altéré, et ces applications seront immédiatement
suivies de lotions adoucissantes prolongées : en pareil cas, la
décoction de laitue, coupée avec moitié lait et employée
tiède, est celle que je prescris le plus volontiers.

Les émissions sanguines constituent le plus sûr moyen d'atténuer et de détruire les rougeurs de la couperose : chez les
sujets forts et pléthoriques, chez les femmes sur le point de
perdre et qui étaient abondamment réglées, les fréquentes
saignées du pied, les applications répétées de nombreuses
sangsues à l'anus, et mieux à la partie supérieure et interne
des cuisses, doivent être employées sans hésitation. Mais
toutes les constitutions ne se prêtent pas à cette médication ;
et lorsque la maladie est très-ancienne, et que les vaisseaux
sont devenus tout à fait variqueux, on épuiserait les forces
sans empêcher le sang de se porter au visage, ou plutôt d'y
former une fluxion toute passive, par suite d'une véritable
altération de texture.

En pareil cas, il est mieux de s'en tenir aux saignées locales ; Bayrius préconisait l'ouverture de la veine frontale,
et ce conseil a plus de valeur qu'on ne le croit généralement. Lorry dit s'être bien trouvé d'applications de sangsues aux narines ; on peut également les mettre au-devant
ou derrière les oreilles. Il faut ajouter toutefois que de semblables moyens, pour être utiles, demandent une certaine
énergie et la hardiesse que donne, en général, l'habitude de
ces sortes de traitements.

On aide puissamment cette médication en régularisant et
en rétablissant, s'il y a lieu, les écoulements auxquels sont
assujetties une foule de personnes : ainsi les règles chez les

femmes, le flux hémorrhoïdal si fréquent dans l'un et l'autre sexe.

La *méthode évacuante* est ici d'un secours précieux, et contribue chaque jour à donner les meilleurs résultats. A cette méthode se rattachent l'emploi du tartre stibié par doses fractionnées, et celui du calomel. Quelle que soit la substance employée, les effets obtenus s'expliquent d'eux-mêmes et sans qu'il soit nécessaire d'admettre d'influence spéciale.

Ne guérissons-nous pas ainsi journellement par dérivation ou voie de déplacement, une foule de fluxions cutanées, de celles surtout que M. Devergie appelle avec raison *sécrétantes?* Mais, pour réussir, il faut choisir son temps d'application : ce serait en vain qu'on insisterait sur les purgatifs, passé la période d'hypersécrétion des follicules sébacés.

S'il est vrai qu'on a souvent abusé des astringents dans le traitement externe de la couperose, on ne peut nier toutefois que cette classe d'agents ne fournisse, dans une foule de cas donnés, de précieux moyens d'action. Dans les couperoses déjà anciennes, qui persistent malgré les changements de saison et de climat, qui se signalent par de nombreuses arborisations vasculaires et des pustules à base tuberculeuse, qui n'arrivent que fort lentement ou imparfaitement à suppuration, on se trouve souvent bien de recourir aux eaux minérales sulfureuses, sous forme de bains, de lotions, de douches, etc.; aux préparations d'alun, de zinc, en dissolutions plus ou moins étendues; aux décoctions de tan, de ratanhia, etc.

Une préparation qui m'a rendu quelques services est la dissolution de *sulfate de fer* dans les proportions de 5 à 10 grammes pour 500 grammes d'eau. Ces différents liquides s'emploient en lotions ou fomentations plus ou moins prolongées.

Je reconnais qu'il est des cas de couperose dans lesquels la peau a subi de véritables altérations de texture ; on la trouve rugueuse et pleine de nodosités, parfois véritablement épaissie : de pareils désordres réclament l'emploi des moyens les plus énergiques ; en pareil cas, les caustiques sont souvent indiqués ; chez les sujets lymphatiques, surtout si les tissus sont fortement boursouflés, on se trouvera bien de provoquer et d'entretenir quelque temps, sur le visage même, une légère suppuration. Pour une pareille indication je n'hésiterais pas à recourir soit à la pommade d'*iodo-chlorure-mercureux* que préconisé M. le Dr Rochard, soit à celle de proto-iodure de mercure, préférée par M. le Dr Boinet.

Le vésicatoire, tant et si souvent reproché à Darwin et Ambroise Paré, ne paraît pas avoir eu d'autre but ; il est certain que de tels procédés, employés d'une manière générale et pour des cas ordinaires, doivent être sévèrement proscrits d'une saine pratique ; je soumettrais volontiers à la même proscription les cautérisations avec les acides concentrés, les lotions avec l'eau de chaux seconde, l'eau rouge de l'hôpital Saint-Louis, l'eau mercurielle, les frictions avec les pommades de cantharides et autres semblables, et il n'est peut-être cependant aucun de ces moyens que je voulusse condamner d'une manière absolue, tant il peut s'offrir d'indications différentes et inattendues dans les couperoses invétérées.

Seulement, dans l'emploi des vésicants et des caustiques il ne faut jamais perdre de vue la délicatesse des tissus du visage, ni la facilité avec laquelle l'érosion en apparence la plus légère donne lieu à la formation de cicatrices souvent indélébiles. Les cautérisations doivent toujours être superficielles et limitées aux surfaces malades ; on ne doit pas craindre de les répéter ; mais avant d'en pratiquer une nouvelle, on attendra toujours la chute complète des escarres produites par la cautérisation précédente.

Je dois ajouter, en terminant ce qui est relatif au traitement de la couperose, que pour ne pas perdre le fruit des efforts les plus soutenus et en apparence les mieux combinés, il est essentiel de tenir compte des indications que peu-

vent offrir soit certaines conditions diathésiques, soit l'état
de souffrance des voies gastriques et plus souvent encore le
trouble des fonctions utérines ; puis, enfin, ne jamais oublier
que quelle que soit la médication mise en usage, la guérison
de la couperose, surtout dans les cas graves et invétérés, se
fait toujours longtemps attendre.

D. Dans la *mentagre*, cette maladie si redoutée des
Romains et qui représente le plus haut degré de l'inflammation vareuse, il faut, avant tout, maintenir les parties affectées dans un état d'extrême propreté et les débarrasser
des croûtes plus ou moins épaisses qu'engendre la dessiccation de l'humeur sébacée.

On y parvient facilement avec des cataplasmes émollients
et plus particulièrement ceux préparés avec la fécule de
pomme de terre ; on favorise leur action en coupant avec des
ciseaux, le plus près possible de la joue les poils de la barbe
et des favoris.

Cette première indication remplie, on n'hésitera pas à recourir à des antiphlogistiques plus énergiques, quand la
mentagre est récente et qu'elle conserve un cachet inflammatoire très-prononcé : après une ou deux saignées générales, si le sujet est jeune et vigoureux, on aura recours à des
applications répétées de nombreuses sangsues dans le voisinage des points où règnent le plus de sensibilité et d'irritation.
On se sert d'éponges imbibées d'eau tiède pour prolonger
l'hémorrhagie et l'on ne saurait croire avec quelle promptitude on arrive ainsi, chez certains malades, à procurer une
amélioration des plus marquées.

Les cataplasmes doivent être continués avec persévérance,
souvent renouvelés et toujours maintenus à une douce
température.

A défaut de fécule, on peut employer la pulpe de carottes
râpées et cuites, celle de betterave ou de pomme de terre
elle-même, etc.; mais dès qu'on a le choix, la fécule doit
toujours être préférée.

On peut encore recourir à de fréquents lavages avec les décoctions de racine de guimauve, de laitue, de pavot, etc.; les bains émollients ne peuvent jamais être trop répétés : le régime sera celui des maladies inflammatoires et les minoratifs ou purgatifs doux fourniront au praticien expérimenté le secours précieux d'une salutaire dérivation.

Après qu'on aura fait perdre à la mentagre une partie de son acuïté, on commencera l'emploi des résolutifs: ainsi, les cataplasmes préparés avec la farine de riz ou de seigle; les lotions avec les infusions de camomille, de mélilot, de fleurs de sureau, de feuilles d'hièble, des feuilles et fleurs de la verge d'or, d'eupatoire, etc.: c'est le moment choisi par M. le Dr Dauvergne pour l'usage externe des solutions et de la poudre de sulfate de fer. Mais ces derniers moyens ne sont pas d'une application générale : le sulfate de fer serait nuisible chez les sujets dont la peau est facilement impressionnable : on doit principalement le réserver pour les malades à tempérament lymphatique, dont la peau flasque et dépourvue de réaction, a besoin d'une tonification générale. Il n'est, du reste, aucun cas où l'on ne puisse substituer avec avantage, au sulfate de fer, notre solution saturée de foie de soufre : on voit, sous l'influence de cette dernière préparation, se réduire comme par enchantement les engorgements tuberculo-pustuleux les plus prononcés. Ce n'est pas que je veuille exagérer ici la valeur pratique de ce mode de traitement purement externe : s'il peut suffire à la guérison de varus récents et accidentels, lors même qu'il s'agirait de *couperose* et de *mentagre*, il n'en est plus de même lorsque l'affection vareuse se trouve liée à des conditions organiques particulières qu'il n'est pas toujours facile d'éteindre et de faire disparaître; il ne suffit plus alors de combattre le produit morbide; il faut encore attaquer le principe même qui souvent reproduit ou entretient la maladie et sans la destruction duquel on aura toujours à craindre la récidive.

C'est, en effet, chez les sujets ainsi contaminés qu'on voit le mal se reproduire sous la plus légère influence ; la seule négligence des soins hygiéniques, la fatigue du travail, un écart de régime, font reparaître les teintes érythémateuses de la couperose, ou les élevures mentagreuses. En pareil cas, il faut joindre au traitement local une médication interne qui doit nécessairement varier en raison de la nature reconnue ou supposée des complications, puis, en outre, des différentes conditions d'âge, de sexe, de tempérament, etc.

La mentagre n'est, dans beaucoup de cas, que la grave manifestation d'un vice herpétique constitutionnel, souvent même héréditaire ; on comprend alors qu'un *traitement dépuratif* devienne indispensable et qu'en dehors d'une médication générale, on ne peut compter que sur de simples améliorations ou des guérisons purement temporaires.

Dans la forme particulière de mentagre désignée de nos jours sous le nom de *mentophyte*, et qui n'est en réalité qu'une inflammation tuberculo-pustuleuse des follicules sébacés, compliquée de la présence accidentelle d'un champignon parasitaire, le traitement local reprend, en grande partie, ses avantages ; mais il est loin de suffire à la guérison : j'en ai pour preuves un certain nombre de malades qui, après avoir subi à l'hôpital jusqu'à deux et trois épilations, sont venus, à ma clinique, réclamer de nouveaux soins, et demander à être débarrassés des produits non équivoques d'une mentagre récidivée.

IMPÉTIGO (1).

Synonymie. —Impetiggine, des Italiens ; ansprung, nässandergrind, des Allemands ; dartre pustulo-crustacée, mélitagre, d'Alibert ; mélicèris, melicera, d'Aétius et de Celse ; dartre flavescente, croûte dartreuse, des hôpitaux.

HISTORIQUE.

Définition. Dartre apyrétique, survenant le plus ordinairement sans aucun trouble de l'économie et principalement caractérisée par le développement de petites pustules dont le nombre et la disposition sont extrêmement variables : ces pustules laissent écouler un liquide séro-purulent qui, par sa concrétion rapide, donne lieu à la formation de croûtes jaunâtres et melliformes.

Causes. L'impétigo se montre surtout au printemps et à l'automne, dans l'âge adulte, chez les femmes, chez les sujets doués d'une constitution bilieuse, lymphatique ou lymphatico-sanguine.

On attribue généralement cette dermatose à l'action directe des corps irritants, aux ardeurs du soleil, à une disposition particulière de l'économie, à l'hérédité. Enfin, l'impétigo peut être symptomatique d'une altération organique interne.

Symptômes et marche. L'impétigo survient, dans la plupart des cas, sans aucun phénomène précurseur ; quelquefois cependant il peut être précédé d'un malaise général : toujours il se manifeste par des taches rouges, rugueuses,

---

(1) Mot vague qui signifie *inflammation*, et dont le sens étymologique est loin de répondre à la marche habituelle de la maladie qu'il désigne ; les anciens l'ont employé pour qualifier mille affections différentes ; je lui préfère de beaucoup la dénomination de *dartre pustulocrustacée*, adoptée par Alibert dans son premier ouvrage sur les maladies de la peau ; mais comme il est généralement passé dans les habitudes du langage, j'ai cru devoir le maintenir.

de forme et d'étendue variables, sur lesquelles on aperçoit bientôt un grand nombre de petites pustules aplaties, jaunâtres et à base enflammée.

Ces plaques impétigineuses se développent sur la face, le cuir chevelu, le tronc et même les extrémités. Elles peuvent être bornées à une petite région ou couvrir tout un membre, et, dans quelques cas rares, envahir toute la surface des téguments : elles peuvent affecter une forme régulière, ronde ou ovale (*impetigo figurata*, Bat.), comme exister sans aucune régularité (*impetigo sparsa*, Bat.).

Les pustules de l'impétigo, presque toujours disposées en groupes rapprochés, acquièrent tout au plus le volume d'un grain de millet, se rompent au bout de quelques jours et laissent écouler un liquide séro-purulent qui, par sa concrétion, donne bientôt lieu à la formation de croûtes jaunâtres ou légèrement verdâtres, d'une épaisseur variable, généralement humides et molles.

Ces croûtes que l'on a justement comparées à des couches de miel concret (d'où le nom de *mélitagre* donné par Alibert) et au suc gommo-résineux de certaines plantes, ont une base plus ou moins enflammée, et sont constamment le siége d'une forte démangeaison ou d'un sentiment d'ardeur et de cuisson plus ou moins pénible.

Les parties sous-jacentes continuent de sécréter l'humeur impétigineuse, qui tantôt contribue à augmenter l'épaisseur des croûtes primitives, tantôt s'échappe au dehors et forme de nouvelles concrétions.

Les croûtes de l'impétigo ne présentent pas toujours les caractères qui viennent d'être exposés : ainsi, quand la dermatose existe depuis longtemps, ou lorsqu'elle affecte des individus dont la constitution a été détériorée par la syphilis, la scrofule ou le scorbut, on les trouve souvent épaisses, fort adhérentes, d'un jaune verdâtre, brunes ou grisâtres, rugueuses, inégales et fendillées (*impetigo scabida*, Bat.).

Dans ce cas, les parties affectées sont le siége d'une abondante exhalation et peuvent présenter de profondes excoriations, quelquefois même de véritables ulcérations.

L'impétigo, le plus souvent borné aux phénomènes de son éruption, peut cependant être compliqué d'un mouvement fébrile, d'un gonflement plus ou moins considérable des parties sur lesquelles il repose, et, dans quelques cas, de l'engorgement des glandes lymphatiques voisines.

La *durée* de l'impétigo est très-variable ; il peut se terminer au bout de quelques septénaires, comme aussi se prolonger plusieurs mois et même plusieurs années. Cette affection est très-sujette à des retours, tantôt irréguliers, tantôt périodiques.

La période de terminaison s'annonce par la chute spontanée des croûtes, la suppression graduelle de l'exhalation morbide, le retour des téguments à l'état normal.

Le plus souvent l'impétigo ne laisse aucune trace de son existence.

Siége anatomique. Comme l'achore des nouveau-nés, comme le varus des adolescents et des adultes, etc., l'impétigo est une maladie du *follicule sébacé.*

Diagnostic différentiel. Des affections précédentes, les seules avec lesquelles on pourrait à la rigueur confondre l'impétigo sont, l'ecthyma, l'achore et le varus; mais l'impétigo se distingue de l'ecthyma par la petitesse de ses pustules, leur siége pathologique habituel et l'épaisseur de ses croûtes; la courte durée des pustules de l'impétigo, jointe à sa couleur melliforme et à l'étendue souvent considérable de ses produits secondaires, le sépareront toujours facilement des affections vareuses; reste l'achore avec qui les points de similitude semblent plus nombreux et plus rapprochés. Je nie cependant qu'on puisse regarder l'impétigo comme une simple répétition de l'achore : l'une et l'autre affection occupent souvent les mêmes régions et se rencontrent chez des sujets doués, à un haut degré, du tempérament lymphatique; mais dans l'enfance, la sécrétion albu-

mineuse est ordinairement un bienfait de la nature qu'il y
aurait danger à supprimer brusquement, tandis qu'il y a toujours avantage à combattre, dès le principe, la croûte impétigineuse : car le mal, une fois passé à l'état chronique, présente les mêmes indications, mais aussi les mêmes difficultés
de traitement que les autres genres de dartres. C'est donc à la
thérapeutique, ainsi que je l'ai observé dans mon *Examen des
doctrines dermatologiques,* qu'il nous faut souvent demander
la sanction de certaines distinctions nosologiques et le maintien de l'impétigo dans la classe des dartres.

Pronostic. Il varie selon le degré de l'inflammation impétigineuse, son étendue, son siége, sa marche aiguë ou chronique, son état de simplicité ou de complication.

Le cachet constitutionnel ajoute à la gravité du pronostic
et la guérison est surtout longue et difficile à obtenir quand
l'impétigo se trouve lié à une disposition herpétique héréditaire.

Espèces et variétés. Il n'y en a que deux : 1° l'impétigo
aigu ; 2° l'impétigo chronique.

Traitement. La plupart des auteurs inscrivent en tête de
leurs moyens de traitement, dans l'impétigo aigu et récent,
les évacuations sanguines et la banale série des antiphlogistiques.

Ce conseil me paraît trop absolu : pour s'en convaincre, il
suffit de se rappeler que la plupart des impétigineux présentent une prédominance marquée du système lymphatique : or, pour moi, le tempérament lymphatique constitue le premier degré de la scrofule ; ce n'est donc qu'avec
réserve qu'on doit user des saignées générales et locales, et
il me semble d'une bonne pratique de les réserver pour les
éruptions les plus étendues et pour les organisations qui se
rapprochent le plus du tempérament sanguin.

Cette restriction est d'autant plus facile que, dans l'impétigo, le caractère inflammatoire est plus apparent que
réel : à l'aide de simples topiques adoucissants sous forme

de cataplasmes, de lotions, de pommades, etc., on arrive
promptement à la chute des croûtes; l'injection érythémateuse qui entoure la base des pustules ou des plaques, ne
tarde pas elle-même à céder à leur action, surtout lorsqu'on
y ajoute la salutaire influence d'une dérivation sur le tube digestif au moyen de purgatifs doux et répétés. Plus tard, on
trouve dans une hygiène fortifiante, dans l'usage d'une nourriture abondante et substantielle, les plus sûres garanties contre la récidive. Comme preuve du caractère plutôt
humoral qu'inflammatoire de l'éruption, je peux citer
l'emploi, toujours heureux en pareil cas, des lotions *iodo-
sulfureuses*. J'ai recours à ce moyen dès le début de l'é-
ruption, et, malgré l'état hyperhémique le plus prononcé, il
m'a servi bien des fois, pendant mon internat à l'hôpital
Saint-Louis, à faire disparaître, dans l'espace de quelques
jours et au grand déplaisir d'Alibert, des éruptions impétigineuses qu'il réservait pour ses leçons à cause de leur étendue et de leur apparente gravité.

Le degré de concentration du mélange iodo-sulfureux
doit nécessairement varier en raison du caractère plus ou
moins aigu de l'impétigo. Voici ma formule la plus habituelle : je fais ajouter à deux verres d'eau chaude, trois à
quatre gouttes de la solution iodée suivante :

Pr. Iode.	1 gram.
Iodure de potassium.	2 —
Eau distillée bis.	30 —

et le double ou six à huit gouttes de solution saturée de sulfure de potassium.

On renouvelle la lotion trois fois par jour et on la prolonge de cinq à dix minutes. Certains malades se trouvent
bien, dans l'intervalle des lotions, de maintenir sur les parties affectées des compresses imbibées du mélange indiqué. Ce procédé, je le répète, est le meilleur traitement local
qu'il soit possible d'opposer à l'impétigo : en serait-il ainsi,

je le demande, si cette affection réunissait les caractères d'une véritable *dermite?*

Dans l'impétigo chronique, surtout lorsqu'il affecte des sujets affaiblis par l'âge, des maladies antérieures ou les privations de la misère, on doit recourir aux tisanes amères, aux boissons sudorifiques, aux toniques, au sulfure et à l'iodure de fer. C'est alors que sont indiquées les eaux minérales dans lesquelles l'iode et le brôme se trouvent unis au chlorure ou au sulfure de sodium ; les bains de vapeur simple, aromatique ou sulfureux sont bien souvent utiles pour faire tomber les croûtes, modifier les surfaces de la peau et prévenir les récidives. On se trouve moins bien généralement des bains de mer, ainsi que des bains alcalins.

Il n'est pas rare de rencontrer des impétigos qui ne cèdent qu'à l'emploi des préparations arsenicales et, dans ce cas, je conseillerai toujours de recourir de préférence à *l'arséniate de fer.*

Aux plaques impétigineuses circonscrites et opiniâtres, on oppose avec avantage les douches de vapeur sulfureuse, les résolutifs et même les cathérétiques, tels une solution de nitrate d'argent, l'acide chlorhydrique affaibli, etc. La compression est souvent fort utile dans l'impétigo chronique des membres inférieurs, surtout s'il est compliqué d'œdème, d'ulcérations accidentelles, de varices, etc.

Quels que soient au reste, les moyens de traitement opposés à l'impétigo, on ne doit jamais oublier que dans certains cas, cette affection présente un caractère critique et que son apparition semble agir d'une manière favorable sur des maladies anciennes et rebelles ; de même que dans d'autres cas, son existence paraît si étroitement liée à l'état général de la constitution qu'on a pour indication principale de modifier avant tout cette dernière et qu'on ne peut tenter une médication plus directe tant qu'on n'a pas relevé les forces et rétabli l'équilibre fonctionnel ; combien de jeunes filles non ou mal réglées ne voient disparaître leur impétigo qu'après un long usage des ferrugineux ou autres emménagogues qui ont eu pour effet la régularisation du flux menstruel; j'en dirai autant de certains hémorrhoïdaires, etc.

Ajoutons en terminant ce qui est relatif au traitement de l'impétigo, qu'on ne doit acorder qu'une médiocre confiance à plusieurs préparations vantées outre mesure par quelques auteurs contre l'impétigo chronique. Ainsi, le suc d'ache ou berle, les décoctions de douce-amère, d'orme pyramidal, de racine d'arum, etc. : de ces plantes, les unes sont à peu près insignifiantes, les autres possèdent une incontestable énergie; aucune ne donne de résultats certains et constants.

PRURIGO (1).

Synonymie. — Pruriggine, des Italiens; hautjucken, des Allemands; lichen (2), de Plenck; *morbus papulosus, scabies papulosa*, des écoles; *scabies sicca*, de Félix Plater; phthyriasis de Cleghorn.

HISTORIQUE.

Définition. Dartre chronique, *réputée* non contagieuse et principalement caractérisée par le développement de papules parfois légèrement rosées, mais plus souvent de la couleur des téguments.

Ces papules, d'un volume variable et quelquefois à peine visibles, sont constamment accompagnées d'une vive démangeaison et peuvent se terminer par résolution, érosion, furfuration ou desquamation.

Causes. On classe au nombre des causes prédisposantes du prurigo, l'enfance et la vieillesse, le sexe masculin, ce-

(1) De *prurigo, inis*, qui signifie démangeaison; ce mot francisé a été donné à la maladie qui nous occupe, parce qu'il peint un de ses principaux caractères.

(2) C'est à tort que quelques auteurs ont voulu faire du lichen un genre distinctif; son histoire doit se fondre dans celle du prurigo, dont il serait, tout au plus, une simple variété.

pendant aussi l'âge critique chez la femme, les chaleurs de l'été, etc.

Cette dermatose est généralement due à des habitations basses et humides, à une mauvaise nourriture, à l'abus des mets salés ou épicés et surtout des alcooliques, au trouble habituel des fonctions digestives et plus particulièrement de celles du gros intestin, provoqué ou entretenu par des émotions pénibles de l'âme, des travaux excessifs, des veilles trop prolongées, etc.; enfin, le prurigo résulte souvent d'irritations directes et répétées par des corps durs, des pommades excitantes, etc., etc.

M. Renucci affirme que l'*acarus* de la gale existe également dans le prurigo et doit être considéré comme la principale cause de cette affection (1).

Symptômes et marche. C'est constamment après plusieurs jours d'une démangeaison fort vive dans les régions qui doivent être le siége de l'éruption, qu'on voit paraître les papules du prurigo.

Elles se montrent sous la forme d'élevures pleines et solides, douces au toucher, arrondies à leur sommet ou légèment acuminées; leur couleur se confond souvent avec celle des téguments; dans quelques cas, cependant, elles sont légèrement *rosées* (*lichen*, Bateman; *prurigo lichénoïde*, Alibert); leur nombre est extrêmement variable; elles sont semées çà et là, sans offrir dans leur disposition aucune régularité (2); elles se montrent presque toujours discrètes et

(1) L'opinion de M. Renucci est loin d'être démontrée, autrement il faudrait, de toute nécessité, admettre la contagion du prurigo. Or, si quelques faits semblent militer en faveur de cette dernière hypothèse, ils sont loin d'être concluants, et jusqu'à ce jour je ne connais aucune raison suffisante qui me détermine à émettre sur la nature du prurigo une opinion nouvelle et opposée à celle de presque tous les dermatologistes.

(2) Il y a quelques années (*Gazette des Hôpitaux*, 4 janvier 1844), M. Devergie a signalé à l'attention de ses confrères, sous le nom de *lichen perpendicularis*, un prurigo lichénoïde dont la ténacité s'ex-

isolées ; leur volume varie depuis celui d'une petite tête d'épingle jusqu'à la grosseur d'un pois ; elles sont quelquefois si petites que l'œil a besoin, pour les apercevoir, d'un instrument grossissant; et sans le prurit insupportable dont sont tourmentés les malades et qu'on ne peut attribuer à aucune autre cause, leur existence paraîtrait, dans certains cas, problématique (*prurigo latent*, Alibert).

L'éruption prurigineuse peut envahir toute la surface du corps ou se trouver limitée à certaines régions; cette dernière disposition est même la plus ordinaire; c'est ainsi qu'on l'observe aux épaules, aux lombes, à la partie supérieure et antérieure du thorax, sur les membres, et toujours alors dans le sens de l'extension; à l'anus, aux parties génitales externes.

Le développement des papules se fait généralement d'une manière lente et successive ; Alibert cite cependant différents cas où leur invasion a été subite et tout à fait inattendue ; j'ai vu également plusieurs exemples de ce genre. La vive démangeaison qui les accompagne constamment ne permet guère de les trouver intactes ; leur sommet, bientôt déchiré par les ongles du malade, laisse écouler une gouttelette de sang, qui se dessèche et donne naissance à de petites croûtes noirâtres plus ou moins adhérentes.

Tant que l'éruption prurigineuse est peu ancienne, la peau qui sépare les papules conserve son état normal ; mais il n'en est plus ainsi dans les éruptions chroniques ; les téguments intermédiaires aux papules, continuellement irrités par les ongles du malade, se couvrent de furfurations, de légères desquamations, et deviennent le siége d'hypertrophies plus ou

plique facilement par le cachet héréditaire qui semble exister chez le malade ; son père avait eu des dartres furfuracées dont on ne dit pas qu'il ait été traité, encore moins guéri. Ce qui me frappe le plus dans cette observation est l'importance que l'auteur attache à la disposition perpendiculaire de l'éruption, comme si l'ordre d'évolution pouvait, en quoi que ce soit, modifier la nature d'une affection herpétique. D. D.

moins prononcées (*lichen agrius* des auteurs). Il arrive souvent, dans ces cas de prurigo chronique, que la papule présente à son sommet un soulèvement épidermoïde renfermant une petite quantité de sérum; ce fait, constaté par Bateman et que j'ai maintes fois vérifié, laisse à la surface des parties affectées une couche d'humidité exceptionnelle, ajoute à l'étendue et à l'épaisseur des croûtes qui prennent souvent une teinte jaunâtre ou verdâtre.

La démangeaison qui précède le développement des papules, les suit dans toutes leurs périodes et persiste même quelque temps après leur entière disparition; mais elle varie d'intensité chez les différents individus et suivant l'état plus ou moins chronique de l'éruption; rarement légère et très-supportable (*prurigo mitis*, Bateman), elle acquiert souvent un degré de violence extrême; le malade ne peut goûter un seul instant de repos : la nuit, les souffrances sont encore plus horribles; le corps, échauffé par le séjour du lit, devient le siége de mille sensations douloureuses : ce sont des fourmillements, des picotements et quelquefois même des élancements sans fin; ne pouvant résister au besoin de se gratter, il se déchire le corps avec ses ongles, et trouve seulement alors quelques instants de repos (*prurigo formicans, lichen ferox*, Bateman).

Dans le prurigo, la démangeaison présente deux caractères importants à noter : d'abord, elle s'exaspère sous l'influence d'une irritation cutanée de médiocre intensité, et ne cède, pour ainsi dire, qu'à la lacération même des téguments.

En second lieu, elle se montre, dans beaucoup de cas, sous forme d'accès : les intervalles qui séparent ces derniers sont loin d'offrir une régularité constante; leur retour peut être provoqué par une émotion vive de l'âme, par le passage subit du froid à la chaleur, par un écart de régime, et surtout par l'abus des alcooliques.

Le prurigo est une maladie essentiellement chronique,

mais sa longue durée dépend moins de la persistance des
papules que de leur incessante reproduction; dans l'enfance
et la jeunesse, on obtient presque toujours la guérison presque complète de cette redoutable dermatose; mais, chez le
vieillard, elle résiste souvent à tous les traitements et l'accompagne jusqu'au tombeau.

Les papules du prurigo, lorsqu'elles sont intactes, se terminent par résolution et ne laissent d'autre trace de leur
existence qu'une légère desquamation furfuracée; dans ce
cas aussi, on les voit parfois se dessécher, se racornir et se
détacher sous forme de squamules grisâtres, laissant à leur
place une légère coloration bleue ou violacée qui ne tarde
pas elle-même à disparaître; mais, souvent déchirées par les
ongles du malade, leur sommet se couvre d'une petite croûte
noirâtre formée par un peu de sang desséché.

Cette croûte tient plus ou moins fortement aux parties
sous-jacentes; elle finit, enfin, par se détacher tantôt partiellement, tantôt d'une seule pièce, et donne ainsi lieu à un
mode particulier de desquamation.

Le prurigo peut être simple ou compliqué soit d'une
affection interne, soit d'une autre éruption; il n'est pas rare
de le voir mêlé aux différentes variétés de la gale, à d'autres
espèces de dartres, à des furoncles, des ecthymas, quelquefois même des abcès sous-cutanés.

L'irritation chronique du gros intestin, les engorgements
hémorrhoïdaires sont des complications fort ordinaires chez
les anciens prurigineux, et souvent même il existe entre ces
différents états pathologiques les plus étroites sympathies, les
plus singulières corrélations; j'ai recueilli des faits nombreux
qui mettent dans tout son jour le caractère critique et dépuratoire de certains prurigos; ainsi, des malades atteints depuis longtemps de coliques et autres troubles des fonctions
digestives ont vu ces accidents disparaître à mesure que la
peau se couvrait de papules, tandis que d'autres, trop impa-
tients de se soustraire aux ennuis d'un prurit incommode,

n'ayant pas craint de recourir aux répercussifs, ont vu succéder à l'affaissement des papules, des accidents plus ou
moins graves du côté des voies digestives. L'agitation, l'insomnie, des crises nerveuses de nature variée et plus ou
moins violentes, sont des complications fort ordinaires du
prurigo.

Outre les symptômes généraux dus à l'éruption prurigineuse, il est d'autres accidents particuliers au siége même
de l'éruption. C'est ainsi que le satyriasis ou la nymphomanie peut résulter d'un prurigo des parties génitales externes
dans l'un ou l'autre sexe, etc.

Siége anatomique. Il réside dans la couche papillaire de la
peau.

Diagnostic différentiel. Le prurigo, étant une affection essentiellement papuleuse, ne peut être confondu avec la gale
(dermatose vésiculeuse), ni avec aucune autre maladie cutanée, surtout lorsque ses produits élémentaires sont accompagnés d'une vive démangeaison.

Mais ce prurit lui-même, que les auteurs regardent comme
caractéristique, peut être simulé par le *prurigo podicis*
(Bateman), par des ascarides situés dans le rectum, par
des tumeurs hémorrhoïdaires, par une légère rectite; et
par le *prurigo scroti* et le *prurigo pudendi* (Bateman), par
les *pediculi pubis* et l'eczéma des bourses ou de la vulve.

Pronostic. Le prurigo ne compromet jamais directement
l'existence ; mais il montre une fréquente tendance à récidiver, et le prurit qui l'accompagne constamment est quelquefois porté à un tel degré de violence qu'on a vu des malades ne pouvoir le supporter et se donner la mort pour
échapper à sa funeste influence. Le prurigo symptomatique
d'une altération des voies digestives ou d'une affection rhumatismale ancienne est toujours plus grave que celui qui
survient accidentellement et par l'effet d'une cause externe;
à plus forte raison devra-t-on se tenir sur la réserve, s'il
existe quelque disposition herpétique héréditaire.

14.

Espèces et variétés. Il y a trois espèces : 1° le prurigo récent ; 2° le prurigo chronique ; 3° le prurigo latent.

Traitement. La méthode antiphlogistique est celle qui donne les meilleurs résultats dans le traitement du prurigo récent et aigu : si le sujet est jeune, sanguin et pléthorique, et que l'éruption occupe de larges surfaces, on débutera par une saignée du bras, ou une forte application de sangsues à l'anus ; on prescrira une diète lactée et végétale, des boissons rafraîchissantes, et plus particulièrement les acidules (les limonades minérales, avec les acides sulfurique, nitrique, etc., édulcorées, auront la préférence).

On insistera sur les bains avec le son ou l'amidon ; on fera sur les régions affectées de fréquentes lotions avec les décoctions de laitue, de morelle, de pavot ; ces lotions peuvent être suivies d'onctions avec l'huile de jusquiame, le baume tranquille, le cérat opiacé ou chloroformé, l'huile de camomille simple ou camphrée ; cette médication, aidée de quelques purgatifs doux, conduit souvent à une prompte et complète guérison.

Quand l'éruption est déjà ancienne, ce qui arrive le plus ordinairement, on est souvent obligé de recourir à l'usage externe des résolutifs, tout en restant sévère pour le régime, le maintien des boissons acidulées et des conditions hygiéniques les mieux appropriées à la constitution et à la santé générale. — Les alcalins fournissent d'excellents topiques : les sels de potasse ou de soude, employés en dissolution plus ou moins étendue, pour les lotions, les bains journellement répétés, joignent à l'avantage de favoriser la résolution des papules, celui non moins précieux de calmer la démangeaison qui les accompagne : dans le même but, on peut recourir aux fumigations de vapeur simple ou aromatique, aux bains de vapeur, quelquefois même à ceux de sublimé. — Mais un topique auquel je donne la préférence sur la plupart de ceux que je viens d'énumérer, est le goudron, soit dissous dans l'eau bouillante, soit uni à l'opium et incorporé à l'axonge : les lotions et les bains d'eau de goudron, ainsi que les frictions avec la pommade de goudron opiacée, forment des médicaments d'autant plus précieux, qu'ils ont pour effet constant de calmer instantanément la démangeaison. Il est toujours utile d'ajouter aux dissolutions alcalines pour lotions ou bains, à moins qu'elles ne soient très-faibles, soit la colle de Flandre, soit un corps féculent, tels le son ou l'amidon; soit un liquide mucilagineux, comme l'eau de guimauve, de laitue, de morelle : on ne doit jamais perdre de vue le siége anatomique du prurigo qui est le corps papillaire, c'est-à-dire la partie la plus sensible de la trame cutanée, non plus que la grande impressionnabilité de la plupart des prurigineux.

Il est à remarquer que les sulfureux que nous avons vus si utiles contre les dartres furfuracées et squameuses, le sont bien rarement contre le prurigo, à moins qu'il ne soit lui-même compliqué de pityriasis ou de psoriasis, ou que ces dernières affections n'aient existé antérieurement chez le même sujet : aussi, dans le choix des eaux minérales, on donnera toujours la préférence à celles dans lesquelles domine l'élément alcalin, et qui possèdent en même temps ce principe gras végétal qui donne, en pareil cas, aux eaux de Néris, une incontestable supériorité.

Des praticiens ne craignent pas d'opposer au prurigo de l'anus, ainsi qu'à celui des parties génitales, des dissolutions d'acide prussique, de sulfate ou d'hydrochlorate de morphine, etc. : on trouvera au formulaire les recettes des docteurs Thomson, Schneider, Meig, etc. ; l'an passé, M. le docteur Chausit a préconisé contre quelques maladies de la peau, et particulièrement contre le prurigo ou lichen chronique, qu'on trouve si souvent compliqué de gerçures, de fissures, etc., l'emploi d'un mélange de glycérine et d'aloës, dont notre laborieux confrère paraît avoir obtenu d'excellents effets ; nous en donnons également la formule ainsi

que la manière d'en faire l'application : j'ai moi-même retiré quelques avantages du *glycérolé* d'aloës.

Sans vouloir contester ici la valeur des applications locales dans le traitement du prurigo, il faut reconnaître, cependant, que c'est encore au traitement interne et général
qu'il faudra recourir dans tous les cas où le mal est très-
ancien, a pris beaucoup d'extension et a déjà résisté à différentes méthodes de traitement : ici se retrouve l'utilité des
préparations d'aconit dont j'ai déjà parlé à propos de l'urticaire, et qui agissent d'une manière si heureuse sur le symptôme le plus redouté des prurigineux, la *démangeaison*. Les
doses en varient d'après l'âge, depuis quelques gouttes seulement jusqu'à plusieurs grammes par jour ; en leur adjoignant,
dans certains cas tout à fait rebelles, l'arséniate de fer et les
bains d'amidon prolongés, on rencontrera peu d'insuccès.

C'est particulièrement dans ces cas de prurigo chronique
(*lichen agrius*), étendus à la majeure partie des téguments
qu'on trouve épaissis, rugueux, qu'il est utile d'insister sur
les bains prolongés : il m'arrive souvent de les prescrire de
deux à trois heures de durée, répétés chaque jour, et durant
lesquels des mains intelligentes frictionnent, massent et as-
souplissent la peau. Si jamais le bain est utile, c'est dans le
traitement des maladies dartreuses : simple, composé, à
l'état de pluie, de vapeur, il imprime à la peau les plus heureuses transformations. Sans vouloir en exagérer l'importance, je ne crains pas d'affirmer que la thérapeutique des
dermatoses doit la moitié de ses succès à l'emploi rationnel
des bains.

DÉGÉNÉRESCENCES.

CARACTÈRES GÉNÉRAUX. — Cette classe réunit les carcines et les lèpres ; les affections qui s'y rattachent ont un même caractère de chronicité et d'incurabilité, une étiologie obscure et sont presque toujours le produit d'un funeste héritage ; elles ont une même tendance à détruire les parties affectées. Le cancer se retrouve dans tous les climats ; la lèpre est particulière aux pays chauds. *Traitement :* Souvent impuissant : au début, parfois le fer ou le feu ; dans le cours de la maladie, tous les secours de l'art hygiénique.

DÉGÉNÉRESCENCES CANCÉREUSES.

CANCER VRAI (1).

(AVEC CELLULES ET NUCLÉOLES CARACTÉRISTIQUES.)

Synonymie. — Cancro, des Italiens ; krebs, des Allemands ; croûte chancreuse, carcinome, chancre, etc.

HISTORIQUE.

Le véritable cancer primitif de la peau n'est point une affection rare ; il présente partout, pour origine, une petite tumeur plus ou moins consistante dans l'épaisseur même du derme, et plus souvent dans ses lames profondes que dans sa superficie ; aussi son aspect n'est-il guère mûriforme ou

---

(1) De καρκίνος, crabe ou écrevisse de mer. Ce nom a été donné à la maladie qui nous occupe, soit à cause de la ressemblance qu'elle offre dans certains cas avec le crabe, soit parce que ses ulcères sont phagédéniques et que les tissus paraissent détruits et comme dévorés successivement, soit enfin à cause du caractère presque constant de la douleur qui l'accompagne.

verruqueux, comme dans le cancroïde épidermique. La petite tumeur s'accroît et s'accompagne bientôt d'une induration des tissus normaux les plus rapprochés, qui s'infiltrent de proche en proche de matière cancéreuse ; incolores ou légèrement rougeâtres, d'une consistance souvent dure ou plus ou moins élastique, ces tumeurs sont cependant plus molles, d'un gris ardoisé, ou d'un noir plus foncé, lorsque le cancer affecte une forme mélanique, forme que Jurine a désignée sous le nom d'*anthracine*. C'est dans ces cas aussi que, de très-bonne heure, d'autres petites tumeurs, d'*une nature identique*, apparaissent autour des tubérosités cancéreuses primitives. L'abondance du pigment fait qu'on peut souvent les reconnaître dès leur première apparition.

Pendant cette première phase de développement, celle du dépôt primitif du cancer dans les lames du derme, le mal est ordinairement indolore, excepté lorsque la tumeur très-dure et squirrheuse se trouve dans le voisinage de quelque filet nerveux ; mais à mesure que le mal s'étend, des douleurs plus ou moins vives, des élancements passagers plus ou moins fréquents s'y déclarent : la tumeur primitive s'étend dans l'épaisseur du derme, fait de plus en plus saillie ; sa surface épidermique rougit d'abord et s'érode ensuite, en laissant suinter un liquide ténu, qui offre un mélange de pus et d'épiderme. Cette érosion s'étend et se transforme en ulcère, la plupart du temps assez superficiel, à bords durs et comme taillés à pic, à fond jaunâtre, inégal, couvert de pus et de fausses membranes. Bien souvent, ces tubercules cancéreux ne s'ulcèrent à aucune époque de la maladie. Leur extension se manifeste plutôt par l'apparition de tumeurs multiples sur toute la surface ou sur plusieurs régions de la peau seulement. Les glandes lymphatiques voisines peuvent s'engorger et devenir cancéreuses. La santé générale, dans cette période infectante, se perd infailliblement, le malade dépérit, et des cancers secondaires se déposent ordinairement dans des organes internes. C'est à la lèvre inférieure que l'on observe le plus souvent des ulcères profonds ; au nez, l'ulcération est généralement superficielle. M. Lebert signale un cancer du pénis surmonté d'un champignon qui avait presque les caractères du cancer hématode, forme qui n'est pas la plus fréquente parmi les cancers de la peau, surtout lorsqu'on sait en séparer les tumeurs cancroïdes et les tumeurs érectiles anciennes, qui renferment beaucoup de tissu fibro-plastique. La dissémination des premières tumeurs cancéreuses secondaires, autour du point primitivement affecté se fait, du reste, tout aussi bien dans les tissus sous-jacents que dans le derme lui-même. Lorsque le cancer cutané est largement ulcéré, des hémorrhagies surviennent ordinairement à sa surface et peuvent affaiblir plus ou moins les malades par leur fréquence plutôt que par leur abondance. Le cancer du pénis paraît être celui qui montre la disposition la plus marquée aux hémorrhagies. Il entraîne, en outre, une complication grave ; c'est l'obstacle à l'émission des urines, par suite de l'envahissement de l'ouverture du méat urinaire, d'où il résulte parfois dès fistules sur le trajet de la verge. Les troubles de la santé générale sont exactement les mêmes dans le cancer de la peau que dans celui des autres organes.

La *durée* de la maladie est très-variable, quelques mois peuvent suffire au développement des différentes périodes, comme on peut la voir se prolonger pendant une ou même plusieurs années.

La carcine cutanée se rencontre plus fréquemment chez l'homme que chez la femme : c'est généralement à partir de 40 à 45 ans qu'on la voit se manifester : on peut néanmoins l'observer sur des sujets beaucoup moins avancés en âge, et c'est chez les malades qui avaient passé 60 ans qu'on a recueilli les cas les plus nombreux.

Anatomie pathologique. La carcine cutanée, qui paraît avoir son siége de prédilection à la face et aux organes externes de la génération, présente généralement dans ses tumeurs une consistance et des formes intermédiaires entre celles du squirrhe et celles de l'encéphaloïde, selon que l'élément fibreux prédomine plus ou moins dans leur composition. Dans le premier cas, il en résulte une tumeur souvent longtemps indolente, dont la dureté peut égaler parfois celle de l'ivoire (*squirrhe* des auteurs, *carcine éburnée* d'Alibert); dans le second, au contraire, la tumeur est à surface douce, molle, inégale, et donnant souvent au toucher la fausse sensation d'un liquide (*carcine médullaire, encéphaloïde* des auteurs); quant à la couleur, elle reste souvent, dans le début, celle de la peau; mais il est une espèce particulière, où la carcine débute par une tache noirâtre (*cancer mélané*) qui ne tarde pas à présenter des granulations que l'on a comparées au fruit du mûrier; bientôt il s'y développe des tubercules qui perdent peu à peu leur couleur primitive et finissent par présenter tous les signes du cancer : c'est même sous cette forme que la carcine a le plus de tendance à récidiver après son extirpation.

Le tissu cancéreux, examiné sur une coupe fraîche, présente différents caractères qu'il est essentiel de noter : 1° un tissu mou et presque homogène, d'un blanc pâle et jaunâtre, forme le type que l'on a décrit comme cancer mou, sous les noms de *cérébriforme, d'encéphaloïde*, de *sarcôme médullaire;* 2° un tissu ferme et blanchâtre, comme lardacé, dans les interstices duquel existe une substance plus molle, d'un gris jaunâtre, où la compression fait sourdre de nombreuses gouttelettes de suc cancéreux, appartient au squirrhe proprement dit; 3° une substance demi-transparente, ayant de la ressemblance avec de la gélatine tremblotante ou plus ferme, tantôt de forme finement tubulée, tantôt renfermée dans une trame fibreuse aréolaire, caractérise le cancer *colloïde;* 4° un développement exagéré de la vascularité capillaire donne à certains tissus l'aspect désigné par les auteurs sous le nom de cancer ou de *fongus hématode* (1); 5° enfin, une dernière forme du tissu cancéreux est celle dans laquelle une matière colorante noirâtre prédomine, au point de donner à tout le tissu une teinte particulière, là teinte *sépiacée* ou *mélanique* qui colore les tumeurs tantôt dans leur totalité, tantôt partiellement, et leur donne ainsi un aspect que l'on a comparé à celui des truffes.

Tels sont les principaux tissus cancéreux dont l'œil saisit facilement les divers aspects : il est fort rare qu'on les trouve complétement isolés; ordinairement, plusieurs d'entre eux contribuent, dans des proportions très-variables, à former la même tumeur; mais on peut ajouter qu'aucun d'eux ne constitue, à proprement dire, le cancer, s'il n'est accompagné de l'élément spécifique qui est la *cellule cancéreuse*.

Ainsi donc, ni le siége, ni le volume, ni la forme et la surface, ni la consistance des tumeurs, n'établissent d'une manière certaine le caractère cancéreux; il me faut en dire autant des divers tissus dont je viens de faire connaître les différents aspects, puisque tous peuvent se rencontrer dans l'économie à l'état purement hypertrophique; c'est dans la présence d'éléments particuliers, qu'on ne peut malheureusement apprécier qu'à l'aide du microscope, que réside véritablement le cancer. Il ne faudrait cependant pas croire que l'observation clinique se trouve désarmée au point que le diagnostic d'un cancer ne puisse être établi avant l'ulcération de la tumeur, ou qu'armé du microscope; des faits nombreux viendraient donner chaque jour un démenti formel à de semblables prétentions; mais ce qui est vrai, c'est que

(1) Je n'ai pas cru devoir admettre cette variété de cancer; l'état variqueux des vaisseaux sanguins, lorsqu'il existe conjointement avec une dégénérescence des tissus, constitue une simple coïncidence, ou, si l'on veut, une complication, mais ne se rattache en rien au caractère carcinomateux; on le voit journellement constituer, en totalité ou en grande partie, des tumeurs de la nature la plus bénigne ; l'examen microscopique ne fait reconnaître dans les vaisseaux dilatés aucun élément étranger à l'économie.

dans l'état actuel de la science, les confirmations microscopiques sont bien souvent nécessaires, et parfois même indispensables pour la certitude du diagnostic.

Il n'est point dans notre tâche de consigner ici les différentes recherches micrographiques qui ont été publiées sur le
cancer : ceux de nos lecteurs qui désirent s'éclairer davantage sur cet intéressant sujet, trouveront dans l'excellent
traité pratique de M. le docteur H. Lebert sur les *Maladies
cancéreuses*, les détails les plus étendus et les plus complets :
nous renvoyons également tout ce qui est relatif à l'étiologie, au diagnostic différentiel, au pronostic, au siége anatomique, aux diverses variétés de carcine, au traitement, après
l'histoire du cancroïde et de la kéloïde.

CANCROIDE (1).

(TUMEUR ÉPITHÉLIALE.)

Synonymie.—Pseudo-cancer ; noli-me-tangere, des auteurs ; cancer verruqueux ; cancer des ramoneurs ; ulcère chancreux du visage, etc,

HISTORIQUE.

Le début de la première apparition du cancroïde attire
rarement l'attention des personnes qu'il attaque : le mal se
présente, en général, sous la forme d'une petite papule, ou
d'un petit bouton d'apparence verruqueuse, qui ne fait, au
commencement, qu'une légère saillie au-dessus du niveau de
la peau ; une desquamation peu étendue survient de bonne
heure sur ce point altéré ; les malades arrachent les petites
pellicules et irritent ainsi la petite saillie originelle ; chez
l'homme, le rasoir y produit le même effet d'une manière régulière et fréquemment répétée : peu à peu, la petite ex-

___

(1) Il ne peut être ici question que du cancer et du cancroïde de la
peau.

croissance augmente de volume et prend la forme d'une petite verrue que l'on désigne sous le nom de *poireau*. Cependant ces sortes de grosseurs sont généralement plus vasculaires que les verrues simples, et en les examinant à la loupe, on voit distinctement de petits vaisseaux à leur surface et à leur pourtour. Les pellicules qui se détachent sont tout simplement épidermiques. Les petites tumeurs elles-mêmes offrent une enveloppe épidermique qui renferme des papilles augmentées de volume et de vascularité. Il n'est pas rare de voir le mal persister pendant des années, et même toute la vie, à ce premier degré de développement.

En observant la marche progressive de la maladie, on voit tantôt la peau se fendiller au niveau de la tumeur et une petite crevasse se former par suite de la distension de l'épiderme par les papilles hypertrophiées; tantôt la petite tumeur augmente et devient une tumeur verruqueuse plus visible, plus volumineuse et plus saillante.

Après avoir persisté pendant plus ou moins longtemps à l'état stationnaire ou à celui d'accroissement lent, la petite tumeur rougit à la surface; celle-ci devient inégale et comme lobulée ; sa consistance cependant ne diffère point encore notablement de celle des excroissances cutanées ordinaires. De plus, en palpant, on peut se convaincre que le mal est encore borné aux couches superficielles de la peau, et qu'à la circonférence tous les tissus sont encore dans un état d'apparente intégrité.

Lorsque ces tumeurs verruqueuses siégent sur les ailes du nez, elles offrent de très-bonne heure un aspect plus coloré, rougeâtre, qui ne les empêche pas de rester pendant bien des années à l'état de parfaite innocuité. La base de ces tumeurs est en général aussi large ou plus large que le reste de leurs dimensions, et ce n'est qu'exceptionnellement et quelquefois dans le cancroïde de la figure seulement qu'on les voit comme pédiculées. La petite tumeur verruqueuse prend successivement un accroissement de volume d'un gros pois, d'une noisette, d'une cerise, jusqu'à celui d'une noix, variant ainsi entre quelques. millimètres et 2 centimètres et au delà de largeur, avant que l'ulcération survienne. Aussi, est-ce dans ces cas principalement que l'aspect mûriforme devient à cette époque de plus en plus prononcé. Ce mode de développement semble préférable à celui qu'on observe à la lèvre inférieure et à la verge où l'extension se fait plutôt en largeur qu'en hauteur, marche diffuse et essentiellement insidieuse en ce qu'elle masque les limites exactes du cancroïde.

Quelle que soit l'étendue en hauteur et en largeur de ces tumeurs avant l'ulcération, elles présentent constamment à l'examen anatomique les éléments épidermiques ou papillaires précédemment indiqués. Telle est la première phase de développement du cancroïde cutané.

Dans la seconde période, survenue soit spontanément, soit par l'effet d'attouchements imprudents ou de l'emploi irrationnel des caustiques, le produit morbide s'accroît plus rapidement; des démangeaisons se font sentir à la surface; d'autres fois, il y a de véritables élancements et des douleurs plus ou moins vives semblent suivre la tension et le gonflement des tissus malades. Ici se montre un travail hyperhémique bien plus prononcé, avec tendance à l'hypertrophie végétante, ou à l'ulcération, tantôt serpigineuse, tantôt rongeante. L'ulcération serpigineuse est plus commune aux organes génitaux, tandis que l'autre forme se rencontre plus fréquemment au visage : un état mixte s'observe dans le cancroïde de la lèvre inférieure (1).

---

(1) J'ai opéré l'année dernière, à Champigny-sur-Marne, un cancroïde développé sur le lobule du nez, dont l'origine remontait déjà à plusieurs années, qui formait un magnifique champignon d'au moins 6 centimètres de diamètre et qui n'avait donné lieu jusque-là qu'à d'insignifiantes hémorrhagies; la malade, âgée de plus de 72 ans, a facilement supporté l'application du caustique, ne présentait aucune trace d'infiltration carcinomateuse, offre encore aujourd'hui tous les signes de la plus belle santé et ne laisse craindre aucune récidive.

Une troisième forme d'ulcération est celle que les auteurs désignent sous le nom d'ulcère chancreux du visage : ici, le travail ulcéreux se fait d'une manière lente, sous une croûte qui en masque d'abord les progrès, et détruit ainsi successivement toute la couche des tissus sous-jacents, pour se transformer peu à peu en un ulcère auquel le derme d'abord, et les tissus profonds plus tard, servent de base, ulcère à marche lente tant qu'il n'a pas envahi les surfaces muqueuses. Mais celles-ci une fois atteintes, l'ulcère s'étend de proche en proche, et peut détruire le nez, la joue, les paupières et même les yeux, tout en restant un mal tout à fait local, et en ne faisant mourir les malades que très-lentement; aussi, ne trouve-t-on point à l'autopsie des dépôts vraiment cancéreux dans des organes éloignés. L'ulcère rongeant et serpigineux ne s'accompagne guère d'une infiltration épidermique des lames profondes du derme; cette infiltration se rencontre plutôt dans les pseudo-ulcères du pénis, et surtout dans ceux de la lèvre inférieure dans lesquels les papilles sont souvent si développées, que même les auteurs qui en comprenaient le moins la véritable nature, y ont noté l'existence d'excroissances fongueuses. Ces papilles y offrent des saillies allongées, cylindriques, coniques, filiformes, cunéiformes, réunies par groupes à leur base ou à leur sommet, et montrant toujours sur le vivant une rougeur vasculaire très-prononcée. Cependant, tous ces caractères sont bien moins tranchés, et disparaissent bien plus promptement par le travail ulcéreux, à la lèvre inférieure surtout, lorsque l'affection épidermique s'étend aux lames profondes du derme. C'est alors que les muscles, les os et les glandes lymphatiques peuvent être infectés par propagation. On a souvent mal à propos désigné, sous le nom de tissu squirrheux, l'induration qui résulte de cette infiltration épidermique et du travail phlegmasique chronique, qui rend quelquefois les bords de ces ulcères durs et calleux.

Ce n'est pas au visage seulement que l'ulcère cancroïde

peut faire de grands ravages, lorsqu'il arrive au dernier terme naturel de son développement. Le cancroïde de la lèvre inférieure et celui de la verge peuvent également se transformer, pendant les derniers temps de leur durée, en vastes ulcères, et faire succomber les malades par l'abondance de la suppuration, par l'infection putride, et à la lèvre aussi par suite des obstacles apportés à la nutrition. Malgré la destruction locale énorme, l'écoulement continuel de la salive, l'altération profonde des organes de la mastication, etc.; malgré les désordres locaux les plus graves, en un mot, l'autopsie démontre l'absence positive de tout produit cancéreux ou cancroïde interne, souvent même l'absence de toute lésion viscérale non cancéreuse.

Lorsque l'ulcère cancroïde a acquis un certain développement et lorsqu'il siége surtout sur des tissus hypertrophiés, il n'est pas rare d'y observer des hémorrhagies.

L'influence des maladies cancroïdes de la peau sur l'état général de la santé ne se fait ordinairement sentir que tard, et se trouve en rapport direct avec l'étendue de l'ulcération et la gravité des fonctions vitales compromises. Au reste, la marche ou la durée de ces maladies, prises dans leur totalité, est bien moins fâcheuse que celle du vrai cancer, et la mort, par suite de l'infection de l'économie et de dépôts secondaires éloignés, n'y a jamais été observée jusqu'à ce jour.

La *durée* du cancroïde est généralement moins rapide que celle du vrai cancer de la peau; nous avons vu que ce dernier peut en quelques mois parcourir ses différentes périodes, tandis que le cancroïde mettra presque toujours plusieurs années à atteindre son extrême limite : M. le docteur Lebert assigne l'espace de six ans et demi comme durée moyenne du cancroïde.

Cette affection paraît se rencontrer aussi fréquemment chez l'homme que chez la femme : c'est entre 40 et 50 ans qu'on a le plus souvent occasion de l'observer.

Anatomie pathologique. Si l'on examine, dit M. le docteur Lebert, une tumeur cancroïde saillante et mûriforme, non encore ulcérée, ou si l'on prend les bords durs et verruqueux lorsque l'ulcération sera déjà établie, on n'y trouve que des papilles hypertrophiées et souvent la couche superficielle très-épaissie : dans certains cancroïdes ulcérés, tout le fond de l'ulcère est garni de ces éminences papillaires, et présente, comme principal élément histologique, ces cellules de l'épiderme. Tout à fait à la surface et dans le liquide qui les recouvre, on ne voit que des feuillets irréguliers et racornis, tandis que l'enduit épidermique des papilles se compose de ces mêmes couches d'épiderme qu'on rencontre dans de simples verrues et dans les condylômes du gland. Au premier abord, l'étroite juxtaposition des cellules épidermiques leur donne un aspect fibreux, et les cellules, vues de champ, paraissent fusiformes; mais, si l'on ajoute un peu d'acide acétique, on reconnaît facilement des cellules épidermiques avec leurs noyaux, et la couche épidermique superficielle est très-notablement épaissie, tandis que les papilles ne sont que peu augmentées de volume. Dans ce cas, on ne trouve qu'un tassement d'épiderme et un bien plus grand nombre de feuillets volumineux plissés et comme desséchés.

La forme de beaucoup la plus essentielle à connaître et la plus grave, en même temps, est celle dans laquelle l'hypersécrétion épidermique ne s'est pas bornée aux papilles et à la couche superficielle, mais entoure aussi la base de celles-ci et s'étend dans les couches profondes du derme lui-même. C'est alors que peu à peu les mailles fibreuses de celui-ci en sont complétement envahies, ce qui donne à tout ce tissu un aspect jaune pâle, plutôt homogène, granuleux, infiltré quelquefois d'une substance épaisse qui ressemble au mastic du vitrier, ou qui, délayée avec de l'eau, se désagrége en feuillets sans communiquer au liquide l'aspect trouble que lui donne ordinairement le suc cancéreux ou le pus. C'est ce genre d'infiltration épidermique du derme qui, combinée souvent avec l'hypertrophie papillaire, peut envahir les tissus sous-jacents et se propager aux muscles, aux os et aux glandes lymphatiques.

C'est donc, en définitive, dans une altération, *sui generis*, des éléments constitutifs de l'épiderme, et dans des hypertrophies papillaires que se résolvent les caractères anatomopathologiques du cancroïde : il ne faut pas oublier que ces produits altérés infiltrent souvent les parties ambiantes : ce qui facilite singulièrement les récidives, lorsque l'opération n'a pas été faite dans une assez grande étendue.

Cette infiltration peut gagner les muscles, les os et les glandes lymphatiques ; dans chacun de ces dépôts secondaires, le cancroïde se retrouve avec des caractères identiques ; mais sa présence y provoque des désordres variés dont le plus grave est, sans contredit, l'inflammation suppurative. On comprend que les chances de guérison s'éloignent à mesure que le mal s'infiltre plus profondément dans les tissus, puisqu'elle ne peut être obtenue que par son entière extirpation.

Quant à la participation de l'économie tout entière à la maladie locale, M. Lebert la nie en tant que directe et analogue à celle qu'on observe dans le cancer vrai : les malades peuvent très-bien succomber à la suite des atteintes profondes de l'organisme, occasionnées par de vastes ulcères cancroïdes, devenus de véritables foyers d'infection putride, ou à la suite d'obstacles apportés à la digestion par la déperdition continuelle de salive, dans des cancroïdes de la lèvre inférieure ; mais il n'y a pas là diathèse cancéreuse et similitude des conditions faciles à constater dans le cancer vrai.

CHÉLOIDE (1).

(TUMEUR FIBRO-PLASTIQUE.)

Synonymie. — Queloïdes, des Espagnols; kéloïdes, des Allemands; cancre blanc, crabe, de certains auteurs, etc.

HISTORIQUE.

Définition. Dermatose non contagieuse qui semble, par sa nature, relier entre elles les différentes formes de cancroïde, et que caractérise une excroissance ordinairement solitaire, tantôt carrée ou ovale, tantôt allongée et cylindrique, dure et résistante au toucher, offrant parfois des prolongements semblables à des racines ou aux pattes d'un crabe.

C'est Alibert qui, le premier, a fait connaître cette singulière altération de la peau.

Symptômes et marche. La chéloïde, dont le siége le plus ordinaire est au tronc, surtout à la poitrine, quelquefois aux membres, mais rarement à la face, se manifeste sous la forme d'un petit tubercule presque toujours solitaire, qui augmente graduellement de volume, et s'allonge en jetant des racines ou prolongements dans les parties voisines de la peau.

Autour de ces excroissances on voit bientôt se développer une série de petits vaisseaux sanguins, comparés par Alibert à ces lignes rougeâtres qu'on aperçoit sur la rhubarbe de Chine.

Ces tumeurs, surtout pendant la nuit, et lors des variations atmosphériques, deviennent le siége de picotements, de démangeaisons plus ou moins vives, d'un sentiment de chaleur incommode et parfois des véritables douleurs lancinantes de la carcine, tandis que, dans quelques cas, les ma-

(1) Le mot chéloïde vient du grec κηλίς, qui signifie tache, ulcère, cicatrice, difformité, et non, comme le prétendent certains auteurs, de χέλυς, tortue, ou de χηλή, pince d'écrevisse.

15.

lades ne se plaignent que d'un léger sentiment de tension dans la partie affectée.

La chéloïde marche généralement avec beaucoup de lenteur : elle peut même rester des années entières sans faire aucun progrès. Bien qu'elle guérisse rarement d'elle-même, la science possède néanmoins plusieurs faits où le mal, après s'être amendé graduellement, a fini par disparaître, ne laissant après lui qu'une cicatrice blanche ou ridée.

Un des caractères particuliers à la chéloïde est une certaine tendance à récidiver : elle prend parfois naissance sur d'anciennes cicatrices.

Anatomie pathologique. A l'examen anatomique, on ne trouve d'autres éléments que ceux du derme à l'état hypertrophique. Le tissu dense et blanchâtre qui les compose n'offre point de vestiges de cellules cancéreuses, et il est entièrement formé par un mélange intime d'éléments fibreux et fibro-plastiques à tous les degrés de développement : le suc qu'on en exprime est transparent et ne montre également que des cellules, des noyaux et des corps fusiformes propres à ce même tissu. La substance amorphe naissante et le suc sont quelquefois plus abondants, et donnent alors à ces tumeurs un aspect comme gélatiniforme et fibro-colloïde. Lorsque le mal se reproduit après l'opération, il offre les mêmes caractères histologiques que celui qui a été primitivement enlevé.

Causes. On a mis au nombre des causes prédisposantes du cancer le sexe féminin, l'âge mûr, l'époque de la cessation des règles, un tempérament nerveux et lymphatique, une habitation insalubre, le passage d'un climat sec et chaud à un climat froid et humide, une nourriture malsaine ou insuffisante, des travaux excessifs, les peines et chagrins domestiques prolongés, etc. Mais il faut avouer que l'influence réelle de ces différentes conditions n'est rien moins que démontrée et que, pour ne pas laisser les faits sans explication, on est, le plus souvent, réduit à admettre une disposition héréditaire ou un état particulier et inconnu de l'économie.

L'étiologie du cancroïde est moins obscure ; sa fréquence chez les graveurs, les ramoneurs, les emballeurs, les tapissiers, les poseurs de bourrelets, etc., chez ceux qui abusent de la pipe et qui ont surtout la mauvaise habitude de fumer avec des pipes à queues courtes, *culottées*, établit l'influence positive de certaines professions, de certains usages ; on reconnaît ici l'action d'irritations directes et répétées, de violence extérieure, etc.

Quant à la *chéloïde*, ses causes sont restées jusqu'ici complétement inconnues ; on sait seulement qu'elle attaque de préférence les individus lymphatiques, surtout les femmes.

Diagnostic différentiel. Aucune des affections précédentes n'ayant de rapports de forme avec celles dont nous nous occupons en ce moment, c'est donc seulement entre ces dernières qu'il est utile d'établir quelques notions diagnostiques.

Le cancer et le cancroïde ont une commune tendance ulcéreuse et envahissante ; tous deux peuvent infecter les ganglions voisins du siége qu'ils occupent et amener une terminaison fatale par épuisement et infection putride, lorsque rien n'a pu s'opposer aux progrès de l'ulcère cancroïde. D'autre part, nous avons vu que la structure et l'aspect sont tout à fait différents dans le cancer et le cancroïde.

Le cancer substitue dans la peau, comme ailleurs, un élément nouveau, un véritable tissu adventitiel à ceux de l'état normal, tandis que dans le cancroïde la peau augmente d'abord de volume et de vascularité, s'enflamme et s'ulcère ensuite, *mais rien de nouveau n'y est formé* (1) ; seulement, l'épiderme peut s'y rencontrer dans des parties où il n'existe pas à l'état normal.

Le cancer se montre sous forme de tumeurs variables pour

---

(1) Cette dernière proposition me paraît trop absolue ; il est à présumer que de nouvelles recherches démontreront que, dans le cancroïde, il existe autre chose qu'une simple hypertrophie épidermoïde ou papillaire.

le siége, la consistance, la disposition, le caractère anatomique ; le tissu y est ordinairement intermédiaire entre le squirrhe et l'encéphaloïde ; le cancroïde débute par une simple érosion ou bien une petite excroissance verruqueuse.

Le cancer a une tendance prononcée à infecter toute l'économie et se répète tout aussi souvent dans les organes éloignés que sur place, tandis que le cancroïde se rencontre constamment soit sur place, soit dans les parties voisines qui se trouvaient déjà infectées d'épiderme altéré au moment de l'opération. La récidive est donc ici plutôt une continuation du mal primitif qu'une reproduction diathésique et constitutionnelle.

On ne pourrait confondre la *chéloïde* qu'avec ces cicatrices allongées et cylindriques, suite fréquente soit d'une brûlure profonde, soit d'ulcérations strumeuses ou syphilitiques ; mais l'absence de douleurs dans ces dernières, et l'existence des affections antérieures, empêcheront toujours de commettre une telle erreur. Sans la tendance continuelle de la *chéloïde* à repulluler, sa véritable place serait dans la classe des hypertrophies cutanées.

Pronostic. Toujours grave pour le cancer qui, lorsqu'il est abandonné à lui-même, a constamment une terminaison funeste ; la forme *mélanée* est, de toutes, la plus redoutable.

Le cancroïde est loin d'être une affection bénigne ; mais son pronostic a moins de gravité que celui du cancer ; le cancroïde de la face a la marche la plus lente, surtout lorsque les surfaces muqueuses ne sont pas encore atteintes. Celui de la lèvre inférieure et de la verge offre le pronostic le moins favorable, tant à cause de sa disposition aux récidives sur place que par suite de sa tendance à se propager jusqu'aux ganglions lymphatiques voisins. La curabilité du cancroïde paraît aujourd'hui suffisamment établie pour que ce seul caractère justifie sa séparation , laisse au malade l'espérance, sinon une confiance absolue ; au médecin, le courage et la volonté d'agir.

Le pronostic de la *chéloïde* offre peu de gravité ; elle ne tend pas à l'ulcération et ne compromet jamais la vie du malade.

Siége anatomique. Alibert plaçait le siége anatomique du cancer dans l'enveloppe cellulaire des nerfs cutanés ; pour M. le professeur Cruveilhier, ce siége serait les capillaires veineux dans lesquels le sang d'un cancéreux se transformerait directement en matière cancéreuse. Ce qu'on peut affirmer, c'est qu'à l'œil nu ou seulement armé d'une loupe, les premiers rudiments du cancer s'observent, pour le cancer vrai, dans la trame celluleuse, pour le cancroïde dans les couches épidermiques et pigmentaires, pour la chéloïde dans le tissu fibro-plastique du derme.

Espèces et variétés.

1re espèce. Cancer vrai (avec nucléoles et cellules caractéristiques) :

> Variétés : Encéphaloïde,
> — Squirrheux,
> — Mélané,
> — Colloïde.

2e espèce. Cancroïde, pseudo-cancer, noli-me-tangere (tumeurs épithéliales).

> Variétés Superficiel,
> Profond. { Cellulaire,
>   Ganglionnaire.

3e espèce. Chéloïdes (tumeurs fibro-plastiques) :

> Variétés { Vraies,
>   Fausses.

Traitement. On a préconisé contre la carcine une foule de médicaments dont l'abondance même est une preuve de leur peu d'efficacité ; on a essayé sans succès des substances tirées de tous les règnes, telles que le mercure, l'iode, l'arséniate de fer tant vanté par les Anglais, la ciguë, les divers narcotiques, etc. ; il nous faut avouer que l'opium réussit seul à titre de palliatif pour calmer les douleurs, et, sans vouloir nier d'une manière absolue l'utilité d'un traitement interne, et surtout du régime chez un grand nombre de cancéreux, ayons la franchise de reconnaître que l'unique moyen temporairement utile est l'ablation totale de la partie malade par le fer, le feu ou les caustiques.

Les indications thérapeutiques, pour cette maladie, sont donc par-dessus tout du domaine de la chirurgie; il n'entre point dans notre sujet d'exposer les différentes méthodes d'extirpation ni de cautérisation mises en usage; seulement nous croyons rendre service au lecteur en mettant sous ses yeux les sages conseils par lesquels M. le docteur Lebert termine sa remarquable description des divers cancers de la peau, et dont l'application ne concerne, en réalité, que les affections cancriformes.

Avant de se décider à l'opération, dit notre savant confrère, s'il reste quelque doute sur l'origine syphilitique de la maladie, on commencera par recourir aux préparations mercurielles et iodées, de même qu'on devra tenter l'usage interne de l'arséniate de fer, dont l'action sur la peau est incontestable; mais la principale indication réside dans le traitement local. La conduite de tout praticien éclairé et consciencieux peut se résumer en ces mots : *Détruire le mal ou ne pas y toucher.*

C'est perdre son temps que d'user de pommades ou d'emplâtres fondants ou résolutifs, d'astringents et même de cautérisations superficielles; sous l'influence de pareils moyens, le mal s'irrite et augmente; les chances de salut vont en s'éloignant.

Restent donc, en définitive, l'extirpation et la cautérisation.

L'extirpation est indiquée chaque fois qu'on peut enlever le cancroïde dans une large étendue, que l'opération peut s'étendre jusqu'aux parties saines ; car rien de suspect ne doit être laissé, sous peine de récidive; c'est dire qu'on doit opérer très-largement et de bonne heure : tel est le précepte fondamental. Cette loi s'applique particulièrement au cancroïde de la lèvre inférieure et de la verge, dans lequel on voit prédominer cette tendance à la diffusion. M. Lebert ajoute que la transplantation doit être mise en usage, chaque fois qu'il y a, après l'opération une perte de substance étendue, comme le moyen le plus sûr de modifier l'état de toute une région de la peau.

Quand, au lieu du bistouri, c'est aux caustiques qu'on a recours, il faut user des plus actifs, les manier avec énergie, sans s'écarter toutefois des règles de la prudence. L'application doit en être répétée un assez grand nombre de fois pour détruire toutes les parties malades, sans quoi leur usage serait parfaitement inutile. Quand on les emploie après l'incision, il est de bonne pratique de mettre trois ou quatre jours d'intervalle et d'attendre que la surface excisée soit couverte d'une louable suppuration.

La poudre de Vienne m'a suffi jusqu'à ce jour dans des cas assez nombreux de cancroïdes variables pour le siége, l'étendue et la disposition ; son usage est des plus faciles et son action se gradue à la volonté de l'opérateur ; certains lui préfèrent le beurre d'antimoine qui sert de base à la pâte de Canquoin ; d'autres les préparations arsenicales de Dupuytren, du frère Côme, de Manec. C'est au praticien à se laisser guider par l'expérience et l'habitude qu'il a de telle ou telle substance ; le but est le même pour tous : détruire jusqu'aux dernières limites du mal. On peut répéter, au sujet de ces redoutables affections, ce que j'ai dit, dans un autre chapitre, de la pustule maligne et du charbon ; le médecin n'a la certitude d'avoir fait assez que s'il lui reste la crainte d'avoir trop fait.

Tel est le traitement du cancroïde et de la chéloïde ; cette dernière ne repullule pas plus que le cancroïde, quand elle est attaquée vigoureusement et sur chacun des points envahis : j'ai, dans ma pratique, plusieurs cas d'une complète guérison.

Tel serait encore le traitement externe du cancer vrai

pour quiconque voudrait tenter l'opération ; malgré le cachet d'incurabilité qui ne pèse qu'avec trop de raison sur le cancer, il se présente cependant encore des cas où l'opérer est un devoir, puisque l'opération est alors la seule chance qui s'offre d'en reculer la terminaison fatale.

Pourquoi, d'ailleurs, n'opérerait-on pas quand le malade le désire ardemment, quand son âge peu avancé, des forces bien conservées, de bonnes conditions hygiéniques, donnent la confiance d'un succès temporaire? Quel médecin un peu avancé dans sa carrière n'a été témoin de quelque guérison inespérée ? La science n'a-t-elle pas l'iode, le mercure, l'arsenic, le fer, l'or ? Peut-on bien limiter l'action de ces substances sur l'économie, surtout aidée du régime et des secours précieux d'une hygiène intelligente ? J'avoue que le courage m'a toujours manqué dès qu'il s'est agi d'abandonner sans secours l'infortuné qui demande avec instance qu'on le conserve quelques années de plus.

DÉGÉNÉRESCENCES LÉPREUSES.

SPILOPLAXIE (1).

Synonymie. — Mollusco, des Italiens; *molluscum*, mal-mort, des auteurs ; lèpre croûteuse, des croisades ; lèpre indienne, de Boerhaave ; impétigo américain, de Guillaume Pison ; *morsus diaboli* de Lacerlata ; mal de saint-main, de quelques-uns de nos départements.

HISTORIQUE.

Définition. Dermatose non contagieuse, caractérisée par des croûtes tuberculeuses, inégales, couvertes d'aspérités,

(1) De σπιλοπλαξ, qui signifie *tache* et *croûte ;* cette dermatose est peu connue en France. N'ayant eu que quelques rares occasions de l'observer, j'ai dû m'en tenir, en grande partie, à la description qu'en a laissée notre maître Alibert.

séparées par des sillons et des gerçures plus ou moins profondes; ces croûtes peuvent se montrer à la fois sur plusieurs
parties du tégument, forment par leur réunion des plaques
larges et épaisses et laissent après elles des cicatrices indélébiles.

Causes. On cite la misère, la malpropreté, une habitation
humide, une alimentation mauvaise ou insuffisante, les
longs chagrins, la suppression d'une évacuation habituelle,
la rétrocession d'un exanthème; chacune de ces influences
me paraît au moins problématique; il n'en est pas de même
d'une disposition héréditaire, et, dans la majeure partie des
cas, on est forcé d'admettre un état particulier et tout à fait
inconnu de l'économie.

Symptômes et marche. La spiloplaxie se montre ordinairement sous forme de pustules larges, tuberculeuses, épaisses, tantôt d'un brun rougeâtre, tantôt noirâtre, et d'une
couleur comme plombée; parfois, on les prendrait pour des
furoncles commençants; la peau qui les supporte peut être
injectée, et alors les tubercules lépreux sont entourés d'une
aréole livide ou violacée; elle peut encore être le siége
d'un engorgement cellulaire assez prononcé; quoi qu'il en
soit, sa sensibilité, loin d'être exaltée, devient de plus en
plus obtuse, et l'on pourrait, d'après Vigo, scarifier certaines
parties du corps sans y provoquer la moindre douleur.

Ces tubercules se montrent ordinairement aux jambes,
aux cuisses, au ventre, aux épaules, aux articulations.

Leur développement se fait avec lenteur, et ce n'est qu'a-
près qu'ils ont acquis un certain volume, que l'on voit suinter de leur centre une humeur visqueuse, d'un jaune verdâtre, laquelle donne, en se desséchant, naissance aux plus
bizarres concrétions.

Ces plaques sont épaisses, inégales, traversées par des
sillons plus ou moins profonds, au fond desquels la peau
montre parfois une certaine exaltation de la sensibilité.

Alibert cite l'observation d'une malheureuse atteinte de

spiloplaxie et dont les croûtes offraient au-dessous d'elles et dans leurs intervalles une énorme quantité de poux.

Lorsque ces croûtes sont détachées, à l'aide de cataplasmes émollients ou qu'elles tombent d'elles-mêmes après un laps de temps souvent très-considérable, la partie des téguments qui les supportait présente différents aspects. Ainsi, chez une autre malade également citée par Alibert, elle était d'un rouge amarante, mais beaucoup plus foncé sur les bords élevés en forme de bourrelet; cette disposition donnait à certaines croûtes la forme d'un godet.

Sur chaque sourcil existaient deux cristallisations pyramidales, dont la chute laissait à nu deux mamelons charnus de la grosseur et de la forme d'un pois. Ailleurs, les croûtes affectaient une forme allongée; mais, partout, leur chute était bientôt suivie de la reproduction de nouvelles croûtes absolument semblables.

La spiloplaxie se montre, dans certains cas, avec des caractères différents de ceux qui viennent d'être exposés; le développement des tubercules est précédé de taches livides ou rougeâtres; les croûtes qui leur succèdent sont d'une couleur jaune cendrée; les unes sont comme enchâssées dans le derme, tandis que d'autres paraissent recouvrir des excroissances ou mamelons charnus.

Ces croûtes, en se desséchant, noircissent parfois comme des charbons (spiloplaxie scorbutique); à leur chute spontanée ou provoquée par des topiques émollients, la peau qui les supportait paraît déprimée, dure, lisse, d'un rouge livide et comme ayant été soumise à une ustion profonde. Alibert assure que ces cicatrices sont indélébiles.

Sous cette forme, la spiloplaxie affecte souvent dans ses croûtes une disposition symétrique; on les voit soit embrasser le cou en forme de collier, avec un appendice croûteux qui se prolonge jusqu'au sternum, comme une croix de Saint-André, soit environner circulairement les carpes, les métacarpes, les tarses, les métatarses.

Enfin, la spiloplaxie peut débuter par une ou plusieurs plaques de couleur un peu moins vive que celle des parties voisines, sans élévation ni dépression des téguments ; l'épiderme qui les recouvre paraît luisant et ridé (spiloplaxie indienne).

C'est aux pieds et aux mains qu'on les observe le plus ordinairement ; la peau malade perd, par degrés, toute sa sensibilité et n'est plus le siége d'aucun travail de sécrétion.

Les plaques lépreuses s'étendent peu à peu, envahissent la peau des jambes, des bras, et finissent par occuper toute la surface des téguments ; du reste, le lépreux n'éprouve aucune douleur et ne reconnaît son état qu'aux progrès de son inertie et de son insensibilité.

Ses membres s'engourdissent, s'engorgent, prennent un aspect luisant et ont beaucoup de peine à se mouvoir ; puis la peau durcit et se fendille, surtout à la plante des pieds et à la paume des mains ; ailleurs, elle se couvre d'une substance furfuracée ; les ongles se renversent et finissent par se détruire ; alors il se manifeste des ulcérations, soit à la partie intérieure des doigts et des orteils, soit dans l'articulation calcanéo-cuboïdienne. Une sanie fétide s'écoule des surfaces ulcérées : l'ulcération gagne en largeur et en profondeur ; aucun tissu n'est épargné : les articulations perdent leurs ligaments ; et ce n'est souvent qu'après qu'une main ou un pied, quelquefois même une jambe ou un bras, s'est séparé du corps, qu'on voit la plaie se cicatriser, et le mal se porter sur une autre articulation, où les mêmes ravages se produisent et où la perte d'un nouveau membre devient, suivant l'énergique expression d'Alibert, comme un trophée de la marche progressive de la mort.

A ces altérations si variées et si effrayantes, se joignent toujours des symptômes généraux d'autant plus alarmants, que la maladie a fait plus de progrès.

Dans le début, les malades ne se plaignent que d'une grande faiblesse et d'un abattement extrême.

D'autres présentent surtout des accidents nerveux, parmi lesquels nous devons noter un état singulier de vacillation continuelle (spiloplaxie scorbutique); mais avec les progrès de la lèpre, se manifesté toute la série des symptômes caractéristiques des affections typhoïdes, auxquels les malades finissent toujours par succomber.

Durée. La spiloplaxie a constamment une durée fort longue; sa marche est lente et progressive; sa terminaison presque toujours fatale.

Siége anatomique. Nous n'avons sur cette maladie que des données anatomiques fort incomplètes : son siége primitif est très-probablement le corps papillaire.

Diagnostic différentiel. La spiloplaxie ne peut être confondue avec aucune des affections dont nous avons jusqu'ici tracé l'histoire. Mais dans le tableau qu'en a fait Alibert, il se trouve des symptômes qu'il nous faudra exposer de nouveau en décrivant les dernières périodes de l'éléphantiasis des Grecs; d'où je me demande si la spiloplaxie est bien réellement une affection à part; ce mal étranger à nos climats, et dont ne paraît triompher aucune médication, réclame évidemment encore de nouvelles recherches.

Pronostic. Il est des plus graves; la mort est la conséquence ordinaire de la spiloplaxie.

Espèces et variétés. Alibert admet trois espèces : 1° la spiloplaxie vulgaire ou mal-mort; 2° la spiloplaxie scorbutique; 3° la spiloplaxie indienne.

Traitement. On a rarement occasion de recourir aux antiphlogistiques; les ferrugineux, les amers et surtout le quinquina, sont plutôt indiqués; le calomel est préconisé par les médecins anglais. Je ne doute pas que l'arséniate de fer ne soit utilement employé : que dire de l'anémone pulsatille, en ce moment, soumise à l'hôpital Saint-Louis, à de nouvelles expériences dans le traitement des maladies chroniques de la peau? Ne serait-ce pas également le cas de tenter l'usage de l'hydrocotyle asiatique tant préconisée contre les affections lépreuses par MM. Lépine, Dalpiaz et le docteur Fournier?

A l'extérieur, on emploie les bains alcalins et sulfureux, les douches, les cautérisations avec le nitrate d'argent; on doit à tous ces moyens joindre un régime fortifiant (Ambroise Paré prétendait guérir les lépreux par la castration); mais, il faut l'avouer, ces redoutables affections, une fois parvenues à une certaine période, résistent le plus souvent à toutes les ressources de l'art (1).

(1) Je trouve dans les tomes I et III de la *Revue médicale,* ainsi que dans le tome VII des *Archives,* plusieurs observations d'hypertrophies cutanées, de nature graisseuse, publiées sous le nom de *Molluscum,* et qu'il serait, jusqu'à un certain point, facile de rattacher à la spiloplaxie: Le premier fait appartient à M. le docteur Renault, chirurgien du paquebot de l'État *le Minos.* Il s'agit de tumeurs multipliées occupant toute la partie antérieure du scrotum, chez un matelot âgé de 47 ans ; l'origine du mal remontait à l'âge de 14 ans ; ses causes n'ont pu être appréciées. Des incisions profondes pratiquées au milieu des tissus malades démontrèrent que, dans ces points, la peau avait perdu toute trace de structure normale; la maladie fut abandonnée à elle-même. Le second est de M. le docteur Gibert. A propos de ce dernier fait, M. Gruby émet la pensée que de pareilles productions graisseuses sous l'épiderme sont dues à un déplacement de la cholestérine que devrait évacuer l'appareil biliaire ; la coïncidence d'un ictère et d'un engorgement du foie dans deux cas analogues cités par l'auteur semble appuyer cette manière de voir.   D. D.

LEUCE (1).

Synonymie. — Alphos, des Grecs (2); alfo, des Espagnols et des Italiens; leprosy, des Anglais; lèpre, des Juifs; maladie phénicienne, vitiligo alba, de Celse; albaras, d'Avicenne, etc.

HISTORIQUE.

Définition. Dermatose caractérisée par des taches tantôt blanchâtres ou d'un gris cendré, tantôt jaunâtres ou d'un vert glauque, irrégulièrement arrondies, insensibles, déprimées à leur centre et entourées d'une aréole inflammatoire. Quelquefois, dit Alibert, ces taches sont formées d'une série de raies orbiculaires, et forment alors de véritables cerclés concentriques (3).

M. Dezeimeris, dans une savante dissertation sur la lèpre (*Dict. de méd.* en 25 vol., 2ᵉ édit., t. XI, p. 262), me semble avoir démontré que la lèpre des Juifs n'est autre chose que la *leuce*. Les signes caractéristiques de cette affection, donnés par Moïse, sont les suivants : « Spontanément ou à la « suite de plaies, apparition de taches sur la peau ou de « quelque chose de luisant; couleur blanche des poils et « dépression de la peau à l'endroit des taches; contagion de « la maladie par le contact médiat ou immédiat. »

Causes. On cite, avant tout, l'hérédité, puis l'influence d'un

---

(1) De λευκή, blanche; nous avons eu l'occasion d'observer toutes les phases de cette singulière affection pendant notre séjour à l'hôpital Saint-Louis, et nous empruntons à notre observation, recueillie jour par jour, les principaux traits de notre description.

(2) De ἀλφός, blanc.

(3) Je doute que l'affection décrite par Alibert, sous le titre de lèpre tyrienne ou à raies, appartienne au genre leucé. Dans la lèpre blanche, il y a véritable ustion spontanée de la peau, et non simplement des squames, des indurations et des tubercules, comme dans la *leuca radiata, vel tyria.*

climat insalubre, une nourriture grossière : on sait que Moïse avait défendu à son peuple l'usage du porc et d'autres animaux à chair indigeste. Du reste, étiologie le plus souvent très-obscure.

Symptômes et marche. La *leuce,* autrefois endémique chez certains peuples, est très-rare de nos jours. La malade qui nous l'a présentée au pavillon Gabriel, de l'hôpital Saint-Louis, était jeune, brune, de forte constitution ; les plaques lépreuses ont toujours suivi chez elle le même mode de développement : un sentiment de chaleur et de cuisson plus ou moins vif se faisait sentir quelque temps avant l'éruption dans la partie qui allait en être le siége : on y apercevait en même temps une légère injection : celle-ci était de courte durée. Bientôt la peau affectée prenait une teinte soit jaunâtre, soit cendrée, et plus souvent d'un vert glauque. La douleur y devenait plus aiguë et donnait le sentiment de la brûlure : au bout de quelques heures, la partie colorée s'abaissait au-dessous des téguments, et perdait aussitôt toute sensibilité ; on eût dit une escarre produite par l'application d'un fer incandescent ; l'étendue des plaques variait depuis 2 jusqu'à 5 centimètres, et même au delà ; les bords en étaient taillés à pic, et une inflammation éliminatoire venait, au bout d'un temps variable, les entourer d'un cercle rouge et étroit. La plaque lépreuse devenait alors un corps étranger, dont la nature cherchait à débarrasser l'économie par ses moyens ordinaires, l'inflammation expultrice des parties voisines.

Chez cette malade, toutes les plaques lépreuses ont été successivement chassées par la suppuration et remplacées par des cicatrices fermes et blanchâtres. A son entrée à l'hôpital, elle portait déjà un certain nombre de ces cicatrices, qui indiquaient les ravages antérieurs de la *leuce :* ainsi, chez elle, la maladie était redoutable, surtout par la fréquence de ses retours ; nous l'avons vue se montrer presque simultanément à la poitrine, au ventre et aux cuisses : ces éruptions nombreuses mirent ses jours dans le plus grand danger, et, parmi les accidents généraux qu'elles déterminèrent, nous vîmes constamment prédominer ceux des affections typhoïdes.

La malade finit cependant, après un séjour de plusieurs mois, par quitter l'hôpital Saint-Louis avec toutes les apparences d'un retour sérieux à la santé ; mais de nouveaux accidents n'ont pas tardé à se reproduire : entrée à l'Hôtel-Dieu avec tous les signes d'une entérite aiguë, on parut triompher assez rapidement de ce nouveau mouvement fluxionnaire ; mais, pendant la convalescence, la lèpre reparut, et, après une lutte prolongée par la vigueur de l'âge et de la constitution originelle, la malade finit par succomber avec tous les signes de l'épuisement.

Il y a loin de cette forme, dont j'ai été témoin, à celle qu'Alibert décrit sous le nom de *leuce à raies ou tyrienne*, qui consisterait dans des taches ou raies concentriques très-rapprochées, parfois dures et écailleuses, offrant dans quelques cas les plus singulières configurations.

Il y a pour moi, dans cette double description, une confusion évidente, que des études nouvelles pourront éclaircir, et dont la monographie des dermatoses ne donne pas suffisante explication : cette lacune s'explique par la difficulté de comparer des états pathologiques presque entièrement étrangers à nos climats, et que les progrès de l'hygiène et de la civilisation ont rendus rares jusque dans les lieux où ils sont endémiques.

Siége anatomique. Il paraît résider dans le système capillaire sanguin.

Diagnostic différentiel. La *leuce* a des caractères tellement tranchés qu'on ne pourra jamais la confondre avec aucune autre affection de la peau.

Pronostic. Des plus graves. La leuce finit toujours par entraîner la mort du malade après de longues et cruelles souffrances.

Espèces et variétés. Alibert admettait : 1° la *leuce* vulgaire ou blanche; 2° la *leuce* à raies ou tyrienne. (*Cette dernière espèce* me paraît très-contestable.)

Traitement. Inconnu jusqu'ici. Alibert conseille de s'en tenir aux palliatifs et aux soins de l'hygiène.

ÉLÉPHANTIASIS (1).

Synonymie. — Elefancia, des Espagnols ; elefantiasi, des Italiens ; elephantenaussatz, des Allemands ; lèpre tuberculeuse, des modernes ; morbus heracleus, *d'Arétée;* lèpre extrême, des Occidentaux ; mal-rouge de Cayenne ; lèpre des membres et des jointures, de *Schilling;* lèpre du Malabar, de *Sauvages;* mal de saint Lazare, maladie de Jérusalem, etc.

HISTORIQUE.

Définition. Dermatose réputée non contagieuse, mais susceptible d'une transmission héréditaire, principalement caractérisée, tantôt par le développement de taches circulaires de couleur brune ou lividescente, avec diminution immédiate et même souvent perte totale de la sensibilité des points qu'elles occupent, accompagnées ou non du gonflement des tissus sous-jacents, bientôt surmontées de tubercules extrêmement variables pour le volume, le nombre et la disposition.

Tantôt, par l'engorgement des vaisseaux lymphatiques d'un ou plusieurs membres, bientôt suivi de l'inflammation

---

(1) D'ἐλέφας, éléphant. Ce nom a été donné à la maladie qui nous occupe soit à cause de la ressemblance qui existe entre les téguments des individus qui en sont atteints et la peau rude et calleuse de l'éléphant, soit en raison de l'énorme développement que prennent les membres ou les régions affectés d'éléphantiasis. C'est un motif analogue qui l'a fait encore appeler *Leontiasis, Satyriasis,* etc.

16

érysipélateuse des téguments qui, après un certain nombre de crises ou d'accès, deviennent le siége des plus fâcheuses transformations.[1]

Causes. La définition que je donne ici de l'éléphantiasis, s'applique à deux ordres d'altérations bien différentes pour l'origine et la gravité ; que la plupart des auteurs ont l'habitude de confondre dans une même description, et qui n'ont, en réalité, quelque similitude que dans leur période terminale.

Le lecteur a déjà nommé l'éléphantiasis des Grecs et celui des Arabes ; aussi, tout en conservant l'usage adopté, tiendrons-nous compte des différences étiologiques, et ferons-nous la part des caractères particuliers à chaque affection.

M. le docteur Blaquière, à qui nous devons de remarquables travaux sur les diverses espèces de lèpre ; admet qu'on puisse ranger au nombre des causes prédisposantes de l'éléphantiasis des Grecs, l'usage exclusif du maïs, surtout lorsqu'il est *ergoté ;* celui de la viande de porc fraîche ou salée ; l'abus des épices ou liqueurs spiritueuses ; l'insolation prolongée ; les alternatives répétées de sécheresse et d'humidité, de chaleur et de froid, etc. ; mais, ajoute notre savant confrère, ces influences diverses seraient insuffisantes, s'il ne s'y joignait la prédisposition du tissu cutané et surtout le germe héréditaire.

Au Mexique, où pratique M. le docteur Blaquière, soit influence du climat, soit disposition originelle, la peau est rude au toucher ; l'épiderme et le chorion sont épais ; par suite, la perspiration est difficile, l'absorption tardive : ces deux conditions si défavorables sembleraient se prêter à la production des maladies lépreuses : ce sont les parties les plus basses et les plus humides du Mexique qui fournissent le plus de lépreux. La transmission héréditaire, pour la lèpre, est démontrée jusqu'à l'évidence, mais rien ne prouve son caractère contagieux ; car les malades, malgré leurs rapports fréquents, gardent chacun leur affection et ne contractent jamais celle d'un autre, de même qu'il n'y a pas d'exemples de lèpre accidentellement développée chez aucun des nombreux employés, malgré un séjour qui dépasse souvent plusieurs années.

La cause la plus ordinaire de l'éléphantiasis des Arabes, est tout obstacle à la circulation veineuse ou lymphatique, par suite d'inflammation, de concrétion fibrineuse ou tuberculeuse, etc. En Égypte, où l'éléphantiasis des Arabes est pour ainsi dire endémique, on croit généralement parmi les médecins, qu'il faut classer au nombre des causes productrices de la maladie, les ablutions répétées que pratiquent les Arabes et qui sont un des préceptes de leur religion : telle est l'opinion que j'ai entendu émettre au célèbre docteur Clot-Bey : que d'effets différents l'eau froide ne peut-elle pas produire sur des téguments qu'une température élevée entretient dans un état permanent de transpiration !

Symptômes et marche. L'*éléphantiasis des Grecs*, quelquefois précédé d'un état de langueur morale ou physique, ou d'un mouvement fébrile plus ou moins prononcé, débute par des taches tantôt brunes, tantôt blanches ou rougeâtres, offrant pour la plupart, une dépression centrale caractéristique.

Ces taches se manifestent au visage, sur les membres, surtout au voisinage des articulations ; elles peuvent rester longtemps stationnaires, mais alors même, elles résistent à tous les traitements et sont fréquemment, dès le principe, frappées d'engourdissement et d'insensibilité.

Dans le plus grand nombre des cas, elles s'étendent et deviennent épaisses et rugueuses ; elles prennent une teinte cuivrée ou verdâtre, quelquefois presque noire : les parties qu'elles occupent sont luisantes et déformées. Ces déformations varient suivant le siége de l'affection : quand elle s'attaque au visage, ce sont les traits qui sont hideux et repoussants ; si elle sévit principalement aux extrémités, ce sont les mains et les pieds, les doigts et les orteils qui deviennent énormes, mous au toucher, incapables de remplir leurs fonctions ; la diminution, et souvent même l'abolition complète de la sensibilité dans toutes ces parties, viennent encore ajouter à la gêne du malheureux malade.

Mais, parvenu à ce degré, l'éléphantiasis s'accompagne déjà de symptômes généraux ; ce sont : un embarras plus ou moins marqué de la respiration, une haleine fétide et repoussante, l'excoriation des muqueuses du nez et de la bouche, le développement d'éruptions miliaires sur ces membranes, leur irritation catarrhale, et par suite une augmentation notable dans leurs sécrétions, la dilatation variqueuse des veines, la chute des cheveux et des poils (ce dernier phénomène est loin cependant d'être constant) ; des fuliginosités noires et fétides sur les dents, le trouble de la vue, l'abolition de l'odorat, etc.

Le moral du lépreux prend une teinte sombre et mélancolique : cette dernière disposition l'engage à vivre, autant que possible, loin de ses semblables ; mais elle ne va jamais, dit-on, jusqu'à lui faire désirer la mort.

Cet état, déjà si affligeant, n'est cependant pas le dernier terme de l'éléphantiasis : ses nouveaux progrès sont annoncés par l'exaspération des symptômes généraux et le développement de tubercules sur les plaques lépreuses ; ces tubercules viennent au nez, aux paupières, au front, aux lèvres, aux oreilles, aux parties génitales, aux extrémités ; s'étendent parfois jusqu'à la voûte palatine et même jusqu'aux muqueuses pharyngée et laryngienne ; de là, ce timbre particulier de la voix déjà signalé par saint Luc.

Les tubercules lépreux varient pour le nombre et la disposition ; leur volume peut égaler celui d'un œuf de poule ; leur développement se fait généralement avec beaucoup de lenteur : ils impriment aux parties qui les supportent les plus horribles déformations : de là les noms d'éléphantiasis, de léontiasis, de satyriasis. Quelques auteurs affirment que cette dernière dénomination vient plutôt de l'état habituel d'érotisme dans lequel se trouvent le plus grand nombre des lépreux.

Les tubercules de l'éléphantiasis, après avoir acquis un certain développement, tantôt se durcissent et deviennent comme éburnés, tantôt passent au ramollissement et à la suppuration.

Dans le premier cas, ils peuvent rester indéfiniment stationnaires ou bien s'affaisser et disparaître par une espèce de résolution; dans le second, qui est le plus ordinaire, l'ulcération, une fois produite, s'étend en largeur et en profondeur; elle n'épargne aucun tissu et détermine souvent, par ses progrès, la séparation d'organes plus ou moins importants; c'est ainsi que des malades peuvent laisser en se levant, et presque sans s'en apercevoir, un pied, une main et quelquefois même un membre plus considérable.

Des surfaces ulcérées s'écoule une sanie abondante et d'une fétidité insupportable : parfois, cette humeur se dessèche et donne naissance à de bizarres concrétions; du reste, les phénomènes qui accompagnent l'ulcération varient suivant qu'elle a son siége à la peau ou sur les membranes muqueuses. Dans quelques cas, à la place de cette fonte putride, on observe un état de racornissement universel; tous les organes s'atrophient, et le malade devient un véritable squelette ambulant.

La muqueuse digestive finit elle-même par s'altérer; les follicules de Peyer se tuméfient et s'ulcèrent; des diarrhées abondantes et opiniâtres s'établissent, épuisent le malade, et mettent enfin un terme à son horrible agonie.

Tels sont les principaux caractères de l'éléphantiasis des Grecs dont les formes pathologiques sont des plus variées, mais qui conserve dans toutes le même degré de gravité. Quant aux distinctions de lèpre squameuse, ou crustacée, ou tuberculeuse; de lèpre antonine ou éléphantiasis anæsthetos et de lèpre tuberculeuse, elles peuvent avoir leur utilité, à certains points de vue nosologiques, mais elles sont de peu d'intérêt pour nous qui ne devons tenir compte que des modifications pouvant influer sur les indications thérapeutiques.

L'éléphantiasis des Arabes (éléphantiasis tubéreux, d'Alibert; jambe des Barbades, des auteurs) se montre sous une forme bien différente de celle qui vient d'être exposée.

Il débute par les phénomènes propres à l'inflammation lymphatique : ainsi, douleur plus ou moins vive sur le trajet des troncs lymphatiques, ou dans un ou plusieurs ganglions, avec injection linéaire des téguments qui les recouvrent et développement, dans la même direction, d'un cordon noueux et tendu.

Bientôt l'inflammation s'étend aux parties voisines. La peau devient érysipélateuse, le tissu cellulaire sous-cutané s'engorge et reste le siége d'un gonflement plus ou moins considérable.

Ces accidents locaux sont ordinairement précédés ou accompagnés d'une réaction plus ou moins forte du système circulatoire, ou des symptômes généraux et variés que l'on observe si fréquemment au début de toute affection grave.

Ces phénomènes sympathiques cèdent au bout de quelque temps, soit d'eux-mêmes, soit sous l'influence d'une évacuation en apparence critique, et se reproduisent à des intervalles plus ou moins éloignés, sans que l'on puisse, le plus souvent, expliquer leur retour.

Il n'en est pas de même de l'affection locale : le gonflement et les symptômes d'irritation persistent et prennent à chaque accès un nouveau développement. Le tissu cellulaire devient le siége d'un engorgement considérable, et cependant la réaction fébrile, loin de se prononcer davantage à mesure que la maladie fait des progrès, est d'autant moins longue et moins forte que les ravages de la maladie sont plus profonds et plus redoutables.

Mais, pour devenir une affection purement locale et sans réaction sur l'économie, l'éléphantiasis des Arabes n'en suit pas moins sa marche progressive; les parties affectées finissent par acquérir un développement monstrueux; la peau s'épaissit, prend un aspect terreux, devient bosselée, inégale, se couvre de bourrelets rugueux et difformes, que séparent des gerçures ou des sillons plus ou moins profonds; c'est alors qu'on peut avec raison la comparer au cuir de l'éléphant; et lorsque le membre inférieur est, comme il arrive le plus ordinairement, le siége de la maladie, il finit par prendre un aspect tout à fait analogue à celui de la jambe de cet énorme quadrupède.

L'éléphantiasis des Arabes peut se rencontrer sur toutes les parties du corps, mais son siége le plus ordinaire est aux mamelles, au ventre, au scrotum, surtout aux membres abdominaux.

L'éléphantiasis du scrotum peut acquérir un volume énorme, et atteindre, en poids, jusqu'à 10 kilogrammes.

A tous les accidents déjà exposés peuvent se joindre des desquamations, des gerçures, des ulcérations qui deviennent, dans certains cas, le siége de suppurations intarissables; enfin la gangrène et la fonte putride des parties affectées.

Durée. Cette affection marche généralement avec lenteur et, dans les cas heureux où il n'existe pas de complications, on la voit souvent demeurer stationnaire et se borner à rendre inutile le membre dont elle s'est emparée.

Lésions anatomiques. Elles consistent dans l'épaississement ou l'amincissement général ou partiel du derme; dans son endurcissement; dans des colorations, des desquamations, des gerçures, des ulcérations, des productions tuberculeuses; dans l'engorgement des tissus sous-jacents; dans des altérations analogues à l'origine des membranes muqueuses; des arborisations et des ulcérations intestinales; dans l'engorgement des ganglions lymphatiques ou leur suppuration; dans des décolorations et des atrophies musculaires; et plus particulièrement pour l'*éléphantiasis des Arabes*, dans l'amincissement ou l'hypertrophie des parois des vaisseaux lymphatiques, leur oblitération, etc. : ainsi, dans une observation publiée par mon ami M. le docteur Fabre, on voit cette affection coïncider avec l'hypertrophie et le rétrécissement des deux veines saphènes, l'oblitération de la saphène interne et de la latérale postérieure; l'hypertrophie des nerfs de la jambe, etc.

M. le docteur Mance, dans deux cas observés par lui, a trouvé, chez le premier malade, des veines à parois hypertrophiées, à calibre diminué : je n'ignore pas que, chez le second malade, la circulation veineuse était entièrement libre; mais, comme il n'est rien dit de l'état du système lymphatique, il est permis d'admettre que les obstacles à la circulation existaient dans cet appareil.

M. le docteur Gaide, dans un Mémoire inséré aux *Archives générales de médecine*, cite une première observation d'éléphantiasis des Arabes coïncidant avec le rétrécissement d'une des veines saphènes, et l'oblitération de l'autre; dans le second cas, la maladie, compliquée d'œdème du bras gauche, coïncidait avec le rétrécissement de la saphène droite, l'oblitération des veines sous-clavières et brachiales gauches, l'altération des ganglions inguinaux et pelviens. Ces exemples, qu'il me serait facile de multiplier, suffisent pour établir l'*origine* et le point de départ de l'éléphantiasis des *Arabes*.

Siége anatomique. Pour l'éléphantiasis des Grecs, il réside évidemment dans le système nerveux : pour celui des Arabes, les auteurs varient d'opinion : M. le docteur Alard le place dans le système lymphatique ; d'autres, dans le système veineux ; quelques-uns, enfin, dans le tissu cellulaire intra et sous-cutané.

Diagnostic différentiel. Le diagnostic de l'éléphantiasis des Grecs ne peut offrir d'obscurité qu'au début de la maladie, et encore, la persistance des taches, leur indolence, l'engourdissement, et souvent l'insensibilité complète qui les accompagnent, suffiront pour les faire reconnaître.

L'éléphantiasis des Arabes pourrait être confondu, dans le principe, avec une simple inflammation lymphatique ; mais le retour répété et comme périodique des accidents, et les progrès de l'altération cutanée, ne tarderont pas à dissiper tous les doutes.

Pronostic. Celui de l'éléphantiasis des Grecs est toujours des plus graves, attendu que la science ne possède, jusqu'à ce jour, aucun moyen d'en triompher.

L'éléphantiasis des Arabes, pouvant être considéré, dans beaucoup de cas, comme une affection purement locale, compatible avec l'exercice régulier des principales fonctions, doit naturellement inspirer beaucoup moins d'inquiétude : on sait d'ailleurs, par expérience, que le malade peut souvent en être débarrassé à l'aide de procédés chirurgicaux.

Espèces et variétés. On ne doit logiquement distinguer que deux espèces d'éléphantiasis : celui des Grecs et celui des Arabes.

Traitement. La plupart des auteurs, qui ont étudié sur les lieux, le traitement de l'éléphantiasis des Grecs, s'accordent à reconnaître l'impuissance des médicaments, même les plus énergiques, contre cette redoutable maladie : aussi conseillent-ils généralement de s'en tenir aux simples préceptes de l'hygiène : on le comprendra, quand je dirai qu'on a tour à tour employé, *extérieurement,* les évacuations sanguines locales, les topiques émollients ou narcotiques, les résolutifs, les excitants, une compression méthodique, etc. ; *à l'intérieur,* les sudorifiques, les mercuriaux, les toniques, et surtout le quinquina ; les préparations d'arsenic, celles d'iode et jusqu'à la poudre de cantharides, etc., sans que la science ait pu enregistrer un seul cas de guérison.

On a préconisé, dans l'Inde, les bons effets de l'oxyde de zinc sublimé ; l'action de l'*asclepias gigantea ;* aujourd'hui, l'on vante contre la même maladie l'*hydrocotyle asiatica.* Cette plante, qui appartient à la classe des ombellifères, tribu des hydrocotylées, donne un extrait hydro-alcoolique vert foncé, possédant une odeur vireuse très-prononcée, et qui passe, aux yeux de quelques praticiens, pour un médicament très-actif. MM. Dalpiaz et Fournier préparent avec cet extrait un sirop renfermant, par cuillerée à bouche, 5 centigrammes de substance médicamenteuse, ainsi que des pilules *enrobées de sucre*, contenant chacune également 5 centigrammes du même extrait. Ce remède est actuellement en expérimentation dans le traitement de différentes maladies de la peau. Le temps nous dira quel peut être son degré d'utilité.

L'éléphantiasis des Arabes laisse plus de prise aux efforts du praticien : on l'a même vu guérir spontanément, et cela s'explique, en admettant, ce qui est possible, soit que l'obstacle à la circulation veineuse ou lymphatique n'ait été que temporaire, soit que, malgré sa persistance, il se soit développé une circulation collatérale suffisante pour remplacer celle des vaisseaux obstrués.

Ne voyons-nous pas disparaître journellement par résorption des caillots sanguins, fibrineux ou tuberculeux, et ne savons-nous pas qu'après la ligature des vaisseaux importants ce n'est qu'au moyen d'une circulation latérale de création nouvelle, qu'on voit se rétablir la chaleur et le mouvement dans des membres qu'on avait pu croire un instant menacés de gangrène ou de paralysie?

Dans l'éléphantiasis des Arabes, durant les périodes d'acuïté, on doit recourir, surtout au début et si le sujet est jeune et pléthorique, aux évacuations sanguines générales ou locales, aux bains émollients, aux cataplasmes et onctions de même nature, aux opiacés; on doit s'aider d'une compression méthodique et souvent renouvelée. Mais l'état inflammatoire une fois effacé, on doit donner la préférence aux résolutifs alcalins, sulfureux, aux bains et douches de vapeur, etc., etc.

Quand le mal est ancien et que la peau a subi dans sa texture de trop profondes altérations pour qu'on ait l'espoir de le ramener à l'état normal ; que d'ailleurs la région ou le membre affecté a pris un développement énorme, qui le rend impropre à toute espèce de fonction, il reste une ressource extrême, l'opération. Calrich a excisé avec un succès complet un éléphantiasis des parties sexuelles. Le docteur Étienne a, de son côté, opéré avec bonheur un éléphantiasis de la mamelle d'un volume tel, que la tumeur descendait jusqu'au pubis et devait, pour que la marche fût possible, être soutenu par une écharpe.

J'ai vu, à Necker, M. le docteur Lenoir enlever un énorme éléphantiasis du scrotum, chez un nègre d'une trentaine d'années : l'opération a également bien réussi. En Égypte, les opérations d'éléphantiasis des Arabes sont très-fréquentes, et, dans l'amputation des membres, les chirurgiens n'hésitent pas à tailler leurs lambeaux dans des parties où la peau est déjà prise, sans qu'il en résulte d'obstacles pour la cicatrisation.

Que dire, en pareil cas, de l'action de quelques remèdes internes ? Je lis dans la *Gazette des hôpitaux*, du 28 février 1858, un cas *supposé* d'éléphantiasis des Arabes, observé par M. le docteur Piorry, chez un malade arrivant des Indes, et qui avait été antérieurement affecté de chancres indurés persistants, dont la curation était restée incomplète et insuffisante. Ce malade, soumis à l'usage interne de l'iodure de potassium et du proto-iodure de mercure, à la cautérisation méthodique du chancre, à des frictions avec des corps gras, à des bains répétés et à un régime réparateur, avait obtenu une amélioration des plus rapides et dépassant toutes les espérances ; mais des accidents graves du côté des voies digestives ne tardèrent pas à tout compromettre ; cette complication réveilla d'anciens désordres pulmonaires, et la mort vint déjouer tous les calculs. Malgré l'insuccès final, cette observation serait fort encourageante, si les faits cités s'appliquaient en réalité à l'éléphantiasis des Arabes ; mais je crains qu'il n'y ait eu là, de la part du savant professeur, erreur de diagnostic. Le cas cité me paraît appartenir à la syphilis et non à la lèpre.

PELLAGRE (1).

Synonymie. — Pelagra, des Espagnols; Dermotragra, calore del fegato, male della speinza, *mal de misère*, scorbuto alpino, etc.

HISTORIQUE.

Définition. Dermatose non contagieuse, se reproduisant et s'aggravant à chaque printemps, principalement caractérisée par une inflammation chronique de la peau, de forme érythémateuse ou squameuse, bornée aux parties exposées aux rayons solaires, et qui est généralement précédée, accompagnée ou suivie de troubles plus ou moins graves des fonctions digestives et de celles de l'axe cérébro-spinal.

Causes. On cite au nombre des causes prédisposantes de la pellagre le séjour habituel des contrées humides et marécageuses (tels le Piémont, les environs de Milan, de Pavie, de Padoue, etc.), d'habitations souterraines privées d'air et de soleil, toutes les influences susceptibles d'énerver l'organisme, comme des maladies antérieures, les privations de la misère, des excès répétés, les passions morales tristes.

Mais on attribue particulièrement cette dermatose, qui sévit à peu près exclusivement à la campagne, chez les laboureurs, les bouviers, etc., qu'on observe plus communément chez la femme que chez l'homme, plutôt vers l'âge mûr que

---

(1) Pellagra. Cette affection, particulière à certaines contrées de l'Italie, n'est pas non plus étrangère à notre climat. J'en ai observé plusieurs cas dans nos campagnes de Normandie, et je suis porté à croire qu'on trouverait peu de pays qui en soient complétement exempts, si l'on pouvait étudier et bien connaître l'état de la peau dans les classes laborieuses et pauvres, livrées aux travaux des champs.

dans la jeunesse, à l'usage exclusif du maïs, à l'abus du sel marin, à la pâte aigrie du pain de seigle, au défaut d'eau potable ; dans certaines contrées, par-dessus tout, à l'insolation. Ici l'influence solaire s'explique d'elle-même. C'est au printemps que se montrent les premiers signes de pellagre ; c'est aussi l'époque où commencent les travaux des champs, où de malheureux ouvriers, étiolés par de longues veillées passées dans des habitations humides et malsaines, viennent exposer nus leur cou, leur poitrine, leurs bras, aux douces mais trompeuses influences d'un soleil renaissant.

Symptômes et marche. La pellagre peut se manifester sans phénomènes précurseurs, comme être précédée de lassitudes spontanées, de céphalalgie, de vertiges, de dégoût pour toute espèce de travail, quelquefois de nausées et de vomissements.

A son début, le mal consiste dans un sentiment de chaleur, de cuisson ou de picotement incommode que l'insolation rend plus pénible encore, et qu'on voit se manifester sur le dos des mains, des doigts et des pieds ; peu après ces parties deviennent le siége d'une rougeur quelquefois assez vive, d'autres fois rose, livide, brunâtre ou obscure ; au bout d'un à deux septénaires, l'épiderme se fendille, se détache et tombe sous forme de squames, laissant à nu la peau sous-jacente rougeâtre, luisante, un peu gonflée et rude.

A ces phénomènes locaux se bornent habituellement les premières attaques de pellagre ; les malades y font peu d'attention, les considérant comme un simple effet de l'insolation ; ils les voient disparaître vers la fin de l'été ; mais ils reviennent au printemps suivant, et presque toujours alors avec plus d'intensité ; de nouvelles taches se montrent sur la poitrine, le cou et la nuque ; celles des autres parties sont accompagnées de vésicules ou de phlyctènes remplies d'une sérosité jaunâtre ou rougeâtre, d'où résultent des croûtes lamelleuses diversement nuancées, et parfois des excoriations ou de légères crevasses ; ce n'est, enfin, qu'après un

17

certain nombre de rechutes qu'on voit la peau s'altérer sérieusement dans sa texture, l'épiderme s'épaissir, prendre une teinte jaunâtre, brunâtre ou noirâtre, le derme se montrer sec, rude et écailleux.

Dans les cas les plus graves, on voit la pellagre étendre ses ravages jusque sur la muqueuse des lèvres, du nez, de la bouche, de la gorge, et pénétrer même beaucoup plus profondément; les lèvres des malades sont pâles et livides, sèches et gercées ; ils ont les narines enflammées, les gencives rouges, gonflées et saignantes; leur salive coule abondamment et acquiert une saveur salée ; leur langue est rouge, quelquefois brunâtre, et présente des ulcérations et des crevasses ; la bouche est douloureuse et le siége d'un sentiment d'ardeur qui s'étend jusque dans la gorge ; on observe des aphthes, une soif ardente, des douleurs au creux de l'estomac, des nausées, des vomissements, des douleurs abdominales, des déjections alvines et tous les signes d'un trouble profond des fonctions digestives.

Mais c'est principalement du côté des centres nerveux qu'on observe les désordres les plus fréquents et les plus graves.

Si à l'apparition des symptômes graves de la pellagre on voit généralement le flux menstruel se supprimer entièrement, il n'est pas rare de voir se manifester des phénomènes d'hystérie, d'hypocondrie, chez une foule d'individus qui ne présentent encore aucun signe extérieur de la maladie. Les *névroses* et autres désordres fonctionnels observés chez les pellagreux peuvent offrir deux caractères opposés. Ainsi, d'une part, ce sera de l'agitation, de l'insomnie, des douleurs arthritiques ou rhumatismales, des crampes, un délire aigu, des convulsions, un pouls fort, dur, inégal, avec chaleur extrême de la peau, etc. ; de l'autre, de l'abattement, un éloignement prononcé pour toute espèce de mouvement, de la tristesse portée jusqu'au dégoût de la vie et au suicide, le délire chronique ou *manie pellagreuse* ; puis, du côté des voies digestives, les divers symptômes des fièvres putrides ou ataxiques. Des malades restent tourmentés par une fièvre continue, avec des évacuations irrégulières, des sueurs d'une odeur particulière, qui n'amènent aucun soulagement. Cette fièvre de consomption réduit les malades aux dernières limites de l'épuisement, et finit souvent par les entraîner au tombeau; beaucoup d'entre eux succombent à un dévoiement colliquatif, et la mort arrive, précédée par des roideurs tétaniques ou des convulsions.

Telle est la marche fréquente de la pellagre abandonnée à elle-même, dans les pays où elle sévit d'une manière endémique et où elle se trouve entretenue par des causes incessamment renouvelées; mais elle est loin d'offrir toujours la même gravité, et ce n'est jamais qu'après s'être renouvelée un grand nombre de fois qu'on voit le mal se compliquer des graves désordres signalés par Strambio, Fantonetti, Jansen, Boërio, M. Brierre de Boismont, M. Rayer, etc. C'est principalement sur les sujets issus de parents pellagreux, et vivant eux-mêmes au milieu des conditions hygiéniques les moins favorables, qu'on voit les symptômes de la pellagre se succéder avec rapidité, se compliquer des plus graves désordres et amener fréquemment une issue funeste. Dans les classes aisées, ainsi que dans la plupart des cas accidentels, il n'est pas rare de voir la pellagre se borner à ces phénomènes extérieurs ou cutanés, et rester exempte de toute grave complication.

Nous avons vu précédemment que dans les premiers temps de l'invasion pellagreuse, le seul changement de saison suffit pour amener l'extinction graduelle des accidents et la guérison; mais après un certain nombre de récidives, surtout si le malade continue de vivre au milieu des conditions qui ont provoqué le développement de la pellagre, un traitement rationnel devient nécessaire pour obtenir la période de résolution : contrairement à ce qui existe dans les autres lèpres, l'art peut beaucoup pour la guérison de la pellagre, et si le sujet est jeune, exempt d'altérations organiques, susceptible d'être placé dans de bonnes conditions hygiéniques et d'être entouré des soins convenables, on ne doit pas désespérer de le guérir, même dans les cas, en apparence, les plus graves.

Lésions anatomiques. Les désordres que l'on trouve sur les sujets morts de la pellagre, sont nombreux et variés; ils sont loin d'être limités à la peau qui se montre crevassée, épaissie surtout dans ses couches épidermiques; couverte de croûtes, de squames, de furfures, etc. : des altérations plus ou moins graves se rencontrent dans les cavités splanchniques autour des centres nerveux et jusque dans l'épaisseur du cerveau, de la moelle épinière, des cordons nerveux; ce sont des injections, des épaississements, des ramollissements, des érosions et même quelques perforations; la multiplicité et la constance de ces désordres dénotent bien évidemment la participation de l'économie entière à l'affection pellagreuse. Comment Alibert a-t-il pu la méconnaître au point de ne faire de la pellagre qu'une simple variété de l'érythème : il y avait, pour nous, impossibilité de maintenir un pareil rapprochement, et en classant la pellagre parmi les lèpres, nous n'avons fait qu'obéir à la loi des analogies morbides.

Diagnostic différentiel. La pellagre ne peut être confondue avec l'érythème aigu qui se montre indifféremment sur toutes les régions du corps, en toutes saisons, et ne dure qu'un ou deux septénaires; non plus qu'avec l'érythème chronique qui est toujours exempt des symptômes graves qu'on observe chez les pellagreux. La présence de ces symptômes, ainsi que des désordres des organes digestifs et du système nerveux, sépare constamment la pellagre des dartres furfuracée et squameuse (pityriasis, psoriasis, ichthyose, *lepra vulgaris*) : certains cas de dyschrôme (*pityriasis rubra*, W.) pourraient davantage s'en rapprocher en ce qu'ils sont fréquemment accompagnés de symptômes gastro-intestinaux; mais comme ils n'offrent dans aucun cas les *lésions secondaires* du système nerveux, l'erreur ne sera jamais de longue durée.

Une affection avec laquelle la pellagre me paraît offrir plus d'analogie, est l'érythème épidémique observé à Paris en 1828. J'étais alors élève à l'hôpital Saint-Antoine : elle a été décrite sous le nom externe d'*acrodynie :* cette singulière affection se déclara au printemps, régna surtout pendant l'été, et parut s'éteindre au milieu de l'hiver rigoureux de 1829 à 1830. L'*insolation*, cause occasionnelle évidente de la pellagre, paraissait y être étrangère et les désordres nerveux concomitants, n'ont jamais eu la violence de ceux qu'on observe chez beaucoup de pellagreux.

Le *mal de la rosa*, affection particulière au climat des Asturies, semble également se rapprocher beaucoup de la pellagre : aussi, M. Rayer n'hésite-t-il pas à trouver entre la pellagre, le mal de la rosa et l'acrodynie de Paris, les éléments d'un groupe assez naturel.

Pronostic. Il varie selon que la pellagre est bornée aux plaques érythémateuses, ou phénomènes extérieurs et locaux, qu'elle se trouve déjà compliquée de troubles plus ou moins graves des fonctions digestives, ou, enfin, selon que des désordres nerveux, d'intensité variable, viennent se joindre aux précédentes altérations.

Pour le pronostic, il faut également tenir compte de l'âge du sujet, de l'état des principaux organes et aussi des conditions sociales dans lesquelles il est obligé de vivre.

La pellagre au premier degré est généralement peu dangereuse : elle le devient davantage au deuxième degré ; elle est presque toujours mortelle au troisième, dès que le trouble des centres nerveux est fortement accentué.

Siége anatomique. A l'origine, il réside dans le système capillaire artériel ; plus tard dans le système sanguin ; enfin, dans les centres nerveux.

Espèces et variétés. On doit distinguer 1° la pellagre sporadique ; 2° la pellagre endémique (de Lombardie).

Traitement. La science ne propose aucune médication spéciale contre la pellagre : la médecine des symptômes est la seule en usage, même dans les pays où ce mal est endémique.

Quel que soit le degré de la maladie, la première indication est de soustraire le malade à l'influence des causes qui l'ont provoquée et dont la persistance ne pourrait que l'entretenir et l'aggraver. Un changement de climat, de régime et d'habitudes est souvent le meilleur remède : fuir l'insolation, habiter une chambre saine et bien aérée, prendre une nourriture substantielle, animale et végétale, proportionnée aux besoins de l'économie et aux forces digestives, user de lait sucré ou d'eau légèrement vineuse, etc., sont autant de précautions qui peuvent suffire à la guérison dans les pellagres récentes et légères.

Fantonetti conseille, au début de la maladie et aussi selon l'âge et l'état des forces, l'*usage modéré* des saignées et des purgatifs : mais tous les praticiens qui ont écrit sur la pellagre, insistent sur la constante utilité des bains émollients prolongés, tièdes, généraux et locaux, des fomentations, des onctions adoucissantes, anodines; on peut dire que partout où règne endémiquement la pellagre, les bains et autres applications extérieures forment, modifiés de mille manières différentes, la base du traitement.

Chez un pellagreux traité il y a quelques années à l'hôpital Saint-Louis et présenté à l'Académie par M. le docteur Devergie, notre savant confrère avait obtenu une notable amélioration par le seul emploi des anodins et des antiphlogistiques.

Aux différentes complications du côté des voies digestives ou des centres nerveux, on opposera une série de moyens qui varieront nécessairement selon le caractère aigu ou chronique des désordres, le degré de résistance des forces; c'est au praticien à faire la part des indications; seulement, je pense qu'une fois la pellagre parvenue à son troisième degré, quand le trouble de l'innervation annonce un envahissement général, il est de bonne pratique d'insister de préférence sur les moyens propres à calmer l'effervescence nerveuse, à relever l'économie, et à se conduire comme je l'ai indiqué dans le traitement des autres lèpres.

SCROFULES.

CARACTÈRES GÉNÉRAUX. — Affections de l'enfance et du jeune âge, marche lente et insidieuse, extrême opiniâtreté ; guérison parfois spontanée. *Produits pathologiques :* desquamations, engorgements cutanés et ganglionnaires, ulcérations profondes ou serpigineuses, abcès froids, tumeurs blanches, cicatrices bizarres, matière tuberculeuse. *Traitement :* Toniques et fortifiants, hygiène, etc.

SCROFULE (1).

Synonymie. — Escrofulas, des Espagnols ; scrofole, des Italiens ; scrofula, des Anglais ; scrofeln, des Allemands ; mal froid, écrouelles, du vulgaire, etc.

HISTORIQUE.

Définition. Dermatose non contagieuse, souvent compatible avec l'exercice régulier des principales fonctions, quelquefois même avec les apparences d'une santé florissante, siégeant exclusivement, à son début, dans le système lymphatique, se manifestant au dehors sous les formes les plus variées, se terminant le plus ordinairement par ulcération et offrant dans ses diverses altérations, comme élément pathologique constant, la *matière tuberculeuse.*

(1) *Scrofula*, de *scrofa*, provenant lui-même du mot grec γρομφάς, qui signifie vieille truie, soit à cause de l'horreur qu'inspiraient aux anciens les dermatoses strumeuses, soit en raison de l'analogie des tumeurs scrofuleuses avec celles dont sont fréquemment atteints les porcs. Le mot *strumes* vient de *struo*, j'amasse en tas.

Causes. On met au nombre des causes prédisposantes des scrofules, une constitution molle et lymphatique, l'existence antérieure de la syphilis, d'éruptions dartreuses ou teigneuses, d'affections goutteuses ou rhumatismales soit chez les individus affectés, soit chez leurs ascendants; la masturbation, des conditions hygiéniques défavorables, comme une mauvaise nourriture, une habitation malsaine, l'influence d'un climat insalubre, surtout le passage d'un pays chaud et sec dans un pays froid et humide; mais, avant tout, l'*hérédité* et une disposition particulière de l'économie sans laquelle toutes ces causes seraient insuffisantes.

On a longtemps attribué à l'eau de neige, aux eaux surchargées de principes calcaires, une part évidemment exagérée dans la production des scrofules. Baudelocque met en tête des causes déterminantes des scrofules, la viciation de l'air respiré; d'après M. de Humboldt, le développement de ces altérations serait singulièrement favorisé par la diminution de l'action électrique, l'absence du calorique et de l'oxygène : on s'explique facilement que la privation de la lumière et l'étiolement qui en est l'effet puissent être une cause de scrofules; on a également constaté que l'abus des préparations mercurielles produit une prédisposition aux scrofules susceptible de se transmettre par la génération. Il nous faut reconnaître que presque toutes ces causes ont pour résultat d'affaiblir l'organisme, de vicier l'hématose, de rendre les digestions difficiles et imparfaites, de mêler à nos humeurs des éléments de réparation *crus* et mal préparés et de faciliter l'introduction et le développement de produits anormaux.

Symptômes et marche. Pour bien se rendre compte des différents aspects que présentent les maladies scrofuleuses, il faut les étudier à la peau, dans le système ganglionnaire, dans le système osseux.

A. *Tempérament lymphatique ou scrofuleux.* Cet état particulier de la constitution, qu'on est convenu d'appeler tempérament lymphatique, doit être regardé comme le premier degré des scrofules : il a pour caractères distinctifs, chez la plupart des enfants élevés avec les soins que facilite la fortune, une apparence d'embonpoint répandue sur toutes les parties; une teinte rosée des joues formant un agréable contraste avec la blancheur mate des téguments; une peau généralement fine et délicate, un tissu cellulaire assez abondant pour dissimuler les saillies musculaires et osseuses, un visage arrondi avec développement considérable du crâne, deux yeux saillants, largement fendus, bleus et humides, des pupilles habituellement dilatées, enfin, une douce et agréable expression de physionomie.

Les signes les plus saillants de la disposition scrofuleuse se tirent, dans ce cas, du gonflement habituel des ailes du nez, de la tuméfaction des lèvres, et spécialement de la lèvre supérieure, de la largeur de la mâchoire diacrânienne, de la longueur et des formes arrondies du cou, de la blancheur de lait des dents qui s'écaillent et se fêlent facilement, comme plus tard, on les voit se noircir, se carier et tomber avant l'âge.

Chez la plupart de ces sujets, l'haleine est aigre et fétide, la poitrine étroite et aplatie, les épaules voûtées, le ventre gros et proéminent, les membres grêles, les chairs dépourvues d'élasticité, d'une mollesse et d'une flaccidité qui surprennent d'autant plus que la main, trompée par l'apparence, s'attendait à rencontrer des dispositions toutes contraires.

Ces différentes conditions s'observent dès l'âge le plus tendre chez les sujets disposés aux scrofules : presque tous ont les cheveux rares et blonds, ou d'un châtain clair; tant que le mal n'est qu'imminent ou n'a fait que peu de progrès, les enfants se distinguent généralement par la vivacité de leur intelligence, leur gaieté, leur vive propension à s'attacher; ces qualités sont surtout saillantes chez les jeunes filles; mais dès que la maladie a dépassé ce premier degré, on voit survenir un dépérissement plus ou moins rapide et se ternir graduellement ces dons brillants de l'esprit et du cœur.

Ici la force des impressions entraîne la brusquerie et la vivacité des mouvements; à l'emportement et à la colère succèdent de prompts retours qui décèlent la bonté du cœur, de même qu'un défaut d'énergie physique fait promptement interrompre des exercices violents ou des travaux pénibles, qu'une volonté peu réfléchie avait fait entreprendre avec ardeur et confiance.

Nous pouvons enfin résumer par ces mots les principaux caractères du tempérament lymphatique : *faiblesse organique, irritabilité du système nerveux, rapidité fonctionnelle, défaut de réaction, prédominance des vaisseaux lymphatiques et des fluides blancs,* etc.

Mais ce tempérament prend une physionomie bien différente dès qu'on l'observe sur de malheureux enfants, soit entassés dans les rues étroites et les quartiers malsains de nos grandes villes, soit dans des campagnes pauvres et mal situées, surtout lorsqu'il s'y joint les privations qu'imposent la misère et le défaut presque absolu de toute espèce de soins; au lieu du visage brillant et coloré des premiers sujets, on ne trouve que des créatures étiolées, pâles et bouffies, d'une sensibilité obtuse, avec une peau sèche et blafarde, habituellement couverte d'un enduit noirâtre, terreux et pulvérulent.

Ils semblent dépourvus de toute intelligence et sont difficiles à émouvoir, paresseux et sans aucun soin; leur dégénération morale descend jusqu'à l'idiotisme, leurs sens externes sont obtus; aussi se montrent-ils fort peu irritables; les fonctions sécrétoires sont ou nulles ou peu actives, et, chez beaucoup d'entre eux, la vie semble plutôt végétative qu'appartenir à cette existence animée et intelligente de l'espèce humaine.

C'est principalement dans les pays humides et malsains,

dans certains vallons des Pyrénées, du Vivarais, du Gévau-
dan, dans les plaines incultes et marécageuses de la Sologne
qu'on rencontre le tempérament scrofuleux avec ses caractères les plus repoussants; les *crétins* du Valais n'offrent-ils
pas cette maladie portée à son plus haut période, et le crétinisme est-il, en réalité, autre chose que le dernier degré
de la *scrofule endémique?*

Sous le rapport de l'évolution organique, le tempérament
scrofuleux peut offrir des conditions tout à fait opposées :
à côté d'enfants de chétive apparence, véritables êtres ra-
bougris, chez lesquels les facultés nutritives se montrent
presque nulles ou, du moins, insuffisantes, on en voit qui
semblent vivre sous l'empire des fonctions de digestion et
d'assimilation. Peu d'années suffisent pour leur voir atteindre
une stature élevée, de larges dimensions corporelles, toutes
les apparences d'une constitution forte et robuste, et même,
chez quelques-uns, les marques extérieures de la virilité présentent tous les caractères d'un développement prématuré :
ce sont, en apparence, de futurs Hercules; mais un examen
plus attentif ne tarde pas à démontrer que tout cet appareil
de force se réduit, en réalité, à un surcroît de développement dans les tissus graisseux et cellulaire; les mouvements
sont lents et sans énergie, il y a absence complète de tout
sentiment vénérien, inertie générale du système nerveux,
mollesse et flaccidité des tissus, etc.

Ces nuances diverses du tempérament lymphatique représentent, pour moi, le premier degré de la maladie scrofuleuse; et bien que tous les sujets, chez qui on les observe,
ne soient pas nécessairement atteints dans l'avenir de plus
graves désordres, il est cependant fort ordinaire de voir les
accidents secondaires de la scrofule se montrer dans de pareilles conditions, sous l'influence des causes accidentelles
les plus légères qui ne font que mettre en évidene un germe
préexistant dans l'organisme.

B. Scrofule cutanée. Elle est représentée : 1° par les

tubercules cutanés et sous-cutanés ; 2° par les abcès froids primitifs.

M. Rayer est de tous les praticiens celui qui a le mieux décrit les *tubercules scrofuleux*.

Tubercules cutanés. Ces produits de la scrofule externe sont susceptibles de se développer sur toutes les parties du corps ; toutefois, leur siége le plus ordinaire est à la face, au cou et sur les membres supérieurs ; on les rencontre souvent dans le voisinage des ulcères scrofuléux consécutifs ; M. Rayer les a vus succéder à des piqûres de sangsues : ils sont généralement peu nombreux et plus souvent isolés qu'en groupes.

Le tubercule *isolé* s'annonce par une petite tache d'un rouge livide, que n'accompagnent ni chaleur, ni douleur, ni aucune démangeaison. Le toucher sur ces taches donne le sentiment d'un grain ou d'un petit noyau dans le tissu cutané ; ce n'est qu'après un mois ou deux d'existence que la petite tache, devenue proéminente, revêt évidemment la forme tuberculeuse. Le volume de ces tubercules varie depuis celui d'un pois jusqu'à celui d'une petite olive : si, plus tard, ils augmentent de volume, ce n'est que lorsqu'ils commencent à se ramollir, car le ramollissement est un de leurs principaux caractères ; mais il se fait toujours avec une extrême lenteur, et on peut le reconnaître bien longtemps avant que la surface du tubercule ne soit injectée et surtout perforée. Dans les tubercules volumineux, ce ramollissement commence ordinairement par plusieurs points à la fois ; il arrive également que des ouvertures s'établissent isolément, et à des époques différentes, sur chacun de ces points ramollis. Mais alors la tumeur perd sa régularité ; sa surface présente des bosselures, des dépressions et quelquefois une petite perforation récente et une croûte.

Dans d'autres cas, le ramollissement s'empare successivement de toute la masse, et celle-ci devient molle et fluctuante au toucher ; dans cet état, et bien que la peau soit devenue rouge et violacée, le tubercule peut rester encore longtemps sans se perforer, et lorsqu'on l'incise, il en sort quelques gouttes d'un liquide plutôt séreux que purulent. L'ouverture peut se montrer longtemps fistuleuse, et, après sa cicatrisation, soit naturelle, soit provoquée, on retrouve le plus souvent dans le point affecté, un petit noyau dur et irrégulier; la perforation spontanée du tubercule paraît influer fort peu sur le mode de terminaison qui vient d'être indiquée; la teinte violacée de la peau s'efface graduellement, mais le point d'induration reste fort longtemps. M. Rayer observe qu'il est rare de voir de véritables ulcères succéder à ces abcès tuberculeux.

La disposition *en groupes* des tubercules scrofulo-cutanés, est sans influence sur leur marche et sur leur terminaison; mais, dans ce cas, l'aspect des parties affectées n'est plus le même; le mal peut, sous cette forme, envahir une certaine étendue des téguments; du reste, la configuration des groupes varie beaucoup, et leur dimension présente généralement depuis 3 jusqu'à 10 à 12 centimètres de diamètre. C'est alors qu'on peut retrouver les furfures, les croûtes, les gerçures signalés par Alibert. Chaque mamelon tuberculeux peut se ramollir et s'ulcérer à une époque différente, de telle sorte qu'on rencontre parfois sur la même plaque, ici, l'induration tuberculeuse, plus loin le ramollissement, ailleurs l'ulcération et les produits variés de la suppuration scrofuleuse; c'est dans la scrofule tuberculeuse en groupes, lorsqu'elle est ancienne et qu'elle existe chez des individus qui l'ont négligée, dont la constitution se trouve détériorée par les privations qu'entraîne la misère, et qui ont perdu jusqu'à l'habitude des soins de propreté, qu'on rencontre cet état de mollesse et de fongosité, ces teintes blafardes et violacées, ces écoulements sanieux et purulents des surfaces malades qui donnent alors parfaitement l'idée de cette espèce de *scrofule végétante fongoïde* que semble admettre *Alibert.*

Tubercules sous-cutanés. Ce sont de petites tumeurs circonscrites, plus aplaties et moins mobiles que les ganglions lymphatiques engorgés, de forme lenticulaire, et situées immédiatement sous la peau, qui glisse librement à leur surface, et ne présente, du reste, aucun changement de couleur. Assez fréquents dans le voisinage des engorgements glanduleux, on les rencontre également sur d'autres points de la surface tégumentaire et particulièrement sur les membres supérieurs.

Leur volume augmente, en général, avec une extrême lenteur, et finit cependant par acquérir celui d'une noix ou d'un petit œuf.

La peau conserve sa mobilité tant que les tubercules ne sont pas parvenus à une certaine grosseur; puis elle finit par adhérer à leur centre; plus tard, elle se couvre d'une teinte livide qui s'étend progressivement jusqu'à la base des tubercules, et ceux-ci, jusqu'alors restés fermes, se ramollissent graduellement et deviennent fluctuants. Une fois perforés, soit d'eux-mêmes, soit avec l'instrument tranchant, il en découle un liquide séreux et verdâtre, mêlé de grumeaux crétacés. Fréquemment, surtout lorsque la tumeur a été abandonnée à elle-même, et qu'elle s'est ouverte spontanément, la peau se décolle dans toute l'étendue du tubercule et il en résulte un véritable ulcère scrofuleux.

Abcès froids primitifs. Ils se forment dans la peau ou dans la trame cellulaire sous-cutanée; on les rencontre au dos, aux lombes, aux membres; quelquefois dans l'épaisseur de la poitrine ou de l'abdomen. Ils succèdent tantôt à un état subinflammatoire, à marche très-lente, tantôt à un simple engorgement blanc ou lymphatique dépourvu de tout signe d'inflammation. On observe une tumeur, de volume, de forme et de consistance variables, exempte de rougeur, de chaleur, de sensibilité; cette tumeur augmente peu à peu, finit par s'amollir, et devient *sourdement* douloureuse.

Enfin, la fluctuation s'y manifeste ; la peau rougit et s'enflamme légèrement ; si, à cette période de la maladie, l'état général s'améliore, on peut voir la tumeur diminuer graduellement et se résoudre ; dans le cas contraire, la peau s'amincit dans une grande étendue, puis s'ouvre sur un ou plusieurs points ; il sort de ces ouvertures un pus séreux et floconneux qui souvent devient fétide au bout de quelques jours, et il reste un ulcère fistuleux qui se guérit difficilement ou persiste indéfiniment.

C. Scrofule ganglionnaire superficielle. Chez beaucoup de sujets, on voit la scrofule sévir particulièrement sur les glandes lymphatiques superficielles ; ces organes s'engorgent et donnent lieu à des tumeurs arrondies, molles d'abord, et puis dures et résistantes ; leur siége le plus fréquent est aux parties latérales du cou, ensuite aux aisselles, aux aines, aux mamelles ; on en rencontre aussi sur le trajet des gros vaisseaux lymphatiques des membres.

Ces tumeurs sont indolentes ; leur volume varie de celui d'une petite noix à celui d'un œuf de poule et même au delà ; elles sont d'abord mobiles et restent longtemps isolées ; mais, à mesure qu'elles se développent, elles se rapprochent, contractent des adhérences avec les parties voisines, et finissent, en s'unissant intimement entre elles, par former des masses arrondies, inégalement bosselées, et quelquefois très-considérables, qui masquent et déforment plus ou moins les régions sur lesquelles elles reposent. La base adhérente de ces groupes strumeux se perd souvent au milieu des muscles profonds. Tantôt ils forment, sur les parties latérales du cou ou vers l'angle de la mâchoire, des tumeurs mamelonnées ; tantôt ils se trouvent rangés en forme de collier sur le devant du pharynx ou du larynx. De même, aux aines et aux aisselles, on peut n'en rencontrer qu'un ou deux de la grosseur d'un œuf de poule ou même de dinde, comme en observer un certain nombre soit réunis par de mutuelles adhérences, soit isolés et roulant sous le doigt. Les ganglions des aines et du jarret sont toujours moins volumineux et plus adhérents que ceux des autres régions. La scrofule des mamelles est plus rare que celle des aisselles et des aines : elle a quelquefois été prise, même chez de jeunes filles, pour le squirrhe ou cancer de ces parties ; mais une comparaison attentive des phénomènes propres à chacune de ces différentes affections suffira toujours pour éviter l'erreur.

Les masses scrofuleuses peuvent être bornées à une seule région ; elles peuvent se montrer en même temps sur plusieurs et même, dans quelques cas, occuper toutes celles qui viennent d'être indiquées.

La marche des ganglites tuberculeuses est, en général, très-lente, elles peuvent rester stationnaires pendant des mois et des années entières : quoique souvent très-volumineuses, elles ne causent aucune douleur au malade, et la peau qui les recouvre n'est nullement altérée. La santé ne paraît avoir reçu aucune atteinte grave, à moins qu'il n'existe quelque affection concomitante : on remarque seulement un peu de faiblesse, de la pâleur et, en général, de la diminution dans l'embonpoint.

Mais il arrive presque toujours une époque où les tumeurs ganglionnaires perdent graduellement leur indolence et deviennent le siége d'un véritable travail inflammatoire : le malade y ressent de la chaleur ; elles se montrent sensibles au toucher ; il s'y développe parfois de véritables élancements. Le tissu cellulaire environnant s'enflamme, et la peau elle-même, qui était restée intacte, ne tarde pas à participer à la phlogose générale : elle devient chaude, d'un rouge violet, et finit par s'ouvrir et s'ulcérer. Ce dernier phénomène est constamment précédé d'un sentiment de fluctuation obscur d'abord, mais qui finit par être d'une telle évidence qu'il ne reste plus aucun doute sur l'existence d'une collection purulente.

Le mal arrive fort rarement à la suppuration par l'effet

d'une marche progressive et continue : le plus souvent, on le voit se suspendre, augmenter et rétrograder plusieurs fois.

Cette période aiguë des ganglites tuberculeuses, surtout si le sujet est jeune et vigoureux, ou si plusieurs ganglions s'enflamment à la fois, est souvent accompagnée d'une réaction plus ou moins forte du système circulatoire, à laquelle peuvent se joindre de la céphalalgie, des épistaxis, etc., tandis que chez les individus faibles et cacochymes, on remarque à peine un léger mouvement fébrile.

C'est principalement à la fin de l'hiver ou au commencement du printemps que l'inflammation se développe dans les ganglites tuberculeuses. Nous retrouverons les caractères de l'ulcération ganglionnaire, après avoir examiné quels sont les signes distinctifs de la scrofule du système muqueux et de celle des articulations.

D. Scrofule du système muqueux. Ophthalmie tuberculeuse. C'est principalement sur la conjonctive oculo-palpébrale, sur les glandes de Meibomius et sur la cornée que l'on observe les effets de l'affection scrofuleuse. Cette ophthalmie a beaucoup de symptômes qui lui sont communs avec la blépharite catarrhale, tels que le prurit, la tuméfaction, la rougeur de la marge des paupières. Mais dans l'affection scrofuleuse, ces symptômes sont immédiatement suivis de douleurs assez vives, de gonflement des glandes de Meibomius, d'épiphora abondant, d'un état spasmodique très-prononcé, dans les parties affectées, et surtout d'une extrême difficulté à supporter la clarté du jour et même la lumière la plus faible.

La maladie n'arrive pas brusquement à ce degré d'intensité : elle débute ordinairement par une espèce de lenteur et de difficulté dans les mouvements du globe de l'œil, en même temps que la conjonctive paraît légèrement enflammée ; cet état diminue la vivacité du regard et lui donne un certain caractère d'incertitude et de stupidité. Ce n'est souvent qu'au bout d'un ou deux mois et même plus que le mal revêt le caractère d'acuïté indiqué ci-dessus; aucune lésion apparente n'accompagne d'abord la maladie : seulement il se fait, dès les premiers jours, une sécrétion muqueuse plus épaisse et plus grasse que dans l'affection catarrhale simple. Tant que le mal reste borné aux paupières, leur bord seul se recouvre de petites tumeurs dures, bosselées, qui s'abcèdent souvent et viennent s'ouvrir le long des cils; l'humeur qui s'en échappe est gluante et assez résistante : elle offre plutôt les caractères de la matière tuberculeuse que ceux du pus ; elle agglutine les cils et forme par sa dessiccation des plaques jaunâtres qu'on ne détache qu'avec peine et sous lesquelles on trouve de petites ulcérations fistuleuses qui, selon M. le docteur Furnari, se rendent aux glandes de Meibomius.

Lorsque l'inflammation s'est étendue à la cornée et à la conjonctive oculaire, on trouve, outre un boursouflement de la cornée, d'où résulte une espèce de bourrelet au centre duquel on entrevoit à peine l'ouverture pupillaire, un nombre plus ou moins considérable de petites granulations blanchâtres, isolées les unes des autres, qui se rompent au bout d'un certain temps et sont bientôt remplacées par autant d'ulcères très-petits d'abord, mais qui ne tardent pas à se réunir et à former ainsi des ulcérations plus ou moins étendues, et dont nous retrouverons les caractères et les conséquences dans le chapitre des *ulcérations scrofuleuses*.

Ce genre d'ophthalmie se présente, chez beaucoup de sujets, comme le premier degré de la maladie scrofuleuse; dans d'autres cas, elle existe conjointement avec d'autres symptômes de la même affection : elle est toujours d'une très-longue durée, sujette à de fréquentes récidives et surtout à des recrudescences. Nous verrons, par les désordres qui la suivent fort souvent, qu'elle mérite toute l'attention des parents, la sollicitude et les soins du praticien.

Otite scrofuleuse (otorrhée muqueuse et purulente des auteurs). Les scrofuleux sont très-sujets à des écoulements d'oreille, souvent muqueux, d'autres fois purulents, qui peuvent être la suite de l'inflammation aiguë ou chronique de cet organe, mais qui revêtent souvent, dès leur début, tous les caractères des affections essentiellement chroniques.

Nous n'avons à nous occuper que de ces derniers : ils surviennent, chez beaucoup de malades, sans être précédés d'aucuns symptômes avant-coureurs, sans occasionner aucune douleur, et l'écoulement est le seul phénomène morbide qu'on observe.

Voici les caractères et la marche de l'otite scrofuleuse dans la forme dite muqueuse ou catarrhale.

Le mal peut avoir pour siége le conduit auditif externe, ou la caisse du tympan, comme il peut s'étendre à la fois aux deux cavités auriculaires. Du reste, quel que soit son siége, les symptômes restent les mêmes, à l'intensité près.

Le phénomène morbide principal est, avons-nous dit, l'écoulement qui se fait par l'oreille; l'humeur épanchée offre de nombreuses variétés sous le rapport de la quantité, de la couleur, de l'odeur, de la consistance, etc.; tantôt elle ressemble à de la sérosité; tantôt elle se rapproche du pus. Itard n'attachait qu'une faible importance à toutes ces variations; l'écoulement lui-même est loin d'avoir une marche uniforme; il peut être abondant comme il peut diminuer ou même se tarir tout à fait. Ces derniers changements peuvent dépendre d'obstacles purement mécaniques, tels que la formation, dans le conduit auriculaire, de croûtes plus ou moins épaisses, ou bien tenir au défaut de sécrétion dans la membrane affectée; la rétention de l'humeur sécrétée peut avoir pour effet d'augmenter l'irritation des parties, de perforer la membrane du tympan, de se répandre dans toutes les cavités qui aboutissent à la caisse, et principalement dans les cellules mastoïdiennes, d'occasionner l'inflammation de ces diverses parties, de développer de vives douleurs, d'établir enfin une véritable suppuration et la carie des parties osseuses.

La suppression de l'écoulement par suite de la cessation de l'action sécrétoire de la membrane muqueuse peut très-bien, lorsqu'elle se fait avec lenteur et gradation, être un heureux indice de guérison, comme aussi dépendre d'un déplacement du vice scrofuleux qui se porte soit sur un autre organe, comme aux yeux, soit sur d'autres systèmes, comme à la peau, sur les ganglions lymphatiques, etc.; ou n'être que la conséquence du développement d'un nouveau foyer morbide établi dans le voisinage de l'oreille ou dans toute autre partie du corps.

Dans cette forme de l'otite scrofuleuse, la membrane qui tapisse les parois du conduit auriculaire semble, dans bien des cas, à peine altérée; on la trouve rouge, tuméfiée, couverte de granulations, parfois ulcérée; l'érosion de la membrane peut être cause d'adhérences plus ou moins étendues entre les deux faces, et d'où résultent toujours le rétrécissement et quelquefois l'oblitération complète du conduit auriculaire. Cette affection est beaucoup plus fréquente dans l'enfance qu'à aucune autre époque de la vie; souvent elle résiste des années entières à toutes les méthodes de traitement; il est fort rare de l'observer comme symptôme unique de la maladie scrofuleuse; elle n'atteint le haut degré de gravité que nous venons de signaler, que dans les cas où elle est complétement négligée ou soumise à une médication irrationnelle, et on la voit souvent guérir d'elle-même à l'époque de la puberté.

La forme dite *purulente* de l'otite scrofuleuse n'est souvent qu'une suite de l'affection précédente; Itard l'a même vue succéder à un simple écoulement séreux du conduit auditif, sans inflammation appréciable et sans douleur ; son apparition suppose nécessairement l'ulcération de la membrane muqueuse, qui, très-mince dans le conduit auditif, laisse bientôt à nu les surfaces osseuses et les expose à la carie. Nous suivrons, à l'article *ulcérations scrofuleuses*, les progrès et la marche de ces graves lésions dans le conduit auditif ; cette forme de l'otorrhée se distingue de la précédente par la présence des signes caractéristiques de la carie ; la *couleur sanguinolente* du pus, la *teinte bronzée* qu'il communique aux instruments d'argent employés dans les pansements, et surtout la sortie des débris osseux : dans quelques cas, enfin, l'aspect nu et rugueux des os qu'il est possible de constater.

Les symptômes qui accompagnent l'otorrhée purulente doivent nécessairement varier en raison de la durée, de la nature et de l'étendue des lésions qui la compliquent, de l'âge et de la constitution du malade, des efforts déjà tentés pour en obtenir la guérison, etc.

La durée de cette affection est, le plus souvent, fort longue ; parfois elle persiste indéfiniment et résiste à tous les traitements ; d'autres fois, après une durée de plusieurs mois, et même de plusieurs années, on la voit disparaître brusquement ou par degrés, soit spontanément, soit sous l'influence d'une médication quelconque ; elle affecte, dans certains cas, une marche intermittente ; disons enfin que les observations les plus nombreuses de guérisons spontanées ont été prises sur des enfants qui approchaient de la puberté ou qui en subissaient la puissante influence.

La *scrofule* se porte encore sur d'autres points du système muqueux accessibles à nos sens et, par conséquent, devant faire partie de notre sujet ; ainsi la *pituitaire* est souvent le siége d'écoulements chroniques, dont les symptômes se confondent généralement avec ceux du coryza, mais qui présentent toutefois, pour caractères distinctifs, d'avoir une plus longue durée que celle offerte par le catarrhe nasal ordinaire, de se développer sans raison appréciable ou sous l'influence de la cause la plus légère, d'être sujets à des retours fréquents et rapprochés, de paraître, dans bien des cas, plus indépendants des constitutions atmosphériques; de fournir une humeur facilement concrescible, laquelle forme, par suite de cette disposition, des croûtes jaunâtres, épaisses molles, quoique difficiles à détacher, qui obstruent quelquefois complétement l'orifice des fosses nasales; de paraître favoriser l'engorgement du lobule et des ailes du nez, ainsi que de la lèvre supérieure, quoique, chez certains sujets, ce gonflement l'annonce et en précède le développement; enfin, de coïncider fréquemment soit avec tous les attributs du tempérament lymphatique, soit avec d'autres symptômes de scrofule avec lesquels il n'est pas rare de les voir alterner.

Le *coryza scrofuleux* ne présente presque jamais cette période d'acuïté qui signale habituellement l'invasion du catarrhe nasal; il dure souvent fort longtemps, et peut amener, à sa suite, l'épaississement, l'érosion et même l'ulcération d'une portion plus ou moins étendue de la membrane pituitaire.

C'est enfin au même principe morbide qu'il faut encore attribuer ces écoulements chroniques qui ont lieu chez les enfants scrofuleux, soit par la vulve, ce qui est plus commun, soit par le rectum ou à la surface du prépuce: de là l'origine d'érosions fréquentes et même d'ulcérations lenticulaires qui peuvent exposer à des erreurs graves de diagnostic.

Ces affections se reconnaissent à la ténacité des suintements muqueux, à leur coïncidence avec d'autres symptômes de scrofule, à la nature de l'humeur, qui est plutôt séreuse que purulente, à l'absence ordinaire de tout symptôme inflammatoire, et surtout à l'inspection des surfaces malades, qu'on trouve granulées, muqueuses et souvent parsemées d'érosions lenticulaires.

E. Scrofule des articulations. L'histoire de la scrofule articulaire se confond évidemment avec celle du *rhumatisme* et des *tumeurs blanches ;* mais comme ces deux dernières affections ont toujours été, jusqu'ici, envisagées sous un point de vue différent, et décrites l'une et l'autre dans des articles séparés et distincts; que d'ailleurs elles se montrent, dans beaucoup de cas, comme la conséquence d'états morbides étrangers à celui que nous avons vu caractériser la scrofule, nous n'arrêterons ici l'attention du lecteur que sur les faits d'anatomie pathologique susceptibles de justifier le rapprochement que nous établissons entre ces maladies.

Des médecins considèrent le rachitisme comme une affection essentielle et idiopathique, et en attribuent le développement à l'influence d'une *espèce particulière de virus* qui porterait son action principale sur le tissu osseux; d'autres ne voient, dans les symptômes de cette affection, qu'un effet des vices syphilitique, rhumatismal, scorbutique, et surtout *scrofuleux ;* telle est l'opinion de Portal, que n'admet pas, du reste, le professeur Boyer.

Quoi qu'il en soit, le rachitisme n'affecte le plus ordinairement que les enfants, depuis l'âge de six à huit mois jusqu'à deux et trois ans; parfois cependant il ne se montre qu'à l'époque de la deuxième dentition ou aux approches de la puberté; il est surtout commun de le rencontrer sur des enfants issus de parents qui en ont eux-mêmes été atteints ou qui ont offert des symptômes de *scrofules,* de scorbut, etc.; on affirme encore que des parents infectés par la maladie vénérienne mettent souvent au jour des enfants rachitiques; nous avons vu que telle était l'origine d'un grand nombre de scrofules; l'*hérédité* est donc ici un fait généralement admis; il en est de même de la prédisposition constitutionnelle : n'est-on pas forcé de la reconnaître dans des familles entières, dont tous les membres présentent des symptômes plus ou moins prononcés de rachitisme; dans la transmission à plusieurs générations des mêmes prédispositions morbides; dans la nécessité de certaines conditions nouvelles et favorables, comme le croisement des races, le changement de région ou de climat, pour diminuer et éteindre cette disposition héréditaire?

Les mêmes influences qui favorisent le développement des scrofules, prédisposent également au rachitisme; ainsi, toutes les causes d'où résulte l'affaiblissement de la constitution, tels le travail de la dentition, l'existence antérieure de maladies aiguës et chroniques, l'habitation de pays humides et marécageux, un mauvais régime alimentaire, la malpropreté, les privations, etc.; aussi est-ce principalement dans la classe pauvre et dans les villes populeuses qu'on rencontre le plus de rachitiques. La Hollande, l'Angleterre et le nord de la France sont les pays où ce principe morbide paraît trouver le plus d'éléments favorables à son développement.

Le rachitisme sévit cependant aussi sur les enfants des riches; les excès du luxe n'ont-ils pas également leurs dangers; espèce de compensation pour l'indigence, qui serait encore plus pénible à supporter, avec cette pensée, que pour elle seule se trouvent réservées les douleurs de l'espèce humaine.

Les signes dont la réunion constitue le *tempérament rachitique* n'établissent-ils pas eux-mêmes un nouveau point de rapprochement entre le rachitis et la scrofule? Que trouvonsnous, en effet? un volume disproportionné de la tête et du ventre, un corps maigre, des traits effilés, des membres grêles, contrastant avec des articulations volumineuses, une peau pâle et flasque, des muscles peu développés, en un mot l'appareil plus ou moins complet et prononcé d'une constitution chétive et délicate.

Qu'on rapproche ce tableau de celui que nous avons tracé en décrivant la constitution scrofuleuse, et l'on verra jusqu'à quel point ils présentent d'analogie.

On retrouve le même rapprochement dans les symptômes et la marche du rachitis qui, *au second degré*, consiste principalement dans un changement de position des os, qu'il est plus facile d'observer aux membres que partout ailleurs : ce sont des courbures vicieuses qui souvent se font en sens opposé dans les os qui se correspondent ; des disproportions de longueur, mais surtout un volume exagéré des articulations, qui contraste de plus en plus avec l'amincissement et l'émaciation des membres : plus tard, des courbures semblables ont lieu dans la colonne vertébrale et par suite dans les côtes, d'où résultent des changements dans les capacités thoraciques et abdominales, une gêne plus ou moins marquée des organes importants qu'elles renferment, des troubles dans la respiration, dans la circulation, dans la digestion, etc.; de là nécessairement des symptômes généraux plus ou moins graves.

Il est facile de concevoir que chez des individus ainsi prédisposés, il suffit d'une plaie accidentelle, d'une contusion, d'une entorse, d'une marche ou d'une course forcée pour déterminer un travail morbide plus ou moins prononcé dans l'articulation qui en a souffert; une douleur souvent obtuse, parfois aussi très-aiguë, surtout lorsqu'il s'agit d'imprimer un mouvement à la partie malade, se fait sentir dans un point limité ou dans toute l'étendue de l'articulation; il survient un gonflement plus considérable, tantôt élastique et mou, d'autres fois dur, selon qu'il appartient aux parties molles ou aux os, ou bien, à la fois à toutes les parties articulaires; le point malade s'arrondit, la peau ne présente aucune rougeur; elle est plus ou moins tendue en raison du volume de la tumeur, et paraît d'un blanc mat et comme vernissé. La position la plus favorable pour l'articulation est celle dans laquelle les ligaments et les muscles sont tous à peu près également relâchés. La maladie marche généralement avec une extrême lenteur; elle finit cependant par faire des progrès; la nutrition s'altère de plus en plus dans le membre auquel appartient l'articulation malade; les veines superficielles placées au voisinage augmentent de volume et deviennent variqueuses; les glandes lymphatiques s'engorgent lorsqu'elles ne le sont pas déjà au début des premiers accidents; les ligaments se ramollissent et se détruisent; les surfaces articulaires, n'étant plus suffisamment maintenues, perdent leurs rapports naturels et en contractent de viciés.

Enfin, quand la maladie est mal traitée ou abandonnée à elle-même, le désordre finit par s'étendre jusqu'aux téguments, qui, comme nous l'avons vu, à la suite des abcès glanduleux, s'injectent, s'enflamment et s'ulcèrent : d'où résultent des fistules intarissables, une suppuration plus ou moins abondante, et même des symptômes généraux plus ou moins alarmants.

La scrofule articulaire n'a cependant pas toujours un résultat aussi funeste : la nature, aidée ou non des secours de l'art, en triomphe dans quelques cas malheureusement trop rares. La partie affectée, lorsque la cause morbide est reconnue ou traitée convenablement, peut revenir à l'état normal et conserver le libre exercice de ses mouvements, ou guérir par une espèce de cicatrisation, d'où résulte presque inévitablement une ankylose complète ou incomplète.

Les caractères anatomiques ne laissent souvent aucun doute sur la nature scrofuleuse de l'affection articulaire : outre qu'ils prouvent [que le mal peut être limité, soit aux parties molles seulement, soit aux extrémités osseuses articulaires, soit simultanément à tous les éléments constitutifs de l'articulation, ils mettent au jour, au milieu des lésions les plus variées, cette matière caséeuse, jaunâtre, épaisse, assez consistante, et qu'on ne peut rapprocher que de la *matière tuberculeuse.*

Il nous eût été impossible de présenter autrement que d'une manière générale les caractères qui se rattachent à la scrofule des articulations : sous cette forme, la maladie strumeuse offre des points de contact trop nombreux avec d'autres affections qui ne pourront jamais être confondues avec elle ; d'ailleurs, la science n'est pas encore fixée sur les limites qui séparent le rachitisme et la scrofule. Un grand nombre de praticiens confondent aujourd'hui les deux genres d'altérations dans leur manière de voir ; nous n'avons pu nous-même nous refuser à constater les principaux rapports analogiques qu'elles offrent l'une et l'autre, et qui trouvent jusque dans le traitement adopté pour chacune d'elles deux nouveaux points de contact ; souvent on les rencontre simultanément chez le même sujet : était-il rationnel, en présence de tous ces faits, de laisser croire, par un silence absolu, qu'aucun d'eux n'avait attiré notre attention ?

F. Ulcération scrofuleuse. L'*ulcération* est une des formes les plus fréquentes de la scrofule ; du reste, cette altération n'est jamais que secondaire ; elle succède fréquemment soit aux indurations cutanées (tubercules), soit aux abcès froids, soit à l'engorgement des ganglions lymphatiques, aux caries, aux tumeurs blanches, etc. Quelle que soit son origine, sa nature reste la même ; mais elle diffère par son étendue, sa profondeur, par la nature des débris qui s'échappent des surfaces malades.

Les ulcères scrofuleux présentent un certain nombre de caractères généraux qu'il nous paraît utile de rappeler ; ils sont habituellement indolents, arrondis, à bords minces et décollés, à fond grisâtre, inégal, mamelonné, fongueux ; ils fournissent rarement un pus véritable ; il s'en exhale le plus souvent un ichor plus ou moins abondant et d'une fétidité particulière ; on les voit quelquefois s'ouvrir pour livrer passage à des débris de tissu cellulaire, à des fragments osseux ou à des portions de matière tuberculeuse ramollie ;

leur suppuration est toujours fort longue, et leurs progrès heureusement très-lents, excepté toutefois lorsque l'inflammation s'en empare; car alors ils deviennent douloureux, s'étendent rapidement en largeur et en profondeur, et prennent même, dans quelques cas, un aspect cancéreux. La sanie qui découle de leur surface devient sanguinolente : de leur fond surgissent des boursouflements, des fongosités; leur pourtour se couvre de végétations verruqueuses, etc.

L'étendue des ulcères scrofuleux est généralement peu considérable; mais souvent ils se multiplient sur une ou plusieurs régions du corps et détruisent ainsi une étendue parfois très-considérable des téguments, comme cela se voit au cou, à l'épaule, sur le thorax.

Pour bien se rendre compte des particularités qui se rattachent aux ulcères scrofuleux, il faut les étudier dans chaque forme de scrofule.

L'ulcère qui succède au *tubercule isolé* de la peau est à bords durs, indolents, d'un rouge foncé ou livide, et pénètre profondément dans l'épaisseur du derme; le bord des ulcères qu'on observe à la suite des *tubercules réunis en groupes* est plus rouge, plus gonflé, légèrement douloureux et saignant au moindre contact.

Les ulcères consécutifs aux *tubercules sous-cutanés confluents* présentent souvent un fond blafard, boursouflé et dépourvu de ces bourgeons charnus qui dénotent un bon travail de cicatrisation : la sanie purulente qui en découle forme, en se desséchant, des croûtes brunes ou verdâtres que soulèvent et détachent de nouvelles sécrétions.

Le fond des ulcères qui succèdent aux *abcès froids cutanés, à la scrofule ganglionnaire, à la carie, etc.*, offre çà et là une teinte gris jaunâtre; une humeur plus souvent séreuse que purulente y séjourne habituellement; il est souvent très-irrégulier : ces irrégularités proviennent, dans beaucoup de cas, de la présence des ganglions lymphatiques engorgés soit

18.

dans le fond de l'ulcère, soit à son pourtour : ces derniers points montrent fort souvent aussi les orifices béants des trajets fistuleux qui aboutissent aux tubercules ramollis ou à des abcès du voisinage : il n'est pas rare de rencontrer des glandes lymphatiques engorgées dans les régions voisines des ulcères scrofuleux.

On observe, dans quelques cas rares, des plaques gangréneuses d'un gris bleuâtre dans le fond de certains ulcères.

Enfin, dans la scrofule articulaire, on voit, quand le périoste a été mis à nu, cette membrane boursouflée et souvent couverte d'excroissances molles, grisâtres et fongueuses.

Les ulcères qui succèdent à l'*ophthalmie scrofuleuse* peuvent comprendre toute l'épaisseur de la cornée, et la perforer, ou déterminer le ramollissement ou l'obscurcissement de cette membrane.

Ceux du bord des paupières sont très-rebelles et constituent une maladie très-désagréable, surtout chez les jeunes personnes, et à laquelle on donne vulgairement le nom de *sycosis des paupières*. Il en résulte presque toujours l'ébranlement et la chute des bulbes des cils ; ou bien on voit ces parties se couvrir d'aspérités jaunâtres dont il est d'autant plus difficile de provoquer la chute qu'elles sont presque insolubles dans l'eau, et qu'elles ne se détachent guère que par l'application des corps gras.

Aux altérations diverses dont la muqueuse de l'oreille peut devenir le siége dans l'*otite scrofuleuse*, succède parfois l'ulcération de cette membrane. Son extrême finesse fait qu'elle ne peut guère s'ulcérer sans mettre à nu les points correspondants des surfaces osseuses qu'elle tapisse : de là fréquemment la carie de ces points osseux : la carie suit alors la direction des nombreux conduits que tapisse la membrane muqueuse ; l'apophyse mastoïde est son siége le plus ordinaire : on la reconnaît le plus souvent aux caractères qui lui sont propres. Dans quelques cas plus rares, la carie s'étend dans les canaux demi-circulaires du rocher :

d'autres points peuvent encore être affectés : ainsi, l'aqueduc du limaçon (Lallemand), celui de Fallope, le conduit auditif interne, etc.

Cette altération est loin d'occuper constamment un point circonscrit ; son siége peut être multiple. Du reste, elle offre mille variétés sous le rapport du siége, du degré, des symptômes, des complications, et par conséquent des indications thérapeutiques.

L'ulcère, dans la *scrofule des articulations*, présente à la peau une ou plusieurs ouvertures fistuleuses, autour desquelles le tégument se montre généralement d'une teinte violacée ou brunâtre ; sous la couche dermatique, on trouve la trame cellulaire plus dense, et le tissu adipeux plus jaune ; l'émaciation des muscles, qui présentent une teinte blafarde ou grisâtre et semblent infiltrés de sérosité ; les parties ligamenteuses gonflées et ramollies, souvent des parties du tissu cellulaire profond comme lardacées ; çà et là de petits foyers remplis soit de pus, soit d'humeur sanieuse, et plus fréquemment d'une substance jaunâtre, homogène, plus ou moins épaisse, et ressemblant à la *matière tuberculeuse ;* d'autres fois, ce sont des végétations, des fongosités ; des désordres s'observent également dans les troncs nerveux les plus voisins, dans les conduits veineux.

Dans l'intérieur de l'articulation existe parfois une quantité plus grande de synovie, et, plus souvent, un liquide sanieux, purulent, roussâtre, exhalé par la synoviale, toujours plus ou moins profondément altérée, épaissie, rougeâtre ou rugueuse, inégale et couverte, en totalité ou en partie, de granulations fongueuses et carniformes ; dans certains cas, ulcérée et détruite partiellement ou dans toute son étendue. On peut encore rencontrer les ligaments inter-articulaires détruits, les cartilages d'encroûtement corrodés et détruits ou simplement décollés, le tissu osseux lui-même ramolli, comme carnifié, creusé de cavités, divisé en esquilles et baigné par la suppuration.

La *cicatrisation* des ulcères scrofuleux offre des phénomènes variés et importants à noter ; souvent elle n'est que partielle, et peut avoir lieu, dans ce cas, soit au fond même de
l'ulcère, soit dans une partie des téguments qui le recouvrent; ceux-ci, souvent roulés sur eux-mêmes, se cicatrisent
parfois dans cette bizarre position ; ailleurs, ils forment
une cicatrice libre et flottante à la surface même de l'ulcération.

Les cicatrices complètes n'offrent pas davantage de régularité ; elles sont toujours plus ou moins déprimées, à bords
fongueux et proéminents; elles ont, ainsi que les parties
voisines, une teinte violette ou bleuâtre qui diminue avec le
temps, mais ne disparaît jamais entièrement. Nous devons
rappeler ici d'autres colorations également violacées, mais
plus circonscrites , et qui succèdent soit aux indurations cutanées, soit aux abcès froids dont nous avons fait plus haut la
description.

Marche et durée. La maladie scrofuleuse a toujours, quelle
que soit sa forme, une durée fort longue; sa marche offre,
du reste, beaucoup d'inégalité : elle peut rester longtemps
stationnaire; souvent on la voit disparaître dans un point et
se reproduire dans un autre; elle est aussi sujette à des retours fréquents, même après une guérison apparente de plusieurs années. Elle guérit assez souvent d'elle-même à l'é-
poque de la puberté ; cette terminaison spontanée est surtout
commune lorsque les sujets sont entourés de conditions
hygiéniques favorables; elle n'entraîne que très-rarement au
tombeau celui qui en est atteint ; quelquefois, elle se termine
par résolution; mais son mode de terminaison le plus ordinaire est la *suppuration.*

L'inflammation ne joue qu'un rôle fort secondaire dans
ces altérations strumeuses; des phénomènes sympathiques,
en petit nombre et peu prononcés, accompagnent souvent
des désordres locaux véritablement effrayants; toutefois,
nous avons déjà dû remarquer qu'il n'en était pas toujours

ainsi, et que le siége du mal et la disposition organique des tissus affectés influaient, dans beaucoup de cas, sur l'intensité des provocations sympathiques.

La sensibilité morbide, à peu près nulle dans les tubercules cutanés et sous-cutanés, dans les engorgements glanduleux, surtout s'ils siégent au milieu de parties dont la mollesse et la facile dépression se prêtent à leur augmentation de volume, se réveille dès que le mal se trouve renfermé dans des cavités inextensibles comme l'oreille, ou contenu par des tissus fibreux, comme dans la scrofule articulaire. Le voisinage d'organes importants et doués eux-mêmes d'une vive sensibilité, imprime également à la maladie scrofuleuse un cachet d'irritabilité et une force de réaction sympathique tout à fait exceptionnelles ; le lecteur a pu faire cette remarque à propos de la scrofule muqueuse, et particulièrement de l'ophthalmie scrofuleuse. Mais on aurait tort de mettre au nombre des accidents propres à la maladie scrofuleuse, les symptômes caractéristiques de certaines lésions organiques aiguës, et plus ou moins graves, qu'elle peut amener par suite de son extension, et qui sont fort souvent la conséquence des désordres pathologiques les plus dissemblables.

Le caractère presque constant de la scrofule est la lenteur et l'indolence ; la fièvre qui parfois l'accompagne est celle de l'épuisement et de la consomption. Les malades se plaignent rarement ; ils sont, dans beaucoup de cas, d'une indifférence extrême sur leur état, et les excitations morales ne doivent pas plus être épargnées à la plupart d'entre eux que les stimulants organiques.

Il ne s'agit ici que de la scrofule externe ; le même langage serait loin de pouvoir toujours être appliqué aux cas nombreux de scrofule interne, surtout de celle qui se porte si souvent sur les tissus membraneux du tube digestif et des bronches, etc., qui simule parfois tous les caractères des maladies les plus aiguës, et la seule peut-être qui mette en péril les jours du malade.

La maladie strumeuse est simple ou compliquée : ses complications les plus ordinaires sont : diverses éruptions cutanées aiguës ou chroniques, des désorganisations tuberculeuses internes, des caries, des affections scorbutiques et rhumatismales, etc.

Lésions anatomiques. Les parties sur lesquelles a sévi la scrofule présentent au scalpel de l'anatomiste des hypertrophies du derme avec induration de son tissu ou dépôt dans ses aréoles d'un liquide tantôt séreux, tantôt séro-purulent ; des kystes celluleux renfermant un liquide jaunâtre, au milieu duquel nage une matière caillebottée et caséiforme, des ganglions lymphatiques ou simplement hypertrophiés, ou rouges et transformés en un tissu serré, grisâtre et comme fibreux ; dans presque tous ces ganglions existe la *matière tuberculeuse*, soit infiltrée, soit sous forme de granulations enkystées ou non enkystées ; quelquefois même le tissu ganglionnaire a disparu et la matière tuberculeuse existe seule autour des foyers purulents ou séro-purulents qui, quelquefois, communiquent avec le ganglion ramolli ; la matière tuberculeuse souvent convertie en un liquide séreux verdâtre, ou en matière pultacée et caséiforme ; enfin des colorations, des décollements, souvent l'atrophie et quelquefois l'érosion du derme.

Siége anatomique. Il réside dans le système lymphatique.

Diagnostic différentiel. On ne peut confondre les indurations strumeuses qu'avec des productions semblables dues à l'influence des vices cancéreux ou syphilitique ; mais il suffit, pour éviter toute erreur, de comparer les divers phénomènes propres à ces deux affections.

L'indolence absolue des ganglions lymphatiques strumeux et leur opiniâtreté suffiront toujours pour les distinguer du simple engorgement des mêmes organes ; enfin, les ulcères strumeux se distinguent des ulcératious syphilitiques par l'absence de toute propriété contagieuse et de tout autre symptôme vénérien, par l'examen des signes commémoratifs, par leur marche lente et leur état si souvent stationnaire.

D'ailleurs, le diagnostic des altérations strumeuses est presque toujours favorisé par les caractères généraux tirés de la constitution, et par la présence simultanée de plusieurs symptômes appartenant à la même affection.

Pronostic. Le pronostic de la scrofule varie suivant ses formes, son siége, sa durée, son état de simplicité ou de complication; suivant le sexe, l'âge et la constitution du sujet; suivant que la maladie est vierge de tout traitement ou qu'elle a déjà été inutilement combattue; mais nous devons dire que l'opiniâtreté si fréquente des affections strumeuses en rend presque toujours le pronostic plus ou moins grave.

On ne doit jamais perdre de vue, lorsqu'il s'agit de porter son pronostic, qu'un simple tubercule cutané ou ulcère scrofuleux est toujours un phénomène qui mérite toute l'attention des parents, parce qu'il est le plus souvent l'indice d'une maladie constitutionnelle que l'on ne guérit pas toujours facilement, que l'âge ne détruit presque jamais d'une manière complète et dont le germe est susceptible d'une transmission héréditaire.

Disons, toutefois, que la scrofule cutanée est la forme la moins dangereuse; que celle des ganglions lymphatiques, surtout lorsque ceux-ci tendent à la suppuration, entraîne, dans beaucoup de cas, des conséquences plus sérieuses; que la scrofule muqueuse n'offre pas la même gravité dans toutes les parties : celle qui affecte la conjonctive oculo-palpébrale peut occasionner, comme nous l'avons vu, la perforation de la cornée, son épaississement, la destruction des bulbes qui supportent les cils, etc., et par suite, sinon la cécité, du moins l'affaiblissement de la vision, le renversement des paupières, l'épiphora, etc.

L'ankylose, complète ou incomplète, peut succéder à la scrofule des articulations.

L'examen doit également porter sur le nombre, l'étendue et la gravité des lésions concomitantes, sur leur caractère, leur nature héréditaire ou non héréditaire, l'époque de leur développement, etc., toutes circonstances qu'il est important d'apprécier pour établir sûrement son pronostic.

Traitement. 1º Modifier la constitution par des soins hygiéniques appropriés; 2º opposer au principe morbide les moyens puissants que l'art met à notre disposition; 3º traiter les accidents locaux en raison de leur siége, de leur étendue, de leur nature; telles sont les trois principales conditions du traitement antiscrofuleux.

Hygiène. La première chose à faire, lorsqu'on est appelé à donner des soins à un scrofuleux, est de s'assurer des conditions d'air qui l'entourent; *un air pur et sec* est celui qui convient par-dessus tout; de là, la nécessité de fuir les habitations basses et humides, les pays marécageux; à la campagne un site élevé, autant que possible à l'abri des vents de l'ouest; dans les villes, des chambres spacieuses, situées de préférence aux étages supérieurs, et disposées de manière à ce qu'il soit facile d'en renouveler l'air intérieur; l'exposition au midi ou au levant est celle qu'il faut toujours préférer.

Après les conditions d'air ambiant, vient l'*exercice*, qui aide puissamment son action; il doit être en raison de l'âge et des forces du malade, fréquemment renouvelé et jamais poussé jusqu'à l'épuisement ou une extrême fatigue : on a souvent besoin de le diriger chez les enfants; pris avec régularité et modération, il active la circulation, répartit plus également les humeurs dans les organes excentriques, facilite les digestions, l'hématose et contribue puissamment au rétablissement de la santé. Les malades se trouvent bien de s'y livrer après chaque repas; on doit le varier fréquemment, afin que toutes les parties de l'organisation participent successivement à son heureuse influence. Alibert avait depuis longtemps signalé les heureux effets de l'*exercice* chez les scrofuleux, et observé qu'à l'hôpital Saint-Louis, où l'on traite chaque année un grand nombre de ces malheureux, les malades qui guérissent le plus vite, et peut-être même les seuls qui guérissent radicalement, sont les individus employés à différents travaux dans l'intérieur de l'établissement, et ne séjournant dans les salles que le temps du sommeil. M. Guersent a eu de fréquentes occasions de faire la même remarque à l'Hôpital des Enfants ; mais, nous ne saurions trop le répéter, l'exercice, pour être salutaire, doit être en raison des forces du malade ; s'il les dépasse, et que cet excès se répète souvent, son influence sur la santé perd son cachet favorable, et il devient une nouvelle source d'épuisement et de faiblesse. On aurait tort de croire qu'il est facile, dans ce cas, de prendre pour base de sa conduite les dispositions et le goût du malade lui-même ; non, le scrofuleux désire généralement le repos et la tranquillité ; le mouvement prolongé lui répugne ; il a besoin d'être stimulé pour sortir de son apathie : c'est donc à aiguillonner ses désirs, à lui en susciter de nouveaux, à piquer sa curiosité, à lui créer des motifs variés d'exercice que doivent s'attacher les personnes chargées de lui donner leurs soins.

L'*alimentation* forme un chapitre important dans le traitement des scrofules ; la nourriture la plus substantielle et la plus fortifiante est généralement celle qui convient le mieux ; on ne peut pas, du reste, établir, à cet égard, de règles fixes. Il faudrait, pour cela, que tous les malades se trouvassent pourvus d'un tube digestif également énergique, ce qui n'est pas. Il est rare qu'on observe la scrofule sur des enfants encore allaités ; mais cela se voit quelquefois, et, dans ce cas, si l'on supposait que le germe scrofuleux pût avoir été pris avec le lait d'une nourrice, atteinte elle-même de la maladie scrofuleuse, on devrait changer immédiatement cette nourrice et sevrer l'enfant, ou faire terminer l'allaitement par une femme saine et d'une constitution robuste.

Après l'allaitement, et suivant l'âge des malades, on les nourrira de bouillons d'animaux, de viandes de boucherie, de volailles bouillies ou rôties, d'œufs frais, de légumes muqueux, de compotes de fruits, etc. Certaines espèces de poisson dont la chair est plus ou moins animalisée, comme le turbot, le saumon, la truite, etc., conviennent également. Nous pensons qu'on a retranché d'une manière trop absolue le *lait* du régime alimentaire des scrofuleux : il est certain que le lait, les végétaux mucilagineux, les viandes blanches des jeunes animaux conviennent peu pour remédier à la constitution scrofuleuse; mais on ne doit pas perdre de vue que, chez la plupart des malades, une grande susceptibilité organique se trouve jointe à la débilité, et si l'on n'a pas la précaution d'élever graduellement la muqueuse digestive à un état de vigueur qui la rende capable de digérer, sans souffrir, les matières les plus solides, et de supporter les excitants les plus énergiques, il arrivera souvent qu'on se trouvera brusquement arrêté par l'irritation de cette membrane. Nous pensons donc que, tout en laissant les substances animalisées comme base de la nourriture des scrofuleux, on se trouvera souvent bien de leur adjoindre, de temps en temps, d'autres mets plus doux, des fruits bien mûrs et même un peu de bon lait, qui ne peut fournir à la nutrition que des éléments réparateurs incapables de nuire.

L'eau rougie doit être la boisson habituelle des scrofuleux; on préfère avec raison les vins de Bordeaux, qui, sous un volume égal, contiennent moins de principe excitant (alcool), et renferment une substance astringente et tonique (tannin) favorable à la digestion. Il est important que l'eau dont les scrofuleux font usage soit pure et parfaitement aérée; on peut, dans la suite, la remplacer par une décoction de sommités de houblon.

Mais ce qu'il faut retrancher avec soin du régime des scrofuleux, ce sont toutes ces substances indigestes qui, sous forme de pâtisseries, de sucreries, flattent moins l'œil encore qu'elles ne nuisent à l'estomac; les farineux nuisent par la grande quantité de gaz qu'ils dégagent. Quant aux boissons excitantes, telles que le thé, le café, et, à plus forte raison, toute espèce de liqueurs spiritueuses, elles doivent être sé-

vèrement interdites. On doit, en un mot, considérer le scrofuleux comme un convalescent, étudier, souvent et avec soin,
ses dispositions organiques, et n'arriver que par gradations
aux aliments les plus excitants et en même temps les plus
nourrissants.

Bien que les questions qui se rattachent à l'air, à l'exercice et à l'alimentation des scrofuleux soient les plus importantes, il en est d'autres cependant qui réclament également une grande attention.

Ses *vêtements* seront chauds sans être lourds ; car s'il est
nécessaire d'entretenir autour du corps une température
uniforme, et de le garantir contre les variations atmosphériques, et surtout l'impression du froid humide, on doit éviter
de provoquer la transpiration.

Le *lit* sur lequel il couche sera plutôt dur que mou ; on en
proscrira la plume et même la laine ; un sommier fait avec
du crin ou des feuilles aromatiques séchées est le coucher
qui convient le mieux : on accorde avec raison une grande
préférence aux feuilles de fougère. Notre observation relative aux vêtements s'applique également aux couvertures du
lit. Le coucher du scrofuleux doit être sain ; mais il faut en
écarter cette mollesse qui ne peut que lui faire abandonner
avec plus de regret un lieu de repos converti en un séjour de
paresse et de *dangereuse inaction*.

Les soins d'une *extrême propreté* devront être journellement donnés au sujet scrofuleux.

Ces soins réunissent la *tenue* de la tête et des cheveux à
l'aide du peigne et de la brosse, pour éviter, soit le développement ou l'aggravation des gourmes porrigineuses auxquelles les scrofuleux sont sujets, soit la pullulation des insectes vermineux ;

Les lotions du visage, pour enlever la chassie des paupières et mettre les glandes de Meibomius à l'abri de
l'irritation causée par son contact prolongé ; pour s'opposer à l'établissement de ces produits croûteux si ordi-

naires aux orifices du nez et aux commissures des lèvres;

Les ablutions et les bains généraux ont pour effet de débarrasser la peau des parties huileuses de la transpiration qui s'opposent à ce que cette fonction importante s'exécute d'une manière facile et régulière; mais toute espèce de bains ne convient pas également aux malades qui nous occupent : les bains tièdes, prolongés ou fréquemment renouvelés, auraient l'inconvénient d'augmenter la faiblesse, déjà trop grande; les bains froids sont évidemment plus favorables : on sait quel parti avantageux Tissot a su tirer de leur usage dans le traitement des scrofules; Bordeu les recommande d'une manière toute particulière; Pujol assure qu'un grand nombre de sujets ont été guéris par cette seule méthode. Les médecins anglais administrent les bains froids avec prédilection; ceux pris à la mer sont les plus favorables, mais tous exigent certaines précautions dans leur emploi. Le premier effet du bain froid est un refoulement des liquides dans les cavités splanchniques, un acte de concentration vitale, bientôt suivi du retour des forces à la périphérie, d'une véritable réaction annoncée par l'état du pouls, la coloration plus ou moins vive des téguments, la chaleur de la peau, la liberté et la vivacité des mouvements, etc. Ces différents phénomènes se suivent avec plus ou moins de rapidité chez les différents malades; la durée du bain doit donc varier pour chacun d'eux. La meilleure manière d'entrer dans le bain est l'*immersion brusque*. Le moment le plus favorable pour en sortir est celui où s'annoncent les phénomènes de réaction, qu'on se trouve généralement bien de prolonger par le séjour d'une heure ou deux dans un lit sec et chaud. On peut, jusqu'à un certain point, remplacer les bains de mer par ceux d'eau salée, mitigée ou non par l'addition d'une certaine quantité de gélatine.

Les fonctions de la peau seront en outre favorisées par des frictions sèches avec la main, revêtue ou non d'un gant de flanelle, avec des brosses douces. L'usage de la flanelle est un moyen précieux, et qu'il ne faut jamais négliger quand on peut. Ce n'est qu'après avoir ainsi entouré le malade des bonnes conditions d'air, de séjour, d'alimentation et de mille soins particuliers, qu'on peut aborder sans crainte le traitement des symptômes caractéristiques de la scrofule : le traitement présente alors d'autant plus de chances de succès que le malade est plus à l'abri de toutes les influences nuisibles, et que les soins d'une hygiène bien entendue et suivie avec persévérance ont remonté ses forces, ranimé sa constitution et disposé les organes à l'action des médicaments.

Médicaments. Parmi les remèdes nombreux et variés qu'on emploie contre les maladies scrofuleuses, les uns ont évidemment pour effet de venir en aide aux soins hygiéniques et de contribuer, avec plus ou moins d'énergie, au rétablissement des forces ; les autres semblent exercer, sur l'altération scrofuleuse, une action toute spéciale ; d'autres enfin sont principalement destinés à remédier aux accidents locaux du vice scrofuleux, et constituent, pour ainsi dire, la partie extérieure et chirurgicale du traitement.

La plupart des auteurs voulaient autrefois qu'on débutât, dans tout traitement antiscrofuleux, par l'administration d'un vomitif ou d'un purgatif. Nous ne pouvons adopter ce conseil comme règle de pratique constante et générale ; mais nous ne voyons nul inconvénient à s'y soumettre chez les malades dont le tube digestif est sain, et nous pensons qu'on se trouvera bien de le suivre dans les cas où l'on remarque des symptômes de saburre et d'embarras gastrique, avec perte plus ou moins complète d'appétit et surtout lorsque l'estomac et les intestins paraissent exempts de toute trace d'inflammation.

Les médicaments qu'il est utile d'administrer au malade sont tous choisis dans la classe des excitants et des toniques : ainsi les décoctions préparées avec les plantes amères, les différentes espèces de *gentiane*, de *centaurée*, de *quinquina*, etc. ; les infusions de *camomille*, de *sauge*, de *roma-*

rin, de sommités de houblon, etc.; les jus d'herbes préparés avec certaines plantes crucifères, le *cresson*, le *bécabunga*, le *trèfle d'eau*, etc. On fait avec les substances amères des préparations vineuses et alcooliques qui, tenant en suspension le principe médicamenteux, conviennent de préférence aux constitutions molles et dans les saisons humides et froides; nous préférons, en général, les vins de *gentiane*, de *quinquina*, *antiscorbutique*, etc., aux teintures, comme étant moins excitants et plus toniques. Les sirops inspirent souvent moins de répugnance aux très-jeunes enfants; leur action a moins d'énergie, et leur usage doit être continué plus longtemps.

Les préparations les plus actives se prennent à petites doses et, de préférence, le matin, à jeun; les infusions excitantes et les tisanes amères se boivent chaque jour, à des doses répétées, et peuvent souvent être continuées pendant les repas, en guise d'eau commune, pour étendre le vin.

La *bière antiscorbutique*, dont on fait journellement usage à l'Hôpital des Enfants, est une boisson qui convient beaucoup aux scrofuleux. (Voir le Formulaire.)

Après les amers et les antiscorbutiques viennent les préparations ferrugineuses. On emploie le fer pur ou oxydé, seul ou combiné avec des acides lactique, citrique, chlorhydrique, etc. Pujol et Baumès conseillent le fer comme un bon excitant de l'appareil sanguin; l'eau ferrée convient pour boisson habituelle à bien des malades.

On peut mettre sur le même rang les eaux minérales sulfureuses, prises, autant que possible, à la source même. Tous ces médicaments, on le voit, n'agissent que comme excitants généraux des différents systèmes de l'économie.

Mais la science possède dans l'usage prolongé des bois sudorifiques, dans celui des bains sulfureux et alcalins, dans les bains de mer, etc., le moyen de concentrer sa principale influence sur la peau et les régions sous-cutanées.

Les bains sulfureux peuvent être préparés et administrés

dans toutes les saisons; rien de plus facile que d'en graduer la durée et l'activité; mais, pour qu'ils soient efficaces, on doit les prolonger longtemps et les répéter aussi souvent que possible. Outre l'excitation favorable qu'ils produisent dans les engorgements scrofuleux, ils ont aussi pour avantage de diminuer l'impressionnabilité de la peau, et souvent de préserver, pendant l'hiver, les enfants d'engelures et de rhumes, et de les fortifier contre l'action débilitante des chaleurs de l'été.

Les bains d'eau thermale sulfureuse (celles de Baréges, de Luchon, du Mont Dor, de Cauterets, d'Aix-la-Chapelle, etc.), sont préférables à ceux préparés artificiellement; mais on retire également de ces derniers des avantages incontestables.

Les bains de mer fournissent un moyen non moins puissant. Tissot, Cullen, Bordeu, etc., en ont préconisé les effets, et ce qui doit surtout contribuer à en accréditer l'usage, c'est le petit nombre de scrofuleux que l'on rencontre parmi les habitants des contrées maritimes.

Plusieurs saisons de bains de mer sont souvent nécessaires, et l'on doit même, dans l'intervalle des saisons, les remplacer par des bains alcalins, dont l'effet, sans être identique à celui des bains de mer, s'en rapproche cependant beaucoup, surtout lorsqu'on ajoute au sel alcalin une faible quantité de gélatine.

Il existe un certain ordre de substances médicamenteuses auxquelles beaucoup d'auteurs attribuaient la faculté d'exercer sur la maladie scrofuleuse une action spéciale, et jusqu'à un certain point spécifique, et dont plusieurs conservent encore aujourd'hui une vogue en apparence méritée.

En tête de ces moyens se trouvent les excitants alcalins; on les emploie à l'extérieur et à l'intérieur. Le sous-carbonate de potasse fait presque toujours partie des teintures prescrites aux scrofuleux. Disons toutefois que Thomson regarde l'hydrochlorate de chaux comme un médicament plus souvent dangereux qu'utile, et M. Guersent avoue ne jamais en avoir obtenu de succès évidents.

L'hydrochlorate de baryte a été quelque temps hautement préconisé dans le traitement des scrofules; Crawford, Pinel et Baumès rapportent des faits qui semblent attester que ce médicament a servi plusieurs fois à résoudre certains ganglions engorgés et à cicatriser quelques ulcérations scrofuleuses. Ce remède est cependant à peu près abandonné aujourd'hui même par ceux qui l'ont le plus préconisé. Toutefois, M. Baudelocque en a obtenu d'excellents effets dans des cas d'ophthalmies scrofuleuses contre lesquelles avaient complétement échoué les préparations d'iode.

Mais la médecine anglaise est, pour ainsi dire, la seule qui continue de les employer aujourd'hui dans le traitement de ces affections. Les praticiens français y ont généralement renoncé, à cause de l'incertitude du succès promis par ces médicaments et du danger de leur administration. M. Baudelocque lui-même, après quelques essais infructueux, les a complétement abandonnés.

L'*iode* et ses composés sont, de tous les médicaments proposés comme antiscrofuleux, ceux qui ont été le plus vivement accueillis de nos jours, et sur l'emploi desquels il est peut-être permis de fonder le plus d'espérance : l'iode s'emploie, à l'intérieur, en solution aqueuse ou en teinture : à l'extérieur, sous forme de bains, de pommades, de fumigations : les doses, à l'intérieur, varient depuis un jusqu'à 5 centigr., pris en deux fois, moitié matin et soir.

La dose pour les bains, les pommades, les fumigations, varie en raison de l'âge du malade, de la force et du degré d'excitation qu'on veut produire; on trouvera dans notre Formulaire les préparations les plus usitées.

Les effets de l'iode sur l'économie sont maintenant bien connus, grâce aux expériences de MM. Coindet de Genève, Jœrg de Leipzig, Wallace de Dublin, Janh de Meiningen,

Lugol, etc. Cette substance agit surtout comme un excitant des plus énergiques ; son action se concentre principalement sur le système absorbant, et autant sa puissante activité en fait un médicament précieux entre des mains habiles, autant elle peut devenir, dans des conditions opposées, une cause d'embarras et quelquefois même de danger : de là, sans doute, ces jugements contradictoires que l'on voit porter encore de nos jours sur son degré de mérite et d'utilité. Voici ce que l'expérience m'a appris relativement au parti qu'on peut tirer de l'iode dans le traitement des maladies scrofuleuses :

On ne peut songer à faire prendre l'iode à l'intérieur avant la seconde dentition révolue ; de cette époque à la puberté, les préparations auxquelles j'ai recours avec le plus de confiance, sont l'iodure de fer en pilules ou sous forme de sirop, les chloro et bromo-iodures ; c'est à partir de quinze à seize ans qu'on peut s'adresser, sans inconvénients graves, aux différentes solutions de teinture d'iode. Ici, le choix de la préparation iodée a beaucoup plus d'importance qu'on ne le croit généralement. Son degré d'énergie dépend presque toujours du plus ou moins de solubilité de la substance employée. C'est à jeun et par doses fractionnées que ces remèdes doivent surtout être administrés.

Tous les sujets ne se prêtent pas également à leur emploi : on peut établir, d'une manière générale, que l'iode convient particulièrement aux scrofuleux pourvus d'un certain embonpoint, à fibres molles et peu impressionnables, chez lesquels les fonctions digestives s'exécutent avec lenteur et hésitation ; tandis qu'on voit les préparations difficilement supportées, et souvent même complétement repoussées, par ceux qui joignent à une maigreur plus ou moins prononcée, une grande irritabilité organique, et plus particulièrement une susceptibilité habituelle de l'estomac ou des intestins : ces derniers malades se trouvent généralement beaucoup mieux de l'emploi des corps gras et surtout des huiles de raie, de foie de morue, etc. L'expérience de chaque jour nous démontre que l'iode ne peut être employé d'une manière banale et sans discernement; n'en est-il pas de même de tous les remèdes énergiques? Le nombre de ses partisans l'emporte beaucoup sur celui de ses détracteurs : s'il est prudent de se méfier de l'enthousiasme des premiers; il ne faut pas non plus prendre à la lettre les prétendus dangers attribués, par les seconds, à l'usage des préparations iodées : elles appartiennent à la thérapeutique des maladies scrofuleuses, et nous les retrouverons plus tard, avec un intérêt presque égal, dans celle de la syphilis secondaire et tertiaire, etc.

L'emploi des corps gras, et surtout l'huile de foie de morue, rend aussi d'éminents services aux praticiens qui s'occupent du traitement des maladies scrofuleuses; ils conviennent principalement aux sujets amaigris et irritables; ils me paraissent agir autant comme aliments que comme remèdes : le choix n'en est pas indifférent, et je ne peux admettre, à l'instar du savant professeur Trousseau, qu'une tartine de beurre équivaut à plusieurs cuillerées d'huile de foie de morue : celle dite blanche ou de première qualité, m'a toujours paru préférable : la dose doit en être élevée graduellement, et l'usage continué jusqu'à l'entière disparition de tout désordre strumeux.

Je ne peux terminer ce qui est relatif au traitement interne de la scrofule, sans rappeler les bons effets qu'on peut retirer de l'emploi des préparations de noyer, soit en décoction, entre et pendant les repas, soit sous forme d'extrait : leur usage s'allie parfaitement à celui de l'iode ou de l'huile de foie de morue, de raie, d'*œillette* (Docteur Dubois de Tournay); elles peuvent être continuées longtemps sans produire de surexcitation, et leur action se rapproche de celle des toniques.

Quant aux préparations d'or que préconise M. le docteur Legrand, je n'ai pas eu assez d'occasions de les expérimenter pour en parler ici avec détail : je ne peux que renvoyer le lecteur aux travaux publiés sur cette importante question par mon savant et laborieux confrère. D'après le docteur Legrand, les préparations d'or s'emploient intérieurement et extérieurement; on peut les continuer plus longtemps que celles mercurielles ou arsenicales; elles agissent à doses plus petites, à l'instar des préparations ferrugineuses, etc.

Moyens locaux. Le traitement local des scrofules doit être étudié dans chacune des formes que prend la maladie, et modifié en raison du siége, de l'état actuel, de la marche et de l'intensité des symptômes.

Ainsi, dans les tubercules cutanés et sous-cutanés, dans les ganglites scrofuleuses superficielles, on cherche à favoriser la résolution et la suppuration, soit par des pommades fondantes, telles les pommades d'iodure de plomb : id. de potassium, id. d'ammoniaque, id. de mercure, etc.; soit par des emplâtres de même nature, comme de diachylon, de ciguë, de *Vigo cum mercurio*, etc.; par des douches d'eau alcaline ou d'eau de mer, par des cataplasmes résolutifs; par l'application de la laine en suin, ou de flanelle recouverte de taffetas gommé, etc.

On doit favoriser l'action de ces différents moyens par quelques révulsifs intestinaux quand l'état du tube digestif n'apporte aucun obstacle à l'emploi de ces derniers. Les mêmes préparations conviennent également contre les ganglites tuberculeuses superficielles; on doit y recourir avec persévérance : les frictions seront douces et prolongées; les quantités de pommade pour chacune d'elles doivent être proportionnées à son activité, à l'âge et à la constitution du sujet.

Cavallo et Jalabert présentent l'électricité comme un puissant moyen résolutif des tumeurs scrofuleuses; il résulte également de faits publiés par M. le docteur Adrien (de Châlons), que l'inoculation du *virus-vaccin* sur des tumeurs glandulaires chroniques peut, non-seulement en opérer la résolution, mais ·encore modifier avantageusement l'état général du sujet. Cette tentative ne pourrait toujours être faite avec quelque chance de succès que dans les cas, peu nombreux, où l'on aurait affaire à des malades non vaccinés ; car il résulte de nos expériences personnelles, faites pendant notre internat à l'hôpital Saint-Louis, que l'effet préservatif du virus vaccin n'est pas affaibli, et encore moins détruit, par la présence ultérieure, dans l'économie, des vices scrofuleux ou syphilitique, etc.

Nous ne devons pas oublier de signaler la *compression* comme un des moyens les plus capables de favoriser la résolution des ganglions scrofuleux. Alibert a bien voulu parler, dans sa *Monographie des Dermatoses*, des essais en ce genre que j'ai tentés à l'hôpital Saint-Louis, et du succès obtenu chez plusieurs jeunes malades du pavillon *Gabrielle*. Cette compression s'établit au moyen de rondelles d'agaric superposées, de compresses et d'une longue bande passée un certain nombre de fois sur les points malades.

On ne peut espérer et on ne doit par conséquent, jusqu'à un certain point, tenter la résolution des tumeurs scrofuleuses, que tant que le mal n'a pas dépassé le premier degré; souvent même alors la tumeur passe, malgré tous les efforts, soit à l'état d'induration, soit à celui d'abcès ou de suppuration, ce qui est, du reste, le plus ordinaire.

On conseille généralement d'attaquer et de détruire les indurations scrofuleuses avec le nitrate d'argent, le nitrate acide de mercure, ou même la potasse caustique ; Wisman et Larrey proposent d'en faire l'ablation ; ce procédé, lorsqu'il s'agit d'engorgements peu volumineux et superficiels, est, sans contredit, le plus expéditif et peut-être le plus sûr; on obtient, dans tous les cas, des ulcérations de bonne nature et des cicatrices promptes et régulières.

Quant au conseil donné, par plusieurs auteurs, de tenter la résolution des ganglites scrofuleuses au moyen d'applications de sangsues, répétées et en petit nombre, nous ne pensons pas qu'on puisse l'appliquer d'une manière générale : il deviendrait nuisible, chez beaucoup d'enfants, par la déperdition de sang qu'il détermine ; il faudrait tout au plus le réserver pour les sujets qui auraient conservé le plus de force et d'embonpoint ; encore doutons-nous qu'il réussisse souvent. Autant ce procédé combat avec promptitude et succès tous les engorgements de nature franchement inflammatoire, même chez de très-jeunes enfants, autant il nous paraît peu convenable à opposer à des lésions locales, il est vrai, et qui revêtent, dans certains cas, les caractères d'une inflammation suffisante pour provoquer une excitation fébrile plus ou moins prononcée, mais qui n'en sont pas moins symptomatiques d'une diathèse constitutionnelle, dont la faiblesse et l'inertie forment les symptômes prédominants. Le repos, la diète et les applications émollientes suffiront presque toujours pour triompher de ces inflammations éphémères et le plus souvent sympathiques ou accidentelles et de courte durée.

Quelle marche faut-il tenir relativement aux tumeurs scrofuleuses qui, rebelles à toutes les tentatives de résolution, finissent par se ramollir et passer à la suppuration ? Beaucoup d'auteurs conseillent d'attendre l'ouverture spontanée des abcès au lieu de la provoquer avec l'instrument tranchant. L'avis contraire a été émis par des praticiens d'un mérite incontestable : on s'expose, disent ces derniers, en attendant l'ouverture spontanée de l'abcès, à ce que celle-ci n'ait lieu qu'après que la peau a été amincie et dénudée de tissu cellulaire, au point qu'il soit désormais impossible d'en obtenir le recollement. On dit aussi que l'ouverture de l'abcès scrofuleux ne doit être pratiquée qu'après la fonte purulente de toutes les parties qui constituent l'engorgement, et que, dans tous les cas, l'instrument doit être plongé dans la partie la plus déclive de la tumeur ; la plupart de ces préceptes, èt ce dernier surtout, sont vrais et d'une application journalière. Aucun d'eux, cependant, ne nous paraît pouvoir être donné d'une manière absolue. Ainsi, dans une ganglite cervicale, lorsque l'engorgement est très-considérable, quand la compression exercée par la tumeur a provoqué des désordres sympathiques dans les organes environnants, et principalement l'inflammation du tissu cellulaire, faut-il, lorsque tout annonce sa conversion en pus et que la peau, qui a elle-même plus ou moins participé à cet état de phlogose, menace de s'amincir et de s'abcéder, attendre ce résultat spontané ou le prévenir par une ponction prématurée, et lors même qu'on sait fort bien que la masse glanduleuse n'est elle-même que peu ou point ramollie? Nous n'hésitons pas, dans ce cas, à nous prononcer pour l'affirmative ; une conduite opposée exposerait à l'inconvénient des ruptures spontanées de la peau, et de plus, à des décollements considérables, à des fusées purulentes dont la suite pourrait être au moins des abcès par congestion, etc. ; au lieu que, le *pus cellulaire* une fois évacué, la scrofule se rapproche de l'extérieur ; l'action directe des médicaments en devient plus facile, et l'ouverture provoquée, et qu'on a soin d'entretenir libre, fournit à l'humeur, à mesure qu'elle se forme, une issue facile et à l'abri de tout inconvénient. On ne doit, selon nous, attendre la fonte purulente complète d'un engorgement tuberculeux et son ouverture spontanée, que lorsqu'il est peu considérable et qu'il a son siége dans les régions dépourvues d'organes importants ou d'un tissu cellulaire abondant.

Le traitement des engorgements scrofuleux abcédés spontanément ou avec le secours de l'art rentre, pour ce qui est des soins locaux, dans celui des abcès froids et cesse de faire partie de notre sujet ; tout ce que nous pouvons ajouter, c'est que les décollements et les trajets fistuleux peuvent être combattus par des lotions alcalines ou iodées, par des injections de même nature; dans quelques cas, on est forcé d'en venir à l'extraction de la matière tuberculeuse, dont la présence entretient la suppuration et l'ulcération, etc.

Nous n'avons pas à exposer les soins à donner pour obvier ou remédier, soit au renversement des paupières, soit à l'oblitération des orifices naturels, soit à l'irrégularité et à la difformité des cicatrices et aux autres accidents que peuvent entraîner les ulcères de l'esthiomène; de même que nous devons observer qu'il est impossible d'appliquer sans danger au traitement interne de la même affection chez les enfants, soit plusieurs des caustiques ci-dessus énumérés et plus ou moins étendus, soit d'autres préparations d'une activité analogue, dont les essais chez l'adulte n'ont pas toujours été exempts d'accidents graves et sont loin d'avoir constamment répondu à l'attente du praticien et à l'espoir du malade.

Les amers et les dépuratifs sont ici les seuls et les meilleurs moyens qu'on puisse mettre en usage conjointement avec les prescriptions hygiéniques les plus sévères; mais revenons aux ulcères scrofuleux considérés d'une manière générale.

On est souvent forcé d'en aviver la surface, soit par des lotions avec des liquides stimulants, tels que le vin, les dissolutions alcalines, sulfureuses ou iodées; soit en les saupoudrant d'acide citrique, d'alun, de crème de tartre, de calomel, etc.; les cataplasmes d'oseille ou de ciguë sont encore souvent employés; enfin, pour ce qui est des fongosités, des clapiers purulents, des esquilles ou des autres corps devenus étrangers qui peuvent exister, on se comporte, pour chacun de ces accidents, en raison des règles de l'art, lesquelles sont, du reste, applicables à une foule de cas analogues, et ont pour principal but de déterger les surfaces malades, de les rendre moins irrégulières, d'éloigner les obstacles à la cicatrisation, et d'arriver, en laissant les traces les moins difformes possibles, à une guérison trop souvent bien longtemps attendue.

La plupart des moyens que nous venons d'examiner, sauf quelques modifications subordonnées à la nature des complications, sont applicables dans les cas d'exostose, de périostose, de carie ou de nécrose scrofuleuses ; d'autres, comme nous l'avons vu, conviennent plus particulièrement à la scrofule cutanée. Recherchons maintenant quelles indications particulières peut offrir la scrofule du système muqueux, et d'abord l'*ophthalmie scrofuleuse*.

La fréquence des phénomènes inflammatoires qui la compliquent et la nécessité de prévenir, dans bien des cas, les désordres qu'elle peut occasionner dans la fonction si importante de la vision, rendent souvent nécessaire l'application de quelques sangsues derrière les oreilles, à la nuque et le long des jugulaires, de préférence aux tempes et aux paupières, à cause des phénomènes de gonflement et d'érysipèle que les piqûres provoquent presque toujours dans ces dernières parties.

Ware et Scarpa comptaient encore plus sur les purgatifs doux et répétés que sur les évacuations sanguines, pour combattre les symptômes aigus de l'ophthalmie scrofuleuse ; on se trouve souvent fort bien de faire concourir l'emploi de ces deux moyens, en y joignant des pédiluves fréquents et sinapisés.

On doit, toutes les fois qu'on le peut, faire avorter les pustules en les touchant avec un pinceau chargé d'azotate d'argent : outre que ce moyen prévient souvent l'ulcération, il agit encore comme un excellent antiphlogistique.

Le meilleur moyen, au dire des ophthalmologistes les plus distingués, d'arrêter l'ulcération du bord libre des paupières et de la faire cicatriser, est de la toucher à plusieurs reprises avec un caustique et surtout l'azotate d'argent fondu, en ayant soin de le faire pénétrer dans les trajets fistuleux qui se rendent aux glandes de Meibomius.

Les collyres opiacés, ceux d'azotate d'argent, etc., employés longtemps et d'une manière suivie, réussissent fort souvent très-bien. Mais, quel que soit le topique auquel on ait recours, il ne produit qu'un soulagement momentané ou mieux reste souvent inefficace, lorsqu'il n'est pas secondé par un traitement général approprié et le concours si puissant des moyens hygiéniques.

L'*otite scrofuleuse*, tant qu'elle est accompagnée d'une vive douleur, doit être combattue par des injections calmantes et narcotiques : ici, les évacuations sanguines ne deviennent nécessaires que dans les cas rares où le mal est assez intense pour provoquer un trouble général et la fièvre ; quelques révulsifs cutanés et intestinaux suffisent le plus souvent pour dissiper avec les topiques anodins les phénomènes d'excitation qui s'opposaient à l'emploi des moyens résolutifs et mieux appropriés à la nature du mal.

En tête de ces moyens se placent les exutoires derrière les oreilles ou à la nuque, les injections stimulantes : celles d'eau iodée ou chlorurée jouissent d'une vogue méritée ; on ne doit cependant pas négliger les eaux sulfureuses, celles alcalines, les dissolutions de plomb, de sulfate de zinc et surtout d'eau de goudron, etc.

Les écoulements du nez, de la vulve, seront combattus par des moyens analogues : la disposition des parties permet ici de recourir à un certain nombre de topiques gras fort avantageux, et dont les formules se trouvent à la fin de cet ouvrage ; mais disons, en terminant cet article, dont la haute importance peut seule excuser la prolixité, qu'une précaution conseillée par les praticiens les plus recommandables consiste à terminer le traitement et à consolider la guérison chez un grand nombre de malades par l'établissement d'un exutoire, dont la suppuration doit être longtemps et scrupuleusement entretenue : ce moyen est très-efficace pour livrer aux humeurs un libre passage ; prévenir les congestions de la matière tuberculeuse sur les organes internes et s'opposer aux récidives d'un mal toujours opiniâtre et sujet à des retours d'autant plus pénibles, qu'ils sont parfois complétement inattendus et dont la puberté ne garantit pas toujours.

ESTHIOMÈNE (1).

Synonymie. — Lupo, des Italiens; lupus, de Willan; lupus vorax, de Paracelse; dartre vive, ulcérée, du vulgaire; dartre phagédénique, de Bachelet; dartre rongeante, des hôpitaux, etc.

HISTORIQUE.

Définition. Dermatose éminemment chronique, ayant le plus ordinairement son siége au visage et principalement caractérisée par le développement de tubercules larges, aplatis et d'un rouge obscur; ces tubercules, tantôt indolents, tantôt accompagnés d'une sensation plus ou moins pénible, finissent toujours par se convertir en ulcérations croûteuses et rougeâtres.

Causes. L'esthiomène se montre surtout dans l'enfance et la jeunesse, chez les sujets scrofuleux ou nés de parents dartreux ou cancéreux.

On attribue cette dermatose aux causes irritantes externes, mais surtout à une disposition particulière de l'économie; il est certain que le vice scrofuleux joue un grand rôle dans sa production, mais cependant on voit l'esthiomène attaquer des individus jouissant en apparence de la santé la plus robuste.

Symptômes et marche. L'esthiomène, dont le nom indique la marche rongeante, se manifeste le plus ordinairement à la face, soit au lobule ou aux ailes du nez, soit à l'une des

---

(1) De ἐσθιόμενος, rongeur, corrosif; le mot *lupus*, préféré par Willan, n'a pas d'autre signification et peut très-bien s'appliquer à la même maladie.

joues ou des commissures labiales, sous la forme de petits tubercules aplatis, ovalaires, durs, diffus, mal circonscrits et d'un rouge brun livide. Ces tubercules peuvent être tout à fait indolents ou le siége d'une démangeaison plus ou moins vive; ils peuvent rester longtemps à l'état rudimentaire ou bien faire des progrès rapides; quoi qu'il en soit, on finit toujours par les voir grossir, se multiplier, s'étendre et s'ulcérer.

Le volume et le nombre des tubercules varient beaucoup; lorsqu'ils sont rapprochés, les intervalles de peau qui les séparent présentent de la tuméfaction et comme un gonflement œdémateux; il est très-rare que la partie sur laquelle ils reposent n'offre pas elle-même un peu d'engorgement. L'ulcération est, avons-nous dit, leur mode de terminaison le plus ordinaire; dans certains cas, néanmoins, les tubercules de l'esthiomène prennent une marche différente; le mal s'étend par la formation de nouveaux tubercules qui naissent près des premiers et agrandissent ainsi successivement les aires des surfaces malades; les parties sous-jacentes s'engorgent et s'injectent, sans devenir pour cela douloureuses. Cette coloration de la peau disparaît momentanément sous la pression du doigt; à mesure que le mal fait des progrès; les parties deviennent sensibles au toucher; plus tard, encore, les tubercules s'affaissent au centre des groupes; la peau y devient rouge, luisante, légèrement furfuracée, et prend ensuite l'apparence d'une *cicatrice* qu'on pourrait croire être la suite d'une brûlure superficielle; elle est, en outre, parsemée de points d'un rouge jaunâtre, cuivreux, formés par les tubercules qui, par suite de leur affaissement ou de la tuméfaction des parties sous-jacentes, se trouvent au niveau de la peau. Au milieu d'eux, se montrent d'autres points blancs, des espèces de lignes et de brides, ayant l'apparence de cicatrices, et qui résultent de l'affaissement d'anciens tubercules. Enfin, les plaques tuberculeuses deviennent le siége d'une desquamation plus ou moins marquée.

De cette double disposition dans la forme et la terminaison tuberculeuses résulte, pour certains auteurs, la nécessité d'admettre deux espèces différentes d'esthiomène : l'un qu'ils appellent ulcéreux (*exedens*), l'autre non ulcéreux (*non exedens*).

Dans cette dernière variété, l'aspect des parties affectées varie suivant les régions : ainsi, à la face, le gonflement peut être tel qu'il donne au visage un volume prodigieux ; les joues, molles et facilement dépressibles, conservent quelque temps l'impression du doigt et se rapprochent de ce qu'elles sont dans l'éléphantiasis des Arabes ; le gonflement gagne le front, les paupières, les lèvres et quelquefois même les oreilles ; les yeux restent cachés au fond de leurs orbites, et cette dégradation des traits, quelque heureuse que soit la terminaison de la maladie, ne disparaît jamais entièrement. Il semble, lorsque la guérison a lieu, après le retrait sur elles-mêmes des parties engorgées, après l'affaissement et la disparition des tubercules, que la peau, restée luisante et lisse au toucher, ait véritablement perdu une grande partie de son épaisseur.

Sur les membres, dit M. Rayer, l'esthiomène non ulcéreux se présente, en dernier lieu, sous la forme de plaques irrégulièrement circulaires, dont les aires rouges, furfuracées, traversées par des brides saillantes, avec des bords relevés et manifestement tuberculeux, se trouvent couverts de squames plus solides et plus épaisses. J'ai eu l'occasion d'observer, il y a quelques années, cette variété de l'esthiomène sur la face dorsale de la main droite et externe de l'avantbras correspondant, chez une dame de province, qui n'éprouvait aucune douleur dans les parties affectées et voyait plutôt dans son mal une difformité qu'une altération grave, dont il était urgent de se faire traiter.

On voit parfois cette affection se manifester au-dessous de l'oreille ou à la nuque, d'où elle s'étend, tantôt vers le cou et les épaules, tantôt vers la région occipitale, qu'elle dégarnit complétement de cheveux, et ne semble causer aux malades aucune douleur; on voit souvent, chez eux, les principales fonctions continuer de s'exécuter avec la plus grande régularité, et le mal, à l'instar de certaines affections lépreuses, paraît, dans certains cas, s'attacher plutôt à déformer l'habitude du corps qu'à mettre en péril le principe vital lui-même.

La forme tuberculeuse, quoique la plus commune, n'est cependant pas toujours celle que l'esthiomène affecte à son début; on le voit aussi s'annoncer par une simple rougeur circonscrite de la peau, qui s'amincit et s'use comme par l'effet d'une véritable absorption. Parfois aussi le mal débute par une inflammation chronique de la membrane muqueuse des fosses nasales avec rougeur et gonflement du nez. Une croûte mince se forme à l'entrée des narines; on l'arrache et elle est remplacée par une plus épaisse. Déjà, l'*ulcération* est au-dessous de cette dernière.

M. le docteur Huguier, dans un Mémoire fort remarquable, communiqué à l'Académie de médecine dans sa séance du 8 février 1848, démontre que l'esthiomène peut également se manifester à la vulve et au périnée et y revêtir les différentes formes que je viens d'indiquer; notre savant confrère cite à l'appui de son travail un certain nombre d'observations qui nous mettent à même d'étudier successivement : 1° l'esthiomène superficiel ambulant ou serpigineux, que M. Huguier divise en érythémateux et en tuberculeux; 2° l'esthiomène perforant; 3° l'esthiomène hypertrophique, lequel comprend la forme végétante et celle œdémateuse ou éléphantiasique.

L'*ulcère*, par lequel se termine presque toujours l'esthiomène, est d'abord superficiel, le siége d'un suintement ichoreux, et ne tarde pas à se couvrir de croûtes sèches, assez adhérentes et diversement nuancées; la peau qui l'environne s'injecte, se ramollit et se tuméfie.

Arrivée à ce point, l'ulcération peut offrir dans sa marche

plusieurs modifications importantes; tantôt protégée par des croûtes brunes, jaunes ou verdâtres, elle reste longtemps stationnaire; tantôt on la voit se cicatriser dans les points qu'elle occupait d'abord et s'étendre aux parties voisines; tantôt, enfin, elle fait de continuels progrès en surface et en profondeur; c'est ainsi qu'elle peut envahir toute la face, détruire la peau, le tissu cellulaire, les muscles, les cartilages, ne s'arrêter qu'aux os et imprimer à la physionomie les plus hideuses déformations.

Les tissus qui environnent ou supportent cette ulcération se montrent souvent le siége d'un boursouflement plus ou moins considérable.

Au reste, dans cet ulcère, la douleur et la sensibilité sont loin d'être toujours en rapport avec l'étendue des ravages.

La difformité qu'il entraîne est souvent, pour le malade, le sentiment le plus pénible qu'il ait à éprouver : disons toutefois que cette affection, qui est sans contredit la forme la plus redoutable de la scrofule, présente, dans ses symptômes et dans ses degrés, mille variétés différentes.

Durée, terminaison. L'esthiomène est toujours une affection de longue durée; sa guérison ne peut s'obtenir qu'avec les secours de l'art et sa terminaison la plus heureuse est toujours suivie de cicatrices difformes qui peuvent gêner plus ou moins l'action des organes.

Diagnostic différentiel. Des affections qui précèdent, les seules avec lesquelles on pourrait confondre certains cas d'esthiomène sont le *cancer* et l'*éléphantiasis des Arabes;* pour éviter l'erreur, il importe de se rappeler que l'ulcère cancéreux marche avec plus de rapidité que celui de l'esthiomène; que le fond en est fongueux, irrégulier et offre çà et là des parties saillantes, qui semblent disposées à s'en détacher; qu'il exhale une odeur infecte et presque *sui generis;* qu'il produit une bien plus grande quantité de liquide sanieux, grisâtre, sanguinolent, et qu'il laisse même souvent écouler, soit spontanément, soit sous l'influence de la pression la plus légère, une plus ou moins grande quantité de sang; les petites tumeurs mamillaires et pisiformes de l'esthiomène végétant sont plus nombreuses et moins dures que celles du cancer; sous le rapport anatomique, la différence des tissus est des plus tranchées; ils se montrent, dans l'esthiomène, purement cellulaires et semblables aux tissus analogues que l'on trouve dans l'économie; les cancéreux éprouvent en général des douleurs vives et lancinantes, tandis que l'esthiomène ne fait pas souffrir.

Dans les deux maladies, on peut trouver les ganglions lymphatiques voisins plus ou moins engorgés; mais, dans le cancer, ils sont plus durs, inégaux et souvent même participent à la dégénérescence carcinomateuse; enfin le cancer donne lieu, plus ou moins rapidement à l'infection générale de l'économie, au lieu que l'esthiomène reste constamment une affection locale.

Relativement à l'éléphantiasis des Arabes, on ne pourrait le confondre qu'avec l'esthiomène hypertrophique œdémateux; mais l'erreur sera toujours facile à éviter, si l'on tient compte des différences d'origine et de marche, et de cette circonstance que dans l'éléphantiasis, l'hypertrophie constitue toute la maladie, tandis que de l'autre part, elle coexiste constamment avec d'autres altérations propres à l'esthiomène. Cette coïncidence suffit à elle seule pour distinguer l'esthiomène de l'hypertrophie simple de la vulve.

Pronostic. Bien que l'esthiomène compromette rarement la santé générale, encore moins l'existence, ses progrès toujours redoutables quand on l'abandonne à lui-même, la résistance qu'il oppose aux moyens thérapeutiques, la fréquence de ses récidives, et les difformités qu'il entraîne ordinairement à sa suite, rendent son pronostic très-fâcheux.

Espèces et variétés. Il y a trois espèces : 1° l'esthiomène serpigineux; 2° l'esthiomène térébrant; 3° l'esthiomène hypertrophique.

Traitement. Il est surtout local et direct; les moyens par lesquels on attaque les tubercules de l'esthiomène sont presque tous choisis dans la classe des excitants et des caustiques. L'huile animale de Dippel, le nitrate d'argent, la potasse, le beurre d'antimoine, le nitrate acide de mercure, le cautère actuel, les poudres et pâtes arsenicales, sont les topiques auxquels on a recours le plus ordinairement. Leur emploi varie nécessairement en raison du volume des parties à détruire ; plusieurs applications successives deviennent souvent nécessaires; il est rare qu'on soit à même de tenter la résolution du tubercule de l'esthiomène; les malades se présentent presque toujours avec des ulcérations plus ou moins étendues, qu'il importe de traiter immédiatement.

S'il s'agit d'un tubercule ou d'une ulcération récente, on doit tenter de l'enlever d'un seul coup par une application suffisante de caustique; si, au contraire, le mal a trop d'étendue, il est plus rationnel d'agir successivement et par points isolés; avant d'appliquer le topique, on doit toujours débarrasser au moyen de corps gras ou d'applications émollientes, les surfaces malades des produits croûteux qui les recouvrent fréquemment.

Pour une cautérisation superficielle et peu douloureuse, il suffit de promener sur les points affectés, soit un pinceau légèrement imbibé d'huile animale de Dippel, soit un crayon de nitrate d'argent : le nitrate acide de mercure et la pâte arsenicale du frère Côme doivent être préférés si l'on veut agir plus profondément; le nitrate acide de mercure est un caustique avantageux pour toucher fortement le nez et l'entrée des fosses nasales.

Chez les enfants et dans les esthiomènes peu étendus, on peut employer la *poudre arsenicale de Dupuytren*, telle que ce grand chirurgien l'a formulée ; on en saupoudre les surfaces ulcérées et dépouillées de croûtes; une couche d'un millimètre au plus suffit pour chaque application; elle peut être incorporée dans de l'onguent rosat ou délayée dans de l'eau de gomme, si l'on craint qu'elle ne soit enlevée ou entraînée. On doit toujours attendre que la poudre ou la pommade tombe d'elle-même, ce qui n'a lieu qu'au bout de huit ou dix jours. Dupuytren regardait l'acide *arsénieux,* qui entre dans sa composition, comme un caustique spécifique. Cette poudre, moins active que celle du frère Côme, a sur cette dernière, l'avantage de ne pas provoquer d'érysipèle autour des parties sur lesquelles on l'applique; aussi peut-on y revenir sans inconvénient jusqu'à parfaite guérison.

La poudre arsenicale du frère Côme doit être réservée pour les esthiomènes anciens et invétérés; ce n'est que chez l'adulte qu'on peut recourir à son emploi.

Le cautère actuel est aujourd'hui complétement aban- donné; quel que soit, au reste, le caustique dont on ait fait usage, lorsque les croûtes qu'il a déterminées, se détachent, on trouve généralement au-dessous d'elles, une ulcération de meilleur aspect et qui tend à se cicatriser; mais il est rare qu'une seule cautérisation suffise; on est le plus souvent forcé d'en pratiquer un plus ou moins grand nombre, et ce n'est qu'à force de persévérance et de soins qu'on finit par obtenir, dans les cas heureux, la guérison de ce mal redou- table.

M. Huguier n'hésite pas à proposer l'extirpation de la par- tie malade pour les cas d'esthiomène de la région vulvo- anale qui ont résisté à tous les moyens généraux et locaux qu'il est d'usage d'employer en pareille circonstance; ce procédé a été plusieurs fois couronné d'un plein succès entre les mains de l'habile chirurgien que je viens de citer.

Mais qu'il me soit permis de dire ici toute ma pensée sur la valeur du traitement local et direct appliqué à l'esthio- mène; je ne l'ai vu réussir que dans le cas où l'altération cu- tanée avait, pour ainsi dire, une origine accidentelle; se ren- contrait chez des sujets doués, en apparence, d'une bonne santé générale, ou du moins n'offrant aucun autre symp- tôme grave de scrofule; or, il faut convenir qu'il en est bien rarement ainsi (1); l'esthiomène, comme le dit avec raison M. Huguier, est le plus souvent la conséquence d'une altération des humeurs, d'un appauvrissement du sang par le vice dartreux, syphilitique, et surtout scrofuleux, enté sur une constitution particulière; la présence de l'un de ces principes virulents et parfois même le mélange de plusieurs d'entre eux, nécessitent l'emploi de moyens généraux qui doivent varier suivant la cause connue ou présumée du mal; et tant que cette cause n'a pas été complétement détruite par un traitement dépuratif approprié et suffisamment prolongé, on doit peu compter sur l'efficacité de la médication locale. En pareil cas, je préfère de beaucoup aux caustiques et à l'instrument tranchant, l'emploi de moyens propres à changer la nature des surfaces ulcérées : ce serait en vain qu'on s'adresserait aux simples fondants et résolutifs, tels que les pommades soufrées, iodées, au goudron, etc., leur action serait insuffisante : on obtiendrait un meilleur résultat des épispastiques; mais c'est principalement aux suppuratifs qu'il faut, en pareil cas, avoir recours : il y a déjà longtemps que M. Giroù de Buzareingue a fait connaître les bons effets du styrax dans le traitement externe de l'esthiomène; on peut encore recourir à l'onguent de la Mère, à l'émétique, aux poudres d'euphorbe et de cantharides incorporées dans l'axonge, etc.

Ces diverses substances servent de base à notre pommade dite, *anti-esthiomène*, dont la formule se trouve à la fin de cet ouvrage. L'usage de ces différents topiques provoque une

---

(1) Pour MM. les docteurs Boucher, du Rhône, et Scipion Payan, d'Aix, l'esthiomène n'est pas la signification d'un vice spécial ou constitutionnel. On doit, en conséquence, dans l'opinion de ces praticiens distingués, s'attacher à le combattre localement ; le traitement local doit lui-même varier selon les cas ; les médicaments seront choisis de préférence parmi ceux qui ont assez d'action pour modifier l'état morbide de la surface ulcérée ou pour la désorganiser. MM. Boucher et Payan insistent sur l'opportunité d'établir un émonctoire supplémentaire.

irritation qui, pour devenir salutaire, demande à être maintenue dans un état constant de modération : quand la phlogose
est trop forte, les tissus deviennent d'un rouge vif et se montrent extrêmement douloureux; ils ne fournissent qu'un pus
sanguinolent; si, au contraire, elle manque d'énergie, les
surfaces malades restent molles et engorgées; les liquides
exhalés ne varient pas; c'est l'inflammation phlegmoneuse
qu'il faut s'attacher à obtenir; dès que le pus a remplacé
l'humeur scrofuleuse, l'ulcère tend de lui-même à se cicatriser et la guérison ne se fait pas attendre (1).

(1) Ce n'est pas sans raison que M. le docteur Rochard préconise depuis un certain nombre d'années l'utilité de l'*iodo-chlorure mercureux*
dans le traitement externe des ulcères scrofuleux et particulièrement
de l'esthiomène; la pommade employée dans ce cas par M. Rochard
contient 1 gramme de sel pour 20 grammes d'axonge ; elle produit une
stimulation des plus énergiques et m'a fait obtenir, dans plusieurs
circonstances, les meilleurs résultats.

SCABIES.

CARACTÈRES GÉNÉRAUX. — Affections dues à l'introduction accidentelle d'insectes parasites sous l'épiderme humain; sans fièvre; parfois liées à un état morbide interne. *Traitement :* Topiques.

GALE (1).

Synonymie. — Sarna, des Espagnols; Rogna, des Italiens; itch, des Anglais; krätze, des Allemands; scabies, des Latins; ψώρα, des Grecs; impétigo, de quelques auteurs; lichen, de Plater; la rogne, des pays méridionaux; la gratelle, du vulgaire.

HISTORIQUE.

Définition. Dermatose éminemment contagieuse, constamment due au dépôt accidentel sous l'épiderme ou à la surface de la peau, d'animalcules parasites et principalement caractérisée par des vésicules acuminées, transparentes à leur sommet, formant une légère saillie au-dessus du niveau des téguments et renfermant une sérosité limpide et visqueuse.

Ces vésicules, beaucoup plus communes à la partie interne des membres, dans l'interstice des doigts, aux aisselles, aux aines et au ventre que partout ailleurs, sont constamment le siége d'une vive démangeaison, peuvent acciden-

(1) L'étymologie du mot gale est environnée d'obscurité; les Latins appelaient scabies et les Grecs ψώρα, des affections qui ne me paraissent pas identiques, et même, avant Alibert, on confondait encore la gale et le prurigo.

tellement devenir pustuleuses, et se terminent par dessiccation, érosion ou desquamation.

Causes. Toute espèce de gale reconnaît pour cause déterminante la présence d'un parasite du genre animal; mais comme ces animalcules diffèrent, dans chaque variété psorique, par leur organisation et leurs caractères physiques, les désordres auxquels leur présence donne lieu doivent rester l'objet de descriptions particulières; c'est pourquoi nous distinguons la *gale acarienne* et la *gale pédiculaire*.

On doit classer au nombre des causes prédisposantes une peau fine et délicate, la jeunesse, le sexe féminin, une constitution lymphatique, une température élevée, les professions qui maintiennent la peau dans un état de moiteur habituelle; mais, plus particulièrement, les conditions qui prêtent à la contagion, comme l'encombrement, le contact d'individus malades ou d'effets à leur usage, l'état de berger, de cardeur, de matelassier, etc., qui obligent à manier les tissus laineux, l'oubli des lois de l'hygiène et surtout la malpropreté.

A. *Gale acarienne.* C'est la seule qui se présente sous la forme vésiculeuse; les vésicules de la gale ne se montrent jamais que plus ou moins longtemps après que l'on s'est exposé à la contagion; l'intervalle qui sépare l'éruption du moment de la contagion varie de quelques jours à un mois, et même plus, suivant l'âge, la saison et l'état de la peau du malade. L'apparition des vésicules est presque toujours précédée d'un prurit qui devient constamment plus vif le soir et pendant la nuit même, lorsque le corps est échauffé par le séjour du lit.

Le siége des premières vésicules est toujours la région qui a subi l'influence contagieuse : c'est le plus ordinairement aux mains, soit aux poignets, soit dans l'intervalle des doigts.

Diverses circonstances peuvent le modifier; ainsi, on les voit survenir aux fesses ou au visage, chez les enfants portés ou allaités par des bonnes et des nourrices galeuses; aux mamelles, chez les nourrices dont les enfants sont infectés.

Quel que soit leur siége, les vésicules se montrent d'abord discrètes et peu nombreuses; leur base est large et à peine enflammée, leur sommet acuminé et transparent. Cette transparence est due au liquide visqueux et limpide qu'elles renferment; dans les premiers jours de leur formation, on voit souvent partir de leur base un petit sillon de quelques millimètres d'étendue, à l'extrémité duquel existe un léger renflement blanchâtre où se trouve logé l'*acarus*.

Examinée trop tôt ou trop tard, la vésicule psorique ne présente plus le sillon acarien : dans le premier cas, il n'est pas encore formé et l'animalcule occupe un des points du pourtour vésiculeux, en dehors de la sérosité; dans le second, le sillon s'est affaissé et a disparu.

La démangeaison qui précède l'éruption des vésicules de la gale accompagne aussi leur développement, et prend même souvent, alors, une nouvelle intensité.

Lorsque la gale est méconnue ou négligée, l'éruption qui la caractérise s'étend bientôt aux parties voisines et finit souvent par envahir toute la surface des téguments; les vésicules se multiplient, se rapprochent et sont surtout nombreuses dans les régions où la peau offre le plus de finesse, de vaisseaux lymphatiques et de moiteur habituelle.

Les parties du derme où les groupes vésiculeux sont le plus nombreux et le plus serrés, prennent alors une teinte rosée et s'enflamment : les malades sont tourmentés par un prurit insupportable et n'éprouvent de soulagement qu'en se grattant avec violence; c'est seulement dans des cas semblables qu'on voit quelquefois la gale déterminer une réaction plus ou moins forte du système circulatoire, et même provoquer l'irritation sympathique d'organes importants.

Mais la gale offre très-rarement ce caractère de gravité. Chez les sujets âgés et peu irritables, chez les personnes propres et soumises aux préceptes de l'hygiène, on la voit se développer avec lenteur, passer d'une région à une autre, et le plus souvent n'apporter d'autre gêne que la démangeaison qui en est inséparable.

La gale ne se termine jamais d'une manière spontanée, et si on l'abandonnait à elle-même, sa durée pourrait être indéfinie; mais cet état permanent de l'éruption scabieuse tiendrait au développement successif des vésicules et non à leur persistance; car la durée de chaque vésicule ne dépasse guère deux ou trois septénaires; et si, au bout de ce temps, les ongles du malade les ont respectées, ce qui est fort rare, on les voit se flétrir, se dessécher et disparaître sous forme de squamules grises ou blanchâtres.

Le plus souvent les vésicules sont déchirées au bout de quelques jours; elles laissent échapper le liquide visqueux qu'elles renferment, et celui-ci se convertit bientôt en petites croûtes minces, légères et peu adhérentes.

La gale peut offrir dans son éruption un certain nombre de particularités, qu'il est d'autant plus important de noter ici que des auteurs les ont prises pour en former des espèces et des variétés : ainsi, les vésicules de la gale peuvent être très-petites, pointues, peu transparentes, rapprochées les unes des autres, *gale canine*, *gale miliaire* des auteurs, ou bien elles offriront à leur base une induration plus ou moins marquée, en même temps que le produit vésiculeux sera remplacé par de petites concrétions noirâtres, formées d'un peu de sang desséché, *gale papuliforme*, Willan et Bateman.

Dans d'autres cas, ces vésicules sont larges et d'une transparence remarquable, sans aucune trace d'inflammation à leur base, *gale aqueuse* ou *lymphatique* des auteurs.

Enfin, sous l'influence d'une vive inflammation, on leur voit souvent prendre un développement considérable et perdre leur transparence; leur base présente une injection plus ou moins vive; le liquide qu'elles renferment devient jaunâtre et purulent, *gale purulente*, Willan et Bateman; *gale pustuleuse, grosse gale* des auteurs.

Mais je dois observer que ces différences variées, dans la forme éruptive, ne s'appliquent jamais à l'éruption entière, et constituent seulement des exceptions plus ou moins nombreuses, qu'il est toujours facile de constater et de rendre à leur véritable signification.

La gale ne laisse après elle qu'une légère furfuration ou desquamation, ou bien encore des taches violacées et non persistantes.

La gale, de même que la plupart des autres dermatoses, peut être influencée d'une manière singulière par l'invasion de phlegmasies organiques aiguës; c'est ainsi qu'on l'a vue momentanément disparaître, puis se remontrer après la terminaison de la phlegmasie, quand l'équilibre fonctionnel se trouvait entièrement rétabli. Il est certain qu'en pareil cas la disparition des phénomènes extérieurs de la gale n'est pas due à la mort de l'acarus, mais plutôt à son état d'engourdissement et d'inaction, ou bien à ce que sa présence, sous l'épiderme, n'influence plus de la même manière des tissus dont la vitalité se trouve elle-même modifiée.

La gale peut être simple ou compliquée soit d'une affection interne, soit d'une autre éruption; les affections cutanées que l'on rencontre le plus ordinairement avec la gale sont l'ecthyma, la vésiculite, l'eczéma, le prurigo.

Siége anatomique. Le siége de l'éruption scabieuse est tout à fait superficiel; c'est uniquement sous la couche épidermique qu'on rencontre l'*acarus de la gale chez l'homme.* Ce parasite, sans la nouvelle découverte de M. Renucci, signalée en 1834 au traitement externe de l'hôpital Saint-Louis, serait peut-être encore aujourd'hui, pour le plus grand nombre, un être purement imaginaire, et pour quelques-uns le sujet d'un doute philosophique.

Les travaux des anciens avaient cependant mis dans tout son jour l'existence de ce singulier animalcule.

Entrevu par Avenzoar ou Aben-Zohar, médecin arabe du douzième siècle, qui en parle le premier et le désigne sous le nom de *Soab ;* il est décrit, en 1557, dans les œuvres de Scaliger, sous ceux de *Garapate, Pedicello, Scirro, Brigand, etc.*, que différents peuples lui donnaient de son temps.

Nous voyons également Ingrassias, Joubert, Cabucinus soupçonner son existence.

En 1596, Aldrovande nous décrit la manière dont il sillonne l'épiderme.

En 1634, Moufflet constate l'existence de l'acarus dans la gale, le désigne sous le nom allemand *seuren,* et fait observer que c'est à côté de la vésicule et non dans son intérieur, au milieu de la sérosité, qu'on doit chercher l'animalcule.

Plus tard, Hauptmann et Haffeureffer, médecins allemands, nous en donnent, le premier, une mauvaise figure, qui le représente avec six pattes et quatre crocs ; le second, une description incomplète. On l'appelait, de leur temps, *acarus, ciron, pedicello, lebendige, scuren.*

En 1682, Muller en donne une figure plus correcte que celle d'Hauptmann.

En 1687, le docteur Bonomo ou Bononio le décrit plus complétement et joint une figure assez correcte à sa description.

Morgagni crut aussi l'avoir retiré des vésicules de la gale ; mais ce fut Linnée qui, le premier, le classa et en donna les caractères spécifiques ; il le rangea parmi les insectes aptères, genre *acarus,* l'appela d'abord *acarus humanus sub-cutaneus,* puis *acarus scabiei.*

Plus tard, ce célèbre naturaliste le confondit avec la mite de la farine, et refusa constamment de reconnaître son erreur : ce fut Degeer qui la releva en nous donnant de l'*acarus scabiei* une description très-exacte, et en nous laissant de cet animalcule la figure la plus correcte que nous ayons eue jusqu'à ces derniers temps.

Degeer regarde l'acarus comme la cause de la gale, et lui assigne les caractères suivants : *Mite un peu arrondie, blan-*

che, à pattes roussâtres, courtes, surtout les postérieures : ces quatre pattes postérieures munies d'un long poil ; les quatre tarses antérieurs en tuyau et terminés par un petit renflement en forme de vessie ; tête en forme de museau court, cylindrique, arrondi au bout et garni de quelques poils ; surface du corps comme raboteuse et parsemée de plusieurs poils.

Plus tard, Fabricius le plaça dans la classe des suceurs (*antliata*), et enfin Latreille créa pour lui un nouveau genre qu'il désigna sous le nom de sarcopte, et auquel il donne les caractères suivants : *Corps aptère, sans distinction de tête ni d'anneaux ; organes de la manducation formant un avancement antérieur ou un suçoir sans palpes apparents ; huit pattes courtes.*

Malgré l'opinion de tant d'hommes célèbres, malgré ces nombreux témoignages appuyés sur des observations faites avec de bons instruments d'optique, sur d'excellentes descriptions et sur des dessins si parfaits (ceux de François Redi et Degeer), que, de nos jours, à peine quelques corrections ont dû y être apportées, on trouva cependant beaucoup d'incrédules : c'est avec étonnement que nous voyons figurer parmi eux l'immortel Lorry. D'autres naturalistes voulurent bien croire à l'existence de l'acarus ; mais en le regardant comme un simple accident de la gale, et nullement comme sa cause.

Tel se trouvait l'état de la science sur le sujet qui nous occupe, lorsque, en 1812, M. Galès, pharmacien à l'hôpital Saint-Louis, entreprit de nouvelles recherches. Plus de trois cents galeux soumis à ses expériences le mirent à même de prouver jusqu'à l'évidence l'existence de l'acarus chez le plus grand nombre d'entre eux ; mais le dessin qu'il en donna dans sa thèse ayant paru ressembler à la mite du fromage, chacun crut à une gasconnade, et de nouveaux observateurs s'engagèrent sur le même terrain (1).

(1) Il est certain, pour quiconque jugera sans prévention le travail de M. Galès sur l'acarus, que cet auteur a réellement trouvé et bien vu le

Moins heureux que lui, la plupart conclurent de l'inutilité de leurs recherches, que l'insecte n'existait pas. M. Biett cependant, ébranlé par l'autorité des savants qui affirmaient l'avoir vu, conserva un doute philosophique et en appela à de nouvelles expériences; et M. Raspail, après avoir démontré en 1829 que le mémoire de Galès était une pure mystification, ajoute qu'on doit bien se garder d'en conclure que l'insecte signalé dans la gale par les observateurs les plus consciencieux, n'existe pas, et que dans un autre climat, et peut-être dans une autre espèce de gale, il serait possible de le retrouver.

On voit par tout ce qui précède, que la question était loin d'être tranchée lorsque M. Renucci se présenta à l'hôpital Saint-Louis.

Natif de Corse, et exercé depuis plusieurs années à extraire l'acarus sur les galeux de son pays, ses premières tentatives faites à la consultation de M. Alibert furent couronnées d'un plein succès. L'animalcule, amené sur la pointe d'une épingle, et mis sur l'ongle du pouce, le parcourut dans plusieurs sens; chacun put le voir à l'œil nu; il paraissait blanc et globuleux.

Cette découverte se répandit rapidement et piqua vivement la curiosité des naturalistes : chacun voulut s'assurer par lui-même de cette existence si souvent contestée. On multiplia les investigations, et par suite, de nouveaux acarus furent trouvés. Les principales expériences se firent dans les salles de M. Eméry, dans le service duquel sont admis la

sarcopte de la gale ; sa description en est une preuve : comment se fait-il alors que le dessin qu'il y joint ait pu donner lieu, par son incorrection, à une si fâcheuse interprétation? Peut-on admettre que, pressé par le temps, et moins favorisé au moment où il se décida à le faire peindre, il lui fut impossible de rencontrer l'animalcule, et qu'en désespoir de cause il se décida alors à lui substituer l'insecte de la farine et du fromage? Quoi qu'il en soit, cette remarque, qui peut être pour nous une explication, ne sera jamais pour personne un motif d'excuse.

presque totalité des galeux de l'hôpital Saint-Louis. Elles eurent lieu en présence de M. Raspail, de plusieurs praticiens distingués, des médecins de l'hôpital, de la plupart des élèves internes et externes.

Plusieurs réunions d'observateurs se succédèrent, et il fut prouvé que l'insecte découvert par M. Renucci était bien le sarcopte de la gale décrit et dessiné par François Redi et Degeer, et que les plus incrédules devaient se rendre à l'évidence.

On ne tarda pas non plus à découvrir la cause des résultats si différents auxquels sont arrivés les naturalistes qui nous ont précédés dans la recherche de l'acarus. C'est pour avoir oublié le conseil que nous donne Moufflet, de chercher l'acarus à côté de la vésicule et non dans son intérieur, que la plupart d'entre eux n'ont obtenu aucun succès, et que d'autres n'ont dû qu'au hasard de l'avoir quelquefois rencontré (1).

Les naturalistes modernes ne sont pas encore tout à fait d'accord sur la place que l'on doit assigner à l'acarus dans un cadre entomologique. M. Dugès le place dans l'ordre des acariens (classe des arachnides), qui renferme la mite du fromage et une foule de petits insectes qui vivent en parasites sur d'autres animaux. Caractères distinctifs : *tête soudée au tronc ; huit ambulatoires.*

M. Raspail a rétabli le genre sarcopte de Latreille, et lui assigne les caractères suivants : *Corps un peu arrondi, comme comprimé sur ses deux faces, et imitant la tortue ; blanc, strié, hérissé sur le dos de papilles rigides, huit pattes : les quatre antérieures placées à côté de la tête et comme palmées, les quatre postérieures distantes ; les quatre pattes antérieures au moins sont munies d'ambulacrum.*

(1) L'acarus se trouve à une distance variable de la vésicule, quelquefois tout près, et une petite élevure blanchâtre est alors le seul indice de sa présence ; plus souvent dans un point éloigné, et auquel on arrive par un léger sillon que l'insecte laisse après lui : c'est toujours à l'extrémité libre de ce sillon qu'il existe.

Notre insecte a été placé dans ce genre, sous le nom de sarcopte de l'homme (*sarcoptes hominis*). La nature de cette notice ne nous permet pas de donner tous les détails de son organisation ; du reste, ils varient un peu suivant chaque auteur. Le lecteur peut lire à cet égard les excellents articles de MM. Raspail et Dugès dans le *Bulletin de Thérapeutique*, tome VII ; celui de M. Beaude, dans le *Journal des connaissances médicales*, 14 septembre 1834, et surtout la brochure de M. Albin-Gras, où ces différents travaux se trouvent analysés et joints à des considérations d'entomologie comparée et à une foule d'autres détails des plus intéressants.

Il paraît évident que l'acarus n'est jamais le résultat d'une génération spontanée : il pond de petits œufs oblongs, blancs, transparents, et ayant, selon M. Dugès, le tiers de la longueur de l'animalcule.

Quant au rôle de l'acarus dans la gale, il ne reste plus guère de doute à son égard, après les expériences de M. Albin-Gras : ce médecin s'est inoculé la gale à plusieurs reprises, avec des acarus appliqués sur la peau des bras.

Déjà le frère de M. Renucci nous avait affirmé avoir guéri un jeune enfant galeux en faisant enlever avec soin, par une personne fort habile à prendre l'acarus, tous ceux qui existaient sur le corps.

On se rappelle que MM. Lugol et Moronval ont vainement essayé d'inoculer la gale avec la sérosité contenue dans les vésicules. Je sais qu'il existe des cas assez nombreux où, malgré une éruption scabieuse des mieux caractérisée, on n'a pu trouver un seul acarus ; mais si l'on réfléchit à l'extrême petitesse de l'insecte sur lequel on opère, à la nécessité de notions précises et à la grande habitude d'investigation qu'il faut avoir pour arriver à sa découverte, on sera porté à croire qu'il existait également dans ces cas, en apparence exceptionnels, et qu'il aura échappé aux regards de l'observateur.

M. le docteur Bourguignon, gendre et digne successeur du

regrettable Sandras, a exposé avec un plein succès toutes les questions relatives à l'acarus, et mis dans tout son jour le rôle de ce parasite dans la gale humaine.

Caractère contagieux. Personne ne le méconnaît : jusqu'à ces derniers temps on l'attribuait à la virulence de l'humeur contenue dans les vésicules de la gale ; des auteurs ont été jusqu'à prétendre que cette affection est constamment liée à un état particulier de toute l'économie et qu'il faut, par conséquent, admettre l'existence d'une véritable *dyscrasie psorique :* aujourd'hui, de pareilles hypothèses doivent être rejetées par tout praticien instruit et au courant de la science ; les gales rentrées ou répercutées, les *reliquats* de gale, ses métastases, sont autant de chimères qui ne peuvent plus figurer que dans les livres anciens et surannés : la gale reste pour tous une affection essentiellement locale et accidentelle qui n'épargne personne, attaque tous les âges, tous les sexes et se rencontre aussi bien chez les individus cachectiques que chez ceux qui jouissent de la santé la plus brillante : sa cause constante, unique, est l'introduction, sous l'épiderme, de l'insecte appelé *acarus* et nous allons trouver dans le seul emploi d'agents parasiticides, ses moyens de facile et rapide guérison.

Diagnostic différentiel. Tant qu'il a régné de l'incertitude et de la confusion relativement aux caractères essentiels et pathognomoniques de la gale humaine, on ne devait pas être surpris des erreurs journalières commises à son sujet par un grand nombre de praticiens. Aujourd'hui, de pareilles méprises ne doivent plus se commettre, et, sans affirmer avec M. le docteur Hébra que la présence des sillons et des sarcoptes est absolument nécessaire au diagnostic de la gale, je ne crains pas d'avancer que ces deux caractères sont beaucoup plus faciles à constater qu'on ne le croit généralement, et qu'ils échappent bien rarement à qui veut se donner la peine de les chercher en examinant avec attention et sous un jour favorable les régions affectées, et en n'oubliant pas

que la gale est toujours et essentiellement une affection vésiculeuse, et que les altérations qu'elle peut subir dans ses
formes éruptives ne sont jamais que disséminées et exceptionnelles.

Les seules affections avec lesquelles il serait, à la rigueur
possible de confondre la gale, sont la vésiculite (herpes,
Will.), l'eczéma, l'ecthyma et certains cas de prurigo.

1° La *vésiculité* diffère de la gale en ce que ses produits
éruptifs sont nombreux et rapprochés; en ce qu'ils ne dépassent jamais, dans leur plus grand développement, le volume d'une tête d'épingle ou d'un petit pois; en ce qu'ils
suivent une marche régulière et se terminent spontanément
et par desquamation au bout de deux ou trois septénaires.

2° Les vésicules de l'*eczema* sont réunies en groupes et
beaucoup plus enflammées; elles se montrent de préférence
dans les points où abondent les poils et les follicules sébacés:
elles sont le siége d'un sentiment de cuisson et non d'un véritable prurit comme dans la gale; enfin, elles sont presque
toujours remplacées par des concrétions squameuses plus ou
moins étendues.

3° Les pustules d'*ecthyma* sont ordinairement isolées, et le
plus souvent en petit nombre : elles sont accompagnées de
douleurs lancinantes et non de démangeaisons : elles ont
une marche successive et se convertissent en croûtes distinctes et séparées.

4° Le diagnostic peut devenir d'une difficulté réelle dans
certains cas de *prurigo chronique* dont les papules offrent
souvent à leur sommet un petit soulèvement épidermique
renfermant une gouttelette de sérosité; mais un sûr moyen
d'éviter l'erreur consiste à ne pas oublier que cet état papulo-
vésiculeux n'appartient qu'à un petit nombre des produits
éruptifs du prurigo; que cette dernière affection occupe le
revers des membres et la partie postérieure du tronc, ce qui
est le contraire pour la gale; que dans le prurigo, les démangeaisons sont bien autrement vives et constantes et qu'au

lieu des petites croûtes lamelleuses qui succèdent aux vésicules psoriques, on rencontre de simples concrétions noirâtres formées par une gouttelette de sang desséché.

Pronostic. Il n'offre jamais de gravité tant que la gale n'est accompagnée d'aucune complication.

Variétés. Il y en a trois tirées des modifications éruptives : ainsi 1° la gale vésiculeuse ; 2° la gale papuliforme ; 3° la gale pustuliforme.

Traitement. Il est des plus simples et cette facilité de guérison démontre que mieux une maladie est connue, plus rapide et plus sûre est sa médication.

Quand la gale est exempte de toute inflammation étrangère, son traitement se résume dans quelques frictions pratiquées sur toute l'étendue des téguments avec un agent insecticide. C'est principalement à M. le docteur Bazin, médecin de l'hôpital Saint-Louis, que la science doit d'être aujourd'hui fixée sur ce point. Ce laborieux confrère conclut, de nombreuses expériences, que dans le traitement de la gale :

1° Le mode d'application des *agents insecticides* est la chose essentielle, et le choix de ces agents, la chose secondaire ;

2° Que la friction rude est préférable à l'onction, à la lotion et au bain ;

3° Que la friction doit être faite sur tout le corps, et non pas seulement sur les *parties occupées par l'éruption ;*

4° Que la friction ne doit pas être répétée plus de six fois, quel que soit l'agent insecticide ;

5° Que le nombre de frictions nécessaires entre une et six varie suivant la nature de l'agent insecticide. Une friction seulement pour l'huile de Dippel ; deux frictions pour la pommade d'Helmerich ; trois pour la pommade à la camomille formulée par M. Bazin.

Avec la pommade de M. le docteur Bourguignon, composée de poudre de *staphysaigre* unie à l'axonge (voir le formulaire), il faudrait de quatre à six frictions par jour et la durée du traitement serait de quatre à cinq jours.

La méthode belge, instituée dans les hôpitaux militaires pour le traitement de la gale, se recommande tout particulièrement sous le triple rapport de la simplicité, de l'économie et de la rapidité; elle consiste :

1o A faire une friction générale au savon noir d'une demi-heure;

2o A faire prendre un bain tiède simple durant le même temps;

3o A faire une seconde friction générale avec le sulfure de calcium liquide, qu'on laisse sécher sur la peau pendant un quart d'heure;

4o Enfin, à pratiquer une immersion et un lavage de tout le corps avec l'eau du bain; le tout exécuté dans l'espace de deux heures : cette méthode expérimentée en France par M. le docteur Legroux, dans son service de l'Hôtel-Dieu, paraît avoir justifié, pour cet habile observateur, les divers avantages qui viennent d'être signalés.

De tels progrès, apportés au traitement de la gale, ont dû frapper tous les esprits, et les principes d'application sur lesquels ils reposent doivent tendre chaque jour à se généraliser davantage. Depuis longtemps je les ai pris pour base de ma pratique tant à ma clinique que dans mes consultations particulières : seulement, je redoute la trop grande rapidité du traitement et si l'on accepte les cas d'extrême urgence, je regarde comme plus prudent et plus sûr de consacrer trois à quatre jours au traitement de la gale, à moins qu'elle ne soit récente et fort limitée.

Après avoir fait disparaître à l'aide des moyens convenables toutes traces d'irritation intercurrente pouvant se rencontrer à la peau et compliquer l'éruption psorique, je prescris, matin et soir, une lotion de tout le corps avec l'eau savonneuse (savon noir pour les adultes et surtout les hommes faits; savon bleu de Marseille, pour les femmes et les enfants); cette lotion, qui est de 15 à 20 minutes, est suivie d'un bain sulfureux simple, un peu plus chaud que d'ordinaire et dans lequel le malade reste une heure : la dose de sulfure de potassium varie, suivant l'âge et la délicatesse de la peau, depuis 120 grammes jusqu'à 60 et même moins : au sortir du bain, on pratique sur toute l'étendue de la peau une friction avec la pommade d'Helmerich ou le cérat soufré, de 15 à 20 minutes encore et le malade termine par une nouvelle lotion savonneuse.

Il est souvent arrivé que, dès le lendemain, des malades n'éprouvaient plus aucune démangeaison et se disaient guéris : je n'en ai pas moins toujours persisté dans le maintien des prescriptions indiquées, persuadé qu'il faut au moins, dans les gales un peu anciennes, cinq à six frictions et autant de bains pour être certain de la guérison.

Il ne faut pas croire que tous les individus se prêtent également à ces rudes frictions, à ces lotions savonneuses, aux bains sulfureux, en un mot, à toutes ces causes d'excitation cutanée : ce qui se fait impunément chez l'homme jeune et robuste, comme le militaire, devient plus difficile quand la peau est fine et délicate, le sujet impressionnable, et cesse d'être praticable chez beaucoup de femmes et d'enfants.

Aussi, tout en restant fidèle aux principes de traitement qui viennent d'être exposés, n'hésitons-nous pas à reconnaître que le choix des agents parasiticides et la durée du traitement n'ont rien d'absolu et restent subordonnés à l'appréciation du médecin.

Je termine ce qui est relatif au traitement de la gale en rappelant le moyen récemment proposé par le docteur Bonnet d'Épinal (Vosges) et qui consiste dans l'usage externe de la benzine : il suffit de barbouiller avec cette substance les endroits où l'acarus établit de préférence son siége, et plus légèrement, les autres surfaces du corps : au bout de cinq minutes, on donne un bain d'une demi-heure et le traitement est terminé : il est bien entendu, ajoute M. Bonnet, que s'il existe une éruption secondaire, elle restera l'objet d'un traitement approprié.

B. Gale pédiculaire (1). Sous ce titre se rangent les différentes variétés du genre *pediculus ;* la présence de ces parasites constitue de dégoûtantes infirmités qui accompagnent le plus ordinairement la malpropreté, la misère ou la débauche.

On distingue trois espèces de poux : 1° celui de la tête (*pediculus humanus capitis*, de Géer); 2° celui du tronc et des vêtements (*pediculus humanus corporis*, de Géer); 3° celui du pubis (*pediculus pubis*, Linnée); vulgairement appelé *morpion: ce mot est bas et obscène.*

A la tête, le pou est d'un gris brun, de forme arrondie, pourvu d'une enveloppe épidermique plus dure et plus colorée. Il vit sur la tête et ne quitte pas le cuir chevelu.

Sa présence est le résultat constant d'une transmission accidentelle d'un individu à un autre, et jamais l'effet d'une *génération spontanée,* comme beaucoup de personnes seraient portées à le croire. Pour expliquer son développement et sa propagation, il suffit de sa prodigieuse fécondité et du peu de soins que l'on met souvent à le détruire. Je l'ai signalé comme une des complications les plus fréquentes des gourmes du premier âge : les enfants lymphatiques, à longue chevelure blonde paraissent plus exposés que d'autres à la contagion, surtout lorsque, par négligence, on laisse accumuler les couches de crasse qu'engendre la transpiration.

L'existence des *pediculi capitis* est annoncée par des démangeaisons plus ou moins vives ; lorsque ces insectes sont nombreux, les personnes qui en sont atteintes portent constamment les doigts dans les cheveux, et se grattent fortement avec les ongles. Chez les enfants, le prurit peut être assez vif pour provoquer l'insomnie et quelquefois même un agacement nerveux très-prononcé. Les poux pullulent d'une manière dégoûtante sous les croûtes de l'achore, de l'impé-

______

(1) Phthiriasis, φθειρίασις, de φθείρ, pou ; phthiriase. Ce nom sert à désigner l'existence d'une très-grande quantité de poux sur une région ou sur toute la surface du corps de l'homme.

tigo, du favus et sous les squames de l'eczéma; mais tels nombreux qu'ils soient, jamais leur présence n'occasionne le marasme, encore moins la mort.

Si la présence des poux n'a rien de réellement dangereux, il n'en faut pas-moins regarder comme autant de préjugés nuisibles les opinions de ceux qui supposent que les individus affectés de poux sont ordinairement sains du reste du corps; que ces insectes sucent le *mauvais sang*; enfin, que l'existence d'un grand nombre de *pediculi* sur le cuir chevelu, constitue une sorte d'exutoire qu'il ne faut supprimer qu'avec les plus grandes précautions.

Traitement. Lorsque la présence des poux n'est liée à aucun désordre inflammatoire du cuir chevelu, il est toujours possible et souvent même très-facile de les détruire : il suffit, pour cela, de peigner souvent les individus qui en sont atteints, de tenir les cheveux courts et même de les raser entièrement s'ils sont couverts de *lentes* (lesquelles ne sont autres que les œufs reproducteurs des *pediculi*): pour hâter la destruction des parasites, on peut recourir aux lotions alcalines ou sulfureuses, ou bien avec une décoction de semences de staphysaigre : on trouverait un topique plus certain encore dans une légère dissolution de sulfate de cuivre ou de sublimé ; mais, chez de très-jeunes enfants, ces derniers moyens demandent à être employés avec beaucoup de ménagement, pour éviter de provoquer des maux de tête ou de produire l'irritation du cuir chevelu : quelques onctions légères avec l'onguent gris, présentent moins d'inconvénients en ce qu'il suffit le plus souvent d'une seule application et qu'un cercle étroit tracé à l'origine des cheveux semble dans beaucoup de cas étendre son action insecticide sur tous les points envahis par le hideux parasite.

Dans le cas où le cuir chevelu serait le siége d'une inflammation eczémateuse ou autre, on ne devrait songer à la destruction des *pediculi* qu'après avoir ramené la peau à son état normal.

Au corps, le pou est blanc, large et plat, sans taches, avec les yeux noirs. Il habite les parties couvertes du corps, le tronc et les membres : il se rencontre rarement sur la tête: ses lentes (œufs générateurs) sont agglomérées et déposées, en général, dans les plis du linge et des autres parties des vêtements. Chez les personnes malpropres , spécialement chez celles qui se couvrent de laine et ne changent pas assez souvent de linge ; chez les prisonniers, les galériens, les matelots et les vieillards, qui vivent au sein de la misère, cet insecte multiplie d'une manière prodigieuse.

C'est à la présence d'un grand nombre de poux sur la surface du corps qu'on donne particulièrement le nom de *Phthiriasis*.

Mais quel que soit le nombre des parasites qui la constituent, la *maladie pédiculaire* est toujours le résultat des pontes successives et multipliées d'un ou plusieurs de ces insectes, accidentellement introduits sur la peau.

Les lentes ou œufs sont encore déposées sur les poils. Quant à l'insecte, c'est particulièrement sur la poitrine et aux aisselles qu'on le trouve en plus grand nombre. La peau n'est point altérée, à moins que les parasites ne soient très-nombreux et anciennement développés : dans ce cas, on observe souvent de petites élevures papuleuses, coniques et rougeâtres, et plus rarement de larges tubercules. On remarque aussi des égratignures et des excoriations de dimensions variées ; il peut, en outre, se rencontrer d'autres lésions concomitantes ou accidentelles, telles que le prurigo, des ecchymoses, etc. ; mais le *prurigo pédiculaire*, tel que l'entendent certains auteurs, n'existe réellement pas, en tant que maladie essentielle due au développement spontané des poux.

Il va sans dire que les préjugés, que j'ai dû signaler en parlant des poux de la tête, se représentent même chez des auteurs sérieux et modernes, à propos de ceux du corps ; pour les uns, la présence des *pediculi corporii* suffirait à

elle seule pour constituer une maladie grave : pour d'autres, au contraire, cette apparition serait d'un heureux
présage : certains vont jusqu'à lui attribuer des guérisons
presque merveilleuses de goutte, de névroses graves, de violents rhumatismes : inutile d'ajouter qu'aucun fait évident
ne confirme de pareilles assertions.

J'ai eu de fréquentes occasions d'observer cette repoussante affection pendant mon année d'internat à l'hospice
de Bicêtre et il m'est souvent arrivé d'être éveillé dans une
nuit de garde pour aller au secours de prétendus malades que
de malencontreux boutons condamnaient à l'agitation et
à l'insomnie et qui, pour tous produits éruptifs, ne me
montraient que des poux sillonnant en tous sens leur épiderme.

Ce n'est pas néanmoins que je conteste d'une manière absolue l'influence de la constitution sur l'entretien et la persistance des *pediculi* : s'ils sont les compagnons ordinaires
de la misère et de la malpropreté, on les rencontre cependant quelquefois sur des personnes appartenant aux classes
aisées et qui semblent prendre soin d'elles : mais leur constitution est généralement appauvrie; leur régime trop exclusivement végétal; leur peau molle et terreuse offre çà et là
des furfures ou lamelles épidermiques : on retrouve, en un
mot, chez la plupart de ces individus, des conditions analogues à celles que j'ai fait connaître à propos de la porrigine,
du favus qui sont, comme on le sait positivement aujour-
d'hui, autant d'affections parasitaires.

Il peut donc y avoir, en réalité, des natures de peau qui
se prêtent à l'accroissement et à la multiplication des parasites : mais ceux-ci, quels que soient leur espèce et leur siége
habituel, sont constamment le résultat d'un *germe* déposé
accidentellement à la surface du corps.

Traitement. On détruit facilement les poux du corps à
l'aide des bains sulfureux, des frictions sulfuro-alcalines, des
fumigations sulfureuses, et mieux encore avec des bains

chargés d'une suffisante quantité de sublimé ou de sulfate de cuivre : dans l'intervalle des bains, on peut frictionner le corps avec les pommades conseillées contre la porrigine et le favus : ces moyens sont au moins aussi sûrs et de beaucoup préférables à l'onguent mercuriel qui ne pourrait sans danger être appliqué sur la majeure partie des téguments.

Si la maladie pédiculaire semble liée à un état cachectique, à un mauvais régime alimentaire, on prescrira, en outre du traitement local, les moyens propres à relever l'organisme et à rétablir l'équilibre fonctionnel sans se préoccuper des conséquences imaginaires de la trop brusque suppression des *pediculi*.

Au pubis et sur les parties naturellement couvertes de poils, se rencontre une espèce particulière de pou que certains naturalistes nomment *pediculus ferox* à cause de la violence de sa piqûre, et que l'on connaît en France sous le nom de *morpion*.

Il est plus petit que les précédents, a le corps arrondi, plat et large ; son corselet, très-court, se confond presque avec l'abdomen qui offre postérieurement des crénelures en forme de cornet. Ses pattes sont recourbées en dessous ; il reste fixe dans la même situation et s'attache très-fortement à la peau, dont il dépasse à peine le niveau. On le trouve à la base des poils des parties génitales, de la barbe, des sourcils, des paupières, des aisselles ; il se propage quelquefois aussi sur le tronc et les membres, lorsqu'ils sont couverts de poils ; mais il ne se fixe jamais sur le cuir chevelu. Il peut rester quelque temps inconnu, et alors il se multiplie d'une manière incroyable. Je fus un jour consulté, dans mon cabinet, par un monsieur de province qui se disait atteint d'une éruption fort pénible, et que je trouvai littéralement couvert de morpions. Pour le convaincre de l'existence réelle de ces parasites, je fus obligé d'en prendre un avec une pince et de le lui montrer marchant sur une feuille de papier. Les *pediculi pubis* provoquent une démangeaison insupportable ;

lorsqu'ils sont très-nombreux, la peau est parsemée de petites taches rouges, semblables à de petites gouttelettes de sang et que des auteurs regardent comme les excréments de ces insectes. On peut les détacher de la peau avec l'ongle ; enfin, des élevures papuleuses naissent souvent sur les points que ces insectes ont occupés. Ils se propagent comme les précédents, et pullulent avec une extrême rapidité.

Traitement. Quelques frictions avec l'onguent mercuriel sur les parties où les *pediculi pubis* se sont développés, constituent généralement toute la médication, sans qu'on soit obligé de raser les poils sur lesquels les pattes de ces insectes se sont attachées : un simple cercle tracé avec le topique indiqué autour de la région envahie suffit, dans beaucoup de cas, pour les détruire entièrement.

HÉMORRHAGIES CUTANÉES.

CARACTÈRES GÉNÉRAUX. — Affections symptomatiques d'une altéra-tion du système sanguin; comme *causes :* toutes influences pouvant affaiblir ou détériorer l'organisme; symptômes fréquents des fièvres typhoïdes ou du scorbut; *produit pathologique :* taches. Le traite-ment n'est autre que celui de l'affection *principale*.

PÉLIOSE (1).

Synonymie. — Porpora, des Italiens; blutfleckenkrankheil, des Alle-mands; purpura, de Willan (2); *morbus maculosus*, de Werlhof; pe-techianosis hœmorrhea, de Duncan ; maladie tachetée hémorrha-gique de Bellefonds ; pourpre apyrétique, de quelques auteurs, etc.

HISTORIQUE.

Définition. Dermatose non contagieuse, et principalement caractérisée par le développement de taches quelquefois d'un rouge vif, mais plus souvent d'un rouge obscur; dans d'autres cas, brunes ou noirâtres. Ces taches sont générale-ment arrondies, tantôt discrètes, tantôt confluentes, ne for-ment aucune saillie à la peau et sont constamment l'effet d'hémorrhagies sous-épidermiques.

Causes. Au nombre des causes prédisposantes se rangent l'enfance et la vieillesse, le sexe féminin, le tempérament

---

(1) πελίος signifie livide et exprime l'aspect ordinaire de l'éruption qui nous occupe.

(2) Cette expression de l'école anglaise a la même signification que celle d'Alibert; on peut les employer toutes deux indifféremment.

lymphatique, une peau molle et délicate, une constitution affaiblie par des excès ou de nombreuses privations, ou bien des maladies antérieures ; les professions qui exposent ceux qui les exercent à subir les variations atmosphériques, à séjourner dans des lieux humides et marécageux , souvent même dans l'eau, etc.

Cette affection paraît, le plus souvent, due à la misère et à la malpropreté, à une habitation humide et mal aérée, à une nourriture malsaine ou insuffisante , à l'usage des préparations mercurielles poussées jusqu'à la salivation, etc. Mais, comme elle attaque également des individus placés dans les conditions les plus favorables, il faut convenir que la péliose peut reconnaître encore d'autres causes, et que son étiologie n'est pas toujours dégagée d'obscurité.

Symptômes et marche. La péliose , que n'accompagne dans beaucoup de cas aucun mouvement fébrile, se manifeste par des taches rouges ou livides , assez régulièrement arrondies, ne disparaissant pas sous la pression du doigt, et tellement analogues aux piqûres de puces qu'on ne peut souvent les en distinguer que par l'absence du point central, trace de ces piqûres.

Leur siége le plus ordinaire est aux membres, et surtout aux extrémités inférieures; elles peuvent aussi se montrer sur le tronc, à la poitrine et même au visage chez les jeunes enfants; leur nombre est extrêmement variable ; leur disposition n'offre aucune régularité ; leur volume varie depuis une tête d'épingle jusqu'à une grosse lentille , et même au delà ; elles sont toujours discrètes, et la peau qui les sépare conserve son état normal.

Ces taches deviennent successivement plus foncées, puis perdent peu à peu leur couleur, jaunissent et disparaissent au bout de quelques jours à la manière des ecchymoses, sans furfuration ni desquamation sensibles et sans laisser aucune trace de leur existence. (Péliose vulgaire, Alibert ; *purpura simplex*, Willan.)

Dans des cas plus graves, le développement de la péliose est quelquefois précédé d'un sentiment de prostration universelle ou d'un trouble plus ou moins marqué des fonctions du tube digestif; ses taches sont livides ou violacées, plus larges, plus nombreuses, plus profondes; c'est alors qu'elles ont l'aspect des meurtrissures produites par l'action des agents extérieurs.

Elles peuvent envahir toute la surface cutanée; mais elles sont surtout nombreuses dans les points où la peau est fine et délicate; elles peuvent également s'étendre à l'orifice des membranes muqueuses, à la cavité buccale, et même pénétrer dans la profondeur du tube digestif.

La péliose est alors souvent accompagnée d'un état tout particulier de l'économie, principalement caractérisé par la fluidité du sang et la perméabilité de tous les tissus : des hémorrhagies surviennent par la cause la plus légère; on voit le sang couler à la surface des téguments, ou surgir de l'intérieur des cavités naturelles, s'épancher dans les poches séreuses ou s'infiltrer dans l'épaisseur même des organes ;

Du reste, ces hémorrhagies sont extrêmement variables sous le rapport de la quantité du sang épanché, comme pour la manière dont il sort de ses vaisseaux : c'est ainsi qu'il peut ne tomber que goutte à goutte, ou couler par jet continu, ou s'épancher en nappes.

Quelques auteurs affirment que la péliose et les hémorrhagies qui la compliquent fréquemment, peuvent être accompagnées de symptômes d'irritation, soit générale, soit locale : de là, les divisions de péliose sthénique et péliose asthénique.

Les taches de la péliose sont généralement dépourvues de toute sensibilité, et ce n'est que dans des cas exceptionnels qu'elles deviennent le siége de picotements ou de légères démangeaisons.

La *durée* de la péliose est extrêmement variable : dans les cas les plus simples, quelques jours suffisent pour son entière disparition : mais souvent aussi, surtout lorsqu'il existe quelques graves complications; elle se prolonge plusieurs semaines et même plusieurs mois : en pareil cas, les taches ne se développent que successivement, et la peau des malades peut offrir les teintes les plus variées et les plus bizarres.

Les taches de la péliose ne laissent aucune trace de leur existence : cette affection existe rarement à l'état de simplicité; on la rencontre souvent avec la variole et la scarlatine, avec des inflammations organiques plus ou moins graves, mais plus particulièrement comme symptômes d'affections scorbutiques ou tuberculeuses.

Lésions anatomiques. Le scalpel nous démontre que les taches de la péliose sont toutes le résultat de véritables extravasations sanguines : dans les taches les plus petites, le sang se trouve immédiatement sous l'épiderme, à la superficie du réseau muqueux : plus les taches sont étendues, plus ce liquide pénètre profondément dans l'épaisseur de la peau; il peut arriver jusqu'à sa face profonde, et même jusqu'au tissu cellulaire sous-cutané.

Diagnostic différentiel. Les taches de la péliose se distinguent : 1° des ecchymoses, par la nature toute différente de leur cause; 2° des piqûres de puce, par l'absence du point central, trace de ces piqûres; 3° des éruptions exanthémateuses, par l'obscurité de leur teinte, par leur persistance, malgré la pression du doigt, par leur dégradation de couleur; 4° des macules syphilitiques, par la marche de la maladie et la connaissance des signes commémoratifs.

Pronostic. Il varie suivant que la péliose est simple ou compliquée, selon la nature même de ses complications : l'âge du malade, sa constitution, le nombre et l'étendue des taches, etc., modifient singulièrement le pronostic : ce qu'on peut dire, en général, c'est que la péliose est rarement une affection légère et de peu d'importance.

Espèces et variétés. Il n'y a que deux espèces : 1° la péliose sthénique; 2° la péliose asthénique.

Traitement. Cette affection réclame bien rarement l'em-

ploi des antiphlogistiques ; quand elle survient accidentellement, comme après des courses forcées, un travail excessif
et en dehors des habitudes, etc.; qu'elle attaque un sujet
jeune encore et d'un tempérament *demi-sanguin;* qu'elle se
complique de vifs picotements, d'agitations, d'insomnies, de
pesanteur de tête, etc., en même temps que le pouls conserve une certaine résistance, on ne doit pas reculer devant
une application de sangsues, ou même une saignée du bras,
l'usage des grands bains, une diète de quelques jours, des
boissons rafraîchissantes et acidulées, quelques laxatifs ; mais
les cas de péliose aiguë ou sthénique sont fort rares, et pour
son traitement on a bien plus souvent occasion de recourir
aux toniques et aux excitants, aux amers, aux préparations
de quinquina, aux ferrugineux, aux acides minéraux, au
ratanhia, etc. : les purgatifs, et parmi eux le calomel, sont
fréquemment employés dans le traitement de la péliose : à
l'extérieur, on a le plus souvent recours aux applications
styptiques et fortifiantes, tels le vin aromatique, le tannin, les
roses de Provins, l'eau blanche, etc.; les solutions alcalines
et sulfureuses, en lotions, en bains, conviennent aussi dans
beaucoup de cas.

On doit opposer à chaque complication les moyens appropriés, et non-seulement soustraire le malade aux influences
qui ont pu altérer sa santé, mais encore le maintenir entouré
des conditions hygiéniques les plus favorables.

La péliose n'est point contagieuse, rarement idiopathique
et presque toujours liée à une altération de la santé générale
de forme scorbutique; c'est une affection sporadique dont
le traitement reste subordonné à la maladie principale dont
elle n'est souvent qu'un épiphénomène.

PÉTÉCHIE. (1).

Synonymie. — Petequia, des Espagnols ; petecchie, des Italiens ; pete-chia, des Anglais ; petechien, des Allemands ; purpura, de Willan et Bateman ; fièvre pétéchiale, des auteurs ; fièvre pourprée de Rivière ; purpura maligna de Sauvages, etc.

HISTORIQUE.

Définition. Dermatose, le plus ordinairement symptoma-tique, de nature *exanthémateuse*, et principalement caracté-risée par le développement de petites taches quelquefois rosées, mais plus souvent livides ou noirâtres, discrètes et éparses sur les téguments : ces taches, que l'on compare à celles de la rougeole, ne deviennent jamais vésiculeuses, se terminent en 24 ou 48 heures par une légère furfuration, et ne laissent après elles ni croûtes, ni ulcérations.

Causes. On assigne comme causes des pétéchies toutes les conditions capables de déterminer les fièvres de mauvais ca-ractère : ainsi, les exhalaisons marécageuses, les grandes inondations, le voisinage des cloaques, l'encombrement des hôpitaux, des vaisseaux ou des ateliers ; une habitation humide, étroite et non aérée ; enfin, les privations de l'indi-gence.

Mais, ce que personne n'a encore expliqué, est la coïn-cidence, si fréquente, des pétéchies avec les affections typhoïdes et pestilentielles, et le caractère de gravité qui paraît, dans beaucoup de cas, résulter de cette simulta-néité d'existence.

Symptômes et marche. L'éruption pétéchiale, que l'on pour-rait à plus d'un titre classer parmi les exanthèmes, survient

(1) *Petechia, peticula.* Les auteurs anglais ont confondu sous le nom de *purpura* la péliose et la pétéchie, deux affections qu'il importe cepen-dant de bien distinguer et dont les anciens ne nous ont laissé que des descriptions inexactes.

quelquefois d'une manière spontanée : sa marche est alors
rapide, et elle peut disparaître sans avoir déterminé le plus
léger mouvement fébrile; mais ordinairement le développement de ses taches est précédé et accompagné de symptômes
plus ou moins nombreux, qui tous annoncent un état de
prostration de l'économie, comme : sentiment de lassitude
générale, céphalalgie sourde, dégoût des aliments, lenteur
et débilité du pouls, rêvasseries, délire, etc.; les sécrétions
et surtout l'urine peuvent être diversement altérées; chez
d'autres malades, les symptômes seront ceux d'une apparente irritation du système circulatoire : enfin, chez le plus
grand nombre, il n'existe plus aucun doute sur le caractère
typhoïde ou pestilentiel de la maladie principale, lorsque
paraissent les premières pétéchies.

Elles se manifestent ordinairement du second au septième jour, sous la forme de petites taches parfois rosées,
mais le plus ordinairement livides ou noirâtres. Ces taches
sont discrètes et laissent dans leurs intervalles la peau tout à
fait saine : elles se montrent d'abord au cou, à la poitrine,
à la partie interne des bras, dans les plis des articulations, et
de là gagnent quelquefois toute la surface des téguments :
leur disposition n'offre aucune régularité; leur grandeur
varie peu : il est rare qu'elles atteignent le volume d'une
lentille; plus leur teinte est obscure et plus l'éruption offre
généralement de gravité.

L'éruption pétéchiale n'est le plus souvent accompagnée
d'aucune sensation particulière dans les parties qui en sont
le siége; quelquefois cependant les malades accusent dans
ces mêmes parties un sentiment de cuisson plus ou moins
incommode (*purpura urticans*, Willan).

Les pétéchies n'ont qu'une existence éphémère : elles
disparaissent presque toujours au bout de 24 ou 48 heures,
par desquamation ou plutôt furfuration épidermique, et
sans jamais laisser après elles ni croûtes, ni ulcérations.

L'éruption pétéchiale existe rarement comme affection

simple et idiopathique : elle survient quelquefois dans le cours d'une maladie aiguë, et son développement coïncide presque toujours, dans ce cas, avec une exacerbation des symptômes morbides; mais on la voit le plus souvent se manifester dans les fièvres de mauvais caractère, et alors elle peut rester sans influence sur la maladie principale et ne paraître qu'un épiphénomène sans importance; ou bien être suivie d'un amendement général, se montrant comme une éruption critique et salutaire, ou bien encore coïncider avec une exacerbation de tous les symptômes et devenir une fâcheuse complication.

L'éruption pétéchiale ne survient généralement qu'une fois pendant le cours d'une maladie; souvent aussi, surtout lorsque celle-ci est de longue durée, on la voit paraître à deux reprises différentes : dans ce cas, les deux éruptions sont loin souvent d'être identiques.

Siége anatomique. Il occupe l'élément vasculaire du corps papillaire cutané.

Diagnostic différentiel. La pétéchie se distingue : 1° de la péliose, par l'extrême petitesse de sa tache, par sa nature exanthémateuse et non hémorrhagique; 2° de la rougeole, par ses taches discrètes et disséminées, par l'état sain des parties tégumentaires qui les séparent, etc.

Pronostic. Il varie suivant que la pétéchie est simple ou compliquée, idiopathique ou symptomatique : ce qui constitue sa gravité, c'est moins l'éruption elle-même que la nature des maladies dans le cours desquelles elle survient ordinairement.

Espèces et variétés. Il n'y a que deux espèces : la pétéchie idiopathique, la pétéchie symptomatique.

Traitement. L'éruption pétéchiale n'exige aucun traitement direct : c'est contre la maladie qu'elle complique qu'il faut diriger tous ses efforts, en observant néanmoins qu'il convient de les modifier suivant l'espèce d'influence que l'éruption paraît exercer sur l'affection primitive et principale.

LÉSIONS PIGMENTAIRES.

CARACTÈRES GÉNÉRAUX. — Colorations ou décolorations morbides et persistantes de la peau ; elles sont symptomatiques ou idiopathiques ; aucune sensation douloureuse ne s'y manifeste ; nuances et formes très-variables ; pour siége : l'organe sécréteur de la matière colorante. *Traitement* obscur.

DYSCHROME (1).

(LENTIGO, ÉPHÉLIDE.)

Synonymie. — Lentiggine, des Italiens ; sommerfleck, des Allemands ; frekles, des Anglais ; éphelis (2), Bateman ; lentigo (3), Celse et Forestus ; pannus (4), Alibert ; macula hepatica, id. scorbutica, id. vermicata, de certains auteurs ; taches de rousseur, du vulgaire.

HISTORIQUE.

Définition. Dermatose non contagieuse et principalement caractérisée par le développement de taches de couleur et de dimensions extrêmement variables : ces taches, le plus souvent indolentes et sans aucune influence sur l'économie,

---

(1) Ce terme générique vient de deux mots grecs, δύς et χρῶμα, couleur ; il me sert à désigner les diverses colorations morbides de la peau.

(2) Ephélis, de ἐπί, sur, et ηλιος, soleil, tache de rousseur.

(3) Lentigo, de *lens*, lentille, à cause d'une certaine ressemblance de forme.

(4) Le mot latin *pannus* signifie pièce, haillon, morceau, et ne me paraît pas rendre d'une manière heureuse l'idée d'Alibert sur l'aspect particulier de la peau des individus affectés de dyschrôme.

dépassent rarement le niveau des téguments et sont parfois accompagnées d'une légère furfuration de l'épiderme.

Causes. L'enfance et la jeunesse, le sexe féminin, un tempérament lymphatique, une peau fine et délicate, paraissent des conditions favorables au développement du dyschrôme.

On l'attribue soit à l'action directe du soleil ou de la lumière, soit au voisinage prolongé des corps en ignition, ou bien, à une altération particulière du système biliaire ou de l'appareil digestif : on cite encore au nombre des causes déterminantes, des émotions morales vives, des chagrins profonds, l'usage interne du nitrate d'argent; mais il faut reconnaître que, dans beaucoup de cas, l'étiologie du dyschrôme reste des plus obscures.

Symptômes et marche. Le dyschrôme peut se montrer avec des caractères extérieurs bien différents et qu'il importe d'exposer successivement. Ainsi, 1° il se présente fréquemment sous la forme de petites taches arrondies et lenticulaires, rarement rouges et animées, plus souvent brunes, mais le plus ordinairement jaunâtres : ces taches sont éparses ou agglomérées, ne dépassent jamais le niveau des téguments, et ne sont le siége d'aucune sensibilité : elles sont accidentelles ou congéniales; dans le premier cas, elles ne se rencontrent guère que dans les parties habituellement découvertes, comme au visage, sur les bras, les mains, le cou, la poitrine ; dans le second cas, toutes les régions du corps peuvent en être plus ou moins marquées (*taches de rousseur*).

Cette forme de dyschrôme est surtout commune chez les individus qui ont les cheveux très-blonds, ou roux, ou d'un rouge foncé, sans que l'on sache, au juste, quel rapport existe, dans ce cas, entre l'altération de la peau et la coloration du système pileux.

C'est de cette forme qu'il faut rapprocher les taches d'abord rouges et animées, puis brunâtres ou d'un jaune paille

et comme marbrées, que présentent les cuisses des femmes
qui font usage des chaufferettes appelées *gueux*, et les jambes des hommes qui les tiennent longtemps exposées à la
chaleur d'un foyer trop ardent.

C'est encore à elle qu'il faut rapporter ces taches tantôt
peu nombreuses, irrégulières et d'un brun foncé; tantôt, au
contraire, multipliées, d'un jaune fauve, petites et arrondies,
qui se rencontrent si souvent au printemps et pendant les
chaleurs de l'été sur les parties de la peau, exposées à l'air
et aux rayons du soleil, et que l'hiver fait généralement
disparaître (*éphélides*).

2° Le dyschrôme se montre, dans d'autres cas, sous la
forme de taches grisâtres, fauves, jaunâtres et comme safranées; d'abord petites, isolées et distantes les unes des autres,
ces taches se rapprochent et s'élargissent; la peau qui les
sépare conserve son état normal : elles sont irrégulières et
d'une égale grandeur; leur surface est légèrement rugueuse :
elles sont parfois accompagnées d'un prurit assez violent
pour causer l'insomnie; toute perspiration cutanée paraît
éteinte dans les points qu'elles occupent, tandis que cette
fonction se montre plus active dans les régions restées saines (Alibert) : l'épiderme qui les recouvre s'enlève avec une
certaine facilité sous forme de desquamation furfuracée
(taches hépatiques des auteurs; *pityriasis versicolor*, Willan et Bateman).

Sous cette forme, le dyschrôme imprime souvent à la peau
des malades les plus bizarres transformations; les taches
peuvent se multiplier ou s'étendre au point de faire croire
que les parties peu nombreuses qu'elles ont respectées, et
qui tranchent par leur pâleur sur les surfaces environnantes,
sont les seules malades et frappées *d'achrôme*.

Cette variété du dyschrôme peut exister sans complication
aucune du côté des organes internes; mais il est peut-être
plus ordinaire de la trouver liée à un état morbide, soit du
foie et de ses annexes, soit du tube digestif.

Dans quelques cas rares, le dyschrôme se présente sous la forme de plaques verdâtres et d'un brun foncé, et parfois tout à fait noires (*pityriasis nigra*, Bateman; panne mélanée, Alibert).

C'est à cette variété qu'il faut rapporter la panne *carate*, d'Alibert; la *pinta*, de Nicellan, affections qu'on rencontre la première dans le voisinage des Cordillères; la seconde, au Mexique, et dont le véritable caractère ne me paraît pas encore suffisamment apprécié.

Il existe une dernière variété de *dyschrôme*, qu'on peut appeler artificiel, et qui est dû à l'introduction du nitrate d'argent dans l'économie. Ce médicament énergique n'est guère employé que dans les affections nerveuses les plus graves, telles que l'épilepsie, etc., etc. Il jouit de la singulière propriété de donner à la peau une teinte bronzée d'autant plus foncée, que son usage a été plus prolongé. J'ai connu, à l'hôpital Saint-Louis, un employé, nommé Cécile, qui confirme pleinement cette assertion. Heureux encore si ce malade n'eût fait qu'échanger la teinte naturelle de sa peau contre les violentes attaques d'épilepsie auxquelles il était sujet; mais il n'en a malheureusement pas été ainsi : les attaques lui sont restées, bien qu'amoindries et plus éloignées.

L'*anatomie pathologique*, même aidée des recherches micrographiques les plus récentes, ne nous apprend que peu de chose sur les modifications subies par la peau chez les individus atteints de dyschrôme : des éléments pigmentaires plus nombreux, plus rapprochés. Quant aux variétés de nuances et aux modifications de nutrition qui s'effectuent dans les parties altérées, elles restent encore aujourd'hui le sujet d'interprétations diverses et plus ou moins problématiques.

Le dyschrôme ne développe aucun phénomène sympathique de quelque importance; il est parfois accompagné d'une démangeaison plus ou moins vive, et les symptômes morbides que lui attribuent quelques auteurs sont presque toujours dus à des complications plus ou moins graves.

Cette affection a généralement une durée fort longue; dans quelques cas, néanmoins, elle paraît jouir d'une certaine mobilité : c'est ainsi qu'on peut la voir disparaître et revenir à des époques régulières ou déterminées, guérir dans un point et se montrer dans un autre; parfois, enfin, disparaître sans retour. Ces variations n'ont lieu, du reste, que dans le dyschrôme symptomatique ou accidentel.

Le dyschrôme se termine constamment par furfuration ou une légère desquamation épidermique.

Siége anatomique. Il réside évidemment dans la partie du tissu cutané chargée des sécrétions pigmentaires.

Diagnostic différentiel. Le dyschrôme et ses différentes variétés ont des caractères trop tranchés pour qu'il soit utile d'établir avec détail leur diagnostic différentiel.

Pronostic. La longue durée du dyschrôme et sa résistance si fréquente à tous les traitements, constituent seules sa gravité; car cette affection ne compromet la santé générale que dans le cas où elle se trouve liée à quelque complication organique interne. Le pronostic reste alors subordonné au siége, à la nature et au degré de développement de la maladie principale.

Espèces et variétés. Il y a trois espèces : 1° le dyschrôme idiopathique; 2° le dyschrôme symptomatique; 3° le dyschrôme accidentel.

Traitement. Tout dyschrôme idiopathique et congénial, quand il se compose de taches multipliées ou d'une étendue considérable, doit être abandonné à lui-même, et constitue un désagrément plutôt qu'une maladie. Il n'en est pas de même du dyschrôme accidentel, et plus particulièrement encore du dyschrôme symptomatique.

Il est démontré pour moi que les taches de rousseur dues à l'insolation, de même que celles qui constituent le *masque* des femmes enceintes, et qu'on voit souvent disparaître, soit avec le temps, soit par le seul effet du changement de saison, doivent être traitées et guérissent, dans beaucoup de cas, avec une grande facilité.

J'ai plusieurs fois obtenu les meilleurs résultats de simples topiques adoucissants, tels que les onctions avec la pâte au miel, la poudre d'amandes amères, la crème d'ambroisie de Lubin, les lotions répétées à l'eau de son, de laitue et même d'amidon, en s'aidant de quelques douches en arrosoir avec l'eau simple.

On est fréquemment obligé de recourir à des moyens plus actifs et de s'adresser à la classe des excitants, aux lotions alcalines ou sulfureuses, surtout aux douches de même nature, aux pommades résolutives, et même parfois aux légers cathérétiques. Les lotions iodo-sulfureuses, que j'ai conseillées dans le traitement externe de certaines formes d'acné et d'impétigo, sont également fort utiles dans beaucoup de cas de dyschrôme. C'est bien souvent en stimulant la peau jusqu'à provoquer, dans ses couches superficielles, une légère inflammation, qu'on rétablit l'harmonie dans ses fonctions sécrétoires, et qu'on voit disparaître une foule de stigmates qui dégradent plus ou moins sa surface.

Dans le vulgaire, on vante beaucoup les bons effets de la *rosée* contre les taches de rousseur ; d'autres n'hésitent pas à leur opposer la grande *éclaire* (chélidoine), qui peut déterminer à la peau une irritation des plus vives, et n'est pas sans danger. Nous la retrouverons encore employée contre les verrues.

L'eau distillée de Ficaire, ou petite éclaire, produit un effet analogue. J'en dirai autant de l'eau rouge de l'hôpital Saint-Louis, et peut-être aussi du *lait antéphélique*, dont la composition est inconnue, mais dont les effets sur la peau sont des plus faciles à apprécier.

Dans le dyschrôme symptomatique, le traitement local a bien moins d'importance, et c'est principalement vers le foie ou le tube digestif qu'il faut diriger sa médicamentation. En pareil cas, on se trouve bien, généralement, des eaux minérales laxatives; la sévérité du régime alimentaire est aussi pour beaucoup dans le succès; à l'extérieur, les bains sulfureux, gélatineux, les frictions avec les pommades au goudron, à l'iodure de soufre, etc., facilitent la disparition des plaques, surtout de celles que l'école anglaise désigne sous le nom de *pityriasis versicolor*.

Quant au dyschrôme accidentel résultant de l'usage interne du nitrate d'argent, les docteurs Graham, d'Edimbourg, et Patterson, insistent par-dessus tout sur l'usage interne et externe de l'iodure de potassium.

ACHROME (1).

(ALBINISME.)

Synonymie. — Albinisme, de Solenander; alphos, des Arabes; chlòasma album, macula alba, de certains auteurs; leucopathie accidentelle, de M. Rayer.

HISTORIQUE.

Définition. Dermatose non contagieuse, et prinpalement caractérisée par des taches d'un blanc mat, de forme et de grandeur variables, ne dépassant jamais le niveau des téguments. Ces décolorations, auxquelles participe quelquefois le système pileux, ne déterminent le plus souvent aucun trouble fonctionnel, et sont fréquemment accompagnées, dans les points qu'elles occupent, d'une diminution plus ou moins marquée de la sensibilité. La décoloration peut être universelle, mais alors elle est constamment congéniale.

(1) Ἄχρωμα de ἀ, privatif, et χρῶμα, couleur. A ce genre se rattachent toutes les altérations de la peau caractérisées par la diminution ou l'absence totale du principe colorant.

Causes. Les causes de l'achrôme sont ordinairement fort difficiles à reconnaître. Cette affection est évidemment le résultat d'une diminution ou même de l'absence totale de sécrétion pigmentaire, dans les points qu'elle occupe; mais on ne sait souvent à quoi attribuer cette lésion fonctionnelle. Des faits bien observés tendraient à établir qu'elle peut se produire à la suite de violentes impressions morales; je l'ai vue plusieurs fois coïncider avec des désordres plus ou moins graves des voies biliaires et du tube digestif; dans bien des cas, elle semble accompagner un véritable état d'épuisement et de cachexie; elle peut encore être l'effet d'un coup, d'une contusion, etc.

Symptômes et marche. L'achrôme, que l'on observe le plus communément dans les pays chauds et sur les nègres, se manifeste, sans être précédé d'aucun prodrome, par des taches bleuâtres ou d'un blanc tout à fait mat, constamment au niveau du reste des téguments, d'une sensibilité obtuse ou même tout à fait nulle.

Ces taches peuvent se montrer indifféremment sur toutes les parties du corps. C'est ainsi qu'on les voit sur les membres, le cou, la tête, la poitrine, le dos ou le ventre, etc.

Elles peuvent être petites ou étendues, peu nombreuses ou multipliées; leur configuration n'a rien de régulier; leur dé·veloppement est en général lent, mais progressif. C'est ainsi qu'après avoir occupé d'abord un petit espace, on peut le voir envahir successivement toute la surface cutanée, ou du moins la plus grande partie des téguments; il arrive souvent aussi qu'elles demeurent stationnaires, après avoir pris une médiocre extension.

Les taches d'achrôme sont quelquefois accompagnées d'un léger gonflement des parties environnantes; mais cette complication n'est que de courte durée, et bientôt il ne reste plus que la décoloration cutanée, avec perte plus ou moins complète de toute sensibilité dans les parties qui en sont le siége.

On voit, dans quelques cas, les régions affectées d'achrôme
ne se décolorer que successivement. Ainsi, elles commencent par offrir une teinte grisâtre et toujours moins foncée
que les parties voisines, et ce n'est qu'après un laps de
temps qui varie suivant les individus qu'elles atteignent cette
blancheur éblouissante qui les caractérise.

Lorsque l'achrôme affecte des parties velues, tantôt les
poils restent intacts et conservent leur couleur, tantôt ils
participent à l'altération cutanée et deviennent tout à fait
blancs.

Les taches de l'achrôme peuvent être accidentelles et
bornées à une ou plusieurs régions, ou congéniales et en
même temps universelles.

Dans tous les cas, elles ne sont le siége d'aucune sensation particulière, et paraissent sans influence sur l'économie ;
mais l'achrôme congénial et universel est accompagné d'un
certain nombre de caractères qui impriment un cachet tout
particulier à l'habitude extérieure des malades. Ainsi, outre
leur peau d'un blanc mat, leurs cheveux et leurs poils sont
blancs, l'iris est pâle et tirant sur le rouge ; leurs yeux sont
parfois si sensibles qu'ils ont peine à supporter la lumière du
jour. Les véritables *Albinos* (d'*albinus*, blanc) sont plus communs chez les nègres que parmi les nations de la race cau-
casienne ; ils ont tous les attributs d'une constitution grêle et
délicate ; ils vivent retirés et ne sortent guère que la nuit.

Les deux sexes paraissent également sujets à l'albinisme ;
mais il est bien démontré aujourd'hui que cette affection ne
constitue jamais que des individualités morbides et nullement, comme on l'a plusieurs fois affirmé, une espèce humaine particulière et dégénérée.

Les taches de l'achrôme, même lorsqu'il est borné et
accidentel, sont toujours de longue durée et souvent indélébiles ; l'achrôme congénial ne s'efface jamais, de même que
celui qui résulte des progrès de l'âge.

Dans les cas peu nombreux où la guérison s'opère, on

voit disparaître par degrés insensibles la teinte blanche et fauve des surfaces malades, et de même revenir leur coloration normale.

Siége anatomique. Il est le même que pour le genre précédent, et ne peut être autre que l'organe chargé de sécréter la couche pigmentaire ou colorante.

Diagnostic différentiel. L'achrôme ne pourrait être confondu qu'avec la *leuce* ou lèpre des Juifs, quelques cas de dartre furfuracée et surtout la *porrigine.* Mais il se distingue : 1° de la *leuce* par l'absence de toute douleur locale et de dépression à la surface de la peau, par sa teinte blanche et non d'un vert glauque ; par l'absence de toute inflammation éliminatoire ; 2° du *pityriasis* dont les plaques sont toujours plus ou moins proéminentes, accompagnées de démangeaisons plus ou moins vives, et la plupart du temps couvertes de débris épidermiques ; 3° de la *porrigine,* par l'absence de toute altération du système pileux , autre que la décoloration.

Pronostic. L'achrôme restant généralement sans influence aucune sur la santé générale, ne peut jamais être le sujet d'un pronostic alarmant; sa résistance habituelle aux efforts du thérapeutiste est son plus grave symptôme. Le pronostic doit néanmoins varier suivant le siége qu'il occupe, son étendue, son caractère, accidentel ou congénial, simple ou compliqué; suivant, enfin, qu'il est vierge de tout traitement ou qu'il a déjà été plus ou moins de fois inutilement combattu.

Espèces et variétés. Il n'y a que deux espèces : 1° l'achrôme accidentel ; 2° l'achrôme congénial.

Traitement. L'achrôme congénial résiste à tous les traitements et doit être, en conséquence, abandonné à lui-même; il n'en est pas ainsi de l'achrôme accidentel ; on triomphe surtout facilement de celui qui est lié au désordre des sécrétions biliaires ou intestinales, à l'aide des laxatifs et surtout des eaux minérales purgatives. Les anciens vantaient certains arcanes qui sont, de nos jours, justement délaissés : tels que les bouillons de vipère, etc. ; ce qu'il ne faut pas oublier, c'est l'état de débilité offert par la plupart des sujets atteints d'achrôme un peu étendu. C'est donc principalement aux amers et aux toniques qu'il sera utile de s'adresser après avoir suffisamment évacué les voies biliaires et digestives. Les sulfureux en boisson, bains et douches, une prudente insolation, des frictions stimulantes, etc., seront journellement employés ; on s'aidera d'une alimentation fortifiante et de tous les secours d'une sage hygiène. Un moyen local qui m'a plusieurs fois réussi, est la ventouse sèche fréquemment appliquée sur la plaque décolorée et maintenue jusqu'à complète rubéfaction de cette dernière dont les vaisseaux apprennent ainsi à se charger de fluide sanguin qui par sa présence peut ramener la sécrétion pigmentaire.

HYPERTROPHIES CUTANÉES.

CARACTÈRES GÉNÉRAUX. — Affections caractérisées par une véritable exagération de tissus organiques soit de la totalité, soit d'une
ou plusieurs parties seulement de la trame cutanée; nous les divisons
selon leurs formes apparentes; elles constituent plutôt des infirmités
que des maladies. *Traitement toujours direct.*

HYPERTROPHIE SIMPLE.

DERMATOLYSIE (1).

Alibert a, le premier, désigné sous ce nom, une affection
de la peau principalement caractérisée par l'extension anormale de cette membrane. Cette hypertrophie du tissu dermoïde semble tantôt limitée aux couches extérieures du
derme, tantôt comprendre toute son épaisseur et s'étendre
jusqu'au tissu cellulaire sous-cutané. Les régions sur lesquelles on a le plus souvent occasion de l'observer, sont les
paupières, la face, le cou, le ventre, les parties génitales.
La paupière supérieure est presque toujours celle qu'on
trouve hypertrophiée; il peut en résulter un abaissement
de cet organe porté au point de gêner ou même d'entraver
complétement la vision.

Sur un nommé Pierre Martin, observé par M. le docteur
Marchand qui a publié dans le tome II de la *Revue médicale*,
ce fait extrêmement remarquable, on vit dès l'âge de 14 ans,

____

(1) De δέρμα, peau, et λύσις, dissolution, altération.

la peau former une petite tumeur derrière l'oreille gauche ;
vers 18 ans, un épais repli cutané partant du milieu du
sourcil gauche retombait en draperie sur la joue correspon-
dante, d'où il remontait ensuite pour venir trouver la partie
antérieure de l'oreille : celle-ci avait pris alors un développement considérable ; déjetée en dehors, elle était entraînée en bas par un bourrelet qui, commençant au lobule,
descendait jusqu'au bas du cou et remontait ensuite à la région occipitale où il venait se perdre.

Cette peau pendante ressemblait assez bien à celle que
l'on voit sous la gorge des dogues ; elle avait plus de 20 centimètres de circonférence, et, dans quelques endroits,
jusqu'à 8 à 10 centimètres d'épaisseur ; elle n'avait rien
perdu de sa couleur normale ; elle était onctueuse, souple et
indolore.

Des cheveux garnissaient la partie qui devait en être
recouverte ; seulement ils étaient espacés à cause de l'écar-
tement de leurs bulbes. Sur tout le côté gauche de la tête,
les téguments et le tissu cellulaire sous-jacent étaient hypertrophiés, mais sans plis. Le tissu osseux lui-même paraissait avoir pris part à l'hypertrophie ; la lèvre inférieure
était épaisse et retombante ; au milieu de tous ces écarts de
la nutrition cutanée, le malade n'avait eu que quelques accès
de fièvre erratique ; néanmoins tout, dans son habitude extérieure, annonçait une caducité précoce ; tous ses mouvements exprimaient la torpeur et l'engourdissement. La
misère devint bientôt la triste conséquence de sa hideuse
difformité.

Job à Meckren raconte avoir vu un Espagnol, âgé de
23 ans, nommé Georges Albis qui, de sa main gauche, prenait la peau de l'épaule et du sein droit, l'allongeait et la
portait ainsi jusqu'à la bouche ; de ses deux mains, il prenait
la peau de son menton, l'étendait comme une barbe et la
faisait descendre sur la poitrine. Il la remontait ensuite jusque
sur le sommet de la tête, en recouvrant les deux yeux. Aus-

sitôt qu'il la lâchait, elle se contractait et revenait à sa place. Il pouvait aussi tirer la peau du genou droit en haut et en bas, de manière à former une longueur de 60 centimètres. Il y avait impossibilité d'étendre la peau du côté gauche.

J'ai traité, il y a deux ans, à ma clinique, d'une affection cutanée, un jeune homme de 16 à 17 ans, ayant toutes les apparences de la force, et qui avait le lobule de chaque oreille triple pour le moins en longueur de ce qu'on le rencontre ordinairement. Il y éprouvait de la chaleur et des picotements, quand la température était élevée ou après un violent exercice.

Chez certains peuples, la dermatolysie se présente, pour ainsi dire, à l'état normal; qui ne connaît, par ouï-dire, du moins, le tablier de la Vénus hottentote? Cette singulière disposition qui consiste dans un développement démesuré des nymphes ou petites lèvres, paraît également se rencontrer chez la plupart des femmes dans certaines peuplades africaines.

A côté de ces hypertrophies naturelles, on en trouve qui sont dues à des dispositions passagères et accidentelles: ainsi, chez certaines femmes après des grossesses énormes, à la suite desquelles la peau conserve des dimensions et une laxité exceptionnelles. Il en est de même chez les individus qui passent brusquement d'un excès d'embonpoint à une grande maigreur.

Ainsi donc, la dermatolysie peut être spontanée ou accidentelle, et dans tous les cas, elle constitue bien plus une difformité qu'une maladie véritable.

La dermatolysie a une durée indéfinie.

Notions anatomiques. L'examen des tissus hypertrophiés ne fait découvrir aucun élément étranger à l'organisation cutanée; partout on constate un développement exagéré de chacune des trames constitutives des dermes; nulle part de productions nouvelles, de formations anormales.

Diagnostic différentiel. L'absence de toute sensibilité jointe à l'état stationnaire des parties frappées de dermatolysie rendront toujours facile le diagnostic de cette singulière affection.

Pronostic. Il doit se baser sur l'examen attentif de la nature de la maladie, de ses causes, de son siége, de son degré d'extension, et de la gêne plus ou moins grande qu'elle apporte à l'exercice fonctionnel des organes environnants.

Espèces et variétés. On doit distinguer : 1° la dermatolysie accidentelle ; 2° la dermatolysie cellulo-dermoïde.

Traitement. La dermatolysie accidentelle n'exige pour tout traitement que l'emploi de bandages appropriés ; dans d'autres cas, on peut être obligé de recourir à l'ablation des parties hypertrophiées par la ligature, l'excision ou autrement. Quels que soient, au reste, le siége, la forme et l'étendue de la dermatolysie, elle doit toujours être traitée directement et par des procédés chirurgicaux.

HYPERTROPHIE CAPILLAIRE.

NÆVUS (1).

Synonymie. — Nevo, des Espagnols ; voglia, neo materno, des Italiens ; a mother's mark, des Anglais ; muttermal, des Allemands ; sina, des Portugais ; nœvus maternus, lenticularis, Plenck ; signes, envies, taches de naissances, taches de vin, du vulgaire.

HISTORIQUE.

Définition. Dermatose congénitale, le plus ordinairement persistante, principalement caractérisée par des taches de

(1) Mot latin qui signifie signe, marque, tache naturelle sur quelque partie du corps (du grec γίγνομαι, naître).

dimension variable, généralement bien circonscrites, ne dépassant guère le niveau des téguments, d'une surface assez
égale, et dues à l'hypertrophie du système capillaire sanguin
avec ou sans complication de *dyschrôme.*

Causes. Il est rarement possible de remonter à la cause du
nævus; on en accusait autrefois l'influence des constella-
tions; plus tard, et de nos jours encore, le vulgaire l'attribue
à des terreurs éprouvées pendant la grossesse, à des désirs
non satisfaits, etc. Le fait est que sa cause est encore à
trouver.

Symptômes et marche. Les taches du nævus peuvent être
étendues ou lenticulaires et circonscrites : leur siége le plus
ordinaire est à la face, au cou, sur le thorax : il n'est toutefois aucune partie du corps qui ne puisse en être affectée :
leurs teintes sont extrêmement variables; quelquefois elles
se rapprochent par leur pâleur des plaques du *lentigo,* ou de
certaines *taches hépatiques;* mais elles sont, en général,
plus foncées : leur couleur peut varier depuis la teinte café
au lait jusqu'à celle de bistre, de brun très-foncé, de violet,
ou même tout à fait noire.

Elles sont tantôt glabres, tantôt couvertes d'un duvet to-
menteux, tantôt de poils soyeux, ou d'espèces de soies résistantes et pénicillées.

Les plaques du nævus ne sont habituellement le siége
d'aucune sensibilité : souvent limitées à un point très-cir-
conscrit, on les voit, dans d'autres cas, envahir des surfaces
considérables. Il existe en ce moment, à Suresne, une jeune
fille âgée de 7 à 8 ans, parfaitement constituée et bien por-
tante, qui est affectée d'un nævus occupant toute la région
temporale droite, le côté correspondant du cou, l'épaule
droite, la majeure partie du bras et de l'avant-bras droits.

Les taches de nævus restent généralement telles en étendue que le sujet les apporte en naissant : seulement, leur
teinte devient ordinairement de plus en plus foncée : le
contraire n'a lieu que dans quelques cas exceptionnels. Ces

plaques ne paraissent susceptibles de dégénérescence que lorsqu'elles sont fréquemment et imprudemment irritées.

Le nævus est souvent compliqué de dyschrôme, et cette altération simultanée des couches pigmentaires, modifie dans bien des cas l'aspect des plaques, et a dû contribuer à faire méconnaître le rôle important que remplit dans cette affection le système capillaire sanguin.

Notions anatomiques. C'est vainement que des auteurs s'obstinent à nier les modifications que les plaques de nævus peuvent recevoir de la respiration et de la circulation : il suffit, chez certains sujets, d'une course rapide, des chaleurs de l'été, d'un excès de table, etc., pour ajouter à l'animation des taches; toutes pâlissent, et quelques-unes même vont jusqu'à s'effacer complétement, pendant la durée d'une syncope.

En poussant plus loin l'examen anatomique, il est facile de s'assurer que la nature du nævus n'est pas toujours la même : chez l'un, ce sera le système capillaire veineux qui dominera ; chez un autre, le système capillaire artériel : il règne dans les deux cas un véritable état hypertrophique, à l'origine duquel il est toujours fort difficile de remonter, mais dont l'évidence ne peut échapper à aucun observateur sérieux.

Diagnostic différentiel. Il est des plus faciles à établir.

Pronostic. Jamais grave, en ce sens que le nævus constitue une difformité et non une maladie.

Espèces et variétés. On distingue : 1° le nævus phlébectasique; 2° le nævus artériectasique.

Traitement. Quand le nævus a beaucoup d'étendue, on doit se résigner à l'abandonner à lui-même, surtout chez les jeunes enfants; lorsqu'il est, au contraire, limité à une petite surface, on peut, avec chances de succès, en tenter la guérison. Le traitement est toujours local et direct : on préconise l'acétate de plomb en fomentations froides, ou appliqué au moyen de compresses, comme topique curatif des nævi materni, chez les sujets âgés seulement de quelques mois ; le tannin, le ratanhia, produiraient un effet analogue. On peut encore recourir à la compression, quand la situation des parties permet de la maintenir : un vésicatoire dont la suppuration serait quelque temps entretenue, pourrait modifier le nævus et amener sa disparition : Macilvain voulait qu'on le détruisît en le traversant, dans différents sens, avec des aiguilles à acupuncture rougies au feu. Ces mêmes aiguilles pourraient servir, d'après M. le docteur Pauli, de Landau, à teindre ces plaques et à les faire ainsi disparaître : voici le procédé de cet honorable confrère : « Après avoir lavé la « tache avec de l'eau de savon, on frotte pour que le sang « pénètre les mailles les plus déliées du tissu ; ensuite, on « recouvre d'une couche analogue à celle de la peau, et « préparée avec du blanc de céruse joint à suffisante quan- « tité de vermillon, puis on pique avec plusieurs épingles « qu'on a le soin de tremper elles-mêmes dans la couleur. »

Un procédé fort utile assurément, dans tous les cas où la nature artériectasique du nævus a pu être reconnue, serait la ligature des artérioles qui apportent le sang aux capillaires de la région affectée.

Nota. — Serait-ce le cas d'employer le procédé proposé par M. le docteur Chassaignac (*Gazette des Hôpitaux*, 2 mars 1858), et qui consiste dans l'application superficielle et rapide du caustique de Vienne ? Le fait cité par mon savant confrère à l'appui de sa proposition, me ferait pencher pour l'affirmative.

TUMEURS VASCULAIRES.

Je réunis sous ce titre la *tumeur érectile* et l'*anévrysme variqueux*, qu'on rencontre à la surface de la peau.

Ces différentes productions sont toujours plus ou moins élevées au-dessus du niveau des téguments : les vaisseaux sanguins dilatés ou diversement enlacés les uns avec les autres, forment tantôt des granulations qu'on a comparées à des grappes de groseille ou de cassis, à des mûres, à des fraises, à des framboises ; tantôt des tumeurs volumineuses, dont la ressemblance avec une foule d'objets existe bien plus souvent dans l'imagination et la volonté des individus que dans la configuration de la tumeur elle-même.

Ces tumeurs se montrent aux lèvres, aux ailes du nez, aux paupières, aux joues, à l'œil, au pavillon de l'oreille, à la langue, au cou, à la poitrine, aux parties génitales, etc.

Quand elles sont variqueuses et dépendent de la prédominance des capillaires veineux, on les trouve violacées, brunes ou noirâtres, de forme généralement aplatie, circonscrites, molles et compressibles ; si, au contraire, elles sont principalement constituées par le système capillaire artériel, elles se montrent rouges et vermeilles, plus saillantes et d'une résistance généralement prononcée.

Ces tumeurs, quel que soit leur caractère anatomique, sont congéniales ou acquises ; les premières succèdent à certaines taches que quelques enfants apportent en venant au monde ; ces taches sont ordinairement d'une très-petite dimension, n'excèdent presque jamais la grandeur de l'ongle, qu'elles atteignent même fort rarement. Elles dépassent à peine le niveau des téguments, et semblent molles à la pression. Leur teinte est tantôt violacée, tantôt d'un rouge vermeil ; toujours bien limitées, elles peuvent être tout à fait circulaires ou irrégulièrement circonscrites ; la température de ces taches, lorsqu'elles sont constituées par l'élément artériel, est ordinairement de quelques degrés supérieure à celle des parties environnantes.

A. TUMEUR ÉRECTILE.

Synonymie. — Erectil, des Espagnols; erettile, des Italiens ; erectile tissue, des Anglais; erectiles grevebe, des Allemands.

HISTORIQUE.

La tache résultant de la dilatation des capillaires artériels, après être restée plus ou moins longtemps stationnaire, et sans éprouver d'autres changements que ceux que lui impriment momentanément les variations dans la circulation, produites par les efforts, les cris, la toux, l'approche et le cours de la période menstruelle chez les femmes, etc., devient, dans beaucoup de cas, le siége d'un travail nouveau ; dans les parties sous-jacentes se forme, tantôt avec une extrême lenteur, tantôt avec une certaine rapidité, une tumeur qui, d'abord peu volumineuse et circonscrite, libre et roulante, semble ensuite contracter des adhérences avec les parties plus profondément situées ; sa circonférence est hérissée de prolongements qui souvent s'étendent au loin et dont les progrès ne sont pas toujours sensibles à l'extérieur. La peau amincie prend une teinte violacée ou brunâtre, mais toujours moins foncée que dans les tumeurs variqueuses. Quand la tumeur est parvenue à un certain degré, elle devient le siége de battements isochrones à ceux du pouls; d'abord obscurs, ces battements finissent par devenir sensibles au toucher et quelquefois même à la vue.

Si, trompé par l'apparence de fluctuation qu'on observe souvent dans la tumeur érectile, on y pratique une ponction ou une incision, il en résulte des hémorrhagies plus ou moins abondantes et souvent difficiles à arrêter : le même accident peut être l'effet d'une rupture spontanée de la peau, par suite d'usure et d'ulcération.

La marche de la tumeur érectile est tantôt lente, tantôt rapide. Cette affection est très-sujette à dégénérer ; dans cet état, elle constitue ce que la plupart des auteurs appellent *fongus hématode* ; cette dégénérescence est rarement spontanée, mais résulte le plus souvent d'irritations répétées, ou de traitement irrationnels.

Chez la femme, chaque période menstruelle est ordinairement marquée par un accroissement momentané de la tumeur, dont la surface *non ulcérée* a plusieurs fois été le siége d'un écoulement sanguin périodique, remplaçant celui de l'utérus (Desault, etc.).

La tumeur érectile non précédée de *tache* peut survenir à toutes les époques de la vie, mais est, néanmoins, plus commune pendant la jeunesse et l'âge adulte ; les causes les plus légères semblent lui donner naissance, et il y a souvent si peu de rapport entre la cause productrice et la gravité de la maladie qu'on ne peut expliquer son apparition qu'en l'attribuant à quelque prédisposition fâcheuse et inexpliquée de l'économie.

La tumeur érectile, malgré son habituelle gravité, est cependant susceptible d'une terminaison favorable et spontanée ; on l'a vue, dans quelques cas, fort rares il est vrai, après avoir acquis un plus ou moins grand développement, rester stationnaire, même rétrograder progressivement et perdre de son volume.

B. TUMEUR VARIQUEUSE.

Synonymie. — Varicose, des Italiens ; varicose tissue, des Anglais ; kramp faderig, des Allemands.

HISTORIQUE.

Comme la précédente, elle peut commencer par une petite tache placée dans l'épaisseur de la peau ; cette tache d'un bleu violet très-foncé, presque noire, augmente peu à peu; il se forme ensuite au-dessous d'elle une petite tumeur noirâtre, d'abord bien limitée, puis irrégulière, qui, à mesure qu'elle se développe, se montre recouverte et entourée de veines plus ou moins volumineuses, dont les saillies et les contours nombreux se dessinent sous la peau, à travers laquelle on aperçoit la couleur du sang qui les remplit; tout obstacle à la circulation veineuse a pour effet d'augmenter le volume de la tumeur variqueuse et de rendre sa couleur plus foncée.

Dans d'autres cas, la tumeur variqueuse a pour origine de petites granulations aplaties, circonscrites, molles, compressibles, qui sont dues à la dilatation graduelle des veinules les plus déliées qu'on voit s'agrandir, s'agglomérer et s'entrelacer de manière à former une tumeur qui prend avec le temps un volume plus ou moins considérable.

Cette tumeur a généralement une surface plus lisse que la précédente; elle est aussi plus molle, plus dépressible et se prête davantage aux apparences d'une véritable fluctuation.

Comme la tumeur érectile, et par l'effet de causes analogues, elle peut donner lieu à de fréquentes hémorrhagies qui, bien que moins dangereuses, en raison de la nature du sang épanché, peuvent cependant entraîner, par leur persistance ou leur répétition, l'épuisement des malades.

La tumeur variqueuse est beaucoup moins sujette à dégénérer, mais il est aussi plus rare de la voir tendre à une guérison spontanée, soit par son endurcissement, soit par une diminution progressive.

Lésions anatomiques. La structure des tumeurs vasculaires varie selon qu'elles résultent de l'altération des capillaires sanguins artériels ou de celle des capillaires sanguins veineux; dans le *premier cas,* les désordres ne s'étendent pas au delà de la peau ou du tissu cellulaire sous-cutané; l'incision des tissus malades fait voir une multitude de pertuis béants par où s'échappe le fluide sanguin, et qui ne sont autres que les orifices d'artérioles dilatées; ce n'est que dans les tumeurs anciennes et déjà volumineuses qu'on peut constater la participation à la maladie d'une division artérielle de quelque importance.

Dans le *second cas,* ce sont les veinules les plus déliées qui se dilatent, s'agrandissent, s'agglomèrent et s'entrelacent de manière à constituer la tumeur variqueuse; quelques tumeurs semblent dues à l'altération d'une veine plus considérable.

C'est ici le moment de rappeler que l'examen anatomique des tumeurs vasculaires en a fait reconnaître un certain nombre, que des auteurs appellent avec raison *tumeurs mixtes,* et dans lesquelles on trouve en même temps altérés, soit d'une manière à peu près égale, soit dans des proportions variables, les capillaires artériels et les capillaires veineux. Cette double altération doit nécessairement modifier les caractères physiques des tumeurs et amener des nuances dont il est, au reste, facile de se rendre compte.

Diagnostic différentiel. La tumeur vasculaire qui succède à une tache congéniale est toujours facile à reconnaître; il n'en est pas toujours de même de celle qui survient accidentellement et à une époque déjà avancée de la vie; pour éviter une erreur susceptible d'entraîner de graves inconvénients, il est utile d'avoir toujours présents à la pensée ses différents caractères extérieurs; les affections avec lesquelles on pourrait, à la rigueur, confondre la tumeur vasculaire sont l'abcès froid, la verrue, une excroissance syphilitique: l'abcès froid s'en distingue par son siége, sa profondeur, l'absence de toute coloration de la peau tant que l'inflammation ne s'y est pas étendue; l'absence de ramifications vasculaires tant à la surface qu'à la base et au pourtour de l'engorgement. Nous verrons bientôt par quels caractères elle se distingue de la verrue et des végétations syphilitiques.

Je crois en avoir dit assez pour établir une distinction suffisante entre la *tumeur érectile* et la *tumeur variqueuse.*

Pronostic. La tumeur vasculaire, en raison de sa longue durée, de son développement parfois considérable, des hémorrhagies dont elle peut devenir le siége, et surtout de sa tendance trop fréquente à dégénérer, est toujours une affection grave et qui réclame toute la sollicitude du praticien; l'âge du malade, le siége du mal, le degré de développement auquel il est parvenu, sont autant de circonstances qui peuvent modifier le pronostic. La tumeur érectile étant la plus sujette à dégénérer, sera jugée plus grave que celle due à la simple dilatation des veines; enfin, les tumeurs mixtes occuperont, dans l'opinion du médecin, une place intermédiaire, qui pourra elle-même se modifier selon la prédominance du système veineux ou du système artériel.

Espèces et variétés. Il y a deux espèces de tumeurs vasculaires : 1° la tumeur variqueuse; 2° la tumeur érectile.

Traitement. On guérit une tumeur vasculaire, disait Bérard jeune, tantôt en détruisant son tissu, tantôt en le modifiant de telle sorte qu'il devienne cellulo-fibreux.

Quel que soit le procédé mis en usage, la médication est toute locale, puisqu'il s'agit d'affections toujours circonscrites et sans rapports avec l'organisme tant qu'elles n'ont pas dégénéré et ne sont pas arrivées à leurs extrêmes limites.

Comme, chez l'enfant, la tumeur vasculaire débute le plus ordinairement quelques mois après la naissance, c'est aussi l'époque où il est le plus facile d'en obtenir la disparition.

Il est rare qu'on puisse atteindre ce but par le seul emploi des résolutifs et même des astringents; cela s'est vu cependant quand la tache seule existe; de simples fomentations avec le tannin, le sulfate de fer, de zinc, l'acétate de plomb, en dilutions plus ou moins étendues, ont pu donner d'excellents résultats; plus tard, il faut recourir à des moyens plus actifs; chez l'enfant qui n'a pas été vacciné, on peut, en entourant la tumeur d'une couronne de boutons de vaccin, en provoquer l'inflammation phlegmoneuse, et, par suite, la destruction; après la vaccine, ce moyen, conseillé depuis nombre d'années et dont le docteur Legendre de récente et regrettable mémoire, parle avec avantage dans la *Gazette des Hôpitaux* du 30 septembre 1856, cesse d'être applicable; ce procédé, d'ailleurs, réclame certaines précautions sur lesquelles M. le professeur Nélaton a eu raison d'insister dans ses leçons cliniques : je me suis toujours bien trouvé de calculer mes piqûres de telle sorte que les boutons de vaccin ne soient pas trop rapprochés et se développent sur la tumeur en même temps que sur la peau restée saine.

Le docteur Lallemand vante les bons effets de l'acupuncture dans le traitement des tumeurs vasculaires; les aiguilles peuvent être placées symétriquement à côté les unes des autres ou entre-croisées, retirées au bout de peu d'instants ou laissées à demeure, variées dans leur composition (fer, étain, laiton, etc.), toujours dans le but de provoquer l'inflammation phlegmoneuse résolutive ; mais cette manière de faire compte d'assez nombreux insuccès, et ne paraît valoir ni le broiement, ni l'excision, ni surtout la cautérisation ; celle-ci peut être produite par le procédé si ingénieux de M. Middeldorpff, professeur à l'Université de Breslau, qui semble commander à l'électricité; par le cautère actuel, par les agents caustiques.

Ces derniers, quand ils sont liquides, peuvent être introduits, à l'aide d'instruments convenables, jusque dans l'intérieur de la tumeur; la créosote a été quelque temps employée de cette manière; on peut lui substituer les acides nitrique, sulfurique, chlorhydrique, etc. : il suffit d'une ou plusieurs gouttes, selon le volume et la disposition de la tumeur. Mais le procédé que je préfère à tous est celui qui consiste à employer simultanément l'excision et la cautérisation; commençant par enlever avec le bistouri toutes les parties saillantes et évidemment altérées, et poursuivant avec une couche suffisante de beurre d'antimoine ou de caustique de Vienne, les ramifications plus ou moins profondes de la tumeur vasculaire, sans la destruction desquelles une récidive peut venir déjouer toutes les espérances du praticien.

HYPERTROPHIE FOLLICULAIRE.

EXDERMOPTOSIS (1).

Sous ce nom, M. le docteur Huguier a décrit (2), il y a quelques années, une forme particulière d'hypertrophie folliculaire qui siége le plus ordinairement au pourtour de la vulve et peut néanmoins se rencontrer sur toute autre partie du corps, principalement sur le front, les tempes, le visage.

Le nombre de ces follicules hypertrophiés est, en général, peu considérable. Ils occupent plus particulièrement le bord libre et la surface externe des grandes lèvres, les parties supérieure et interne des cuisses, le périnée, les environs de l'anus.

Ils forment, à leur début, dans l'épaisseur du derme, un point plus ferme, plus résistant ; plus tard, ils s'élèvent, au-dessus de la surface tégumentaire, en une saillie arrondie, bien circonscrite, du volume d'une petite tête d'épingle, sans douleur, chaleur, ni changement de couleur à la peau, dont l'aspect reste le même que celui des parties environnantes.

Parfois cependant ces petites saillies présentent une légère teinte rosée due à la transparence de leur enveloppe et à l'augmentation de la vascularité des parois folliculeuses.

Chaque petite tumeur, en continuant à se développer, se détache de plus en plus de la peau, forme une saillie sphérique et sessile, cylindroïde, ou bien, sphérique et pédicu-

---

(1) De ἐκ ou ἐξ, dehors, au-dessus ; δέρμα, peau ; πτῶσις, altération.
(2) *Maladies des appareils sécréteurs des organes génitaux externes de la femme*, 1850, J.-B. Baillière.

lée. Le follicule est alors enveloppé dans presque toute sa
surface par les couches superficielles de la peau, et sa base
ne tient plus aux couches profondes que par le pédicule formé par les couches dilatées et quelques vaisseaux capillaires.
C'est dans ces deux circonstances, dit M. le docteur Huguier, que l'affection mérite surtout le nom. d'*exdermoptosis*.

La saillie, en général hémisphérique, qu'elle présente, varie
en volume depuis celui d'un grain de mil jusqu'à celui d'un
pois. Rarement elle dépasse ce dernier. Sa surface est lisse,
polie, luisante, jamais inégale ou rugueuse, à moins que la
malade, par des frottements ou des coups d'ongle, n'en ait
déchiré la surface qui est alors recouverte d'une croûte sèche et brunâtre; constamment, au centre, à l'œil nu ou à la
loupe pour les plus petites, on observe un point déprimé,
une sorte d'ombilic un peu plus terne que les autres parties
de la surface; quelquefois même ce point est transparent et
l'œil peut pénétrer jusque dans l'intérieur du follicule, où il
distingue la matière sébacée. La pression de la tumeur, entre
deux ongles, fait sortir par ce point une très-petite quantité
de cette matière blanchâtre et épaisse. Ces petites tumeurs
sont dures, résistantes au toucher, qui n'éveille aucune sensation douloureuse. A côté de ces tumeurs tendues, luisantes, grises ou légèrement rosées, et en quelque sorte pleines
de vie, M. Huguier dit en avoir quelquefois observé qui
étaient flétries, ridées à leur surface comme d'anciennes hémorrhoïdes. Prises entre la pulpe des doigts, on sentait à
leur centre un petit point plus dur que le reste; la dissection
de ces tumeurs laissait voir le follicule atrophié, comme
desséché, ayant à peine le volume d'un grain de millet.

Lorsque, avec des ciseaux courbes sur le plat, ou tout autre instrument, on enlève les couches de peau qui recouvrent le sommet de la tumeur, on voit que celle-ci est formée
par une granulation rosée, charnue, ou même rougeâtre,
qui se laisse enlever facilement par énucléation; elle est sur-

tout adhérente vers sa base; il ne s'écoule le plus souvent un peu de sang que lorsque cette dernière a été séparée du tégument. Cette granulation est elle-même creuse et renferme dans sa cavité plus ou moins de matière sébacée; en un mot, dit M. Huguier, ce petit corps charnu n'est que le follicule lui-même offrant encore tous ses caractères anatomiques sans être dans la nécessité de l'examiner à la loupe ou au microscope.

Le follicule enlevé, la cavité du derme qui le logeait revient légèrement sur elle-même, se remplit d'un peu de sang, se couvre d'une légère couche d'un rouge brun qui se détache bientôt et laisse un petit point brunâtre légèrement déprimé qui s'efface lui-même au bout de quelques jours.

L'*exdermoptosis* peut durer fort longtemps et souvent même se prolonger toute la vie; mais cette longue durée tient moins à la persistance des saillies folliculaires qu'à leur disparition et à leur reproduction successives : on en voit cependant qui restent des années stationnaires.

Lorsque ces petites tumeurs s'enflamment, elles deviennent d'un rouge franc; un cercle inflammatoire très-étroit en circonscrit la base; les couches cutanées superficielles qui les recouvrent, se ramollissent, se détruisent, et le follicule se sépare soit spontanément, soit avec la plus légère traction, des couches profondes de la peau, laquelle offre, dans ce point, une capsule enflammée qui disparaît très-promptement.

Diagnostic différentiel. L'exdermoptosis peut être confondue avec la verrue, les tubercules muqueux, ou quelque autre végétation syphilitique.

Pour la distinguer de la verrue il suffit de remarquer que cette dernière affection ne se rencontre presque jamais aux parties génitales; il n'en est pas de même des végétations syphilitiques; mais, en se rappelant l'état granulé de leur surface, leur nombre plus considérable, leur teinte plus vive, leur plus grande vascularité qui les rend saignantes sous l'instrument et leur nature cellulo-fibreuse, sans aucune cavité intérieure ni dépression ombilicale au sommet, on évitera facilement toute erreur durable. Quant au tubercule muqueux en voie de développement, il se distingue de l'exdermoptopsis en ce qu'il n'est jamais franchement ombiliqué, et en ce que la pression n'en fait pas sortir de matière sébacée; la dermatose dont l'exdermoptosis me paraît se rapprocher le plus est la variété d'*acné*, décrite par M. le docteur Bazin sous le nom de *varioliforme;* mais comme en pareil cas l'erreur du diagnostic serait sans importance pratique, il serait superflu de nous y arrêter davantage.

Pronostic. Sans aucune gravité.

Traitement. Il consiste dans une simple et légère opération. Si la tumeur est sessile, on enlève avec des ciseaux courbes sur le plat, le sommet de l'enveloppe qui la recouvre; le follicule se trouve tout de suite mis à nu par sa face superficielle, ou la partie correspondant à son orifice; on le presse alors par deux points opposés de sa base et de dedans en dehors, et on le voit sortir de la cavité qu'il s'était creusée dans l'épaisseur de la peau. Si cette pression exercée avec l'extrémité des deux pouces n'est pas suffisante, avec la pointe de l'une des lames des ciseaux on fait basculer le follicule dans sa cavité, et l'on détruit ainsi les légères adhérences qui s'opposaient à sa sortie. Plus le follicule a acquis de volume, plus cette ablation est simple.

Si la tumeur est pédiculée, l'opération est encore bien plus facile; il suffit d'en retrancher le pédicule avec des ciseaux, ou bien de le saisir entre les deux ongles et de l'enlever avec force et rapidité, en faisant subir aux doigts un mouvement de torsion en vertu duquel le bord libre des ongles agit sur ce pédicule à la manière d'une scie.

Nota. — D'après le docteur Erasme Wilson, ce serait à une altération analogue de l'appareil folliculaire qu'il faudrait attribuer la formation des productions cornées qu'on rencontre chez certains individus. Cette opinion, si je ne me trompe, est également celle de M. Dutrochet.

HYPERTROPHIE TUBERCULEUSE.

VERRUE (1).

Synonymie. — Verruga, des Espagnols; porro, des Italiens; wart, des Anglais; warse, des Allemands; poireau ou porreau, du vulgaire, etc.

HISTORIQUE.

Définition. Affection caractérisée par de petits tubercules indolents et mamelonnés, plus ou moins arrondis, sessiles ou pédiculés, d'une nature comme filandreuse, et dont le siége le plus ordinaire est aux mains et au visage : ces tubercules pénètrent souvent, par des espèces de racines, jusqu'au tissu cellulaire sous-cutané, ou sous-muqueux, et existent presque toujours en grand nombre chez le même individu.

Causes. L'enfance, une peau fine et délicate, l'exercice des professions qui obligent à manier des substances dures et pulvérulentes, paraissent favorables au développement de la verrue.

On attribue généralement cette affection aux irritations répétées de la peau par les agents extérieurs, à une certaine disposition herpétique, à une transmission héréditaire ; souvent, elle paraît sous la dépendance d'un état particulier et tout à fait inconnu de l'économie.

D'après le médecin anglais, l'humeur folliculaire se stratifie, se dessèche et se pénètre ensuite de phosphate calcaire.

Ces produits pathologiques présentent à l'analyse chimique les mêmes caractères que la matière sébacée.

Ne peut-on pas assigner la même origine à ces loupes ou tumeurs qu'on observe fréquemment au cuir chevelu, qui peuvent également se rencontrer dans d'autres parties du corps, qui n'entretiennent aucun lien sympathique avec l'économie, restent sans influence sur la santé générale, et constituent autant d'infirmités locales qu'il faut toujours attaquer directement et détruire sur place ?

(1) Du latin *verruca.*

Symptômes et marche. La verrue n'étant le siége d'aucune douleur, son premier développement a souvent lieu à l'insu de celui qu'elle affecte : elle se présente à l'observateur sous deux aspects différents qu'il importe de noter : tantôt, c'est une petite tumeur inégale, dure et âpre au toucher, peu élevée au-dessus des téguments, auxquels elle tient par une large base (verrue commune, ἀκρωθίνιον, des anciens, de ἀκρός, élevure, et θὶν, grain). Cette espèce se rencontre principalement sur les mains ; on la trouve encore à l'origine des membranes muqueuses. Dans d'autres cas, la verrue est portée sur un pédicule allongé : son corps présente un renflement plus ou moins sillonné, à l'extrémité libre du pédicule (*poireau*). Quelquefois même ce renflement n'existe pas, et l'extrémité de la verrue se trouve aussi grêle que sa base (ἀκρόχόρδον des anciens, de ἀκρός, élevé, χορδή, boyau). Cette espèce est plus commune au cou et au visage que partout ailleurs.

La verrue se développe généralement avec lenteur : elle met presque toujours plusieurs mois pour son entier accroissement : son volume ne dépasse guère celui d'un gros pois ; le plus souvent discrète, elle n'est le siége d'aucune sensation douloureuse, et ne cause quelque gêne que lorsqu'elle se développe dans le pli d'une articulation ou entre les doigts.

Le nombre des verrues varie chez chaque individu : elles sont tantôt rougeâtres, tantôt d'un blanc mat ; ailleurs, leur couleur ne diffère en rien de celle de la peau, les unes sont molles au toucher, d'autres dures et comme cartilagineuses.

Quant à leur organisation, elle est loin d'être toujours identique : formées le plus souvent par une superposition de couches épidermiques, elles ressemblent dans d'autres cas à des poches membraneuses, flasques et vides : quelquefois ce sont deux lames de peau réunies par leur face intérieure : on en voit qui ne peuvent se rompre sans laisser écouler une certaine quantité de sang : quand on les coupe près de leur base, elles présentent une surface bleuâtre sur laquelle ne tardent pas à pointiller une ou plusieurs gouttelettes sanguines.

Ce phénomène est dû à l'hypertrophie des capillaires sanguins, et démontre que la verrue peut recevoir des vaisseaux nourriciers d'un volume parfois assez considérable. La verrue abandonnée à elle-même a généralement une durée indéfinie : quelquefois cependant, surtout lorsqu'elle est accidentelle, elle paraît susceptible de résolution : elle se termine, dans quelques cas, par suppuration.

Lorsque les verrues sont anciennes, elles laissent après elles une légère teinte bleuâtre plus ou moins persistante.

Diagnostic différentiel. La verrue pourrait être confondue avec certaines végétations analogues dues au virus cancéreux ou syphilitique ; mais, dans le premier cas, la participation ordinaire de la peau à l'altération morbide et l'existence de douleurs lancinantes ; dans le second, le siége des tumeurs presque toujours aux organes de la génération et la connaissance des signes commémoratifs, empêcheront que l'erreur ne puisse se prolonger.

Pronostic. La verrue est plutôt une petite infirmité qu'une maladie : quelquefois cependant, lorsqu'elle est souvent irritée par des piqûres ou des cautérisations incomplètes, elle peut tendre à dégénérer et revêtir les caractères des affections carcinomateuses.

Espèces et variétés. On distingue : 1° la verrue sessile ; 2° la verrue pédiculaire.

Traitement. Il est toujours local et direct : le professeur Lisfranc traitait les verrues en immergeant plusieurs fois par jour les parties affectées dans une solution de savon noir chaude. Ce moyen, des plus faciles à mettre en usage, peut suffire chez les très-jeunes sujets : on peut, en pareille circonstance, recourir à l'eau de chaux ou de Goulard ; mais si la verrue est déjà ancienne et qu'elle affecte une personne adulte, elle ne cède qu'à des topiques plus actifs : tels les frictions avec le sel ammoniac, la poudre de sabine, l'hydro-chlorate de soude, l'eau phagédénique (mélange d'hydro-chlorate de chaux et de deutoxyde de mercure), la solution de sublimé, le suc de citron, etc. : dans nos campagnes, on dé-truit journellement des verrues avec les sucs d'oignon, d'ail, de chélidoine (petite ou ficaire, grande ou éclaire), d'eu-phorbe, etc. : pour les cas rebelles, on peut recourir à la li-gature, à l'excision, à la cautérisation ; un procédé qui me réussit généralement, consiste à tremper deux ou trois fois par jour, durant 30 à 40 minutes, les parties affectées dans une décoction de tan, chargée de sulfate de fer, et aussi chaude que possible.

HYPERTROPHIE ACCIDENTELLE.

COR (1).

Synonymie. — Callo, des Espagnols et des Italiens ; vart ou a corn des Anglais ; Leichdorn, des Allemands ; tylosis, d'Alibert ; cor, oignons, durillons ; le cor, les cors aux pieds ; œil de poule, de pie, de per-drix, etc., de nos départements.

HISTORIQUE.

Définition. Affection caractérisée par de petites tumeurs dures, plates ou arrondies, formées par une superposition de lames épidermiques, et ayant leur siége le plus ordinaire soit à la paume des mains ou à la plante des pieds, soit aux orteils sur leur face dorsale, et plus souvent dans leurs in-tervalles : ces callosités, résultat ordinaire d'une pression longtemps répétée, déterminent par leur présence une gêne souvent insupportable, et sont elles-mêmes susceptibles de s'enflammer et de devenir plus ou moins douloureuses.

Causes. Le cor est toujours le résultat d'une pression long-

(1) Clavus pedis, τύλωσις, aspérité, dureté, callosité, etc.

temps répétée sur un même point, soit par des chaussures trop étroites ou trop courtes, soit par des plis ou de trop fortes coutures dans les bas; soit enfin par le contact habituel d'un corps dur et résistant.

Symptômes et marche. Le cor suit, en général, dans son développement, une marche lente et progressive; sa présence n'est douloureuse que lorsqu'il a déjà pris un certain volume, à moins toutefois qu'il ne repose sur quelque rameau nerveux, ou sur une saillie osseuse qui l'expose à des frottements continuels.

Cette affection présente plusieurs variétés importantes à noter : c'est ainsi qu'elle se montre sous la forme de tumeurs aplaties, superficielles, dépassant peu le niveau des téguments : ces tumeurs que l'on rencontre le plus communément autour des talons, à la face inférieure des orteils, sous la tête du premier métatarsien, aux paumes des mains, renferment quelquefois entre les lames épidermiques qui les constituent, une sérosité rougeâtre qui leur donne au toucher un sentiment de souplesse et de rénitence plus ou moins marqué; mais bientôt cette sérosité disparaît; les couches épidermiques se multiplient, leur consistance se prononce chaque jour davantage, et la tumeur, qui d'abord ne causait qu'une gêne supportable, devient de plus en plus sensible et douloureuse (Durillon).

Dans d'autres cas, le cor, outre le durillon dont je viens de parler, présente une seconde partie centrale de forme conique, plus ou moins profondément enfouie dans le derme, et pénétrant souvent jusqu'aux parties fibreuses ou aux os les plus voisins : cette partie regardée comme la racine du cor, est généralement déprimée, grisâtre, et contraste avec la blancheur nacrée que la macération due à la transpiration habituelle des parties, donne au bourrelet qui l'environne. Cette forme du cor (gomphose d'Alibert) (1), se rencontre

____

(1) Du mot grec γόμφος, qui signifie clou.

généralement sur les têtes des os, sur les jointures des phalanges, sur leur face latérale, ou bien à leurs extrémités.

Enfin, quand le cor existe sur une partie molle et œdématiée, il présente dans son milieu un mamelon rouge, et entouré de petites pellicules plus ou moins faciles à détacher les unes des autres (cor bulbeux, Alibert).

Ces différentes formes du cor, et surtout les deux premières, peuvent se trouver réunies chez le même individu; du reste, leur nombre, leur volume et leur disposition sont extrêmement variables.

Le cor est généralement regardé comme une production tout à fait inorganique et simplement formée par une réunion de lames épidermiques.

Cependant, on doit distinguer dans ces tumeurs, deux parties : l'une superficielle sèche, extérieure, et sans aucune apparence d'organisation; l'autre centrale, plus profonde, demi-transparente et pénétrant à travers l'épaisseur du derme jusqu'aux tissus fibreux sous-jacents.

Déjà, Breschet affirmait avoir vu, à l'aide du microscope, des vaisseaux traverser en divers sens la partie profonde de certains cors : ce fait me paraît avoir été depuis pleinement confirmé, et je me suis assuré, dans plusieurs circonstances, qu'il n'est aucunement besoin du microscope pour en vérifier l'exactitude.

On trouve fréquemment, plus ou moins ankylosées, les articulations qui avoisinent les cors; cette complication est souvent l'effet d'un obstacle mécanique dû à la présence de ces nodosités, ou bien encore la conséquence de leur vive sensibilité, sans qu'il soit nécessaire d'admettre avec Alibert que l'humeur synoviale abandonne, dans ce cas, son réservoir naturel pour venir se mêler à la matière du cor.

La partie sur laquelle repose le cor est souvent rouge et enflammée; quelquefois même cette inflammation devient phlegmoneuse : il peut arriver alors que le pus entoure la racine du cor, finit par la détacher des parties sous-jacentes, et se montre ainsi un moyen naturel de guérison.

Les tumeurs du cor, surtout lorsqu'on n'a pas la précaution de retrancher leurs callosités ou parties exubérantes, gênent toujours beaucoup dans la progression. Elles agissent à l'instar des corps étrangers qui seraient placés entre les pieds et la chaussure.

Dans beaucoup de cas, le cor est lui-même le siége de douleurs lancinantes plus ou moins vives : ces élancements sont surtout fréquents pendant les grandes chaleurs et à l'approche des changements atmosphériques.

Du reste, le siége de la tumeur et la constitution du sujet, influent beaucoup sur son degré de sensibilité.

L'insouciance ou la volonté du malade influent beaucoup sur la durée du cor qui cède toujours assez promptement lorsqu'on évite avec soin toutes les causes capables de favoriser ou d'entretenir son développement.

Le cor ne guérit presque jamais par résolution ; sa terminaison ordinaire est sa séparation naturelle ou provoquée des parties qui l'environnent.

Lorsque la tumeur est ancienne et profondément enchâssée dans le derme, elle laisse après elle une coloration bleuâtre et une dépression plus ou moins persistante.

Le cor peut être simple ou se compliquer de gerçures, du gonflement et de l'inflammation des parties qui le supportent, d'abcès, etc.

Diagnostic différentiel. Il est trop simple et trop facile pour qu'il soit nécessaire de rappeler ici les caractères distinctifs du cor.

Pronostic. Rarement grave, il varie suivant le nombre et le volume des tumeurs, leur siége, leur degré de sensibilité, suivant leur plus ou moins d'ancienneté, leur état de simplicité ou de complication.

Espèces et variétés. On distingue : 1° le cor calleux (durillon); 2° le cor gompheux (clou).

Traitement. On doit commencer par éloigner des parties malades toute cause de gêne et de compression ; se garder du contact des corps durs et irritants ; prescrire l'usage de chaussures larges et longues, de bas assez justes pour éviter les replis et à l'abri de coutures épaisses : viennent ensuite les palliatifs qui consistent à couper fréquemment, à l'aide d'instruments appropriés, les parties les plus saillantes et les plus dures après les avoir ramollies par des immersions prolongées dans des liquides émollients ; des onctions avec les corps gras, les cataplasmes, etc.

L'action des différentes espèces de limes avec lesquelles on tente journellement d'user certains cors, rentre dans la méthode palliative.

Les seuls moyens véritablement curatifs sont : 1o la cautérisation ; 2° l'énucléation ; 3° l'extirpation.

Le caustique ne doit être appliqué qu'après avoir enlevé avec l'instrument tranchant toutes les couches dépourvues de sensibilité et de vascularité.

L'inflammation qui en est la conséquence inévitable peut s'étendre jusqu'aux parties sur lesquelles repose la racine du cor et en amener ainsi l'énucléation : c'est également pour arriver à ce résultat qu'on a recours à certains épispastiques ; que le vulgaire emploie l'oignon, l'ail, certaines euphorbiacées, etc. : ne voit-on pas journellement un coup, une blessure dans le voisinage d'un cor, être suivis d'inflammation phlegmoneuse s'étendant aux parties qui le supportent, l'entraînant avec la suppuration et procurant ainsi sa guérison complète ?

L'arrachement d'un cor est une opération généralement fort douloureuse, à laquelle peu de personnes se soumettent et qui cependant ne peut entraîner aucun accident sérieux.

Quel que soit le procédé mis en usage, le seul moyen d'éviter la récidive est de se tenir éloigné des causes productrices que j'ai signalées : il est toujours prudent de maintenir la partie débarrassée d'un cor ancien et douloureux, à l'abri de toute compression, en faisant établir, à l'intérieur des chaussures et sur les points correspondants, au moyen de rondelles de peau ou d'agaric percées dans leur centre, un vide suffisant.

SYPHILIDES.

CARACTÈRES GÉNÉRAUX. — Affections dues à l'action d'un principe contagieux, pouvant revêtir mille formes diverses, que distinguent la teinte cuivrée de l'éruption, des végétations, l'aspect tout particulier des ulcérations et jusqu'à la forme des cicatrices. *Traitement spécifique* dont le mercure et les sudorifiques constituent la base.

SYPHILIS (1).

Synonymie. — Sifilis, des Espagnols; sifilide, des Italiens; venereal disease, des Anglais; lustseuche, venerische-krankheit, des Allemands; lues venerea, des auteurs; mal anglais, de Cook; mal français, des Napolitains; mal napolitain, des Français; mal espagnol, des Péruviens; vérole, du vulgaire, etc.

HISTORIQUE.

Définition. Dermatose contagieuse, résultat ordinaire d'un contact impur, pouvant revêtir toutes les formes des nombreuses affections cutanées, déterminant en outre des accidents qui lui sont propres, et se montrant toujours avec certains caractères qui ne permettent pas de la méconnaître.

Causes. Elles se résument dans l'action immédiate du virus syphilitique et de toutes les conditions qui peuvent faciliter soit son introduction dans l'économie, comme l'*inoculation*, soit son application sur quelque partie muqueuse ou simple-

---

(1) Syphilis, de φιλεῖν, aimer, et de σῦς, porc, amour de porc; suivant d'autres, de σιφλός, salé, honteux.

ment dénudée (1) de la surface du corps, comme le rapprochement des sexes, le contact d'un corps imprégné de matière virulente, etc.

On doit citer, en outre, la transmission héréditaire.

Symptômes. La syphilis cutanée se montre, le plus souvent, comme phénomène secondaire ou symptomatique d'une vérole constitutionnelle; cependant, dans quelques cas bien observés, on a dû la ranger au nombre des accidents primitifs : mais c'est toujours plus ou moins longtemps après l'instant de la contagion qu'on la voit se manifester.

A la peau, la syphilis affecte trois formes distinctes qu'il importe d'étudier séparément.

A. *Forme éruptive.* Ses premiers éléments rappellent ceux des autres maladies cutanées.

C'est ainsi qu'elle peut se montrer sous la forme de taches cuivrées et d'un rouge obscur ; ces taches sont ou bornées à une région du corps, comme à la poitrine ou au visage, ou bien étendues à toute la surface des téguments; elles sont persistantes, et laissent après elles des maculatures ternes, grisâtres, cuivrées ou livides, qui ne disparaissent souvent qu'au bout de plusieurs mois (*syphilide érythémateuse*).

Dans certains cas, on voit les taches syphilitiques se couvrir soit de petites vésicules séreuses, analogues pour la forme et la disposition à celles de la *miliaire* ou de l'*eczéma*, soit de vésicules plus volumineuses et isolées les unes des autres, qu'on pourrait confondre avec les boutons de la *varicelle*, si elles n'étaient entourées d'une auréole cuivrée qui les distingue.

Ces deux variétés de syphilide se montrent de préférence sur les membres et leurs extrémités (*syphilide vésiculeuse*).

---

(1) Certains cas, en apparence bien observés, tendraient à faire admettre que la contagion syphilitique peut s'établir même à travers la peau saine.

On voit encore se développer sur les plaques syphilitiques tantôt les élevures boutonneuses de l'*urticaire*, tantôt
les vésiculo-pustules de l'*ecthyma*; et bien que la teinte
obscure et l'auréole cuivrée qui les accompagnent ne permettent guère de se méprendre sur leur origine, on a cependant souvent besoin, pour établir leur diagnostic, des
symptômes syphilitiques ordinairement concomitants ou des
signes commémoratifs.

Sous la forme *pemphigoïde*, la syphilis devient une affection spéciale aux nouveau-nés; on rencontre une ou plusieurs bulles, ordinairement irrégulières, du volume d'une
aveline, situées à la paume des mains ou à la plante des
pieds, peu tendues, molles, entourées d'une auréole violacée,
renfermant un liquide séro-purulent et auxquelles succèdent
de véritables ulcérations. Cette affection est toujours alors
des plus graves, et se complique soit d'ulcères bucco-pha-
ryngiens, soit d'altérations des poumons, du foie, du thy-
mus, etc. (*Syphilide bulleuse.*)

Dans d'autres cas, la syphilis se montre à la peau sous la
forme véritablement *pustuleuse*. Ces pustules sont nombreuses et généralement rapprochées; aucune partie du
corps n'en est exempte : elles se montrent rarement toutes
à la fois, et sont le plus ordinairement bornées au front (*co-
rona Veneris*), au tronc, aux membres; elles mûrissent incomplétement, passent vite à l'état de dessiccation, ne donnent naissance qu'à de petites lamelles brunes ou verdâtres,
et laissent après elles soit des taches persistantes livides, cuivrées ou grisâtres, soit des cicatrices superficielles, blanchâtres et arrondies (*syphilide pustuleuse*).

La syphilis peut aussi être caractérisée par des élevures
plus ou moins saillantes, à base élargie, dont le sommet
s'aplatit et se couvre d'une squamule d'un brun foncé ou
noirâtre; sous cette forme, elle finit ordinairement par s'é-
tendre à toute la peau; mais c'est principalement aux parties postérieures et supérieures du tronc que les boutons

sont le plus nombreux : ils laissent, après leur chute, les taches caractéristiques déjà plusieurs fois indiquées; et, comme leur éruption est successive et que dans leurs intervalles la peau prend elle-même une teinte plus ou moins violacée, on trouve peu de points tégumentaires ayant conservé leur état normal; les papules tombent ou se résolvent, et sont remplacées par d'autres qui peuvent ainsi prolonger l'éruption pendant des mois et des années entières *(syphilide papuleuse)*.

D'autres fois, ce sont des plaques d'une coloration obscure, livide ou cuivrée, se recouvrant de petites écailles grisâtres; elles sont le plus souvent isolées et offrent beaucoup d'analogie soit avec les produits élémentaires du *psoriasis*, soit avec la *lepra vulgaris* des willanistes, dont elles affectent, dans certains cas, la disposition annulaire.

Cette variété de la syphilis cutanée peut se montrer sur toutes les parties du corps; mais il en est une autre désignée par *Biett* sous le nom de *syphilis cornée*, qu'on n'observe qu'à la paume des mains ou à la plante des pieds; elle est caractérisée par de petites saillies squameuses, dont le centre est dur et analogue à ces productions épidermiques connues sous le nom de *cors (syphilide squameuse)*.

Mais la forme tuberculeuse est, sans contredit, la plus commune de toutes celles qu'offre la syphilis; les tubercules syphilitiques, si improprement désignés sous le nom de *pustules vénériennes*, sont nombreux et variés; la coloration cuivrée ou d'un rouge obscur vient encore les distinguer des éruptions avec lesquelles ils peuvent présenter plus ou moins d'analogie; leur forme est tantôt aplatie, tantôt globuleuse; leur surface est lisse ou granulée; ils peuvent être isolés ou former, par leur réunion, des masses arrondies ou disposées en grappes. On en rencontre souvent qui n'affectent aucune régularité dans leur forme ni leur disposition; leur siége est tantôt à la face ou au cuir chevelu, tantôt sur le tronc, entre les doigts ou les orteils, à l'anus ou aux parties génitales.

Les uns restent plus ou moins longtemps stationnaires et
se terminent quelquefois par résolution, mais le plus grand
nombre passent à l'ulcération (*syphilide tuberculeuse*).

Tels sont les principaux caractères éruptifs des syphilides;
si chaque variété a sa forme particulière, toutes présentent
un certain nombre de symptômes communs qu'il est essentiel de ne jamais perdre de vue. Ainsi, toute syphilide, à part
le mode d'éruption qui lui est propre, a pour *caractères
communs* : 1° la teinte, *sui generis*, que j'ai déjà plusieurs
fois signalée (violacée, cuivrée); 2° la forme circulaire, qui
est toujours plus régulièrement dessinée dans les syphilides
que dans toute autre éruption simple; 3° plus de volume et
de consistance dans le produit éruptif; 4° une marche chronique; 5° un liséré épidermique concomitant ou consécutif,
sur l'existence duquel Biett appelait annuellement l'attention
de ses nombreux auditeurs, et qui est, en réalité, d'une
grande importance pour le diagnostic; 6° une adhérence
plus marquée aux tissus sous-jacents; 7° une commune tendance à détruire les parties affectées et à se terminer par
ulcération; 8° d'être remplacée par des cicatrices arrondies
et déprimées à leur centre, où se rencontrent fréquemment
des saillies comme tendineuses, des arborisations vasculaires, etc.; 9° d'être généralement exemptes de toute espèce
de réaction; 10° d'exhaler une odeur spéciale; 11° d'offrir
souvent, dans les parties qu'elles occupent ou dans leur voisinage, un aspect terreux, de l'empâtement, de la bouffis-
sure, de l'œdème.

Sous le rapport symptomatique, les syphilides n'ont pas
toutes la même importance; ainsi, la syphilide érythémateuse (exanthématique des auteurs) est la seule qui puisse
être considérée comme symptôme, ordinairement primitif.
La syphilide vésiculeuse est primitive ou secondaire; la syphilide bulleuse est toujours consécutive. La syphilide pustuleuse se montre parfois en même temps que le chancre,
la blennorrhagie ou l'engorgement ganglionnaire, mais,

le plus souvent, elle constitue un symptôme secondaire.

Quant aux syphilides tuberculeuse, papuleuse, squameuse, leur présence se lie constamment à un état diathésique; ce sont autant de symptômes secondaires.

B. *Forme végétante.* La syphilis peut encore se présenter avec des caractères différents de ceux qui viennent d'être exposés. A la place des éruptions nombreuses et variées sous lesquelles on l'observe si souvent, on ne trouve plus que des tumeurs formées, soit par le gonflement d'un repli tégumentaire ou de quelque prolongement naturel des membranes muqueuses, soit par le simple boursouflement du tissu cellulaire sous-jacent à ces parties, qui ne sont que soulevées et ne participent que plus tard à l'affection vénérienne.

Le siége ordinaire de ces productions morbides est à l'anus, à l'orifice du vagin, aux grandes et aux petites lèvres, à la verge, entre le gland et le prépuce, sur ces organes euxmêmes, quelquefois au périnée, sur les bourses, à la partie supérieure et interne des cuisses.

Les végétations syphilitiques sont sessiles ou pédiculées; leur volume varie depuis celui d'un pois jusqu'à celui d'un œuf de poule, et même au delà; on les désigne par des noms rappelant une certaine ressemblance avec tel ou tel objet. Ainsi, on les dit *fraisées* ou *framboisées,* lorsqu'elles sont arrondies et qu'elles se composent d'un assemblage de granulations divisées par des rainures plus ou moins profondes: *choux-fleurs,* celles dont la surface est très-inégale; *condylômes* ou en *crêtes-de-coq,* lorsqu'elles sont aplaties et dentelées à leur bord libre; on appelle *porreaux* les élevures grêles et filiformes qu'on observe sur le gland; *verrues,* ces petites tumeurs indolentes, à surface dure et grenue; *fics* et *marisques,* les excroissances charnues auxquelles on croit reconnaître la forme d'une figue.

Ces végétations déforment plus ou moins les parties sur lesquelles elles reposent, gênent souvent leurs fonctions, et se développent quelquefois au point de boucher entièrement les orifices naturels qui se trouvent dans leur voisinage; elles sont ordinairement peu douloureuses; quelquefois cependant elles acquièrent une vive sensibilité, et, dans ce cas, leur coloration obscure fait place à une teinte vive et animée; elles s'excorient même, et laissent échapper de leur surface un fluide muqueux diversement coloré, plus ou moins fétide et âcre.

Les végétations syphilitiques se résolvent quelquefois d'elles-mêmes; mais cette résolution a beaucoup plus souvent lieu sous l'influence d'un traitement approprié : un grand nombre d'entre elles se montrent persistantes et ne cèdent qu'aux caustiques ou à des moyens chirurgicaux.

C. *Forme ulcéreuse.* Enfin, la syphilis se montre fréquemment sous forme d'ulcération ; c'est même ainsi que débute le véritable *chancre*, qu'on a regardé longtemps à tort comme succédant constamment à une éruption vésiculeuse.

L'ulcération syphilitique est primitive ou consécutive ; elle peut également succéder soit à une production éruptive, soit à une végétation ; dans tous les cas, elle présente pour caractères distinctifs d'être arrondie, d'avoir un fond grisâtre et inégal, des bords taillés à pic, durs et calleux ; de se couvrir de croûtes épaisses, verdâtres ou noirâtres, et profondément enchâssées dans le derme ; d'offrir dans ses tissus, et jusque dans les parties environnantes, une coloration cuivreuse ou violacée.

En dehors de ces caractères communs à la plupart des ulcérations syphilitiques, le *chancre* peut offrir des dissemblances qu'il importe de signaler et qui ont servi de base à l'établissement de plusieurs variétés ; ainsi, les pathologistes admettent : 1° le chancre *inflammatoire* (bénin, superficiel, hypertrophique, se rapprochant de l'érosion); 2° le chancre *induré* (malin, profond, huntérien); 3° le chancre *phagédénique*, qui s'étend et détruit les parties environnantes en même temps qu'on voit se cicatriser celles qu'il abandonne ; 4° le chancre *gangréneux*.

Chacune de ces distinctions est justifiée par un ordre particulier de phénomènes locaux faciles à saisir ; mais les symptômes caractéristiques de chaque forme d'ulcération peuvent se rencontrer dans toute espèce de chancres soit primitifs, soit consécutifs.

L'ulcération syphilitique peut se montrer sur toutes les parties du corps ; mais son siége le plus ordinaire est au gland, au prépuce, aux grandes lèvres, à la bouche, au voile du palais, au pharynx, dans l'intérieur du nez ; rarement stationnaire, cette ulcération tend toujours à s'agrandir ; tantôt elle ne s'étend qu'en surface (chancre serpigineux) ; tantôt elle pénètre en même temps plus ou moins profondément dans les tissus (chancre térébrant) ; du reste, aucun organe n'est épargné, les os eux-mêmes ne sont pas à l'abri de ses ravages.

D. *Complications.* La syphilis *cutanée* peut exister seule ou se compliquer soit de l'inflammation d'organes plus ou moins importants, et, par suite, de l'exaltation du système sanguin ; soit d'engorgements glanduleux, de douleurs nocturnes, de douleurs ostéocopes, etc.

L'*iritis* et l'*alopécie* sont aussi des complications fréquentes de la syphilis ; on a souvent encore l'occasion d'observer, pendant la durée des syphilides ou à leur suite, des *taches*, des *tumeurs gommeuses*, la *stomatite*, l'*angine*, des *périostoses*, des *exostoses*, la *carie* et la *nécrose ;* la *scrofule* est une des complications les plus redoutables et les plus ordinaires de la syphilis.

Mais la plus grave expression de l'influence virulente est cet état général qu'on est convenu d'appeler *cachexie syphilitique,* caractérisée par l'aphonie et des diarrhées persistantes, de vastes suppurations, la perte d'un ou plusieurs sens, une peau sèche, flétrie, terreuse, un amaigrissement extrême, une teinte jaune-paille, une odeur, *sui generis,* véritablement repoussante, un affaiblissement graduel du moral et, malgré tous ces désordres, peu de plaintes parce qu'il y a peu de souffrances.

Marche et durée. La syphilis marche généralement avec lenteur ; dans quelques cas, cependant, elle sévit avec une effrayante rapidité ; je trouve, dans la *Gazette des hôpitaux* du 31 octobre 1857, un exemple bien remarquable de cette dernière disposition : il s'agit d'un marin, âgé de 38 ans, entré le 10 août précédent à la maison de santé pour s'y faire traiter d'un ulcère chancreux, siégeant à la partie postérieure de la région anale, au niveau de la pointe du coccyx. Voici quel a été l'ordre d'apparition des symptômes syphilitiques chez ce sujet :

1° Chancre induré, avec adénite inguinale non suppurée ;

2° Six semaines après l'apparition du chancre, roséole syphilitique ;

3° Très-peu de temps après la roséole, et presque simultanément, douleurs articulaires, plaques muqueuses, onyxis ;

4° Tubercules à la peau, ecthyma et syphilide tuberculeuse ;

5° Tubercule vénérien, périostose des tibias et douleurs nocturnes.

A son entrée, le malade avait un teint terreux et un aspect cachectique.

La syphilis offre bien rarement une telle rapidité d'évolution dans ses phénomènes pathologiques ; aussi, le titre de *syphilide galopante*, inscrit en tête de l'observation, convient-il parfaitement à ce cas exceptionnel.

Incubation. A l'instar des maladies virulentes, la syphilis présente toujours une période d'incubation ; elle s'attaque à l'économie tout entière et y produit une modification plus ou moins marquée, plus ou moins durable, qui, avec le temps, se traduit fréquemment par un état général qu'on désigne sous le nom de *tempérament syphilitique.*

Périodes. C'est toujours d'une manière successive et régulière que se manifestent les accidents syphilitiques ; il y a si peu d'exceptions à cette loi d'évolution, que les pathologistes n'hésitent pas à les distinguer en symptômes *primitifs, secondaires, tertiaires.*

Les accidents syphilitiques *primitifs* comprennent la blennorrhagie, le chancre, le bubon, certaines syphilides ; à la
syphilis *secondaire* se rattachent les syphilides pustuleuse,
papuleuse, tuberculeuse, les végétations, la stomatite, l'angine, les ulcérations spontanées du pharynx, du voile du palais, des fosses nasales, de l'anus, etc. ; enfin, les accidents
syphilitiques *tertiaires* réunissent les taches (1), les douleurs

(1) Je crois devoir rattacher aux taches syphilitiques la *syphilide
maculeuse* du cou, décrite par M. le docteur Pillon, dans sa thèse sur
les exanthèmes syphilitiques que je trouve rappelée dans la *Gazette
des Hôpitaux* (27 juin 1857).

Voici, d'après M. le docteur Pillon, la description de cette légère affection : sur la peau du cou, si blanche, si fine et exempte de poils chez la
femme, la syphilide maculeuse se présente sous forme de marbrures
liées les unes aux autres, circonscrivant des espaces sains dont elles
font ressortir la blancheur assez sensiblement pour permettre de croire,
au premier abord, que ces espaces blancs sont le siége du mal et leur
donner l'apparence de plaques de vitiligo (achrôme). Ces marbrures,
sans saillies, ocrées ou de la couleur du café au lait, ne sont le siége
d'aucune chaleur, d'aucun prurit, d'aucune démangeaison ; les malades se doutent rarement qu'ils en soient porteurs ; aucune desquamation, aucune efflorescence n'existent à leur surface ; leurs bords inégaux et mal délimités se fondent graduellement, en perdant leur teinte,
avec les espaces intermédiaires sains ; se touchant et se confondant par
d'autres points de leur contour, elles constituent une sorte de réseau qui
emprisonne dans ses mailles les points plus blancs dont il a été parlé ;
enfin, et presque constamment, elles entourent la totalité du cou pour
l'enfermer dans un collier complet.

Cet exanthème, ajoute M. Pillon, se différencie aisément, soit par son
siége d'élection, soit par ses caractères mêmes, soit par l'époque de son
apparition, de la plupart des autres exanthèmes de même nature, tels
que la roséole, la syphilide exanthématique consécutive, la syphilide
pigmentaire, etc.; mais se rapproche de la tache hépathique, de l'éphélide, etc.

M. Pillon, après avoir établi, à son point de vue, le diagnostic de ces
différentes altérations, dit : La syphilide maculeuse du cou n'est qu'un
symptôme, mais ce symptôme aurait d'autant plus d'importance qu'il
survit à tous les autres ; de sorte qu'il présenterait, si l'on peut s'expri-
mer ainsi, une valeur diagnostique rétrospective.

De plus, il peut constituer un signe pronostic qui n'est point à négliger ; sa présence donne la certitude que la diathèse syphilitique n'est

ostéocopes, les exostoses, la carie, la nécrose, etc., et comme expression la plus fâcheuse de l'intoxication virulente, la cachexie syphilitique.

Chacune de ces périodes répond évidemment à un degré différent de virulence. Elles sont presque toujours séparées par un intervalle de temps plus ou moins considérable, qui varie pour chaque individu suivant mille circonstances d'âge, de constitution, d'habitudes hygiéniques, de secousses morales, etc.

L'un de mes anciens collègues à l'hôpital Saint-Louis, aujourd'hui professeur d'histoire naturelle à la faculté de Montpellier, M. le docteur Martins, a cherché à établir dans un travail fort remarquable, publié dans le tome Ier de la *Revue médicale*, les rapports de temps qui peuvent exister entre les symptômes syphilitiques primitifs et les syphilides consécutives; cet habile observateur conclut de faits nombreux :

1° Que la blennorrhagie, laquelle donne lieu le plus rarement aux syphilides, est de tous les symptômes primitifs celui qui est séparé des éruptions secondaires par l'intervalle de temps le plus long.

Moyenne : Dans les quatre années consécutives à l'écoulement ; limites extrêmes, 4 mois et 42 ans.

2° Que le chancre présente des intervalles moins longs et

pas éteinte, et que, par conséquent, le traitement fait jusqu'alors est insignifiant ; au point de vue de l'avenir, il permet de prévoir la possibilité d'un retour plus ou moins prochain de nouveaux accidents consécutifs. M. Pillon assure avoir, dans quatre à cinq cas, vu se vérifier ce pronostic porté d'après ce seul indice.

Quant au pronostic propre de ce symptôme, M. Pillon le compare, sous le rapport de la ténacité, au psoriasis des muqueuses, qui lui est souvent congénère; mais de même que cette manifestation syphilitique, il n'incommode en aucune façon les sujets qui en sont affectés.

La syphilide maculeuse du cou ne réclame, selon M. Pillon, aucun traitement particulier ; elle s'efface à la longue, mais très-lentement, sous l'influence du traitement général; et par la même raison que sa persistance sert à mesurer l'intensité de la diathèse latente, sa disparition indique le moment où le traitement a été suffisant.

donne bien plus souvent lieu que le symptôme précédent au développement des accidents secondaires :

3° Que la syphilide pustuleuse est celle qui survient le plus vite après les symptômes d'infection (moyenne, 7 mois); puis viennent les syphilides papuleuse (moyenne, 21 mois); tuberculeuse (5 ans) ; ulcérante (8 ans); tuberculo-ulcérante (8 ans et demi).

M. le docteur Martins ajoute que la gravité de la syphilide reste la même, bien qu'elle soit séparée par un long intervalle du moment de l'infection primitive ;

Que cette gravité n'est nullement en rapport avec la nature ou les complications des symptômes primitifs; que, passé l'âge de 34 ans, les chances d'être affecté de syphilide diminuent d'un tiers au moins.

Des intervalles analogues séparent les symptômes secondaires de la syphilis tertiaire, sans qu'on puisse davantage leur assigner de durée fixe ou absolue. On rencontre journellement des individus qui paraissent marqués du sceau de la fatalité, chez qui le virus syphilitique se trouve dans un état d'incessante fermentation, d'où résulte une rapidité tout exceptionnelle dans la succession des phénomènes pathologiques ; tandis que d'autres ne voient paraître ces mêmes accidents consécutifs qu'après un laps de temps tellement considérable (15, 20 ans, même davantage) qu'on hésite souvent à les regarder comme la conséquence d'une contamination si ancienne que le souvenir en est parfois presque effacé.

Terminaison. La syphilis peut disparaître, soit d'elle-même, soit par l'influence d'une médication appropriée ; mais lorsque sa disparition a été spontanée, ou lorsque son traitement a été soit incomplet, soit mal dirigé, on la voit le plus ordinairement se reproduire après un laps de temps très-variable, et ne se montrer que fort rarement à son retour sous sa forme première.

Lorsque la peau a été le siége de lésions profondes qui

ont corrodé ou même entièrement détruit son tissu, la seule terminaison possible est la cicatrisation qui offre encore un caractère distinctif de la syphilis.

Contagion. Le caractère contagieux de la syphilis est d'une telle évidence que l'ignorance ou la mauvaise foi pourraient seules le mettre en doute; on rencontre cependant quelques natures privilégiées, qui peuvent s'exposer à toutes les influences de contagion sans en subir la moindre atteinte; mais le chiffre de ces exceptions, encore inexpliquées, est si restreint qu'il ne peut servir d'argument contradictoire.

La contagion syphilitique s'opère au moyen d'un *virus* dont la science n'a pu jusqu'ici découvrir la nature intime, qui existe dans le muco-pus de certaines blennorrhagies tout aussi positivement que dans l'humeur sécrétée par le chancre, qu'on retrouve encore, bien qu'affaibli, dans la syphilide vésiculeuse et pustuleuse, ainsi que dans les ulcérations secondaires des individus traités sans mercure.

On a soutenu, depuis quelques années, au sujet de la contagion syphilitique et de l'opinion qu'on doit se faire du *caractère morbide* de la blennorrhagie et du chancre, certaines opinions, selon moi, trop absolues et qui sont d'autant plus regrettables [qu'elles émanent de praticiens plus haut placés dans la science.

Blennorrhagie. S'il est évident que cette altération peut n'offrir, dans beaucoup de cas, que les caractères d'une inflammation purement catarrhale, il n'est pas moins démontré qu'elle peut également présenter ceux d'une affection syphilitique, en sécrétant un *muco-pus* contagieux susceptible de produire le chancre par infection ou inoculation, sans qu'il soit possible de signaler aucun symptôme permettant de supposer l'existence simultanée d'une ulcération chancreuse sur un point quelconque de l'urèthre ou de la muqueuse vaginale.

Qui ne sait qu'à la suite de rapports suspects et immédiats entre une femme malade et plusieurs individus sains,

l'un, parmi ces derniers, prendra une blennorrhagie, l'autre
un chancre, le troisième, peut-être, un bubon d'emblée ?

Chancre. C'est, en réalité, la plus contagieuse des altérations syphilitiques; mais, au point de vue pratique, il me paraît impossible de ne pas trouver d'exagération dans les distinctions que des auteurs s'efforcent de maintenir entre les différentes espèces de chancres : pour l'école de M. Ricord, le chancre simple, inflammatoire, celui qui se répète le plus rapidement par l'inoculation, qui se complique le plus fréquemment d'adénite suppurée, qui, cependant, ne donnerait pas le tempérament syphilitique et laisserait celui qu'il affecte à l'abri des accidents secondaires, peut être traité directement comme une affection sans importance, en un mot, *cautérisé sur place*, tandis qu'on doit réserver toutes les ressources de la thérapeutique pour le chancre induré, qui s'inocule plus difficilement, provoque rarement la suppuration des ganglions voisins, et ne s'attaquerait pas moins à l'économie entière : j'ai recueilli, à ma clinique, un certain nombre de faits qui s'élèvent positivement contre le caractère absolu d'une pareille loi : les formes extérieures du chancre se modifient en raison du tempérament et des idiosyncrasies individuelles; mais, dans tous les cas, le fond du mal reste le même, et le chancre sera toujours la plus haute expression de la contamination syphilitique.

Siége anatomique. Si la syphilis a, dans certains cas, pour point de départ, le *follicule sébacé*, on est forcé de reconnaître que le plus souvent elle réside dans les fluides sanguin et lymphatique.

Diagnostic différentiel. Facile à établir, dans le plus grand nombre de cas, il devient parfois d'une extrême difficulté. Le chancre à son début, qu'il soit représenté par une vésicule aplatie, avec aréole cuivrée ou violacée, ou par une simple tache érythémateuse dont l'érosion ne tarde pas à s'emparer, peut être confondu avec la vésiculite (herpes) ou devenir le sujet d'une incertitude d'autant plus fâcheuse

qu'on est parfois obligé de se prononcer immédiatement;
dans ces deux affections, le siége pathologique est souvent le
même, la forme est arrondie; quand l'ulcère est récent, le
fond n'offre pas toujours la teinte grisâtre caractéristique; la
vésiculite n'est pas toujours elle-même exempte d'induration;
en pareil cas, le plus sage est d'attendre ou de se prononcer
pour l'affection la plus bénigne, sans laisser cependant une
complète sécurité; il peut y avoir également embarras de
diagnostic, dans les ulcérations secondaires; chez certains
sujets scrofuleux, surtout si le mal existe dans le voisinage
d'engorgements ganglionnaires, et l'on peut être obligé de
recourir aux circonstances commémoratives. Quant aux syphilides, en tenant compte des formes éruptives signalées
par tous les syphilographes, en même temps que des symptômes concomitants et des antécédents du malade, on est à
peu près certain de ne jamais errer d'une façon regrettable.

La syphilis imprime son cachet spécial jusque dans les
cicatrices qui lui succèdent.

Les cicatrices syphilitiques sont fréquemment inégales,
tournées en spirale ou arrondies, blanches et déprimées; les
signes commémoratifs et l'existence d'autres symptômes
vénériens, empêcheront toujours de les confondre avec
des produits analogues de la scrofule ou de la radésyge.

Outre ces cicatrices difformes, la syphilis peut laisser
après elle des taches, des engorgements, etc.

Les taches syphilitiques sont ordinairement arrondies, et
dépassent rarement la largeur d'une pièce de deux francs;
ellessont généralement peu nombreuses, et se rencontrent
surtout au visage, au front et dans les sourcils; leur teinte
est cuivrée, quelquefois noirâtre; elles ne sont le siége
d'aucune démangeaison et durent souvent toute la vie.
Elles se distinguent des taches de la péliose (purpura) par
leur teinte plus foncée et leur forme mieux circonscrite.

Pronostic. Il varie suivant que la syphilis est primitive ou consécutive; selon sa forme, son siége; selon qu'elle doit ou non laisser des traces; d'après son état de simplicité ou de complication, et en raison du nombre et de la nature des complications; chez un sujet jeune et bien constitué, le pronostic est toujours moins grave; il en est de même d'une syphilis vierge de tout traitement par rapport à celle qui a déjà été plusieurs fois inutilement combattue; sous le rapport de la gravité progressive, je crois pouvoir classer les accidents syphilitiques dans l'ordre suivant : blennorrhagie, chancre inflammatoire, chancre induré, adénite, syphilides exanthémateuse, vésiculeuse, pustuleuse, papuleuse, squameuse, bulleuse, tuberculeuse; viennent ensuite, les désordres du système muqueux; enfin, ceux des tissus fibro-cartilagineux, et comme la plus haute expression de gravité, la cachexie syphilitique.

Espèces et variétés. On distingue trois espèces : 1° la syphilis ulcéreuse; 2° la syphilis éruptive; 3° la syphilis végétante.

Traitement. La syphilis, quels que soient son caractère et ses formes extérieurs, présente constamment au praticien expérimenté deux indications essentielles qu'on ne peut disjoindre sans préjudice pour le malade; on doit, d'une part, suspendre et éteindre graduellement les désordres existants; de l'autre, attaquer directement et détruire le *virus* qui en a provoqué le développement. Pour atteindre le premier but, la science possède mille moyens différents que je dois exposer; comme agent *spécifique* et destructeur du virus syphilitique, il n'existe en réalité que le *mercure* et ses diverses préparations. Ce n'est pas que sans mercure, on ne puisse effacer une foule de lésions véritablement syphilitiques; mais les guérisons ainsi obtenues sont presque toujours illusoires, temporaires et suivies de récidive.

La marche à suivre dans le traitement varie suivant qu'il s'agit d'accidents primitifs ou consécutifs.

Les symptômes primitifs sont toujours accompagnés de désordres inflammatoires qui réclament l'emploi des anti-phlogistiques ; au début d'une blennorrhagie, si le sujet est jeune et bien constitué, je n'hésite pas à prescrire une ou plusieurs applications de sangsues à l'anus ou au périnée. Ces déplétions locales produisent le meilleur effet, surtout en y ajoutant les bains émollients généraux ou partiels, des boissons rafraîchissantes, un régime plus ou moins sévère, quelques lavements opiacés ou camphrés pour combattre les érections nocturnes souvent si pénibles dans cette période de la blennorrhagie. J'ai vu, dans bien des cas, cette manière d'agir donner les plus heureux résultats et procurer de rapides guérisons, sans qu'il fût nécessaire de recourir aux balsamiques. Le copahu, le cubèbe me paraissent surtout convenir après la période aiguë ; leur action dérivative en même temps que spéciale s'exerce plus sûrement après la chute de l'éréthisme. J'en dirai autant des injections pure-ment astringentes ; quant à la méthode dite abortive ou per-turbatrice, qui consiste à cautériser la muqueuse uréthrale, en la mettant en contact avec une solution concentrée de ni-trate d'argent, je ne l'accepte jamais qu'à mon corps défen-dant, et après avoir averti des dangers qu'elle peut entraî-ner. Chez la femme, ses inconvénients sont beaucoup moins sérieux. Le principe de *laisser couler*, comme disent certains auteurs, me paraît bon à suivre dans une juste mesure, et ceux-là s'exposent à manquer leur but qui dans leur empres-sement à reprendre le cours de leurs plaisirs ou à effacer les traces de leur imprudence, exigent de l'art plus qu'il ne doit raisonnablement accorder ; quelle que soit d'ailleurs la médication employée, je regarde comme un devoir, pour peu qu'il y ait doute sur l'origine et le caractère syphilitique de la blennorrhagie, de terminer le traitement par un peu de mercure.

A plus forte raison, me paraît-il convenable d'en agir ainsi, quand il s'agit du *chancre*; traiter le chancre par la cautérisation, comme une affection purement locale et sans conséquence pour l'avenir de l'organisme, me paraît une méthode véritablement incendiaire et en opposition avec le caractère morbide de cette altération; qu'il soit purement inflammatoire ou bien induré, phagédénique ou même gangréneux, le chancre ne reste pas moins constamment, à mon point de vue, le signe d'une contamination syphilitique générale, et en se bornant à le traiter directement, on expose, d'une manière presque certaine, celui qui en est atteint, à l'invasion plus ou moins prochaine de la syphilis secondaire.

Il y a des cas où la cautérisation immédiate du chancre devient inévitable; c'est, d'abord, quand il s'agit d'arrêter dans sa marche un ulcère qui s'étend avec une rapidité exceptionnelle, et menace d'envahir en peu de temps de larges surfaces; ensuite, quand la partie ulcérée est molle, fongueuse, ou le siége d'un gonflement très-douloureux pouvant faire redouter la formation de plaques ou eschares gangréneuses; autrement, les émollients, les opiacés; plus tard, les balsamiques, le calomel en poudre ou en pommade, suffisent au traitement local. Mais je n'hésite pas à répéter que le traitement du chancre ne laisse de véritable sécurité, que si une médication interne et spécifique accompagne l'application des moyens directs.

J'en dirai autant du bubon syphilitique : il m'est souvent arrivé d'en obtenir la résolution, en insistant sur les applications répétées de sangsues, sur les bains et autres émollients aidés d'un repos absolu et d'un régime sévère; ce n'est pas que je n'accorde aux vésicatoires volants appliqués dès le début, et répétés tous les deux ou trois jours, une certaine valeur, comme moyen de résolution; quant aux frictions avec les pommades d'iodure de plomb, de potassium, ou d'onguent mercuriel, elles ne m'ont offert, en général, qu'une utilité fort contestable.

Dans les syphilides qui sont presque toujours un symptôme du tempérament syphilitique, la nécessité d'un traitement spécifique ou mercuriel ne pourrait être logiquement contestée ; mais il est souvent utile de s'y préparer par quelques évacuations sanguines, des bains, une diète végétale, quelques laxatifs. Les syphilides vésiculeuse et pustuleuse sont plus particulièrement celles qui réclament ces précautions préliminaires.

Les avantages de la méthode antiphlogistique, dans le traitement de la syphilis, perdent de leur évidence à mesure qu'on s'éloigne des accidents primitifs; on l'emploie rarement dans les syphilides papuléuse, tuberculeuse, et dans le traitement de la syphilis tertiaire, que complique le plus ordinairement un état de faiblesse et d'épuisement général; son application un peu large pourrait entraîner de graves inconvénients.

Aussi, faut-il éviter l'exagération de ceux qui, séduits par les succès temporaires qu'il est facile d'obtenir dans certains cas donnés, avec le seul secours de l'hygiène ou de la méthode antiphlogistique, ont poussé l'enthousiasme jusqu'à professer et écrire que la syphilis est une inflammation dépourvue de tout caractère spécifique, que ses nombreuses nuances tiennent à la diversité des tissus où elle se développe, ou au plus ou au moins d'intensité de la cause irritante et non à son prétendu cachet de virulence qui n'existerait que dans l'imagination de ceux qui l'admettent. Ces idées, d'abord soutenues en Angleterre et en Allemagne, ont trouvé, en France, dans MM. les docteurs Richond, Devergie, Lefèvre, Dubled, etc., de zélés partisans; ont paru, quelque temps, diviser l'opinion médicale, et sont venues, en définitive, s'éteindre et s'effacer devant l'expérience.

Tout en conservant au mercure son caractère de *remède spécifique* et en le retenant comme base de tout traitement antivénérien, il faut néanmoins reconnaître que, dans la syphilis secondaire, son action trouve dans l'usage simultané des sudorifiques un précieux adjuvant.

Les accidents syphilitiques tertiaires réclament de préférence l'emploi des préparations iodées ; les iodures de mercure conviennent particulièrement pour ceux qui n'ont point encore pris de mercure ou qui n'ont suivi que des traitements mercuriels incomplets, partant insuffisants.

Pour les autres cas, il faut préférer les iodures de fer ou de potassium.

L'emploi du mercure a lieu par bien des méthodes différentes, à plusieurs desquelles les auteurs ont imposé leur nom.

La préparation mercurielle à laquelle j'ai le plus habituellement recours, dans les cas ordinaires, est la *liqueur de Van Swieten*, ou dissolution de sublimé, qu'il est facile de graduer à volonté, qu'on peut prendre dans du lait ou tout autre liquide adoucissant, qui ne provoque que tardivement la *salivation* qu'il est toujours utile d'éviter, puisque sa présence n'est jamais un avantage, et qu'un de ses moindres inconvénients est la nécessité de suspendre la médication.

Les frictions mercurielles, quelque désagréables qu'elles soient à pratiquer, sont néanmoins indiquées lorsqu'il existe chez le malade un état d'irritation des voies digestives, ou que, parmi les symptômes syphilitiques, il se rencontre des engorgements glanduleux auxquels il est urgent d'opposer des agents résolutifs : dans ce cas, la pommade mercurielle répond à une double indication.

Dans la syphilide papuleuse, je me suis souvent bien trouvé d'associer au mercure les préparations d'aconit, qui se montrent si utiles dans les différentes variétés de prurigo ; de même l'arséniate de fer prescrit conjointement avec le sublimé, avec le soin de mettre 10 à 12 heures entre l'une et l'autre substance, me fait journellement obtenir les meilleurs résultats dans le traitement des syphilides squameuses.

Les doses médicamenteuses doivent nécessairement varier en raison de l'âge ou de la constitution : j'ai depuis longtemps observé qu'il est toujours plus avantageux de s'en tenir à de petites quantités ; je préfère un traitement long et non interrompu à une médication en apparence plus active et en réalité d'une utilité plus contestable, puisqu'il faut souvent la suspendre, et qu'on n'est pas toujours maître de fixer le moment où il sera possible de la recommencer.

Certaines conditions imposent des précautions particulières; ainsi, les femmes enceintes, les nourrices, les enfants, etc. (1). C'est au praticien à faire la part de ces différentes situations.

La durée du traitement spécifique n'a rien d'absolu ; il doit varier d'après la nature du mal, son degré d'ancienneté, ses complications, etc. : j'ajouterai qu'il est de bonne pratique de le continuer quelque temps encore après que toute trace de syphilis semble avoir disparu.

M. le docteur Legrand a depuis longtemps déjà fait connaître les bons résultats qu'on peut obtenir de certaines préparations d'or ou d'argent dans la syphilis tertiaire compliquée ou non de désordres scrofuleux, et dont ne peuvent quelquefois triompher ni le mercure, ni l'iode, ni les sudorifiques. Ces dernières substances forment cependant la base d'une foule de traitements dits *végétaux*, spécifiques, etc. ; l'empirisme sait déguiser leur présence aux yeux du vulgaire, qui éprouve en général pour le seul remède vraiment efficace, le *mercure*, une répugnance très-prononcée, lui reprochant injustement des désordres que l'excès des doses ou l'irrégularité de son emploi, peuvent seuls occasionner. Car, il faut en convenir, l'impéritie d'un côté, et, de l'autre, l'indocilité doivent être accusées des fréquents insuccès dont se plaignent malades et praticiens.

Quant aux tisanes d'Arnoud, de Zittmann, de Pollini, de

(1) La *Gazette des Hôpitaux* du 29 octobre 1857 renferme un article de M. Trousseau sur la transmission du virus syphilitique de la nourrice à l'enfant et de l'enfant à la nourrice, dans lequel cet habile professeur fait ressortir, avec son talent habituel, l'évidence de cette transmissibilité, longtemps niée par M. Ricord et aujourd'hui acceptée par ce consciencieux autant qu'habile observateur.

M. le docteur Troncin et autres médicaments complexes dont les formules se trouvent dans toutes les pharmacopées, j'ai eu de trop rares occasions d'y recourir pour en bien apprécier les effets et les rendre l'objet d'une recommandation particulière.

Je ne puis terminer ce qui est relatif à la syphilis sans parler de deux méthodes de traitement à la fois curatif et prophylactique : l'une, la *syphilisation*, consiste dans l'inoculation volontaire et répétée jusqu'à saturation, du virus syphilitique ; la seconde serait la destruction de ce principe par l'introduction réitérée, dans l'économie, du virus vaccin.

La syphilisation, pratiquée pour la première fois, en France, par M. le docteur Auzias Turenne, ne paraît pas avoir donné jusqu'ici des résultats suffisants pour dissiper tous les doutes qui se sont élevés dans beaucoup d'esprits dès son apparition. Mieux accueillie en Italie, en Norwége, elle y a été l'objet de nombreuses expériences, qui ont permis, entre autres, à M. le professeur Boëck (de Christiania) d'affirmer :

1° L'immunité acquise par les inoculations ;

2° La guérison par la syphilisation des accidents syphilitiques existants lorsqu'on l'a commencée ;

3° L'innocuité complète de cette pratique, et même l'influence favorable exercée par les inoculations sur l'état général des syphilisés.

D'autre part, je lis dans la *Gazette des hôpitaux*, du 22 juin 1858, que M. Justin Lukomski, lieutenant-capitaine du corps des forestiers au service de la Russie, affirme avoir trouvé dans des vaccinations, répétées hebdomadairement, un moyen prophylactique et curatif de la syphilis. Plus on fait de piqûres, dit l'auteur de cette communication, plus on introduit de virus-vaccin, plus on est certain d'un bon résultat. M. Lukomski recommande d'agir avec un vaccin frais, énergique et de bonne qualité : par ce procédé, d'application facile pour tous les praticiens, l'auteur a vu se dissiper rapi-

dement tous les symptômes de la syphilis primitive et constitutionnelle; de tous les accidents, ceux qui disparaissent le
plus vite sont les excroissances et les végétations : les pustules
et les papules sont les dernières à s'effacer ; c'est au temps et
à l'expérience à justifier ces données que je consigne ici sous
toutes réserves et en raison de la haute importance du résultat, si son exactitude vient un jour à être démontrée.

FRAMBOESIA (1).

Synonymie. — Mycosis (2), d'Alibert ; pian ou épian, de certains auteurs ; yaws, des Africains et des Anglais ; vérole d'Ambaye, de Bun-
tius ; sibbins, d'Écosse ; scherlière, mal de Fiume, de Wagner ; ulcère
contagieux, de Mozambique ; Himbeer-Warzensucht, des Allemands, etc.

HISTORIQUE.

Définition. Dermatose contagieuse, affectant presque exclusivement les noirs et les mulâtres, et principalement caractérisée par le développement de tumeurs fongueuses, arrondies, à surface granulée, offrant une ressemblance plus
ou moins frappante avec certains fruits, tels que mûres,
framboises, etc., et laissant exsuder de leur surface une humeur visqueuse et plus ou moins corrosive.

Causes. On doit citer, en premier lieu, l'action du virus
pianique, en apparence très-analogue au virus vénérien, et
tout ce qui peut favoriser cette action, comme le rapprochement des sexes, etc.; ensuite, l'influence du climat brû-
lant de la zone torride ; l'absence habituelle de tous soins
hygiéniques; l'irritation répétée de la peau, soit par la pi-

---

(1) Cette expression est la plus généralement adoptée ; elle rappelle,
en outre, un des principaux caractères extérieurs de la maladie qu'elle
désigne.

(2) De μύκης, champignon ; ou de μυκός, impur.

qûre des insectes, soit par la rancidité que contractent les graisses dont les nègres ont coutume de se servir ; enfin l'hérédité et une disposition particulière de l'économie.

Symptômes et marche. Le frambœsia, qu'on n'observe guère qu'au centre de l'Afrique et dans les Antilles, débute ordinairement par de petites taches rouges sur lesquelles ne tardent pas à se développer de petits tubercules granulés, faisant une légère saillie au-dessus des téguments, et paraissant dus au développement du tissu vasculaire du derme.

Ces pustules rougeâtres ou d'un violet foncé chez le blanc, mais d'un gris ardoisé ou cendré chez le nègre et le mulâtre, sont arrondies, entourées d'une légère auréole d'une teinte également foncée, et généralement discrètes ; elles laissent exsuder de leur surface un fluide ichoreux ou diversement coloré, et offrent la plus grande analogie avec les productions syphilitiques improprement désignées sous le nom de pustules plates et humides (ROCHOUX).

Ces pustules ont ordinairement leur siége aux parties extérieures de la génération, au pourtour de l'anus, aux aines, aux aisselles, au visage, aux lèvres, aux oreilles ; mais surtout au cuir chevelu. Leur nombre est extrêmement variable ; on les a vues, dans certains cas, envahir toute la surface du corps.

Le développement des pustules du frambœsia paraît subordonné à la constitution du sujet : généralement rapide chez les individus jeunes et vigoureux, il se fait avec une extrême lenteur chez les sujets faibles et cacochymes. Les pustules sont aussi plus nombreuses et d'un volume plus considérable chez les premiers malades (ALIBERT).

Elles ressemblent tantôt à des mûres ou à des framboises ; tantôt à des choux-fleurs ou à certaines espèces de champignons.

Parmi ces pustules, on en remarque toujours une beaucoup plus volumineuse que les autres, et pour cela nommée *mama-pian*, ou mère des pians : elle répond au maître grain de la variole, et le vulgaire, ainsi que quelques praticiens, prétendent qu'on ne doit pas se hâter d'en obtenir la guérison.

Après une durée plus ou moins longue, presque toujours de plusieurs mois, les pustules pianiques se flétrissent et tombent ou se convertissent en ulcères blafards et livides, d'une insupportable fétidité, et que recouvrent des croûtes noirâtres plus ou moins épaisses.

Dans d'autres cas, le frambœsia se manifeste par des tubercules durs et consistants, ayant dans le principe le volume et l'aspect des verrues, mais [acquérant avec le temps des dimensions parfois considérables.

Ces produits morbides se remarquent principalement à la face et sur les membres ; ils sont souvent surmontés d'une éruption pustuleuse, et après une durée de plusieurs mois, on les voit, tantôt se flétrir et se dessécher, laissant la peau ridée, décolorée et plus ou moins dépourvue de sensibilité ; tantôt se ramollir, se déchirer, laisser écouler un pus gommeux et verdâtre, et dégénérer en ulcérations rougeâtres et fétides.

Enfin, le frambœsia peut encore débuter par les taches cuivreuses de la syphilis, sur lesquelles se développent, tantôt des pustules larges, coniques, dont le sommet est blanc et le pourtour cendré ou furfuracé ; tantôt des éruptions scabieuses caractérisées par des papules, des vésicules, de petits tubercules violacés et fongueux.

On voit encore, dit Alibert, ces taches se recouvrir, soit de boutons varioliformes, soit de véritables plaques dartreuses.

Ces différentes productions deviennent autant d'ulcères rebelles, et des surfaces malades s'exhale une humeur abondante, corrosive, et d'une puanteur souvent insupportable.

Comment ne pas reconnaître, dans ce tableau, les effrayants ravages de la syphilis, dont l'action se trouve ici modifiée par le climat et peut-être aussi par la texture particulière de la peau des nègres?

L'éruption du frambœsia peut se développer sans trouble appréciable de l'économie, ou être accompagnée d'un désordre fonctionnel plus ou moins grave.

Elle peut être simple ou se compliquer d'une ou de plusieurs autres éruptions; de l'inflammation des membranes muqueuses; de douleurs nocturnes, ostéocopes; de carie, d'induration, d'épaississements et de dégénérescence du tissu cutané.

Le frambœsia peut laisser après lui des taches et des cicatrices plus ou moins étendues et difformes.

Siége anatomique. Ses produits morbides paraissent avoir leur siége primitif dans les couches superficielles du derme.

Diagnostic différentiel. D'après le docteur A. Amis, ex-médecin en chef des hôpitaux, à Saint-Dominique, le frambœsia ne doit pas être confondu avec la syphilis, attendu :

1o Que, lors même qu'il a été contracté par les parties sexuelles, il n'est jamais précédé, accompagné ni suivi de blennorrhagie, de chancre, ni d'engorgements glanduleux des aines avec ou sans suppuration, tous symptômes fort ordinaires dans la maladie vénérienne;

2o Que la syphilis, à laquelle les nègres sont également fort sujets, n'offre jamais ces excroissances fongueuses caractéristiques du frambœsia;

3o Que cette dernière affection, contrairement à ce qui se passe le plus communément dans la syphilis, affecte spontanément et de préférence les enfants et les adultes;

4o Que le frambœsia n'attaque qu'une seule fois le même individu, tandis que la syphilis peut se montrer plusieurs fois dans le cours de la vie.

Quant aux distinctions que certains auteurs affirment exister entre le frambœsia ou pian et l'yaws proprement dit, je ne m'attacherai pas à les discuter ici : ces différentes alté-

rations se trouvent presque toujours en dehors de nos points
d'observation : je crois en avoir dit assez pour permettre à
l'observateur attentif de reconnaître les caractères du frambœsia, dont j'ai pu recueillir plusieurs cas à l'hôpital Saint-
Louis, et qui n'est pas, comme on le voit, tout à fait étranger
aux grands centres de population.

M. le docteur Vinson a fait connaître, dans le *Moniteur* de
l'île de la Réunion, sous le nom d'*ulcère contagieux de Mozambique*, une affection qui se rapproche du frambœsia par
certains caractères, mais qui en diffère, cependant, en ce
qu'on ne l'observe qu'aux membres inférieurs, et qu'elle n'a
pas de tubercules pour élément éruptif, ni de mouvement
fébrile, précurseur ou concomitant ; mais comme, d'un autre
côté, elle paraît également susceptible de se transmettre par
contagion, et qu'elle cède d'ailleurs aux mêmes moyens de
traitement, j'ai dû la maintenir dans un seul et même cadre
générique, tant qu'une description plus complète ne sera
pas venue fixer la place et les caractères précis de chaque
affection.

Pronostic. Le caractère contagieux du frambœsia, la rapidité et l'étendue ordinaire de ses ravages, etc., en font une
maladie grave, qui mérite toute l'attention des familles et la
sollicitude des praticiens.

Espèces et variétés. Il y a deux espèces : 1° le frambœsia
fongoïde, 2° le frambœsia syphiloïde.

Traitement. Les habitants des îles françaises et anglaises
de l'Amérique, dit le docteur Amis, se confient généralement à de vieux nègres ou matelots qui résident dans les
bois où ils ont établi des cases à *pian* pour y recevoir les
malades auxquels ils administrent, pour tout médicament,
force boissons sudorifiques composées avec les racines de
squine, sassafras, gaïac, dont le pays abonde. La plupart de
ces *caperlatas* (qualification donnée à cette espèce de médi-
castres) ont été d'anciens domestiques de médecins euro-
péens auxquels ils empruntent ce genre facile, mais insuffi-

sant, de traitement qu'ils prolongent pendant deux ou trois ans et même plus, tandis qu'une méthode plus rationnelle aurait pour résultat d'en abréger considérablement la durée.

Celle qui m'a procuré le plus de succès pendant le long séjour que j'ai fait à Saint-Domingue, continue le docteur Amis, consistait, après avoir préparé le malade par plusieurs bains domestiques, quelques boissons tempérantes et une ou deux purgations avec le jalap, à prescrire les mercuriaux et les sudorifiques, à suivre, en un mot, la médication de l'illustre Van Swieten.

Le traitement était suspendu de temps à autre pour revenir aux purgatifs, soit avec le jalap, soit avec l'huile de ricin ; les malades s'en trouvaient d'autant mieux qu'ils sont sujets à des maux d'estomac dus à un état saburral habituel, qu'entretient, chez beaucoup d'entre eux, la présence d'une grande quantité de vers lombrics.

Le pain-biscuit, les bananes rôties, la viande de bœuf ou de mouton grillée constituaient leur alimentation, de laquelle on proscrivait tous les tubercules farineux non fermentés dont ils font ordinairement usage au lieu de pain ; ils buvaient au repas de leur tisane sudorifique.

On voit qu'ici le traitement serait d'un faible secours pour ceux qui prétendent séparer le frambœsia de la syphilis, puisque ces deux genres d'altération cèdent à l'emploi de moyens identiques. Dans les quelques cas dont j'ai recueilli l'observation, la liqueur de Van Swieten et le sirop de Cuisinier ont fait également tous les frais de la médication et les malades ont complétement guéri ; de nouvelles recherches pourront seules fixer les incertitudes de la science au sujet de ces différentes altérations.

RADÉSYGE (1).

Synonymie. — Syphylis larvée, lèpre du Nord ; thaeria du docteur Jort, etc.

HISTORIQUE.

N'ayant jamais eu occasion d'observer la radésyge, je crois devoir, dans l'intérêt du lecteur, rappeler la description qu'en a donnée dans le tome Ier de la *Revue Médicale*, M. le docteur H. Jort qui s'est occupé d'une manière spéciale des maladies de la peau, en France, en Allemagne et surtout en Suède et en Norwége, où la radésyge règne *endémiquement* (2).

Après un état maladif de plusieurs mois et souvent même de plusieurs années, on voit, dit M. le docteur Jort, l'inflammation s'emparer d'un point quelconque de la peau ou du système muqueux, avec tendance à se terminer par la suppuration. Sur la partie malade, il se forme bientôt une petite tumeur d'un *rouge bleuâtre*, un peu dure quoique mal circonscrite; après un temps variable, cette tumeur se ramollit et s'ulcère; l'ulcération est à forme irrégulière, à bords taillés à pic, entourée d'une rougeur diffuse, nuancée de bleu ou d'une teinte plombée; le fond, inégal et comme lardacé, sécrète un pus d'un vert peu foncé, sans odeur et donnant lieu par sa dessiccation à des croûtes dures, d'un vert jaunâtre ou noirâtre; après que la peau et le tissu cellulaire ont été détruits par la suppuration, on voit s'élever du fond de l'ulcère des granulations charnues qui contribuent à former une cicatrice solide, bien qu'inégale.

(1) Du danois, *rada*, mauvais, et *syge*, maladie. Les médecins du pays désignent par ce mot une maladie de la peau regardée comme une variété de la syphilis par quelques-uns, et par d'autres comme une espèce d'éléphantiasis.

(2) Cette description, d'ailleurs, se rapproche de celles qu'en ont données Alibert, M. Rayer et d'autres.

Durant ce travail, il se forme ailleurs de nouveaux engorgements donnant lieu à de nouvelles ulcérations.

Le mal se perpétue ainsi pendant des mois et des années entières, attaquant successivement le nez, la gorge, ou nécrosant des os superficiels. La radésyge a été depuis un siècle, en Norwége, un sujet d'études sérieuses et suivies ; on s'en est également occupé depuis soixante ans, sur les côtes occidentales de la Baltique, sur les bords de l'Adriatique et dans quelques localités de l'intérieur de l'Allemagne.

Les prodromes de l'éruption sont le plus ordinairement ceux des affections rhumatismales ; il n'y a point d'*exacerbation nocturne* dans les douleurs qui cessent ordinairement quand se montrent les tubercules qu'on voit, en général, apparaître d'abord sur les points douloureux.

On doit distinguer les ulcérations de la peau de celles des membranes muqueuses ; l'ulcère cutané affecte le *chorion* en même temps que la couche de tissu cellulaire sous-jacente ; le mal présente parfois des aspects si variés, que le médecin peut en méconnaître l'identité.

Ainsi, au lieu des tubercules qui viennent d'être décrits, on peut n'observer que des produits pustuleux ; dans certains cas, le mal aura l'apparence d'un érysipèle phlegmoneux.

L'auteur signale trois variétés principales de radésyge qu'il appelle *Thaeria* de θήριον, *affreux, redoutable.*

A. *Thaeria pustulosa sub-cutanea.*

Elle consiste dans de petits ulcères arrondis, presque toujours groupés et dessinant comme des cartes de géographie, disposition que le docteur Rust considère comme l'un des caractères pathognomoniques de la radésyge.

On rencontre souvent sur la même région, à côté d'ulcères, des cicatrices déjà solides ; à côté, des bourgeons charnus, ou des croûtes sous lesquelles s'effectue la cicatrisation. Les parties malades sont le siége de picotements, de démangeaisons, etc.

B. *Thaeria tuberculosa.*

Dans cette variété, les tubercules s'élèvent de 3 à 4 millimètres au-dessus des téguments, avec ou sans changement de couleur à la peau; leur volume varie d'une noisette à une noix; la peau qui les supporte est indurée; ces tubercules finissent par se ramollir et s'ulcérer; leur siége ordinaire est aux joues, aux seins, sur les bras, les avantbras, à la cuisse, aux mollets; ils peuvent être accompagnés de désordres locaux fort étendus et même de mortification gangréneuse de la peau.

Dans les cas de nécrose, les douleurs ostéocopes, loin de disparaître, persistent et s'accroissent avec les désordres locaux, qui précèdent toute ulcération.

C. *Thaeria faucium.*

Cette variété a pour siége, comme son nom l'indique, le voile du palais, la luette, etc.; ces différentes parties sont le siége d'une tuméfaction plus ou moins considérable, avec teinte violacée et ulcération : on dirait souvent d'une angine gangréneuse; à côté de cicatrices déjà formées, on voit s'ouvrir de nouveaux abcès, et se former de nouvelles ulcérations. L'affection marche tantôt avec lenteur, tantôt avec rapidité ; on voit, dans certains cas, le mal s'étendre jusqu'aux vertèbres cervicales.

On peut encore voir la radésyge se porter soit à la voûte palatine, y déterminer des nécroses, des perforations, etc.; soit sur la cloison du nez et en provoquer la destruction partielle ou totale, etc.

Comment, en présence de pareils désordres, ne pas reconnaître qu'ils se manifestent sous l'influence d'un principe identique? C'est, du reste, l'opinion positive du docteur Jort, qui préconise le *sublimé* comme le meilleur agent thérapeutique qu'on puisse lui opposer.

Pour *Holst,* Cederschjald, Heuster et quelques autres, la radésyge ne serait qu'une forme adoucie de la lèpre; je crois qu'il est difficile de se ranger à cette manière de voir, surtout au point de vue thérapeutique; car l'incurabilité de la lèpre est reconnue de tous, tandis qu'un assez grand nombre de faits bien établis constatent que la radésyge, surtout prise à son début, peut très-bien guérir, non pas avec le seul usage du sublimé, comme le dit le docteur Jort, mais en ajoutant aux préparations mercurielles, qui paraissent devoir rester la base de toute médication, les sudorifiques, les amers, les toniques et particulièrement le quinquina.

L'hygiène des malades doit être l'objet d'une surveillance particulière; et contre la radésyge, dont le *pronostic* est toujours fort grave, que ses principaux caractères rapprochent du genre syphilis, bien que sous le rapport du *diagnostic*, il règne encore entre les auteurs, plus ou moins d'incertitude, on doit puiser, dans l'usage habituel de viandes succulentes, de vins généreux, du séjour à la campagne, des eaux minérales alcalines, sulfureuses et surtout ferrugineuses, les moyens de remonter l'organisme et de donner aux agents spéciaux le temps d'exercer leur salutaire influence.

CLASSIFICATION PHYSIOLOGIQUE

DES MALADIES DE LA PEAU

ADOPTÉE DANS SES LEÇONS CLINIQUES

PAR M. LE DOCTEUR DUCHESNE-DUPARC

GENRES.	ESPÈCES.	VARIÉTÉS.

PREMIÈRE CLASSE.
DERMITES (1).

Dermites simples...

- ÉRYTHÈME
  - Aigu — Spontané. Accidentel.
  - Chronique — Engelure.
  - Traumatique — Palmaire. Plantaire. Coccygien.
  - Intertrigo — De l'enfance. De la grossesse. De l'obésité.
- ÉRYSIPÈLE — Simple. Phlegmoneux. OEdémateux.
- PEMPHIX — Aigu. Chronique.
- ECTHYMA (*Phlyracia*, Alibert; *Rupia*, W.) — Aigu. Chronique.
- URTICAIRE — Aiguë. Chronique.
- VÉSICULITE (*Herpes*, W.) — Éparse. Agglomérée. En zone (*zona, herpes zoster*). Annulaire.

Dermite phlegmoneuse

- FURONCLE — Vulgaire (*clou*). Guêpier (*anthrax*). Atonique.

Dermites gangréneuses

- PUSTULE MALIGNE — Sporadique. Endémique.
- CHARBON — Sporadique. Épidémique. Pestilentiel.

DEUXIÈME CLASSE.
EXANTHÈMES (2).

- VARIOLE — Normale : naturelle. / inoculée.. — Discrète. / Confluente. — Anormale. Modifiée.
- VACCINE — Normale. Anormale.
- VARICELLE — Vésiculeuse. Papuleuse. Pustuleuse — Simple. Ombiliquée.
- ROSÉOLE — Idiopathique. Symptomatique.
- ROUGEOLE — Normale. Anormale.
- SCARLATINE — Normale. Anormale.
- MILIAIRE — Normale. Anormale.

TROISIÈME CLASSE.
GOURMES (3).

Gourme (*Tantôt dépuratoire, tantôt accidentelle*)

- ACHORE — Lactumineux. Muqueux.

Gourmes parasites (*Épiphytes essentielles*)

- PORRIGINE — Décalvante. Tonsurante. Achromateuse.
- FAVUS — Alvéolaire. Scutiforme.

QUATRIÈME CLASSE.
DARTRES (4).

- HERPES
  - Furfuracé (*Pityriasis*, W.).
  - Squameux — Arrondi (*Psoriasis*, W.). Épars (*Ichthyose*). Centrifuge (*Lepra vulgaris*, W.).
- ECZÉMA (*Dartre vésiculo-squameuse*) — Récent. Chronique.
- VARUS (*Acné*) — Sébacé. Pustuleux. Érythémato-pustuleux (*Couperose*). Tuberculo-pustuleux (*Sycosis menti*, W.; *Mentagre*, Alib.).
- IMPÉTIGO (*Dartre pustulo-crustacée*) — Récent. Invétéré.
- PRURIGO (*Lichen, dartre papuleuse*) — Récent. Chronique. Latent.

CINQUIÈME CLASSE.
DÉGÉNÉRESCENCES (5).

Dégénérescences cancéreuses

- CANCER VRAI (*avec cellules et muoldoles caractéristiques*) — Encéphaloïde. Squirrheux. Mélané. Colloïde.
- CANCROIDE, PSEUDO-CANCER, NOLI-ME-TANGERE (*Tumeurs épithéliales*) — Superficiel. Profond — Cellulaire. Ganglionnaire.
- KÉLOIDES (*Tumeurs fibro-plastiques de la peau*) — Vraies. Fausses.

Dégénérescences lépreuses

- SPILOPLAXIE (*Malmort*) — Vulgaire. Scorbutique. Indienne.
- LEUCE (*Vitiligue, Lèpre des Juifs*).
- ÉLÉPHANTIASIS — Des Grecs. Des Arabes.
- PELLAGRE — Sporadique. Endémique.

SIXIÈME CLASSE.
SCROFULES.

- SCROFULE — Vulgaire — Cutanée. Ganglionnaire. Muqueuse. Osseuse. / Endémique (*Crétinisme*).
- ESTHIOMÈNE (*Lupus*) — Serpigineux. Térébrant. Hypertrophique.

SEPTIÈME CLASSE.
SCABIES.

- GALE
  - ACARIENNE — Vésiculeuse. Papuliforme. Pustuliforme. De la tête.
  - PÉDICULAIRE — Du tronc. Du pubis.

HUITIÈME CLASSE.
HÉMORRHAGIES CUTANÉES (6).

- PÉLIOSE — Sthénique. Asthénique.
- PÉTÉCHIE — Idiopathique. Symptomatique.

NEUVIÈME CLASSE.
LÉSIONS PIGMENTAIRES (7).

- DISCHROME (*Lentigo, Éphélide*) — Symptomatique. Idiopathique. Accidentel.
- ACHROME (*Albinisme*) — Accidentel. Congénial.

DIXIÈME CLASSE.
HYPERTROPHIES CUTANÉES (8).

- **Hypertrophie simple** — DERMATOLYSIE — Partielle. Cellulo-dermoïde.
- **Hypertrophie capillaire** — NÆVUS — Phlébectasique. Artériectasique. / TUMEUR VASCULAIRE — Variqueuse. Érectile.
- **Hypertrophie folliculaire** — EXDERMIOPTOSIS.
- **Hypertrophie tuberculeuse** — VERRUE — Sessile (*Vulgaire*). Pédiculaire (*Achrocordon*).
- **Hypertrophie accidentelle** — COR — Calleux (*Durillon*). Gompheux (*Clou*).

ONZIÈME CLASSE.
SYPHILIDES (9).

- SYPHILIS
  - Éruptive. — Exanthémateuse. Vésiculeuse. Bulleuse. Pustuleuse. Tuberculeuse. Papuleuse. Squameuse.
  - Végétante. Ulcérante.
- FRAMBŒSIA (*Mycosis*) — Fongoïde. Syphiloïde.
- RADEZYGE — Vulgaire. Squameuse.

<hr>

(1) Cette classe répond au groupe des dermatoses squameuses d'Alibert, nous n'y faisons figurer ni l'aphthe, qui rentre dans les irritations du système muqueux, ni l'épinyctide qui n'est qu'une variété de l'urticaire; ni le mélir qu'un doit considérer comme une variété du prurigo, ni le zona qui appartient évidemment à la vésiculite.

(2) Nous avons retiré de cette classe, qui répond au second groupe d'Alibert, le genre clavelée comme appartenant à la médecine vétérinaire.

(3) Cette classe répond au groupe des dermatoses teigneuses d'Alibert; nous en retranchons le genre trichome ou plique, qui ne nous paraît pas devoir être pris comme variété cutanée de syphilis.

(4) Cette classe répond au quatrième groupe d'Alibert; nous en retranchons l'esthiomène pour le réunir à la classe des scrofules, et nous y rattachons le favohtyva comme variété du genre herpes, et le prurigo, deux affections qui se comportent en tous points à l'instar des maladies dartreuses.

(5) Cette classe réunit le groupe des dermatoses cancéreuses d'Alibert, et celui des dermatoses lépreuses.

(6) Cette classe répond au groupe des dermatoses hémateuses d'Alibert; nous préférons ne rien introduire le terme commun hémorrhagie.

(7) Cette classe répond au groupe des dermatoses dyschromateuses d'Alibert.

(8) Cette classe nous appartient en entier; nous la regardons comme une des plus naturelles de notre cadre nosologique.

(9) Elles sont aussi nombreuses qu'il existe de formes éruptives particulières ; si l'on excepte les végétations et l'ulcération qui sont leur caractère propre, les genres syphilitiques ne se reconnaissent qu'aux signes généraux indiqués ci-dessus. Pour variations le rédacteur qu'Alibert avait donné à tort, nous, restons les syphilides blanches, et que certains auteurs d'ailleurs ne regardent comme simple variété de l'éléphantiasis des Grecs.

FORMULAIRE

MÉDICAMENTS NARCOTIQUES.

Nous donnerons la préférence aux alcaloïdes et à leurs sels, sur les produits livrés par le commerce. — Telle ou telle substance renferme tantôt 4 pour cent, tantôt 10; de là une incertitude qui fait douter le médecin, et qui souvent le fait renoncer à un produit dont il avait obtenu jusqu'alors les meilleurs effets thérapeutiques. L'opium, dont les propriétés actives varient avec le climat qui le produit, donne souvent une différence de moitié; des opiums ont rendu 4 pour cent de morphine. M. Aubergier, de Clermont, a livré à la pharmacie des opiums renfermant 15 pour cent. — En prescrivant les alcaloïdes et leurs sels, on évite des erreurs fâcheuses causées par la variation des produits. — Les alcaloïdes les plus employés sont la morphine, la codéine et leurs sels.

Nous donnerons les formules les plus indispensables.

MÉTHODE ENDERMIQUE.

On saupoudre un vésicatoire avec 1, 2, 3 et même 4 et 5 centigrammes de chlorhydrate de morphine.

SIROP DE CHLORHYDRATE DE MORPHINE.

Chlorhydrate de morphine......	0 2	gram.
Acide chlorhydrique............	0 20	—
Sirop de sucre blanc...........	500	

Triturer le chlorhydrate de morphine avec l'acide chlorhydrique et 10 grammes eau distillée. — Filtrer la solution, puis la mélanger au sirop de sucre préparé à froid et purifié au charbon.

30 grammes de ce sirop contiennent un peu plus de 1 centigramme de sel de morphine. — On le prescrit à la dose de 20 à 30 grammes dans les potions, ou par cuillerées à café toutes les heures.

POTION CALMANTE.

Sirop de chlorhydrate de morphine....   50 gram.
Eau de laitue recohobée.............   100 —
Eau de fleur d'oranger...............   40 —

Par cuillerées à soupe, une toutes les heures.

POMMADE DE MORPHINE (SANDRAS).

Chlorhydrate de morphine..   0 gram. 10.
Axonge balsamique........   6 —

PILULES DE CODÉINE.

Codéine...................   0 gram. 20.
Thridace..................   0 — 20.

Pour 16 pilules, une pilule toutes les quatre heures.

La codéine étant un médicament très-cher, on peut remplacer 5 centigrammes de codéine par 1 centigramme de chlorhydrate de morphine.

PILULES DE CHLORHYDRATE DE MORPHINE.

Chlorhydrate de morphine......   1 gram.
Acide chlorhydrique...........   5 gouttes.
Poudre de guimauve...........   3 gram.
Miel..........................   1 —

Pour 36 pilules, une chaque soir.

Atropine (alcali végétal de la belladone). — A l'intérieur, se prescrit à la dose de 1 à 5 milligrammes.

A l'extérieur, méthode endermique, 25 milligrammes ; sucre, 1 gramme ; divisez en dix paquets, un ou deux par jour, sur la peau dépouillée de son épiderme.

GOUTTE OU TEINTURE D'ATROPINE.

Atropine...................... 1 gram.
Alcool à 85°.................. 40 —

Se prescrit de une à cinq gouttes dans une potion de 120 grammes.

PILULES D'ATROPINE.

Atropine.................. 0 gram. 10 cent.
Miel et poudre de guim..... Q. S.

Pour faire 100 pilules de 10 centigrammes chacune; de 1 à 4 par jour progressivement.

COLLYRE POUR DILATER LA PUPILLE.

Atropine.................. 0 gram. 05.
Eau distillée.............. 20 —

1 à 2 gouttes entre les paupières.

POMMADE.

Atropine.................. 0 gram. 25.
Axonge.................... 5 —

Gros comme une tête d'épingle entre les paupières, soir et matin.

Aconit. — Médicament stupéfiant moins actif que l'opium, la belladone, le datura, mais rendant de grands services dans les maladies douloureuses qui reconnaissent pour cause une fluxion séreuse catarrhale ou rhumatismale. L'aconit agit sur les fonctions de la peau ; il est indispensable de formuler les préparations faites avec les plantes fraîches.

PILULES D'ACONIT.

Extrait trouble d'aconit...... 2 gram.
Poudre de guimauve......... Q. S.

Pour 40 pilules de 1 à 2.

ALCOOLATURE D'ACONIT.

De 1 à 2 grammes dans un verre d'eau sucrée à prendre par cuillerées dans la journée.

Ciguë. — Administrée à haute dose, la ciguë cause des nausées, de la céphalalgie, de légers vertiges, de la stupeur ; donnée à petites doses, elle est sédative. On l'a vantée contre les cancers ; elle paraît avoir modifié des tumeurs qui avaient le caractère squirrheux ou scrofuleux.

PILULES DE SEMENCES DE CIGUE.

Semences de ciguë pulvérisées..   5 gram.
Guimauve.....................   3 —
Sirop de gomme..............   Q. S.

Pour 100 pilules : 1 à 2 par jour en augmentant.

POMMADE DE CONICINE.

Conicine......................   1 gram.
Axonge ....   30 —

Dans un flacon bouché à l'émeri ; gros comme un pois, en onctions légères, dans les engorgements et tumeurs squirrheuses.

POMMADE CONTRE LE PRURIT.

Chloroforme..................   5 gram.
Glycérine....................   10 —
Pommade de concombres......   30 —

Dans un flacon à l'émeri.

MIXTURE.

Chloroforme..................   5 gram.
Glycérine....................   20 —

En onctions sur la peau.

PILULES DE CIGUE IODURÉES.

Extrait de suc non dépuré de ciguë......   5 gram.
Iodure de fer....................   10 —
Poudre de guimauve................   Q. S.

Pour 100 pilules, une le matin, une le soir, dans les tumeurs squirrheuses.

MÉDICATION ANTIPHLOGISTIQUE.

PRÉPARATIONS ÉMOLLIENTES POUR USAGE EXTERNE.

Espèces émollientes :

Feuilles de mauve....................	32 gram.
Guimauve............................	32 —
Bouillon blanc......................	32 —
Semence commune.....................	32 —
Pariétaire..........................	32 —

FOMENTATION ÉMOLLIENTE.

Espèces émollientes.................	32 gram.

Faites bouillir dans une suffisante quantité d'eau pour qu'il reste un litre.

COLLYRE ÉMOLLIENT.

Racine de guimauve.................	S. Q.

Faites bouillir dix minutes dans eau S. Q., pour qu'il reste un litre.

CATAPLASME DE FÉCULE.

Fécule..............................	60 gram.
Eau.................................	500 —

Quand l'eau sera à l'ébullition, versez brusquement la fécule que vous avez délayée dans eau froide, 60 à 100 ; faites jeter un ou deux bouillons et retirez du feu.

BAINS DE SON. (F. H. P.)

Son.................................	2 kilog.
Eau.................................	S. Q.

Faites bouillir le son pendant une demi-heure, dans suffisante quantité d'eau, passez et mélangez avec l'eau destinée au bain.

BAIN GÉLATINEUX. (F. H. P.)

Colle de Flandre........................ 1 kilog.
Eau chaude............................ 100 litres.

Mélangez un bain.

BAIN ÉMOLLIENT.

Espèces émollientes............... 2000 gram.
Graines de lin..................... 250 —

Faites bouillir dans 5 litres d'eau ; passez avec expression ; versez dans le bain.

PRÉPARATIONS HUILEUSES POUR USAGE EXTERNE.

CÉRAT DE GALIEN.

Huile d'amandes douces............ 500 gram.
Cire blanche...................... 125 —
Eau de roses...................... 375 —

Faites fondre la cire, l'huile et l'eau ; versez dans un mortier légèrement échauffé, et triturez jusqu'à parfait refroidissement.

POMMADE OU CRÈME POUR LE TEINT.

Cire blanche...................... 10 gram.
Blanc de baleine.................. 10 —
Huile d'amandes douces............ 150 —
Eau de roses...................... 120 —

STIMULANTS.

LINIMENT FORTIFIANT (DOUBLE).

Baume de Fioraventi.......... 15 gram.
Teinture de quina............ 15 —
Alcool....................... 15 —
Eau-de-vie camphrée.......... 15 —
Eau de mélisse des Carmes..... 30 —
Teinture éthérée de digitale.... 60 —

LINIMENT STIMULANT.

Alcool de Fioraventi .... 50 gram.
Acide chlorhydrique............... 5 —

LINIMENT RÉSOLUTIF.

Huile volatile de térébenthine...... 20 gram.
Acide chlorhydrique............... 10 —

Contre les tumeurs arthritiques.

SIROP DE GOUDRON (Peraire).

Goudron......................... 1 kilog.
Eau............................. 250 gram.
Sucre........................... 500 —

Digérer pendant deux heures à une température de 60°, laisser refroidir, décanter et filtrer. Le sirop de goudron s'administre soit seul, à la dose de trois à quatre cuillerées, soit dans les tisanes.

RÉSINÉONE DE GOUDRON.

Cérat sans eau................... 30 gram.
Résinéone....................... 4 —

En frictions.

POMMADE DE NAPHTALINE (Emery).

Naphtaline............... 2 gram.
Axonge.................. 30 —

En frictions dans le psoriasis et la lèpre.

TEINTURE DE BENJOIN COMPOSÉE.

Benjoin .... 110 gram.
Styrax purifié................... 25 —
Baume de Tolu................... 40 —
Aloès........................... 20 —
Alcool .... 1 litre.

Usage externe.

Crucifères. — Toutes les plantes de cette famille contiennent du soufre ; toutes, à l'intérieur, jouissent de propriétés stimulantes énergiques, qui les font employer dans les affections scrofuleuses et scorbutiques.

SUCS ANTISCORBUTIQUES.

Feuilles de cresson....... ⎫
—　　de cochléaria..... ⎬ ââ une poignée.
—　　de trèfle d'eau... ⎭

Contusez les plantes dans un mortier, exprimez le suc et filtrez ; 100 grammes chaque matin à jeun.

MIXTURE ANTISCORBUTIQUE.

Miel rosat........................ 50 gram.
Alcool de cochléaria............... 10　—
Teinture de quina .... 10　—

Porter ce mélange pur sur les gencives malades. Excellente préparation.

SIROP DE CRESSON IODÉ.

Sirop de cresson.................. 1 kilog.
Iode .... 1 gram. 60.

Pour les adultes, une à quatre cuillerées ; pour les enfants, une à plusieurs cuillerées à café.

SIROP DE RAIFORT COMPOSÉ.

Cochléaria frais.................. 500 gram.
Ményanthe frais................... 500　—
Cresson frais..................... 500　—
Raifort........................... 500　—
Oranges amères.................... 500　—
Cannelle.......................... 15　—
Vin blanc......................... 2,000　—
Sucre............................. 2,000　—

Incisez les substances et mettez-les avec le vin dans le bain-marie d'un alambic; après deux jours de macération, distillez 500 grammes de produit dans lequel vous ferez fondre en vase clos 1 kilogramme du sucre prescrit; passez avec expression les matières restées dans le bain-marie, laissez reposer ; décantez et faites un sirop par coction et clarification au blanc d'œuf; faites-le cuire à 32° et mélangez à froid les deux sirops. Il est tonique, apéritif, dépuratif, de 8 à 50 grammes.

VIN DE RAIFORT COMPOSÉ.

Racine récente de raifort........	30 gram.
Moutarde	15 —
Feuilles de cresson...............	15 —
— de cochléaria............	15 —
— de ményanté............	15 —
Sel ammoniac.................	5 —
Vin blanc...................	1,000 —
Esprit de cochléaria............	15 —

Faites macérer huit jours, passez, exprimez et filtrez. 30 à 125 grammes dans les affections scrofuleuses et scorbutiques.

POTION ANTISCORBUTIQUE.

Sirop de quina	50 gram.
Eau de menthe................	150 —
Alcool de cochléaria............	10 —
Suc de citron................	15 —

Une cuillerée toutes les heures.

LINIMENT.

Esprit de cochléaria............	30 gram.
Teinture de quinquina...........	30 —
Alcool de myrrhe..............	30 —
Esprit de genièvre.............	30 —

TISANE DE HOUBLON CONTRE LES SCROFULES.

Houblon.....................	12 gram.
Eau bouillante................	1 kilog.

Faites infuser une demi-heure, passez, filtrez et ajoutez :

Sirop antiscorbutique............	30 gram.
Sirop de quinquina au vin.........	30 —
Sirop de gentiane..............	30 —

Une petite tasse toutes les trois heures.

SIROP DE HOUBLON.

Houblon.....................	500 gram.
Eau.......................	1,250 —
Sucre......................	2 kilog.

Versez un litre 250 grammes eau bouillante, laissez infuser

douze heures, passez sans expression, retirez un litre de liquide, filtrez, faites un sirop au bain-marie.

POMMADE.

Extrait de houblon préparé dans le vide....   4 gram.
Axonge.................................   28 —

Gros comme une noisette dans les engorgements lymphatiques.

Noyer. — Ses feuilles vantées autrefois dans les affections de la peau, dans le traitement des maladies scrofuleuses et rachitiques, sont encore la base d'excellentes préparations, dont nous donnons les principales.

TISANE DE NOYER.

Feuilles sèches de noyer...............   5 gram.
Eau bouillante........................   500 —

Faites infuser, passez et sucrez avec le sirop antiscorbutique.

LOTIONS DE FEUILLES DE NOYER.

Feuilles sèches de noyer...............   30 gram.
Eau...................................   1 kilog.

Faites bouillir une demi-heure et passez. On imbibe des plumasseaux pour panser les ulcères scrofuleux.

SIROP DE FEUILLES DE NOYER (Negrier).

Extrait de feuilles de noyer..........   0 gram. 4.
Sirop simple..........................   30 —

Aux enfants, deux cuillerées à café ; chez les adultes, dose ordinaire, 30 grammes.

TISANE DE FUCUS VESICULOSUS (Duchesne-Duparc).

Fucus vesiculosus.............   8 grammes.
Eau..........................   580 —

Faire une décoction, à prendre dans la journée.

POMMADE.

Extrait de feuilles de noyer.........   8 gram.
Axonge...........................   40 —
Essence de romarin...............   15 —

Faire des frictions d'un quart d'heure.

CHLORURE DE SOUDE.

Employé à l'extérieur en lotions.

LOTION.

Chlorure de soude....................   50 gram.
Eau ....   150 —

Pour laver les plaies syphilitiques, molles ou indolentes.

CHLORURE DE CHAUX.

Chlorure de chaux sec.................   15 gram.
Quinquina gris en poudre.............   45 —

Mêlez. — Pour saupoudrer les plaies de mauvaise nature et exciter les bourgeons charnus.

EMMÉNAGOGUES ou STIMULANTS SPÉCIAUX.

TISANE D'ARMOISE.

Armoise......... ....   5 gram.
Eau.........................   1 kil.

Faites infuser pour un litre de tisane.

TISANE DE SAFRAN.

Safran....................   2 gram.
Eau bouillante............   1 kilog.

Faire infuser pendant une demi-heure et passer ; à prendre par petites tasses dans la journée.

Seigle ergoté. — Le seigle ergoté n'étant pas toujours fraî chement pulvérisé, nous donnerons la préférence à l'*ergotine.*

26.

SIROP ERGOTINÉ.

Ergotine......................	2 gram.
Eau de fleur d'oranger.........	6 —
Sirop simple..................	100 —

Faire bouillir le sirop de sucre et ajouter la dissolution. On a un sirop d'ergotine qui contient par 30 grammes 50 centigrammes d'ergotine. — De deux à quatre cuillerées par jour suivant l'urgence.

PILULES D'ERGOTINE.

Ergotine......................	5 gram.
Poudre de guimauve............	Q. S.

Pour 60 pilules argentées, de 6 à 10 par jour.

MÉDICATION PURGATIVE.
VOMITIFS.

POTION VOMITIVE (CAYOL).

Emétique....................	0 gram. 10.	
Eau distillée de camomille...	150	—
Sirop d'ipéca................	30	—
Eau de fleur d'oranger.......	10	—

Donner en deux ou trois fois, à une demi-heure de distance.

SIROP D'IPÉCA.

Extrait alcoolique d'ipéca.......	32 gram.
Eau distillée..................	250 —
Sirop de sucre................	4500 —

Faites dissoudre l'extrait dans l'eau, filtrez la dissolution et ajoutez-la au sirop qui, terminé, devra peser 30° bouillant. 30 grammes de sirop contiennent 30 centigrammes d'extrait.

DRASTIQUES.

Scammonée. — Purgatif drastique, hydragogue excellent, d'un emploi certain toutes les fois qu'il est nécessaire d'obtenir d'abondantes évacuations alvines, séréuses; son action se porte principalement sur l'intestin grêle.

Il y a plusieurs scammonées dans le commerce, mais surtout de plusieurs qualités. Quand on ne peut prescrire la scammonée blanche, il faut prendre la scammonée d'Alep, qui a, très-prononcée, l'odeur de beurre ou de brioche fraîche. Dose, de 50 centigrammes à 1 gramme.

PURGATIF A LA SCAMMONÉE (Dublanc).

Résine de scammonée........	0 gram.	75.
Bicarb. de soude.............	0 —	75.
Sucre.......................	10 —	
Lait........................	100 —	

Jalap. — Purgatif sûr et énergique; à une dose exagérée, détermine une vive irritation dans l'appareil gastro-intestinal.

POUDRE DE JALAP.

Jalap en poudre, de 1 gramme à 4 grammes.

RÉSINE DE JALAP.

30 centigrammes à 1 gramme.

EAU-DE-VIE ALLEMANDE.

Jalap........................	250 gram.
Turbith	30 —
Scammonée d'Alep............	64 —
Alcool à 21°.................	3000 —

Une cuillerée dans un verre d'eau sucrée avec sirop de nerprun.

PILULES DRASTIQUES (Duchesne-Duparc).

Résine de jalap.............	0 gram.	20.
Aloès.......................	0 —	20.
Calomel.....................	0 —	20.

Pour six pilules.

PILULES PURGATIVES FONDANTES.

Scammonée	10 gram.
Fiel de bœuf	15 —
Extrait de gentiane	20 —

Poudre de gentiane, Q. S. pour 200 pilules ; prendre 4 par jour.

ÉLECTUAIRE PURGATIF (Boille).

Pulpe de casse	15 gram.
Extrait de casse	15 —
Crème de tartre	10 —
Séné	10 —
Manne en larmes	40 —
Sirop de fleur de pêcher	Q. S.

Faire un électuaire, à prendre une cuillerée le matin en se levant, une autre le soir en se couchant.

LAVEMENT DE MERCURIALE.

Miel de mercuriale	60 gram.
Feuilles de pêcher	15 —
Eau	250 —

Faites infuser les feuilles de pêcher dans les 250 grammes d'eau, passez et ajoutez miel de mercuriale, 60 grammes.

SUDORIFIQUES ET DÉPURATIFS.

POTION.

Potion gommeuse	150 gram.
Ammoniaque	1 —

A prendre par cuillerées.

POTION DE STAHL.

Carbonate d'ammoniaque	8 gram.
Eau distillée	200 —
Sirop de guimauve	40 —

Demi-cuillerée à bouche toutes les deux heures, contre la

scarlatine nerveuse ou ataxique. Cette potion a été préconisée dans le cas de scarlatine grave.

SIROP DE PEYRILHE.

Eau.........................	1,000 gram.
Feuilles de mélisse...........	120 —
Follicules de séné...........	15 —

Faites infuser pendant une heure à une douce chaleur, passez, prenez de cette infusion 350 grammes pour 700 de sucre, faites un sirop et ajoutez :

Carbonate d'ammoniaque	4 gram.

SIROP DIAPHORÉTIQUE.

Ammoniaque...............	5 gram.
Sirop de bourrache.........	150 —

Une à quatre cuillerées par jour.

Soufre. — A hautes doses, le soufre agit comme purgatif à l'intérieur; à petites doses, il agit comme excitant de la peau. A l'intérieur, il a été employé dans les affections catarrhales, dans les engorgements scrofuleux, dans les paralysies produites par des vapeurs mercurielles; il est surtout employé à l'extérieur dans le traitement de différentes dartres.

SOUFRE, SULFURE DE MAGNÉSIE (BIETT).

Soufre...........	10 gram.
Magnésie........	10 —

Pour 6 paquets, un tous les jours, dans l'eczéma chronique, les affections squameuses.

OPIAT SOUFRÉ.

Soufre sublimé et lavé........	20 gram.
Miel.....................	Q. S.

8 grammes par jour dans les maladies dartreuses.

PILULES DE SULFURE DE POTASSE.

Sulfure de potasse........... 1 gram.
Savon médicinal .... 5 —
Baume du Pérou............. 5 —

Poudre de guimauve, Q. S. pour 30 pilules; de 2 à 10 par jour dans les maladies de la peau.

PILULES DE HESSER.

Extrait d'aconit napel........ 2 gram.
Poudre d'aconit.............. 2 —
Sulfure de chaux............ 2 —

Mêlez et divisez en 36 pilules. Une toutes les heures, dans les affections cutanées.

SIROP D'HYPOSULFITE DE SOUDE (BIETT).

Sirop de fumeterre............ 400 gram.
Sirop de pensée sauvage....... 100 —
Sulfite sulfuré de soude....... 10 —

Deux cuillerées par jour, dans l'eczéma et le lichen.

SIROP DE PERSULFURE DE FER (BOUCHARDAT).

Hydrate de persulfure de fer gélatineux.. 100 gram.
Sirop de sucre réduit...........de 450 à 500 —

Trois cuillerées à café dans les vingt-quatre heures.

BOLS DÉPURATIFS (DUCHESNE-DUPARC).

N° 1.

Sulfure de fer........ 4 gram.
Poudre de rhubarbe.... 10 —
Sirop de fumeterre..... Q. S.

Pour 100 pilules.

N° 2.

Sulfure de fer.......... 6 gram.
Aloès................ 8 —
Rhubarbe............. 8 —
Quina .... 8 —
Sirop de miel.......... Q. S. pour 100 bols égaux.

TISANE SUDORIFIQUE (Biett).

Gaïac râpé............. 30 gram.

Faites bouillir dans un litre et demi d'eau jusqu'à réduction d'un litre; ajoutez à la fin de l'ébullition :

Daphné mezereum.... 4 gram.

Quatre verres, deux le matin, deux le soir, dans la syphilis constitutionnelle.

———

SIROPS ANTI-HERPÉTIQUES (Duchesne-Duparc.

(NOUVELLES FORMULES).

No 1.

Pr. : Petite centaurée.........
Fumeterre .... } ââ 32 gram.
Douce-amère ....

Pour 125 gram. (décoction concentrée), ajoutez :

Follicules de séné........... 60 gram.

Pour 125 gram. (décoction concentrée), complétez par :

Iodure de fer............... 4 gram.
Sirop de sucre............... Q. S.

pour 500 grammes de sirop :

Dose : depuis une cuillerée à café jusqu'à plusieurs cuillerées à bouche.

———

No 2.

Pr. : Iodure de fer............... 8 gram.
Séné..................... 100 —
Daphné-Mezereum.......... 2 —
Salsepareille........... } 32 —
Sel végétal........... }
Sirop de sucre............... Q. S.

Pour 500 grammes de sirop réservé pour l'adulte. Dose : 1 à 4 cuillerées à soupe dans les 24 heures.

TISANE DE FELTZ.

Salsepareille	60 gram.
Colle de poisson	10 —
Sulfure d'antimoine lavé	90 —
Eau	2 kilog.

Réduire à un litre. A prendre dans la journée par verrées.

DÉCOCTION DE SALSEPAREILLE COMPOSÉE.

Salsepareille	250 gram.

Faites bouillir dans eau, 4,000, jusqu'à réduction de 2,000 ; ajoutez :

Gaïac râpé	50 gram.
Écorce de garou incisée	16 —

Faites infuser une demi-heure :

Sasafras coupé	50 gram.
Réglisse ratissée et coupée	50 —

Passez. — Par tasses dans la journée.

SIROP DE SALSEPAREILLE COMPOSÉ.

Salsepareille	1,000 gram.
Bourrache	64 —
Roses pâles	64
Séné	64
Anis	64
Sucre	1,000
Miel	1,000

64 à 125 grammes par jour, par cuillerée ou dans une tisane sudorifique. — Excellente préparation, faite consciencieusement. Malheureusement, on ne la trouve pas toujours faite d'après la formule du Codex. Des pharmaciens saisissent l'occasion d'écouler tous leurs sirops d'écumes dans la préparation du sirop de Cuisinier, évitent le miel, et font leur sirop de Cuisinier en ajoutant l'extrait de Cuisinier au sirop d'écumes.

TISANE DE DOUCE-AMÈRE.

Douce-amère............... 20 gram.
Eau bouillante............. 1 litre.

Édulcorée avec :

Sirop douce-amère........ 100 gram.

DÉCOCTION DE LOBELIA SYPHILITIQUE.

Lobelia syphilitique....... 50 gram.
Eau....................... 2,000 —

Faites bouillir jusqu'à réduction d'un litre ; passez et édulcorez avec sirop de pensées sauvages.

FOMENTATION CONTRE L'ÉRYSIPÈLE.

Fomentation de sureau (10 pour 1,000. Eau)..... 300 gram.
Alcool camphré............................... 30 —

TISANE DE PENSÉES SAUVAGES.

Pensée sauvage .... 10 gram.
Eau .... 1 litre.
Acide chlorhyd............. 4 gouttes.

SIROP DE PENSÉES SAUVAGES.

Pensée sauvage........... 100 gram.
Eau bouillante........... 1,000 —
Acide chlorhydr.......... 4 gouttes.
Sucre.................... 1,500 gram.

Faire une infusion et passer à la presse le résidu ; filtrer et faire un sirop à froid à prendre de 50 à 100 grammes pour édulcorer les tisanes.

SUC D'HERBES DÉPURATIF.

Feuilles de chicorée............... 30 gram.
— de fumeterre............. 30 —
— de bourrache............ 30 —
— de cerfeuil............. 30 —

Pour obtenir 100 grammes de suc d'herbes, à prendre en une fois, dans les maladies psoriques ou rhumatismales.

SIROP DÉPURATIF DE BOILLE.

Feuilles de chicorée .... 500 gram.
—   de cresson................ 500 —
—   de fumeterre............. 500
—   de cerfeuil................ 500 —
—   trèfle d'eau............... 500 —

Pour retirer 1,500 grammes de liquide, que vous filtrerez et faire un sirop à une très-douce chaleur, auquel on ajoutera 15 grammes d'extrait de séné. — Deux cuillerées, matin et soir.

HYDROCOTYLE ASIATIQUE (Dalpiaz).

Cette plante, nouvellement introduite dans la pratique, mérite d'être étudiée et paraît devoir être placée parmi les excitants spéciaux de la peau.

DIURÉTIQUES.

On donne le nom de *diurétiques* à des médicaments qui, étant absorbés, ont une action spéciale sur les reins et en augmentent la sécrétion.

Les diurétiques se distinguent en deux classes : les diurétiques minéraux et les diurétiques végétaux.

Les diurétiques minéraux se subdivisent en diurétiques salins et diurétiques alcalins.

DIURÉTIQUES SALINS.

Nitrate de potasse.... \
—   de soude..... \
Sulfate de potasse.... \
—   de soude.....   à la dose de 5 gram. dans \
—   de magnésie..   un litre d'eau. \
Borate de soude...... \
Phosphate de soude.. /

Ces sels neutres, à la dose de 5 grammes, n'agissent plus comme purgatifs; ils sont absorbés, transportés dans la circulation, et sont éliminés par les reins, dont ils augmentent l'activité.

Les diurétiques végétaux se divisent en deux sections. Les uns agissent par les propriétés qui leur sont propres, les autres par l'énorme quantité d'eau qui leur sert de véhicule.

Les diurétiques végétaux de la première section sont :

<table>
<tr><td>PREMIÈRE SECTION.</td><td>DEUXIÈME SECTION.</td></tr>
<tr><td>Diurétiques non équivoques.</td><td>Diurétiques équivoques.</td></tr>
<tr><td>Digitale.</td><td>Pariétaire.</td></tr>
<tr><td>Scille.</td><td>Doradille.</td></tr>
<tr><td>Colchique.</td><td>Queues de cerises.</td></tr>
</table>

Scille, poudre, de 20 à 30 centigr. — Extrait, 2 centigr. à 1 décigr. — Teinture, 4 grammes, dans 125 grammes de potion gommeuse.

Vinaigre scillitique, vinaigre, 1,500; scille, 115.—4 grammes dans une potion.

Oxymel (vinaigre scillitique, 1 ; miel, 2). 10 à 50 grammes dans une potion. — Miel scillitique (scille, 1 ; miel, 12). 10 à 50 grammes.

POTION DIURÉTIQUE (GUERSANT).

Sirop d'asperges	40 gram.
Oxymel scillitique	40 —
Nitre	0,50 cent.
Décoction de chiendent	100 gram.

Par cuillerées, d'heure en heure.

ÉLECTUAIRE DE KORTUM.

Conserve de cochléaria	100 gram.
Extrait de chiendent	50 —
Extrait de taraxacum	50 —
Acétate de potasse	40 —

Une cuillerée à café, quatre fois par jour, contre les scrofules et les obstructions.

TISANE ALCALINE (BIETT).

Bi-carbonate de soude	2 gram.
Eau d'orge	500 —

Quatre verres par jour dans le lichen, le prurigo et les affections chroniques avec démangeaison.

EAU DE CHAUX COMPOSÉE (Carmichael).

Gaïac râpé....................... 100 gram.
Sassafras........................ 10 —
Réglisse......................... 20 —
Semences de coriandre............ 5 —

Faites macérer pendant deux jours dans

Eau de chaux médicinale.......... 1,500 gram.

Un verre par jour, dans les affections scrofuleuses et cutanées.

MIXTURE ALCALINE (Biett).

Sirop de fumeterre............... 500 gram.
Bicarbonate de soude............. 10 —

Deux cuillerées à bouche, une le matin, à jeun ; l'autre le soir, au moment du coucher.

MÉDICATION TONIQUE.

PRISES DE SULFATE DE QUININE.

Poudre de sulfate de quinine....... 1 gram.
Sucre............................ 4 —
Acide sulfurique................. 0,20 cent.

En six paquets.

POTION AU QUINQUINA.

Quinquina jaune en poudre............ 1 gram.
Vin vieux........................ 120 —

A prendre par cuillerées.

Extrait mou de quinquina........... de 50,0 à 4 —
Extrait sec de quinquina........... de 0,30 à 4 —

VIN DE QUINA.

Quina gris........... 30 gram.
Quina jaune.......... 30 —
Eau-de-vie........... 120 —
Vin de Bordeaux...... 1 litre.

Concassez le quina en poudre grossière ; faites-le macérer pendant quarante-huit heures avec l'eau-de-vie ; le troisième jour, ajoutez le vin et filtrez au bout de quinze jours. — De 50 à 120 gr. par jour.

VIN AMER (Boille).

Absinthe	30 gram.
Écorces d'oranges amères	30 —
Cannelle	2 —
Rhubarbe	6 —
Teinture de quina	30 —
Vin blanc	1 litre.

Faites macérer quinze jours et filtrez. Un verre à liqueur matin et soir.

SIROP DE QUINA AU VIN.

Extrait mou de quina	27 gram.
Vin de Lunel	500 —
Sucre	750 —

60 grammes par jour.

GELÉE DE LICHEN AU QUINQUINA.

Saccharolé de lichen	50 gram.
Eau	30 —
Sirop de quinquina	192 —

Trois à quatre cuillerées par jour, comme analeptique tonique.

POUDRE DE CHARBON ET QUINQUINA.

Quinquina gris	100 gram.
Charbon	100 —

Mêlez : pour saupoudrer les plaies.

TISANE DE GENTIANE.

Gentiane coupée, concassée	30 gram.
Eau	1 litre.

SIROP DE GENTIANE.

Gentiane coupée	500 gram.
Eau froide filtrée	2000 —

Laissez macérer quarante-huit heures, filtrez, ajoutez 4 kilogr. de sucre, et faites un sirop au bain-marie.

VIN DE GENTIANE.

Gentiane................ 32 gram.
Alcool à 21 .... 60 —
Vin rouge.............. 1 litre.

Faites macérer douze jours. Un verre à vin de Bordeaux le matin.

QUASSIA AMARA.—SIMAROUBA.—COLUMBO.—ANGUSTURE.

Sont des toniques purs, sans mélange d'astringents.

SIROP D'ÉCORCES D'ORANGES AMÈRES.

Oranges amères........ 96 gram.
Eau................... 500 —
Sucre................. 1 kilog.

Faites digérer douze heures à une douce chaleur et filtrez.

SIROP ANTISCROFULEUX.

Sirop de gentiane.......... 500 gram.
Sirop de quinquina...... 500 —
Sirop d'écorce d'orange.. 500 —

Quatre cuillerées par jour.

FER MÉTALLIQUE PORPHYRISÉ.

1 décigramme à 1 gramme.

FER RÉDUIT PAR L'HYDROGÈNE.

Dose : de 5 à 50 centigrammes, en pilules, granules, pastilles.

LACTATE DE FER.

On l'obtient en traitant de la limaille de fer par de l'acide lactique étendu d'eau. Dose, 1 décigramme à 1 gramme.

CITRATE DE FER.

Excellente préparation, surtout à l'état de citrate de fer ammoniacal.

SIROP DE CITRATE DE FER AMMONIACAL.

Citrate de fer ammoniacal...... 30 gram.
Sirop de sucre .... 1 kilog.

Faites dissoudre le citrate de fer dans la plus petite quantité d'eau possible, filtrez et ajoutez un sirop froid marquant 32°.

SIROP DE CITRATE DE FER ET DE MAGNÉSIE.

Citrate de fer et de magnésie....... 10 gram.
Eau de fleur d'oranger............. 20 —
Sirop simple .... 200 —

Excellente préparation, l'une des plus agréables des ferrugineuses, et ne produisant pas la constipation habituelle.

PILULES DE VALÉRIANATE DE FER.

Valérianate de fer.............. 1 gram.
Miel et poudre de guimauve...... S. Q.

Pour 20 pilules, de 2 à 4 par jour dans la chlorose hystérique.

PILULES DE BLAUD.

Sulfate de fer pur, cristallisé........ 10 gram.

Pulvérisez; faites sécher à l'étuve, à une température de 40°; mêlez avec :

Carbonate de potasse sec..... 6 gram.
Miel .... 2 —
Poudre de guimauve......... Q. S.

Faites une masse, que l'on divisera en 100 pilules. Dose, de 2 à 10 par jour. Excellente préparation.

PILULES DE VALLET.

Sulfate de fer cristallisé, pur........ 500 gram.
Carbonate de soude................ 580 —
Miel.............................. 300 —
Sirop .... Q. S.

Le sucre et le miel s'opposent à la transformation du protocarbonate en sesqui carbonate de fer. De 2 à 10 pilules dans la chlorose.

SOLUTION FERRUGINEUSE CONTRE L'ÉRYSIPÈLE (VELPEAU).

> Sulfate de fer.............. 60 gram.
> Eau....................... 1 kilog.

En compresses dans l'érysipèle.

MÉDICATION ASTRINGENTE.

On donne le nom d'*astringents* à certains médicaments qui ont la propriété de resserrer les tissus avec lesquels on les met en contact. On divise les astringents en végétaux et minéraux.

TANNIN.

Type des astringents végétaux précipitant l'albumine et les matières albumineuses ; — précipitant en bleu noir les sels de fer. — La noix de galle en contient 60 à 70 p. 100. Dose, prendre 1 décigramme à 1 gramme.

CACHOU.

Bon médicament, se rapprochant du tannin par ses propriétés thérapeutiques ; cependant, on ne doit pas toujours les remplacer l'un par l'autre. Le cachou est en même temps un astringent et un corroborant. — Il est utile pour combattre le scorbut, les hémorrhagies, les leucorrhées.

Poudre de cachou, 40 centigrammes à 15 grammes, en pilules ou en électuaire.

RATANHIA ET KINO.

S'emploient dans les mêmes cas que le tannin. Ils ont une action moins prompte et moins énergique.

ACÉTATE DE PLOMB.

Le sous-acétate de plomb est usité, à l'extérieur, dans les ophthalmies, brûlures, inflammations légères de la peau. Le carbonate de plomb est employé, à l'extérieur, comme dessiccatif. Il entre quelquefois aussi dans la toilette des personnes qui désirent se blanchir le teint. A mon avis, tous les cosmétiques à base de plomb et à emploi journalier devraient être rejetés.—On ne se sert jamais sans inconvénient des préparations saturnines.

POMMADE SATURNINE CAMPHRÉE.

Axonge......................	30 gram.
Extrait de Saturne..	10 —
Camphre...............	5 —

Employée pour faire disparaître les taches qui succèdent aux syphilides papuleuses et autres.

GLYCÉROLÉ D'ALOÈS (Chausit).

Teinture d'aloès........... de	4 à 8 gram.	

Faites chauffer jusqu'à évaporation complète de l'alcool, puis ajoutez peu à peu.

Glycérine....................	30 gram.

Il en résulte un liquide d'une couleur rouge d'acajou qui ne se trouble ni ne dépose jamais et que l'on étale à l'aide d'un pinceau sur les surfaces malades.

La dose de teinture d'aloès doit être basée sur l'effet que l'on veut produire, mais surtout sur les conditions individuelles, soit de tissu, soit de siége, soit de nature des points affectés. Mais dans tous les cas, les accidents tout locaux que le glycérolé d'aloès pourrait produire, ne sauraient ni infirmer ni amoindrir les heureux résultats qu'il faut en attendre.

MÉDICATION ALTÉRANTE OU SUBSTITUTIVE.

On donne le nom d'*altérants* à des médicaments qui n'agissent pas sensiblement, mais qui modifient d'une manière persistante la nature du sang et des humeurs diverses.

Les altérants réussissent surtout dans les maladies chroniques. Le mercure, l'or, le baryum, l'iode, l'arsenic, sont employés dans les affections scrofuleuses. Les maladies de la peau, si difficiles à modifier habituellement, sont guéries par les iodiques, les mercuriaux et les arsenicaux.

On donne le nom de substitutive à la médication altérante.

C'est une classe de médicaments remplaçant la maladie existante par une autre maladie dont on connaît la durée et la terminaison.

MERCURIAUX.

Ordonnés principalement dans les affections vénériennes et les syphilides, qui sont la source de la plus grande partie des maladies de la peau. Il est dangereux d'employer dans un même traitement les préparations iodiques. Il y aurait à redouter la formation d'un iodure double qui est très-actif, très-dangereux et très-subtil à manier. — Toutes les préparations insolubles, les protochlorures, les protoxydes, sont moins dangereuses.

D'après plusieurs chimistes, les préparations mercurielles n'agiraient qu'en se décomposant en bichlorure, sous l'influence du chlorure de sodium renfermé dans l'économie.

CONTRE-POISONS.

L'eau albumineuse, le fer réduit par l'hydrogène ou un mélange de deux parties de fer porphyrisé et une partie de zinc, le persulfure de fer.

SULFURE ROUGE DE MERCURE.

On l'emploie presque exclusivement à l'extérieur, en fumigations, dans le traitement des exostoses et des ulcères syphilitiques. — On le prescrit à l'hôpital Saint-Louis, pour combattre le *prurigo pedicularis* et d'autres maladies rebelles de la peau.

A l'intérieur, le sulfure noir est employé comme purgatif et comme antiherpétique.

A l'intérieur, 2 décigrammes à 1 gramme.

CALOMEL (*dose réfractée*).

Calomel........... 0,05 cent.
Sucre .... 1 gram.

Divisez en 6 paquets, de deux heures en deux heures.

SUBLIMÉ CORROSIF.

De 1 à 2 centigrammes.

PROTO-IODURE DE MERCURE.

Excellent médicament, réunissant les propriétés de l'iode et du mercure. Dose, de 1 à 5 centigrammes. Quelques praticiens le donnent jusqu'à 15 et même 20 centigrammes.

BI-IODURE DE MERCURE.

Jouit des mêmes propriétés que le proto-iodure, mais est beaucoup plus énergique. Dose, de 1 à 2 centigrammes.

IODHYDRARGYRATE DE POTASSIUM.

Combinaison découverte par L. P. Boulay, et employée d'abord par M. Puche.

SIROP D'IODHYDRARGYRATE DE POTASSIUM (Puche).

Iodhydrargyrate de potassium.......... 1 gram.
Teinture de safran.................... 10 —
Sirop de sucre....................... 489 —

De 25 à 100 grammes par jour dans une tisane appropriée, dans les maladies syphilitiques anciennes.

PILULES CONTRE L'ECZÉMA (Biett).

Masse de Beloste ....,...... 3 gram.
Savon médicinal.......... 5 —

Mêlez, en 40 pilules, 2 par jour dans l'eczéma chronique.

PILULES DE PLUMMER.

Soufre doré d'antimoine.... ...... 3 gram.
Calomel......................... 3 —
Racine de gaïac................. 2 —

Faites des pilules de 3 décigrammes. De 2 à 4 par jour.

PILULES ANTI-SYPHYLITIQUES DE DUPUYTREN.

Sublimé corrosif.......... 0,40 cent.
Extrait d'opium........... 0,50 —
Extrait de gaïac.......... 6 gram.

Pour quarante pilules, de 1 à 3 par jour. Chaque pilule contient 1 centigramme de bichlorure et 13 milligrammes d'extrait d'opium.

PILULES DE PROTO-IODURE DE MERCURE (Duchesne-Duparc).

Protó-iodure de mercure..... 3 gram.
Morphine................... 0,10 cent.
Thridace................... 3 gram.

Pour 60 pilules. De 1 à 2 par jour.

EAU PHAGÉDÉNIQUE.

Bichlorure de mercure.......... 0,40 cent.
Eau pure....................... 12 gram.
Eau de chaux................... 125 —

Pour lotions.

LOTION DE HENRY.

Bichl. de mercure.............. 0,20 cent.
Eau distillée.................. 200 gram.
Alcoolat de menthe............. 15 —

Employée contre les démangeaisons intenses.

EAU ROUGE (d'Alibert).

Bichl. de mercure.............. 4 gram.
Eau distillée.................. 500 —
Racine d'orcanette............. 4 —

Passez et filtrez après une demi-heure de macération. 50 grammes en lotions dans le traitement des dartres d'origine syphilitique.

ÉMULSION MERCURIELLE.

Bichl. de mercure.............. 1 gram. 30.
Amandes amères................. 50 —
Eau distillée.................. 500 —

Pour lotions.

EAU ANTIDARTREUSE (Luynes).

Eau de roses	250 gram.
Sous-carb. de plomb	15 —
Sulfate acide d'alumine de potasse	10 —
Bichl. de mercure	6 —
Blanc d'œuf	1

On en imbibe des compresses, qu'on applique ensuite avec attention sur les parties occupées par les dartres.

OXYDE ROUGE DE MERCURE. — POMMADE DE DEUTOXYDE DE MERCURE (Biett).

Bi-oxyde de mercure	2 gram.
Axonge	30 —
Camphre	0,20 cent.

Dans les affections papuleuses du visage.

POMMADE DE CALOMEL.

Calomel	4 gram.
Axonge	32 —
Ess. de bergam	2 gouttes.

POMMADE CONTRE L'ESTHIOMÈNE (Duchesne-Duparc).

No 1.

Styrax liquide	60 gram.
Axonge	60 —
Sublimé	4 —
Émétique	4 —
Teinture de cantharides	2 —
Poudre d'euphorbe	2 —

Faites une pommade homogène.

No 2.

Styrax liquide	120 gram.
Axonge	60 —
Sublimé	8 —
Émétique	8 —
Teinture de cantharides	4 —
Poudre d'euphorbe	4 —

F. S. A. une pommade homogène.

FORMULAIRE.

POMMADE MERCURIELLE GOUDRONNÉE (Ricord).

No 1.

Cérat soufré............................	30 gram.
Turbith minéral........................	1 —
Goudron.................................	4 —

No 2.

Cérat soufré............................	30 gram.
Calomel à la vapeur....................	3 —
Goudron.................................	4 —

Contre les éruptions sèches de la peau, pityriasis, lichen, lèpre, etc.

POMMADE DE BI-IODURE DE MERCURE.

Bi-iodure...............................	0,60 cent.
Axonge benzinée........................	30 gram.

Dans les affections squameuses sèches rebelles.

POMMADE CONTRE LE PSORIASIS (Boinet).

Proto-iod. de mercure.................	4 gram.
Axonge.................................	32 —

Une friction par jour.

POMMADE CONTRE L'ACNÉ ROSACEA (Boinet).

Proto-iod. de mercure.................	2 gram.
Axonge.................................	20 —

Frictions deux fois par jour.

POMMADE CONTRE LE LUPUS (Cazenave).

Bi-iodure de mercure en poudre fine..	20 gram.
Axonge.................................	ââ 10 —
Huile d'olive..........................	

Porphyrisez. — On applique tous les huit ou dix jours ce mélange avec un pinceau sur les points qu'on veut attaquer.

POMMADE ANTIHERPÉTIQUE DE DUPUYTREN.

Protonitrate de mercure...............	20 gram.
Axonge.................................	80 —
Huile rosat............................	10 —

Pour combattre les dartres qui souvent envahissent la barbe.

POMMADE CHLORO-IODURÉE DE MERCURE (Récamier).

Chloro-iod. de mercure.............	0,10 cent.
Cérat	10 gram.

On fait chaque jour des frictions avec un gramme de cette pommade.

ARSENICAUX.

Les préparations arsenicales doivent être prescrites avec beaucoup de réserve. On devra commencer par des doses faibles, 5 milligrammes au plus.

CONTRE-POISONS.

Faire vomir, puis administrer l'hydrate de peroxyde de fer à fortes doses. L'absorption de l'arsenic étant rapide, il faut l'empêcher le plus tôt possible.

LIQUEUR DE FOWLER.

Acide arsenieux.....................	5 gram.
Carb. de potasse....................	5 —
Eau distillée.......................	500 —
Alcool de mélisse...................	16 —

De 5 à 10 gouttes dans un verre d'eau sucrée, dans la journée.

LIQUEUR DE PEARSON.

Arséniate de soude cristall..........	1 gram.
Eau...............................	550 —

Vingt gouttes dans la journée, dans un verre d'eau sucrée.

PILULES ANTISQUAMEUSES (Duchesne-Duparc).

Arséniate de fer....................	1 gram.
Poudre de guimauve.................	4 —
Miel..............................	Q. S.

Pour faire une masse de 8 grammes, que vous diviserez en 200 pilules. De 1 à 20 par jour, *crescendo*.

SIROP D'ARSÉNIATE DE FER (Duchesne-Duparc).

Arséniate de fer......................	0,2 décigr.
Sirop de sucre........................	290 gram.
Eau de fleur d'oranger...............	10 —
Acide azotique.......................	2 gouttes.

A prendre par cuillerées à café, une le matin, une le soir (enfants).

———

IODE.

A fortes doses, il agit comme poison; à petites doses, c'est un excitant précieux, qui a une action stimulante sur les muqueuses pulmonaires et gastro-intestinales. Combiné au brôme, il est le principe véritablement médicamenteux de l'huile de foie de morue. Le brôme et l'iode combinés ont une action double et triple que pris isolément. Des expériences nombreuses ont démontré l'efficacité des préparations bromo-iodurées sur les fonctions digestives. L'Académie impériale de médecine s'est prononcée dans un rapport motivé sur les bons effets de la médication bromo-iodurée (*Bulletin de l'Académie de médecine*, 1850, t. XX, p. 357). (La médication bromo-iodurée a été appropriée aux divers usages de la pratique par M. Boille.)

L'iode s'emploie à l'intérieur, à l'extérieur et en fumigations.

Les iodures sont plus employés que l'iode seul. Les plus employés sont les iodures de potassium, de soufre, de fer et de plomb.

L'iodure de potassium s'emploie depuis les doses les plus faibles jusqu'aux doses de 12 et 15 grammes dans les vingt-quatre heures, progressivement. La plus grande partie de l'iodure agit en lessivant la machine humaine. Ainsi, sur 15 grammes d'iodure de potassium que j'ai donnés, j'en ai retrouvé 14 grammes dans les urines, et encore n'avais-je fait l'analyse que *grosso modo*. Mais, en parlant de l'iode, je dois parler des accidents qui surviennent, des céphalalgies, surtout si les iodures renferment de l'acide iodique. Quant aux iodures ferreux, il en existe bien des préparations. Les pilules de M. Blancard peuvent être citées au premier rang ; mais, pour notre propre compte, nous préférons l'iodure de fer formé par la double décomposition du sulfate de fer par l'iodure de potassium.

SOLUTION IODURÉE.

Iodure de potassium................. 20 gram.
Eau de mélisse des Carmes .... 20 —
Eau distillée....................... 500 —

Une cuillerée à bouche représente à peu près un demi-gramme, à prendre dans les vingt-quatre heures, dans un litre d'eau sucrée.

TISANE IODURÉE (Ricord).

Infusion de saponaire............... 1 litre.
Iodure de potassium................. 2 gram.

A prendre dans la journée.

SIROP IODURÉ.

Iodure de potassium................. 6 gram.
Sirop de houblon .... 200 —

POMMADE (Duchesne-Duparc).

Iodure de potassium................. 4 gram.
Axonge.............................. 30 —
Carbonate de potasse................ 3 —

POMMADE D'IODURE DE PLOMB.

Iodure de plomb..................... 4 gram.
Axonge.............................. 32 —

PILULES D'IODURE DE FER (Calloud).

Sulfate de fer cristall............. 1 gram. 60 cent.
Iodure de potassium................. 2 —   10 —
Gomme adrag......................... 0 —   30 —
Sucre............................... 1 —

Pour 36 pilules. — Il est bon de les rouler dans de la poudre de fer et de les entourer de teinture éthérée de Tolu.

SOLUTION IODÉE.

Iode.............................. 0,20 cent.
Iodure de potassium............... 0,50 —
Eau distillée..................... 500 gram.

Pour usage externe.

SOLUTION IODÉE CAUSTIQUE (H. P.).

Iode.............................. 10 gram.
Iodure de potassium............... 10 —
Eau distillée..................... 20 —

Dans les ulcères scrofuleux.

POUDRE DÉPILATOIRE (Boudet).

Hydrosulfate de soude crist........... 4 gram.
Chaux vive en poudre.................. 10 —
Amidon............................... 10 —

Délayez avec un peu d'eau ; appliquez sur la peau.

FUMIGATIONS DE SOUFRE.

Soufre............................ 30 gram.

Vaporisez le soufre avec l'appareil fumigatoire de Darcet.

BAIN SULFUREUX (H. P.).

Sulfure de potasse................ 150 gram.
Eau............................... S. Q.

POMMADE SULFO-ALCALINE.

Soufre sublimé.................... 200 gram.
S. carb. de potasse............... 100 —
Huile............................. 100 —
Axonge............................ 700 —

Cette pommade est presque exclusivement employée à l'hôpital Saint-Louis.

MÉDICATION RÉVULSIVE.

On donne le nom de *révulsive* à toute action, modification ou travail provoqués vers un lieu plus ou moins éloigné d'un organe, dans le but d'attirer le flux morbide et de hâter la guérison.

Les principaux caustiques sont :

Le feu, les alcalis caustiques, les acides concentrés, le nitrate d'argent fondu, les préparations arsenicales, les chlorures de zinc, d'or, de platine, de beurre d'antimoine; les acides minéraux, le perchlorure de fer.

POUDRE DE VIENNE.

Caustique de plus en plus employé. Il l'emporte sur la potasse, parce qu'il n'est pas diffluent.

Potasse caustique à la chaux.........	50 gram.
Chaux vive..........................	60 —

Pulvérisez les deux substances dans un mortier échauffé; mélangez et renfermez-les dans un flacon à large ouverture. — Pour faire usage de ce caustique, on le délaye avec un peu d'alcool, pour faire une pâte molle.

POMMADE DE GONDRET.

Suif...............................	32 gram.
Graisse............................	32 —
Ammoniaque à 25°...................	64 —

Faire fondre les corps gras à une douce chaleur et ajouter l'ammoniaque. Agiter jusqu'à refroidissement.

PATE CARBO-SULFURIQUE.

Charbon...........................	30 gram.
Acide sulfurique	15 —

Faire une pâte molle. — Le charbon tient l'acide sulfurique en suspension. — Excellent caustique pour ce qui est superficiel.

POUDRE ESCHAROTIQUE ARSENICALE.

Cinabre porphyrisé..................... 16 gram.
Sang-dragon......................... 16 —
Arsenic blanc...................... 6 —

Mêlez exactement (Codex).

POUDRE CAUSTIQUE (Plenck).

Ox. rouge de mercure pulvérisé......... 10 gram.
Alun calciné....................... 10 —
Sabine pulvérisée.................... 40 —

A l'extérieur, pour réprimer les chairs fongueuses.

PERMANGANATE DE POTASSE.

, On emploie, depuis quelque temps, le permanganate de potasse comme caustique. Dans un prochain travail, je publierai mes observations sur son mode d'action et de préparation.

FIN.

DU CHOIX
DES EAUX MINÉRALES

DANS LE TRAITEMENT

DES MALADIES DE LA PEAU,

Les eaux minérales fournissent à la thérapeutique des dermatoses des secours trop nombreux et trop efficaces pour ne pas en faire le sujet d'un chapitre spécial. Aussi croyons-nous ajouter à l'intérêt pratique de notre traité en réunissant dans cette notice les notions propres à faire connaître, d'une part, la composition chimique et les autres qualités des eaux elles-mêmes ; d'autre part, leur action bien constatée sur l'économie animale.

Le défaut de connaissances suffisantes sur ce sujet expose journellement aux méprises les plus singulières et parfois les plus fâcheuses. Si un choix judicieux des eaux favorise, dans beaucoup de cas, avec une rapidité souvent merveilleuse, la juste impatience du malade et les prévisions du médecin, il s'en faut de beaucoup que les résultats soient aussi favorables, quand on n'a su les approprier ni à la constitution des individus ni à la nature des maladies.

Je n'ai point ici la prétention d'offrir un traité complet des eaux minérales, mais seulement de mettre sous les yeux du lecteur un tableau succinct des principales considérations qui doivent le diriger dans son choix et l'empêcher de faire fausse route.

Quelque favorables que soient les eaux minérales dans le traitement des dermatoses, il ne faudrait cependant pas s'en exagérer l'importance ; je reconnais que, seules, elles peuvent suffire à la complète guérison des dermatoses accidentelles ou de cause externe, récentes et circonscrites ; qu'elles sont encore d'un secours précieux dans le traitement d'un grand nombre de dermatoses constitutionnelles, mais qu'elles restent souvent impuissantes quand il s'agit d'affections héréditaires ou aggravées par des tentatives répétées de médications incomplètes ou irrationnelles. Alors même, cependant, elles doivent conserver leur part d'influence dans le traitement général, et concourir, avec les autres moyens que la science met en œuvre, à extirper ces lésions profondes et à dépurer l'organisme.

Pour faciliter l'étude des eaux minérales, j'ai cru devoir les diviser, d'après leurs bases constitutives ou dominantes, en cinq classes principales, savoir : 1° eaux minérales sulfureuses ; 2° eaux acidules gazeuses ; 3° eaux alcalines gazeuses ; 4° eaux salines ; 5° eaux ferrugineuses.

Chacune de ces classes présente elle-même deux ordres distincts, selon que les eaux qui s'y rapportent sont thermales ou froides.

Ire CLASSE. — EAUX SULFUREUSES.

CARACTÈRES DES EAUX SULFUREUSES.

Elles ont une odeur plus ou moins prononcée d'œuf couvis; elles précipitent en noir par les solutions de plomb, d'argent, de cuivre : en jaune par l'émétique et l'acide arsénieux; le précipité est soluble dans l'ammoniaque. Exposées à l'air, elles perdent plus ou moins promptement leurs propriétés sulfureuses. Leur principe minéralisateur est l'acide sulfhydrique libre ou plus ordinairement combiné : dans le premier état, on les dit *eaux hydrosulfuriques* (celles-ci sont fort rares); dans le second, on les appelle *hydrosulfatées*. Ces dernières, très communes dans les Pyrénées-Orientales, ont pour caractères : 1° de produire à l'air une certaine quantité d'hyposulfite; 2° de ne perdre par l'ébullition que très imparfaitement leur acide hydrosulfurique, et de produire avec les sulfates de fer et de manganèse des précipités noirs ou d'un blanc sale ; 3° de former avec l'acide arsénieux un dépôt jaune, seulement par l'addition d'un acide.

Les eaux hydrosulfuriques ont une odeur plus prononcée : elles perdent par l'ébullition tout leur acide, et ne précipitent nullement par les sels de fer et de manganèse protoxydés, à moins qu'elles ne contiennent des carbonates.

Dans les eaux des Pyrénées, le principe sulfureux paraît entièrement combiné avec la soude. Ces eaux contiennent toujours une matière blanche, filamenteuse, formée d'algues microscopiques (glairine, barégine, zoogène).

L'*iode* existe aussi, à l'état de combinaison, dans plusieurs eaux sulfureuses (Castel-Nuovo, Challes, etc). Les eaux sulfureuses exercent une action stimulante particulière sur les systèmes cutané, muqueux et lymphatique.

Ier ORDRE. — EAUX SULFUREUSES THERMALES.

BARÉGES (Hautes-Pyrénées.)
(*Sulfurée sodique.*)

Baréges se trouve partout inscrit en tête des eaux thermales sulfureuses, et ce privilége est amplement justifié par la richesse de ses principes minéralisateurs et l'heureuse thermalité des eaux, qui est telle qu'on peut les employer en boisson ou en bains sans qu'il soit nécessaire de les réchauffer ni de les laisser refroidir.

Ces eaux, limpides et douces au toucher, ont une saveur franchement hépatique, qui laisse un arrière-goût fade et nauséabond : elles doivent leur activité au *sulfure de sodium*, au *chlorure de sodium*, à l'*iodure de sodium*, au *chlorure de magnésium*, au *sulfate de soude*, à la *soude carbonatée*, à la *silice*, etc.

Elles sont tellement homogènes et leurs principes constitutifs se trouvent dans des conditions si favorables, qu'elles se montrent tou- jours d'une parfaite transparence et ne se troublent que très dif- ficilement : aussi peut-on les conserver longtemps et les trans- porter à de grandes distances, sans leur faire éprouver d'altération notable.

Baréges est situé à 7 kilomètres de Luz, sur la rive gauche d'un gave impétueux, dans l'endroit le plus affreux et le plus sauvage qu'on puisse imaginer. On ne va point à Baréges pour s'amuser, mais pour se guérir. Cet établissement, malgré sa haute renommée, était resté, jusque dans ces derniers temps, dans un état de négli- gence et d'apparent abandon vraiment inexplicable ; on y a com- mencé l'année dernière d'importants travaux d'aménagement, qui se continuent sous l'habile direction de M. J. François, et en rendront le séjour, sinon agréable, du moins plus supportable aux malades.

C'est à Baréges que Longchamp a, pour la première fois, signalé et étudié la substance azotée que, pour cette raison, il appela *baré- gine*, et qu'on a retrouvée, depuis, dans toutes les eaux sulfureuses des Pyrénées.

Il existe à Baréges neuf sources dont huit jaillissent dans l'établissement, et dont la neuvième, ou source Barzem, se trouve sur la droite du chemin qui mène à Luz.

Ces différentes sources sont, pour la thermalité et le degré de sulfuration, dans les proportions suivantes :

LE TAMBOUR (grande source), marque 45° et donne $0^{gr},0404$ de sulfure de sodium, tandis que la nouvelle source de l'est (Genery, n° 3), n'a qu'une température de $18°,80$ sur une sulfuration de $0^{gr},0220$. Entre ces deux extrêmes, se trouvent par ordre de décroissement : l'entrée Polard, Bain-Neuf, le Fond, Dassieux, Genery, (ancienne), la Chapelle, Barzem.

Le degré de sulfuration, dans ces sources, ne répond pas toujours à celui de la température : ainsi, la source Barzem, qui n'a que 31°, donne une sulfuration de $0^{gr},0330$; tandis que le Polard, qui marque 38°, n'a que $0^{gr},0238$ de sulfure de sodium.

Je n'ai pas cru devoir signaler ici les autres différences, pensant qu'elles intéressent plus l'hydrologie que la pratique médicale.

Les eaux de Baréges se prennent surtout à l'extérieur, sous forme de bains, de douches, d'étuves, etc.; depuis Bordeu, cependant, on en fait aussi usage à l'intérieur. Bues à la dose de trois ou quatre verres, elles sont facilement absorbées, et par l'activité qu'elles impriment à la circulation, elles aident puissamment aux effets du bain. Les différentes sources de Baréges ont chacune un degré différent d'activité, mais aucune d'elles ne peut être réputée adoucissante.

Les eaux de Baréges conviennent surtout aux constitutions lymphatiques et peu impressionnables; elles sont formellement contreindiquées dans tous les cas de dermatoses accompagnées d'une irritation manifeste : mais elles deviennent d'un secours précieux contre le pityriasis invétéré, contre les différentes formes d'herpès ou dartre squameuse (psoriasis, lepra vulgaris, ichthyose); contre d'anciens prurigos (lichen agrius) que complique un épaississement plus ou moins marqué des tissus sous-jacents ; contre les scrofules cutanée, ganglionnaire et des articulations, en tant que cette dernière est encore peu douloureuse; contre les syphilides squameuses et exemptes d'ulcération. A propos du traitement de certaines syphilis par les eaux de Baréges, je dois dire qu'elles ont cela de commun avec celles de Luchon, de Cauterets, d'Aix et de la plupart des grandes eaux sulfureuses sodiques, savoir : de mettre] en évidence, dans

beaucoup de cas douteux, le véritable cachet syphilitique de la maladie, et d'ôter au médecin les ennuis d'une incertitude prolongée.

Les eaux se prennent à Baréges du 1er juin au 1er septembre.

BAGNÈRES-DE-LUCHON (Haute-Garonne).
(Sulfurée sodique.)

Les eaux de Luchon, situées au pied de la montagne de Super-
Bagnères, dans la vallée de Luchon, sont limpides et incolores,
d'une saveur franchement hépatique, et exhalent une odeur prononcée d'œufs couvis. Elles fournissent, à l'analyse, une grande
quantité de *sulfure de sodium* et de *chlorure de sodium*; de l'*acide
sulfhydrique libre*; du *carbonate de soude*, des *sulfures de fer*, *de
manganèse*, *de cuivre*; des *sulfates de potasse*, *de soude*, *de chaux*;
de l'*hyposulfite de soude*, de l'*iodure de sodium*, de l'*acide silicique*; des *silicates de soude*, *de chaux*, *de magnésie*, *d'alumine*, etc.

Par suite des travaux exécutés sous la direction de M. Jules
François, le nombre des sources, à Luchon, s'est élevé à un chiffre
considérable : on en compte plus de quarante, presque toutes sulfureuses. Celles qui méritent une description à part sont, dans l'ordre
de la thermalité, qui ne cadre pas toujours, comme le lecteur peut
en juger, avec le degré de sulfuration :

	Tempér.	Sulfuration.
Source Bayen.	68°	0gr,0777
Source du Pré, n° 1	61°	0gr,0721
Source de la Grotte supérieure	58°	0gr,0491
Source de la Reine.	57°	0gr,0508
Source Azéma	54°	0gr,0480
Source de la Grotte inférieure.	52°	0gr,0678
Source Richard supérieur	51°	0gr,0595
Source Blanche.	47°	0gr,0368
Source Bordeu, n° 1	41°	0gr,0334
Source Ferras, n° 2.	39°	0gr,0211

Ces différentes sources, et beaucoup d'autres encore que je crois
inutile de signaler nominativement ici, sont disposées en forme de
fer à cheval. Elles varient beaucoup, comme on le voit, dans leur
température. Une seule, la source Blanche, a ses eaux habituellement louches ; plusieurs laissent sublimer du soufre sur leurs parois,

ce qui prouve la grande quantité de principes dont elles sont imprégnées. Elles se prennent en boisson, à la dose de plusieurs verres par jour ; en bains ordinaires et de vapeur; sous forme de douches, de lotions, en demi-bains, en fomentations, en injections.

On a reproché, avec raison peut-être, aux eaux de Luchon, de perdre facilement leur principe sulfureux; mais elles en sont pourvues avec une abondance telle, qu'il leur reste toujours une action suffisante. Ce sont des eaux actives par excellence. Les quantités considérables de gaz sulfhydrique qu'elles versent dans l'air ajoutent puissamment à leur activité; elles ont une grande analogie avec celles de Baréges, et on les conseille dans la plupart des cas où ces dernières sont indiquées.

Je ne me hasarderai pas à les dire supérieures aux eaux de Baréges dans la thérapeutique des dermatoses, mais je reconnaîtrai volontiers que le parfait aménagement des eaux de Luchon, leur grande abondance, le nombre considérable des sources et la variété de leur composition minéralogique, donnent à cet établissement un cachet exceptionnel, et permettent d'y envoyer un plus grand nombre de maladies qu'à Baréges. Les dartres furfuracées et squameuses, les scrofulides, les syphilis secondaire et tertiaire, y trouvent de précieux éléments de modification. Ces eaux, employées concurremment avec les préparations arsénicales, hâtent bien souvent la guérison. Elles ont parfois, à l'intérieur, l'inconvénient de porter à la constipation. Tous les estomacs ne les digèrent pas également bien : il y a des malades qui ne peuvent les supporter qu'en y ajoutant du sirop ou quelque infusion. Les bains agissent, même à la température modérée, d'une manière très sensible sur la peau : il en résulte souvent des éruptions passagères, des espèces de *poussées*, comme à Louëche. On use peu des eaux de Luchon transportées.

La saison des eaux s'étend du 15 mai au 15 septembre.

AIX-LA-CHAPELLE (Prusse).

(Chlorurée sodique sulfureuse).

Ces eaux, tombées jadis dans un injuste oubli, après avoir rivalisé pendant des siècles, de vogue et d'éclat, avec les thermes les plus célèbres de l'Europe, ont repris aujourd'hui leur ancienne renommée, et méritent d'autant plus d'être signalées ici qu'elles sont, avec celles de Weilbach, les seules sources sulfureuses importantes qui existent dans cette partie de l'Allemagne, si riche d'ailleurs en eaux minérales.

Les sources d'Aix-la-Chapelle sont au nombre de six : on les distingue, d'après leur position, en supérieures et en inférieures.

Les premières sont :

La *source de l'Empereur*, 57° centigr.

La *source de Büchel*, même tempér.

La *source de Saint-Quirin*, 49° c.

Les sources inférieures sont moins chaudes et renferment moins de parties solides et gazeuses que les précédentes, dont elles ne diffèrent que fort peu par le goût et l'odeur ; ce sont :

Le *Bain de la rose ;*

Sainte-Corneille ;

L'ancienne Fontaine des buveurs.

Leur température varie de 47° à 44°.

Ces eaux laissent dégager une forte odeur d'*hydrogène sulfuré.* Vues dans les réservoirs, elles ont une couleur un peu verdâtre ; mais recueillie dans un verre, cette eau est limpide et parfaitement incolore. Des bulles de gaz la traversent dans tous les sens. Son goût, tant soit peu salé, rappelle assez celui d'un bouillon faible, sans offrir la saveur d'œufs couvis si désagréable qu'on trouve dans certaines sources sulfureuses.

Les sources d'Aix-la-Chapelle donnent, à l'analyse, du *sulfure de sodium*, du *chlorure de sodium*, du *bromure de sodium*, de l'*iodure de sodium*, ainsi qu'une *substance organique*, de la *silice* et du *fer.*

Ces eaux sont douées d'une remarquable activité ; elles déterminent au bout de quelques jours d'usage des phénomènes de réaction qui atteignent rarement, il est vrai, les proportions d'une véritable fièvre thermale. Provenant toutes d'une commune origine, peu importe la source dont on fait usage ; la haute température de ces eaux ne permet pas de les employer au sortir du griffon. On boit peu à Aix-la-Chapelle, quelques verres seulement dans la matinée ; les eaux y sont surtout employées en bains et en douches. Comme à Bagnères-de-Luchon, les vapeurs sulfureuses se répandent en abondance dans l'atmosphère, ce qui permet aux voies respiratoires de prendre une large part aux phénomènes d'absorption.

On reproche aux eaux d'Aix-la-Chapelle de perdre facilement

leurs principes sulfureux; mais nous répéterons à ce sujet ce que nous avons déjà dit des eaux de Luchon, savoir, qu'elles en sont si richement pourvues, qu'il en reste toujours suffisamment pour répondre aux indications médicales. Le parfait aménagement de ces eaux, leur abondance et l'habileté avec laquelle elles sont administrées, sauront les maintenir dans le premier ordre des eaux thermales sulfureuses. Elles ont le même mode d'action que les précédentes et répondent aux mêmes indications. On vient surtout à Aix-la-Chapelle pour les maladies chroniques de la peau, et il s'y opère chaque année les plus heureuses guérisons.

Les eaux se prennent à Aix-la-Chapelle, du 1er juin au 15 septembre.

EAUX D'AIX, EN SAVOIE.

(Sulfureuse, chlorurée sodique, bicarbonatée calcique.)

Ces eaux, aujourd'hui françaises, ont une origine qui remonte jusqu'au temps des Romains; elles possèdent le double privilége d'être richement pourvues de principes minéraux et de se trouver situées dans une vallée agréable, sous un ciel doux et des plus salubres : aussi jouissent-elles d'une grande réputation. D'une odeur hydrogénée, d'une saveur douceâtre, bientôt suivie de cet arrière-goût d'amertume particulier aux eaux sulfureuses, elles sont onctueuses au toucher, et donnent, à l'analyse : du *gaz sulfhydrique* et *carbonique* libre ; de l'*oxygène* et de l'*azote;* des *sulfates d'alumine, de magnésie, de chaux, de soude;* des *carbonates de chaux, de magnésie, de fer* ; du *phosphate de chaux* et *d'alumine;* du *chlorure de magnésium* et *de sodium;* de la *silice,* de la *strontiane*, du *sulfate de fer,* un peu d'*iode,* etc.

Les eaux d'Aix présentent, aux quantités près, une grande analogie de composition avec celles de Baréges ; elles renferment également de la barégine, dont la présence explique leur onctuosité.

Les eaux d'Aix sont fournies par deux sources toutes deux sulfureuses, qu'on distinguait autrefois en *source de soufre* et *source d'alun,* bien que cette dernière ne contînt aucun atome de ce sel, et qui depuis de récents travaux de captage présentent aujourd'hui une composition à peu près identique.

La chaleur moyenne de ces sources est de 45° à 46°; cette température offre à certaines époques de l'année, et surtout après de longues pluies, une légère diminution.

Les eaux d'Aix se prennent en boisson, mais sont particulièrement employées à l'extérieur, sous forme de bains, de douches, de vapeur. Beaucoup de personnes à Aix ne suivent que la médication externe.

On boit de préférence les eaux de la source autrefois dite *d'alun*, qui sont moins pesantes à l'estomac et d'une saveur moins désagréable ; ce qui n'empêche pas qu'on ne soit souvent obligé de les couper soit avec le lait, soit avec diverses infusions.

L'action des eaux d'Aix est évidemment excitante ; elles agissent à l'instar de celles de Baréges, bien qu'avec moins d'énergie, et rendent, chaque année, d'importants services à la thérapeutique. Les eaux d'Aix doivent surtout être conseillées dans le traitement des dermatoses chroniques (pityriasis, psoriasis, eczéma, impétigo) ; dans les accidents consécutifs de la syphilis ; dans la chlorose et certaines formes de la scrofule ; ajoutons, ce qui est en dehors de notre sujet, qu'elles sont éminemment utiles contre le rhumatisme et ses différentes variétés.

L'établissement des eaux minérales d'Aix en Savoie ne laisse rien à désirer tant pour la perfection des appareils balnéaires que pour l'habileté de ceux qui sont chargés de les mettre en œuvre.

La saison des eaux s'étend du 15 mai au 15 septembre.

EAUX DE CAUTERETS (Hautes-Pyrénées).
(*Sulfurée sodique.*)

Cauterets est peut-être la station thermale la plus riche en eaux minérales ; on y compte aujourd'hui douze sources principales, presque toutes sulfureuses, à température généralement élevée, offrant dans leurs propriétés physiques et chimiques des différences relatives fort remarquables, ce qui permettra au médecin de varier et de multiplier les applications thérapeutiques.

Sources de l'est.	Tempér.	Sulfuration.
César	48°	0gr,0308
Pauze vieux	47°	0gr,0279
Espagnols	46°	un peu moins.
Pauze nouveau	46°	0gr,0247
Bruzaud	37°	moins sulfureuse.
Ricumiset	25°	de peu d'importance.

28.

Sources du midi.	Tempér.	Sulfuration.
Les Œufs	59°	0^{gr},0191
Mahourat.	51°	0^{gr},0162
Le Pré.	47°	0^{gr},0223
Le Bois	42°	0^{gr},0161
La Railière	39°	0^{gr},0192
Le Petit-Saint-Sauveur .	29°	0^{gr},0099

Aucune de ces sources ne jaillit à Cauterets même : elles sont disséminées dans ses environs, et quelques-unes à d'assez grandes distances de la ville.

La source la plus célèbre et la plus fréquentée est celle de la *Raillère* : c'est la source rivale des Eaux-Bonnes, dont elle est loin d'ailleurs d'avoir l'activité et le degré d'excitation.

L'eau de la Raillère est abondante, limpide, onctueuse au toucher d'une saveur saumâtre.

Principalement utilisée dans les affections catarrhales et tuberculeuses des voies respiratoires, elle convient surtout aux poitrines délicates.

On fait un très grand usage de la source de César en boisson.

Celle des Espagnols, ainsi que les deux Pauze, sont principalement consacrées au traitement externe.

La Mahourat est située de manière à ne pouvoir être utilisée qu'en boisson.

La différence de température et même d'énergie qui existe entre les nombreuses sources de Cauterets permet à cet établissement d'offrir l'équivalent des principales eaux des Pyrénées.

La barégine existe en abondance dans les eaux de Cauterets; on trouve également dans les principales sources l'*acide sulfhydrique*, l'*acide carbonique*, le *sulfure de sodium*, le *chlorure de sodium*, la *silice*, la *potasse caustique* et l'*ammoniaque*, la *soude caustique*, des *hydrochlorates de soude* et *de magnésie*, des *sulfates de magnésie* et *de chaux*, différents *carbonates*.

On boit les eaux de Cauterets à la dose d'un litre, un litre et demi par jour, soit pures, soit coupées avec le lait ou une décoction mucilagineuse. — A l'extérieur, c'est sous forme de bains chauds ou tempérés, de douches, d'injections, de lotions, qu'elles sont administrées.

Les environs de Cauterets sont intéressants, mais le séjour du pays est par lui-même peu animé ; il y pleut souvent, et les brouillards y sont, le matin, d'une extrême fréquence. Aussi le climat réclame-t-il des précautions hygiéniques particulières.

Si le traitement des affections catarrhales de l'appareil respiratoire joue un rôle considérable dans les applications spéciales de l'eau de Cauterets, on y traite également avec beaucoup de succès un grand nombre de dermatoses ; elles agissent à l'instar de celles de Luchon. On trouve également à Cauterets de précieux secours dans certains cas de scrofule et d'ancienne syphilis.

La saison des eaux s'étend du mois de juin au mois de septembre.

EAUX-BONNES (Basses-Pyrénées).

(Sulfurée sodique.)

Les Eaux-Bonnes, bien que rarement employées dans le traitement des maladies de la peau, ont, à d'autres titres, une réputation si brillante et si méritée, que leur absence, dans cette notice, pourrait être reprochée à l'auteur comme une lacune regrettable.

Elles occupent, dans la vallée d'Ossau, au pied du pic du Ger, une situation heureuse comme salubrité ; elles sont claires, douces et onctueuses, chargées de quelques flocons de barégine. L'odeur de soufre qu'elles exhalent est légère et a été comparée à celle des œufs cuits, plutôt qu'à celle des œufs couvis. Elles n'ont que peu de cette amertume naturelle aux eaux hydrogénées ; aussi sont-elles bues sans beaucoup de répugnance.

Voici quelle est, d'après M. Filhol, la composition des eaux de la source de la Buvette, ou source *Vieille*, qui est de toutes la plus importante :

Sur un litre d'eau :

Sulfure de sodium.	0,0210
Sulfure de calcium	traces
Sulfate de chaux . . . . ⎫	
Sulfate de potasse. . . . . ⎬	0,1750
Sulfate de soude . . . . ⎭	
Sulfate de magnésie.	traces
Chlorure de sodium	0,2640
Silicate de soude	0,0310

Silice. 0,0320
Borate de soude . . . . ⎫
Iode . . . . ⎬ traces
Sulfure de fer. . . . . ⎭
Matière organique 0,0480

Les Eaux-Bonnes sont, de toutes les eaux sulfurées des Pyrénées, celles qui contiennent le plus de chlorure de sodium.

Leur composition se rapproche, comme on le voit, de celle des eaux précédentes, mais elles sont beaucoup plus douces qu'elles, et surtout que les eaux de Baréges, et moins chargées de principes sulfureux.

La sulfuration des Eaux-Bonnes est de 0^{gr},0240. Elles renferment moins de *silice* et une proportion plus considérable de *sulfate de chaux*.

Bien qu'on distingue à Bonnes différentes sources, la source Vieille est en réalité la seule qui alimente la buvette et fournisse aux besoins des malades ; sa température est d'environ 32°.

Les Eaux-Bonnes se décomposent facilement par leur exposition à l'air ; on les prend surtout en boisson : la dose, à l'intérieur, en est pour ainsi dire illimitée ; on peut la porter impunément jusqu'à quinze et même vingt verres par jour.

Les Eaux-Bonnes doivent être considérées comme des eaux véritablement excitantes. En outre de leur action spéciale sur les affections des voies respiratoires, on en obtient encore de bons effets dans certains cas de scrofule interne ; mais elles sont par-dessus tout utiles au premier degré de la tuberculose.

La saison est du 15 mai au 15 septembre.

EAUX DE SAINT-SAUVEUR (Hautes-Pyrénées).

(*Sulfurée sodique.*)

L'établissement de Saint-Sauveur se trouvé, pour ainsi dire, suspendu à mi-côte de la montagne de l'Aze, au fond de la vallée de Luz. Sa situation est des plus pittoresques.

Deux sources seulement doivent être notées à Saint-Sauveur : celle dite des *Bains*, qui marque 35°, et celle de la *Hontalade*, qui n'en a que 22°.

Elles donnent, à l'analyse, dans des proportions différentes, du *sulfure de sodium*, du *chlorure de sodium*, du *sulfate de soude*, du *silicate de soude, de chaux, de magnésie, d'alumine* ; une quantité notable de *matière organique* (barégine), de l'*acide borique* et de l'*iode*.

Les eaux de Saint-Sauveur se prennent en boisson et à l'extérieur, sous forme de bains, de douches, etc.

Elles pèsent rarement à l'estomac, ce qu'il faut attribuer sans doute à la grande quantité de *gaz azote* qu'elles contiennent et qu'on voit se dégager dans le verre en petillant.

Ces eaux donnent à la peau la sensation d'une liqueur oléagineuse, à cause de leur alcalinité très marquée et de la grande quantité de barégine qu'elles tiennent en suspension. C'est l'eau qui convient le mieux aux natures nerveuses, et qu'on doit réserver pour les dermatoses accompagnées d'un violent éréthisme.

Le calme qu'elles laissent à la peau ne les empêche pas d'être riches en *sulfure de sodium*. Le bain de Saint-Sauveur l'emporterait même, au dire de M. Filhol, sur celui de la Reine, à Luchon, puisque le premier contiendrait, pour 300 litres, $6^{gr},300$ de sulfure, et celui de la Reine seulement $5^{gr},875$.

La source sulfureuse dite de la *Hontalade*, qui n'a que 22° de chaleur et $0^{gr},198$ de sulfure, n'est prise qu'en boisson, comme la *Mahourat* de Cauterets, et paraît utile surtout dans le traitement des gastralgies.

La saison des eaux est du 15 mai au 1er septembre.

EAUX DE SCHINZNACH (Suisse, Argovie).

(*Sulfurée calcique.*)

Situé à une heure et demie de Bade, l'établissement thermal de Schinznach présente un aspect tout à fait grandiose.

Une source unique l'alimente, mais elle est très abondante. A leur sortie du sol, les eaux en sont claires et limpides, d'une saveur amère et d'une odeur sulfureuse très prononcée. Le contact de l'air les trouble, leur donne une teinte verdâtre, et les couvre d'une légère pellicule parfois irrisée et qui forme un mélange de sulfate et de carbonate de chaux.

Des pompes foulantes et aspirantes amènent l'eau de la source jusqu'au bâtiment des bains. Quand on soulève le couvercle qui ferme la citerne, on le trouve tapissé d'une couche épaisse de soufre sublimé, et en même temps il s'échappe de la source une très forte odeur de gaz sulfhydrique.

Au sortir de la source, la température est de 36°. Ces eaux donnent, à l'analyse, du *gaz hydrogène sulfuré*, du *gaz acide carbonique*, des *sulfates de soude, de chaux* et *de magnésie*, des *carbonates magnésiens* et *calcaires*, du *chlorure de sodium, de potassium* et *d'ammonium*, de l'*alumine*, de l'*acide silicique*, du *sulfure de calcium, fluorure, iodure* et *bromure de sodium*.

L'eau de Schinznach est la plus sulfureuse de toutes les eaux de la Suisse, de la Savoie et de l'Allemagne rhénane. D'après M. Lœwig, le soufre s'y trouve à l'état de sulfure et de gaz sulfhydrique.

On prend l'eau en boisson, à la dose de plusieurs verres par jour, pure ou coupée avec le lait, et sous forme de bains. Le plus souvent on réunit les deux modes. On administre également à Schinznach des douches et des bains de vapeur.

Ces eaux sont douées de beaucoup d'énergie et exercent principalement leur action sur le système circulatoire. Elles donnent lieu à une espèce de poussée analogue à celle que déterminent les eaux de Loëche, et sont principalement utilisées dans le traitement des maladies de la peau (pityriasis, psoriasis, prurigo, eczéma chronique, etc.).

Saison, du 1er juin au 1er septembre.

EAUX D'AX (Ariége).

(Sulfurée sodique.)

Situées à deux lieues de Tarascon, les eaux d'Ax sont limpides, très onctueuses au toucher, un peu amères et d'une odeur d'œufs couvis. Elles présentent, à l'analyse : du *sulfure de sodium*, de la *soude carbonatée*, des *sulfates de soude, de chaux* et *de magnésie*, du *muriate de soude*, de la *silice* et beaucoup de *barégine*. Leurs propriétés physiques et chimiques sont donc à peu près les mêmes que celles des eaux de Bagnères-de-Luchon, seulement elles bleuissent au lieu de blanchir dans les baignoires, différence résultant de la présence d'une moindre quantité de soufre tenu en suspension dans les eaux d'Ax.

Des sources nombreuses et abondantes alimentent trois établisse-

ments, savoir : 1° le *Couloubret*, 2° le *Teich*, 3° le *Breilh* ou l'hôpital.

Les deux sources les plus sulfureuses d'Ax sont les *Canons* et le
Rossignol.

Elles donnent l'une et l'autre 0ᵍʳ,0270 de sulfure de sodium.

La première a 75°, la seconde 77° de température.

Les eaux d'Ax peuvent fournir aux médecins et aux malades des
ressources considérables. Elles se prennent en boisson, à la dose de
trois à six verres dans la matinée, le plus souvent coupées avec le
lait ; ou bien à l'extérieur, sous forme de bains ou de douches. Il
existe dans l'établissement de Teich une étuve dans laquelle la température de l'air s'élève à 48°.

Ces eaux, trop peu fréquentées, peuvent cependant, dans beaucoup de cas, rivaliser avec les sources les plus actives des Pyrénées.
On peut y recourir dans le traitement des dartres chroniques ; les
impétigineux eux-mêmes les supportent facilement.

On prend les eaux d'Ax du 1ᵉʳ juin au 1ᵉʳ septembre.

AMÉLIE-LES-BAINS (Pyrénées-Orientales).

(*Sulfurée sodique.*)

Ces eaux, situées à 3 kilomètres d'Arles et à 32 de Perpignan,
sont fournies par des sources nombreuses, dont les principales
sont :

	Tempér.	Sulfuration.
Petit Escaldadou, au griffon	64°	0,0217
Grand Escaldadou, au griffon	61°	0,8205
Bains Hermabessière, au griffon.	61°	0,0160
Source Arago, ou bains Pujade	60°	0,0060
Source Amélie, au griffon	47°	0,0088
Source du Gourg-nègre, à la buvette . . .	44°	0,0124
Source Manjolet, à la buvette	43°	0,0135
Piscine de natation.	40°	

Les eaux d'Amélie-les-Bains, dont une source seulement, le grand
Escaldadou, appartient à l'État, sont aménagées dans deux établissements spéciaux où l'on a réuni, avec le plus grand luxe, tout ce qui
peut rendre facile et sûre leur administration. Ce sont de véritables
rsenaux balnéaires au grand complet. Douches de toute espèce,

bains, piscines, rien n'y manque ; on y respire, dans les galeries, les corridors et les escaliers, le gaz sulfureux à l'état vierge, c'est-à-dire venant directement des griffons. Le calorique des eaux, devenu libre, entretient dans les appartements une température constante, d'où résulte une atmosphère sulfureuse, douce, tempérée, légèrement humide. On comprend tout le parti que le médecin peut retirer de semblables conditions. Les eaux se prennent en boisson, à la dose de plusieurs verres le matin, et surtout extérieurement. Là, comme au Vernet, la médication sulfureuse peut être suivie jusque pendant l'hiver.

Les eaux d'Amélie-les-Bains, comme la plupart des eaux sulfureuses du massif du Canigou, précipitent très sensiblement par l'eau de chaux, ce qui n'a pas lieu pour la plupart des autres sources des Pyrénées.

En outre des établissements particuliers, l'administration de la guerre a fait construire à Amélie-les-Bains des thermes importants, pour les besoins du service militaire, et où se trouvent une vaste piscine de natation, des piscines simples, des cabinets de bains, de nombreuses douches, et jusqu'à des bains russes.

L'eau du grand Escaldadou donne, à l'analyse, du *sulfure de sodium*, du *chlorure de sodium*, du *carbonate de soude* et de *potasse*, du *sulfate de soude*, du *silicate de soude*, de l'*alumine* et de l'*oxyde de fer*, de la *chaux* et de la *magnésie*, de la *glairine*.

Les eaux d'Amélie occupent une place importante dans la classe des eaux sulfurées : moins excitantes que celles de Luchon, de Cauterets et de Baréges, elles tiennent le milieu entre ces eaux et celles de Saint-Sauveur. C'est en dire assez pour que le médecin sache à quels genres de dermatoses elles doivent être principalement opposées.

EAUX DU VERNET (Pyrénées-Orientales).

(*Sulfurée sodique.*)

Situées au pied du Canigou, les sources du Vernet sont d'une abondance remarquable ; leur température varie de 18° à 95°. Elles se rendent dans deux établissements distincts, celui des Commandants et l'établissement Mercadet.

Ces sources sont :

Castel.	95°
Le Vaporium	57°
Mère.	57°
Les anciens Thermes ou Eaux-Bonnes	54°
Saint-Sauveur	45°
Ursule	41°
Torrent	39°
Elisa.	34°
Comtesse :	18°
Buvette ou Source de la santé.	»

La source *Comtesse*, qui n'a que 18°, est d'un goût agréable ; son extrême fraîcheur et ses vertus digestives la font rechercher ; beaucoup de personnes la boivent aux repas.

Les sources du Vernet n'étant pas employées isolément, il serait superflu de donner l'analyse de chacune d'elles.

Elles donnent :

Du *sulfure* et du *chlorure de sodium*, des *sulfates de soude, de chaux* et *de magnésie ;* des *carbonates de chaux* et *de magnésie ;* différents *iodures*, du *fer*, du *brome*, de l'*alumine*, de la *glairine*.

Les eaux du Vernet sont d'une moyenne activité ; elles rendront les mêmes services que les précédentes.

Comme à Amélie-les-Bains, tout y est disposé pour que les malades puissent y continuer l'usage des eaux pendant la saison rigoureuse. De pareilles conditions deviennent précieuses dans une foule de cas graves qui exigent une médication prolongée.

EAUX DE SAINT-GERVAIS (Savoie).

(Chlorurée-sodique sulfureuse.)

Les eaux de Saint-Gervais sont fournies par sept sources, assez rapprochées entre elles. Leur température varie de 20° à 42° centigrades ; elles donnent, à l'analyse : du *sulfure de calcium*, du *carbonate* et du *bicarbonate de chaux*, du *carbonate de soude*, du *sulfate de chaux* et *de soude ;* du *sulfate de potasse*, du *chlorure de magnésium*, de la *silice*, de l'*alumine*, de l'*oxyde de fer*, du *gaz hydrogène sulfuré ;* des traces de *bromures* et d'*iodures alcalins*.

Ces eaux renferment en abondance de la glairine, qui n'apparaît qu'au contact de l'air, et se dépose sous forme de plaques gélatineuses d'un jaune grisâtre, qui, d'après M. Payen, sont un mélange de glairine et de soufre.

L'établissement de Saint-Gervais offre aux malades des ressources suffisantes : les eaux se prennent en boisson, et extérieurement, sous forme de bains, de douches, d'étuves : à la dose de plusieurs verres, le matin à jeun, pris à un quart d'heure d'intervalle, elles produisent un effet laxatif plus ou moins marqué, suivant les individus ; leur action diurétique est également très prononcée dans certains cas. Ces eaux, moins stimulantes que celles exclusivement sulfureuses et moins purgatives que les eaux chlorurées sodiques fortes, conviennent surtout dans le traitement des dermatoses compliquées d'états névropathiques ou de phénomènes d'éréthisme. Certains rhumatismes viscéraux, à forme névralgique, ont cédé promptement à leur usage. Des faits constatés tendent à leur attribuer une action spéciale contre le ver solitaire.

La saison des eaux s'étend du 1ᵉʳ juin au 15 août : il est utile ici, comme à Cauterets, de se prémunir contre l'humidité.

LOECHE OU LOUESCHE; en allemand, LUCK (Suisse, canton du Valais).

(Sulfatée calcique.)

Ces eaux, qui jouissaient déjà d'une grande renommée dans le XVIᵉ siècle, sont fournies par douze sources principales qui semblent toutes partir d'un seul et même réservoir ; leur température varie de 31° à 51° centigrades. Elles donnent, à l'analyse, du *sulfate de chaux, de magnésie, de soude, de potasse, de strontiane;* du *carbonate de fer, de magnésie, de chaux;* du *chlorure de potassium,* de la *silice, de l'alumine; phosphate, azotate, sel d'ammoniaque, glairine, gaz acide carbonique, oxygène, azote;* traces *d'arsenic;* accidentellement, *hydrogène sulfuré.*

Louesche, comme on le voit par l'analyse chimique, ne devrait pas figurer dans la classe des eaux sulfureuses, mais bien dans celle des eaux salines thermales. Le fait d'une pièce d'argent qui reste dorée pendant plusieurs années après un séjour de quarante-huit heures dans ces eaux n'ôte rien à la valeur de cette observation. Quoi qu'il en soit d'ailleurs, de la place qu'elles occupent, elles présentent par leur abondance, l'élévation de leur température, leur mode habituel d'administration, et leur action énergique incontestable sur l'économie, un rang des plus remarquables.

Les eaux de Louesche se prennent sous toutes les formes. On en boit depuis un jusqu'à dix verres le matin à jeun; mais c'est principalement pour le traitement externe qu'elles sont réservées. Utilisées en lotions, en fomentations, en lavements, en injections, sous forme de douches, elles servent par-dessus tout aux grands bains prolongés. De vastes piscines permettent le bain en commun : on reste des heures entières plongé dans l'eau, et cette espèce de macération me paraît la cause principale de la *poussée*, ce phénomène caractéristique des eaux de Louesche, qui du reste, ne leur appartient pas exclusivement.

Les eaux de Louesche conviennent principalement dans les dermatoses accompagnées d'inertie des propriétés vitales de la peau : ainsi, dans les formes sèches et squameuses, dont le *psoriasis* est une parfaite expression. Les sujets lymphatiques et strumeux se trouveront bien également des eaux de Louesche. Il ne faut pas perdre de vue qu'ici l'action sur l'économie est tonique et corroborante; mais non spécifique.

Les eaux de Louesche sont peut-être la meilleure pierre de touche pour reconnaître les affections syphilitiques dont rien ne trahit la présence au sein de l'économie. Je leur accorderais même, sous ce rapport, plus de confiance qu'aux eaux sulfureuses.

La saison des eaux est du 1er juin au 15 septembre.

Telles sont les principales eaux sulfureuses thermales, ou de premier ordre.

Il en existe d'autres qui, malgré une température insuffisante pour les utiliser au sortir de la source et leur infériorité de composition minéralogique, rendent néanmoins journellement, à la thérapeutique, d'incontestables services ; elles composent le :

IIe ORDRE DES EAUX SULFUREUSES.

EAUX D'URIAGE (Isère).

(Chlorurée sodique sulfureuse.)

Fournies par une source unique, les eaux d'Uriage, situées près de Grenoble, au pied de la chaîne des Alpes dauphinoises, sont à la fois sulfureusgs et salines, et si l'on n'envisage que la quantité de sels qu'elles contiennent, elles sont, avec celles de Balaruc, les eaux les plus salines de France.

Elles ne marquent au thermomètre que 26°, ce qui oblige, pour leur usage, à élever artificiellement leur température au moyen de lentilles de fonte disposées à la partie inférieure des vastes réservoirs.

L'eau est limpide à sa sortie du rocher, où elle bouillonne par le dégagement de ses gaz. Elle se trouble au contact de l'air et même dans ses conduits fermés, et prend une teinte légèrement bleuâtre. Dans les baignoires, cette teinte devient tout à fait blanche; elle est due au soufre naissant à l'état d'hydrate, lequel provient de la décomposition de l'acide sulfurique et du sulfure. Il s'exhale de cette eau une odeur pénétrante qui décèle la présence de l'acide sulfhydrique. Sa saveur, franchement salée et hépatique, laisse un arrière-goût amer assez désagréable.

La source d'Uriage, d'après les analyses de M. Gerdy, l'habile médecin inspecteur, contient, pour un litre, 11^{gr},129 de sels anhydres dont :

Chlorure de sodium	7,236
Sulfate de chaux.	1,429
Sulfate de magnésie.	1,245
Sulfate de soude.	1,011

Elles contiennent aussi un peu d'*acide*; quant au soufre, M. Gerdy y a trouvé 10^{cc},33 d'*acide sulfhydrique.*

On fait usage des eaux d'Uriage en boisson et extérieurement, sous forme de bains, douches, bains de vapeur.

L'eau d'Uriage est réellement purgative ; les bains sont toniques et fortifiants ; l'excitation s'élève rarement jusqu'à une véritable fièvre thermale. Les eaux d'Uriage sont renommées, à juste titre, pour le traitement des dermatoses, et conviennent particulièrement aux tempéraments lymphatiques.

La saison est du 15 mai au 15 septembre.

EAUX D'ENGHIEN (Seine-et-Oise).
(*Sulfurée calcique.*)

Ces eaux, situées dans la vallée de Montmorency, à quatre lieues de Paris, diffèrent des eaux sulfureuses des Pyrénées, mais offrent des caractères minéralogiques fort importants, qui permettent de les appliquer avec avantage au traitement d'un certain nombre de dermatoses.

Sans nous préoccuper de savoir s'il existe ou non une source mère des eaux d'Enghien, nous les voyons sortir par quatre ouvertures principales, qui sont la source Cott, celle de la Rotonde, celle du Réservoir et celle de la Pêcherie. D'autres sources ont été récemment découvertes. Ces différentes sources donnent, à l'analyse, des *sels calcaires*, du *sulfhydrate de chaux*, du *gaz acide sulfyydrique* libre; la proportion de *soufre* est d'environ $0^{gr},07$ par litre d'eau minérale.

Cette eau peut être citée comme le type des eaux sulfureuses calcaires.

Les eaux d'Enghien ont une température de 14°; elles sont claires, limpides à leur point d'émergence, et exhalent une forte odeur d'hydrogène sulfuré. Elles se troublent à l'air libre; l'odeur disparaît; leur saveur fade et un peu saumâtre est suivie d'une légère amertume qui a quelque chose d'astringent.

Il n'existe, dans les eaux d'Enghien, aucune trace de barégine; elle n'est point gazeuse.

Cette eau se prend en boisson, pure ou coupée avec le lait ou une décoction mucilagineuse, jusqu'à la dose de six à huit verres par jour. Pour l'employer en bains ou en douches, il faut en élever artificiellement la température. On affirme qu'elles peuvent être chauffées jusqu'à 70° sans perdre de leurs principes. Quoi qu'il en soit de cette assertion, qui nous paraît pour le moins problématique, nous dirons que les eaux d'Enghien ont, au degré près, le même mode d'action que les autres eaux sulfureuses. Leur proximité de Paris, l'habileté de leur aménagement, le confortable du séjour de l'établissement, sauront maintenir la réputation qu'elles ont acquise. Elles conviennent principalement aux sujets lymphatiques et scrofuleux, et peuvent être sérieusement utilisées dans le traitement d'un certain nombre de dermatoses.

L'établissement d'Enghien est ouvert du 15 mai au 15 septembre.

EAUX DE PIERREFONDS (Oise).

(Sulfurée calcique.)

L'eau de Pierrefonds est une eau sulfureuse froide; sa limpidité est parfaite ; sa saveur, franchement hépatique, n'a rien de désagréable. Analysée par M. Henry, cette eau a fourni, pour un litre, $0^{gr},0022$ d'*acide sulfhydrique* libre. Les principes fixes sont tous à base de chaux. Elles ont par conséquent la même nature que les eaux d'Enghien, seulement on peut ajouter que, moins riches en principes minéraux, elles sont d'une digestion plus facile.

Les eaux de Pierrefonds sont utilisées en boisson, en bains et en douches variées ; on y a même installé des salles d'inhalation, où l'eau, pulvérisée par d'ingénieux procédés, permet aux malades de respirer les vapeurs sulfureuses. Les eaux de Pierrefonds se conservent bien ; elles ont, à un degré plus faible, les mêmes propriétés que celles d'Enghien.

La saison des eaux est du 1er mai au 15 septembre.

EAUX DE BAGNOLS (Lozère).

(*Sulfurée sodique.*)

Ces eaux, par leur température, mériteraient de figurer dans le premier ordre des eaux sulfureuses : elles marquent 45° ; mais leur peu de richesse minéralogique doit les maintenir dans le second ordre. L'eau de Bagnols est limpide, un peu onctueuse au toucher, et d'une saveur franchement hépatique ; elle exhale une odeur d'œufs couvis ; elle contient un peu de *fer*, en outre des principes ordinaires de l'eau sulfureuse ; on y trouve également de la *barégine*. On les prend en boisson, depuis un demi-litre jusqu'à deux litres par jour. On les emploie aussi sous forme de bains et de douches. Elles rappellent, à un faible degré, quelques-unes des propriétés thérapeutiques des eaux sulfureuses des Pyrénées.

La saison des eaux s'étend du 1er mai au 15 septembre.

EAUX DE BAGNOLES (Orne).

Ces eaux, situées tout près de la magnifique forêt d'Audaine, sont fournies par trois sources abondantes.

Elles sont incolores, onctueuses, presque sans saveur ; elles exhalent une faible odeur de gaz sulfhydrique, bien que l'analyse n'ait pu y faire découvrir l'existence du soufre. La plus chaude des trois sources n'a que 27° centigrades, ce qui force d'élever artificiellement leur température pour l'usage des bains, douches et étuves.

Elles contiennent de *l'acide carbonique,* de *l'hydrochlorate de soude,* des atomes de *sulfate de chaux, d'hydrochlorate de chaux* et de *magnésie.*

On en prend graduellement jusqu'à un litre par jour ; elles ont, à un faible degré, les propriétés des autres sources sulfureuses.

L'État y entretient un petit hôpital militaire, et l'établissement des bains est convenablement disposé pour leur administration.

Saison des eaux, du 1er mai au 15 septembre.

EAUX ET BOUES DE SAINT-AMAND (Nord).

(*Sulfatée calcique.*)

Les eaux et boues de Saint-Amand, situées à 12 kilomètres de Valenciennes, exhalent l'odeur d'œufs couvis, et jouissent depuis longtemps d'une grande réputation. Leur température ne dépasse pas 20° centigrades ; mais l'habile inspecteur de l'établissement a trouvé le moyen de l'élever artificiellement jusqu'à 28° et 30° par le mélange de sable fortement chauffé à l'étuve. On y trouve du *gaz acide carbonique* libre ou combiné, du *gaz acide hydrosulfurique,* des *carbonates de chaux, de magnésie ;* des *sulfates de soude, de chaux* et *de magnésie ;* du *chlorure de codium* et *de magnésium ;* du *soufre,* de la *silice,* du *peroxyde de fer,* de l'*alumine,* de l'*oxyde de manganèse,* etc.

On les emploie sous forme de bains et seulement pendant les grandes chaleurs. On plonge le malade dans le bassin.

Ceci se fait pour les bains ; mais, indépendamment des bains, il existe à Saint-Amand quatre sources d'eau minérale, qui sont : la Fontaine Bouillon, le Pavillon ruiné, la Petite fontaine et la Fontaine de l'évêque d'Arras. Le bain de boues est presque toujours précédé d'une douche d'eau sulfureuse ; cette douche a pour but, en excitant la peau, de favoriser l'absorption des principes minéralisateurs.

On trouve à Saint-Amand des ressources précieuses pour le traitement des dermatoses scrofuleuses et autres affections chroniques.

CASTEL-NUOVO (États sardes, province d'Asti).

(*Slufureuse iodurée.*)

Ces eaux, qui n'ont qu'une température de 13° centigrades, donnent, à l'analyse : du *gaz hydrogène sulfuré*, du *gaz acide carbonique* et de l'*azote*; du *bicarbonate de soude, de magnésie, de chaux, de fer*; du *sulfate de soude* et de *chaux*, de la *silice*, de l'*iodure de sodium*, une *matière organique*.

Elles se prennent en boisson et sous forme de bains ; on utilise aussi les boues.

Elles conviennent dans les dermatoses strumeuses et dans les engorgements du système lymphatique.

En dehors de ces différentes sources d'eaux minérales sulfureuses, qui méritent chacune une description particulière, il en est une foule d'autres qui, bien que moins actives, n'en rendent pas moins, dans les localités où elles se trouvent, d'importants services à la thérapeutique des dermatoses. Ainsi, je citerai :

1° Les *Eaux-Chaudes* ou Aigues-Chaudes, situées dans une gorge de la vallée d'Ossau (Basses-Pyrénées), à 6 kilomètres seulement des Eaux-Bonnes. Il y existe six sources, toutes sulfureuses, d'une abondance moyenne, et dont la température varie depuis 11° jusqu'à 36° centigrades.

Les Eaux-Chaudes se prennent en boisson, ainsi que sous forme de bains, de douches, etc. Elles sont utiles dans les cas où il faut éviter toute espèce de surexcitation et s'attacher d'emblée à calmer et à adoucir.

2° *Eaux d'Arles.*— Situées plaine de Céret (Pyrénées-Orientales), on y compte quatorze sources distinctes, dont la température s'élève à 50° centigrades. La fontaine de Manjolet, qui n'en a que 30°, sert de buvette. Les eaux d'Arles se décomposent facilement par le contact avec l'air ; on les prend aussi sous forme de bains, de douches, etc.

3° *Eaux d'Artigue-Longue.*— Situées à Bagnères-de-Bigorre, elles sont fournies par deux sources qui ont, l'une 20° et l'autre 36° centigrades de température. On les prend comme les précédentes, et elles paraissent posséder les mêmes propriétés.

4° *Eaux et boues de Barbotan.* — Situées dans le département du

Gers, à un kilomètre de Casaubon, elles ont une température qui varie de 32° à 38° centigrades. Elles exhalent une légère odeur de gaz sulfhydrique qui se dissipe promptement par le contact de l'air. On emploie surtout les boues, qui renferment des carbonates et des sulfates de potasse et de chaux, des chlorures, du fer et une sorte de matière bitumineuse analogue à la barégine. Elles sont utilisées comme à Saint-Amand, dont elles n'ont pas le degré d'énergie.

5° *Eaux de Castera-Verduzan.* — Situées entre Auch et Condom, elles sont fournies par deux sources dont l'eau est limpide et exhale une odeur et un goût de soufre très prononcés. Ces eaux, qui n'ont qu'une température de 20° centigr., sont employées en boisson, en bain et en douches.

6° *Eaux de Digne* (Basses-Alpes). — Elles sont limpides, d'une saveur douceâtre, légèrement salines, d'une odeur d'œufs couvis. Leur température varie de 32° à 33° centigr. Elles sont fournies par quatre sources, qui donnent, à l'analyse : des *gaz acides carbonique et hydrosulfurique*; des *sous-carbonates de chaux, de magnésie et de fer*; du *sulfate de magnésie, de chaux* et *d'alumine*, de l'*hydrochlorate de soude*. On les prend en boisson et sous forme de bains, douches et étuves. On peut en boire jusqu'à six verres tous les matins.

7° *Eaux d'Escaldas* (Pyrénées-Orientales). — Elles sont fournies par trois sources, dont la température varie de 23° à 42° centigr., et la sulfuration de 0^{gr},0155 à 0^{gr},0185. On les prend en boisson et sous forme de bains ; utiles surtout dans les maladies cutanées.

8° *Eaux de Gréoulx* (Basses-Alpes). — Elles sont fournies par une source unique, fort abondante, et qui jaillit dans l'enceinte même du bâtiment des bains. Sa température est de 37° centigr. ; l'eau en est limpide et transparente, mais, réunie en masse dans la baignoire, elle présente une teinte blanchâtre. Elle exhale une forte odeur d'hydrogène sulfuré, a une saveur un peu salée, et laisse un arrière-goût nauséeux.

C'est une eau sulfureuse qui contient environ 5 grammes de substance fixe par litre, dont *sulfure de calcium*, 0^{gr},050 ; en plus, une faible proportion de *brome* et d'*iode*. Les autres sels sont à base de soude et de magnésie ; elle est aussi très riche en barégine.

On emploie les eaux de Gréoulx en boisson, en bains et en douches, et l'on y trouve, en outre, des boues minérales également sulfureuses, dont on se sert avec avantage pour applications partielles. Ces eaux sont utilement employées dans le traitement des dermatoses, etc.

9° *Eaux de la Bassère* (Hautes-Pyrénées). — Cette eau, qui s'applique surtout au traitement des affections catarrhales ou tuberculeuses du poumon et des bronches, pourrait ne pas avoir sa place ici ; mais j'ai cru devoir la signaler en raison de sa richesse minéralogique. La quantité de *sulfure de sodium* qu'elle [donne par litre est de $0^{gr},0464$. C'est une source froide, et, comme on le voit, une des plus sulfureuses des Pyrénées.

10° *Eaux d'Olette.* — Ces eaux, situées entre Prades et Montlouis, appartiennent à la classe des eaux sulfureuses. Leur température varie de 37° à 78° centigr. ; leur sulfuration est de $0^{gr},0012$ à $0^{gr},0450$. Leur abondance est telle, qu'elles constituent une véritable rivière minérale ; elles sont également très riches en barégine.

Les sources d'Olette sont divisées en trois groupes : 1° le groupe de Saint-André ; 2° le groupe de l'Exalada ; 3° le groupe de la Cascade. La grande source de la Cascade a une température de 78° ; c'est la plus chaude des sources sulfureuses alcalines connues.

Les propriétés curatives de ces eaux égalent celles des sources les plus célèbres des Pyrénées. Comment se fait-il que tant de richesses minérales restent sans application ?

Là doit s'arrêter notre exposition des eaux minérales sulfureuses ; je sais qu'il en existe encore un certain nombre qui mériteraient de trouver place ici, mais au sujet desquelles nous n'aurions rien à dire que le lecteur ne connaisse. Ce serait donc exagérer, sans profit pour personne, les limites de ce travail, déjà fort étendu. Nous allons, en conséquence, nous occuper de l'action des eaux minérales sulfureuses, et faire connaître les motifs qui doivent nous guider dans le choix de ces précieux agents thérapeutiques.

Action des eaux minérales sulfureuses sur l'économie.

Ces eaux sont toutes stimulantes, mais le degré de stimulation varie, dans beaucoup d'entre elles, au point de produire, en raison d'un choix judicieux, des résultats, sinon opposés, du moins bien différents.

C'est en élevant la température de la peau, en accélérant sa circulation, en portant sur les principaux tissus organiques une excitation *particulière* plus ou moins persistante, et d'où résulte une activité plus grande dans les fonctions générales, que ces agents précieux conduisent souvent à la guérison, et procurent, dans certains cas, des cures vraiment remarquables.

Les eaux sulfureuses sont, de toutes, les plus employées dans le traitement des dermatoses ; elles conviennent surtout dans celui des affections furfuracées et squameuses (pityriasis, psoriasis, *lepra vulgaris*, ichthyose) ; l'eczéma et l'impétigo chroniques réclament souvent aussi leur emploi. Elles sont encore utiles dans certains cas de prurigos anciens et entretenus par la présence, dans l'économie, d'un principe herpétique. Elles aident puissamment à relever les forces dans les altérations scrofuleuses, dont les premiers degrés appartiennent à la chlorose et au tempérament lymphatique, et qui trouvent leurs plus graves expressions dans les engorgements, les éruptions et les ulcérations de la peau et du système lymphatique. Je me hâte néanmoins d'ajouter qu'à ces derniers désordres on oppose avec un succès égal, sinon supérieur, certaines eaux thermales alcalines et chlorurées que nous ferons bientôt connaître.

Ces eaux suffisent le plus souvent à la guérison des dermatoses récentes, circonscrites et accidentelles. Les plus actives peuvent encore triompher de certaines affections constitutionnelles, quand elles sont prises avec régularité et persévérance ; mais, dans les cas malheureusement trop fréquents de dermatoses héréditaires ou de celles qui ont été longtemps négligées, qui se sont aggravées par suite d'une mauvaise hygiène, ou, ce qui est plus fâcheux encore, par des essais plus ou moins répétés de médications incomplètes et irrationnelles, elles peuvent trouver dans le concours d'autres agents thérapeutiques un complément d'action nécessaire ; mais, alors même elles auront encore une large part à la guérison.

C'est ainsi qu'on se trouve bien d'associer les préparations arsenicales aux eaux sulfureuses sodiques des Pyrénées ; l'iode et ses composés, aux eaux sulfureuses calcaires de la chaîne du Canigou et autres. Les eaux de Baréges, de Luchon, de Cauterets, d'Aix-la-Chapelle, de Schinznach, d'Aix en Savoie, etc., aident puissamment à corriger les abus du mercure, comme à faciliter sa pénétration dans les cas où ce médicament est nécessaire.

L'action puissante des eaux sulfureuses du premier ordre sert,

dans beaucoup de cas, à dissiper l'incertitude qui règne sur le véritable caractère de certaines dermatoses. Combien de syphilis larvées
ont été, par leur active intervention, mises en évidence et promptement guéries?

L'activité de certaines eaux minérales sulfureuses devient un obstacle à leur emploi dans tous les cas de dermatoses aiguës ou compliquées d'accidents inflammatoires un peu prononcés. C'est alors
qu'on doit s'adresser de préférence aux sources les moins élevées en
température, les moins chargées de principes minéraux et les plus
abondamment pourvues de barégine, comme celles de Saint-Sauveur,
d'Amélie-les-Bains, du Vernet, d'Uriage, etc.

On trouve encore dans les Eaux-Chaudes, dans celles de Gréoulx,
d'Olette, de Bagnoles, etc., d'utiles auxiliaires toutes les fois qu'il
s'agit d'éviter une trop vive excitation.

On ne doit pas non plus oublier, dans la prescription des eaux
sulfureuses, qu'il importe de maintenir, au point de vue thérapeutique, une ligne de démarcation bien tranchée entre celles qui,
comme aux Pyrénées, ont pour base le sulfure de sodium, ou les
eaux à base calcaire du Vernet, d'Uriage, de Gréoulx, d'Enghien,
de Pierrefonds, etc. La présence de proportions plus ou moins considérables de sulfure de calcium donne à ces différentes sources un
caractère particulier, et les rend, comme je l'ai dit, principalement
utiles dans le traitement des dermatoses affectant des sujets lymphatiques, et, à plus forte raison, de celles que compliquent des engorgements glanduleux, des boursouflements cutanés ou d'autres désordres de nature scrofuleuse.

IIe CLASSE. — EAUX ACIDULES GAZEUSES.

CARACTÈRES DES EAUX ACIDULES GAZEUSES.

Ces eaux ont une saveur plus ou moins aigrelette, rougissent la teinture de tournesol, et dégagent à l'air libre ou par la chaleur, du gaz acide
carbonique qui les fait mousser comme le vin de Champagne. Elles
forment, avec l'eau de chaux, un précipité blanc soluble avec effervescence dans les acides. Ces eaux sont excitantes et apéritives ; on

les emploie surtout contre les engorgements des viscères abdominaux et les affections des voies urinaires. Les principales sont : les *eaux* de *Seltz* ou *Selters*, dans le duché de Nassau ; de *Seidschutz*, en Bohême ; de *Carlsbad*, id. ; de *Pauquer*, dans la Nièvre ; de *Châteldon*, dans le département du Puy-de-Dôme.

Les eaux acidules gazeuses étant étrangères au traitement des dermatoses, j'ai dû me borner à indiquer ici les sources qui ont le plus de réputation.

IIIᵉ CLASSE. — EAUX ALCALINES GAZEUSES.

CARACTÈRES DES EAUX ALCALINES GAZEUSES.

Ces eaux ont une saveur amère, urineuse ; elles moussent légèrement, verdissent assez promptement la teinture de mauve et de violette, précipitent en blanc les sels de chaux, mais n'agissent sur ceux de magnésie qu'à l'aide de l'ébullition ; en outre, elles font effervescence quand on y verse un acide.

Iᵉʳ ORDRE. — EAUX ALCALINES GAZEUSES THERMALES.

EAUX DE VICHY (Allier).

(Bicarbonatée sodique, bicarbonatée sodique-ferrugineuse.)

Ces eaux, les plus fréquentées de toute l'Europe, sont claires et limpides, sans odeur et d'un goût de lessive peu marqué. Dans quelques sources, cette saveur se montre légèrement aigrelette (source des Célestins). La grande quantité de gaz acide carbonique qu'elles renferment les maintient dans un état constant de bullosité.

En outre de l'*acide carbonique* libre, les eaux de Vichy ont pour base principale le *bicarbonate de soude*, qui se retrouve en proportions différentes dans toutes les sources de Vichy. Elles renferment, en outre, de l'*hydrochlorate* et du *sulfate de soude*, de la *chaux*, de la *magnésie*, de la *silice*, des traces de *fer* et même d'*arsenic*.

On compte, à Vichy, huit sources principales, savoir :

	Tempér.		
Le Puits carré.	44°	4gr,89	bicarbonate de soude.
Le Puits Chomel'.	42°	5gr,09	—
La Grande-Grille.	41°	4gr,80	—
L'Hôpital	31°	5gr,02	—
La source Lucas.	29°	5gr,52	—
La source Lardy	23°	4gr,10	—
Source Brosson	23°	4gr,85	—
Les Célestins	12°	5gr,10	—

Ainsi, la source des Célestins est la plus riche en bicarbonate de soude ; la source Lardy est celle qui en contient le moins, mais on y trouve, en revanche, du fer et quelques traces arsenicales : c'est la plus tonique des sources de Vichy.

Les eaux de Vichy se prennent le plus souvent en boisson ; on les donne aussi sous forme de bains, de douches, etc. C'est avec le bicarbonate de soude extrait de l'eau de Vichy que sont composées les pastilles dites de Vichy ou de d'Arcet, qui contiennent, en plus, du sucre blanc et du mucilage de gomme.

Les eaux de Vichy n'ont point d'action directe sur les maladies de la peau, mais elles sont indiquées toutes les fois que la dermatose est compliquée de désordres du côté du foie ou des voies digestives ; ou bien quand leur apparition coïncide avec l'éloignement plus ou moins brusque d'anciennes douleurs rhumatismales ou arthritiques.

La saison des eaux, à Vichy, s'étend du 15 mai au 15 septembre.

EAUX DU MONT-DORE (Puy-de-Dôme).

(Bicarbonatée mixte, ferrugineuse bicarbonatée.)

Ces eaux sont limpides, incolores et inodores. Toutes, excepté la source froide, dont l'eau est aigrelette, ont un goût de sel ou de lessive. La grande quantité de gaz acide carbonique qui s'en échappe les tient, comme à Vichy, dans un état constant de bullosité. Elles donnent, à l'analyse : du *carbonate de soude*, du *carbonate de chaux*, du *chlorure de sodiun*, du *sulfate de soude*, des traces de *fer* et *d'alumine*, et, ce qui semble singulièrement ajouter à leur action sur l'économie, une quantité appréciable *d'arséniate neutre de soude* (Thenard).

On distingue, au Mont-Dore, six sources thermales ; la septième, dite *fontaine de Sainte-Marguerite*, est tout à fait froide ; on la boit pure ou mêlée au vin.

1° Les *thermales* sont la source de César ou de la Grotte, avec 45° centigr. de température ;

2° La *fontaine Caroline*, même température ;

3° Le *Grand-Bain*, température, 40° à 42° ;

4° Le *Bain Ramond*, et 5° la *source Rigny*, avec une température de 42° ;

6° La *fontaine de la Madeleine*, qui est la plus chaude de toutes, et donne 46°.

Les eaux du Mont-Dore se prennent en bains, en douches, en boisson et même en bains de pied. La dose, à l'intérieur, est de deux ou trois verres le matin, à jeun, soit pure ou coupée avec le lait ou tout autre liquide adoucissant. Ces eaux possèdent des propriétés très actives. Le Mont-Dore est un des établissements les plus remarquables, tant pour l'aménagement des sources que pour l'habileté avec laquelle les eaux sont administrées. On doit y recourir, à notre point de vue, toutes les fois qu'une affection cutanée est, comme cela a souvent lieu dans l'eczéma, compliquée de désordres chroniques plus ou moins graves du côté des bronches ou des voies aériennes.

La saison des eaux s'étend du 15 juin au 15 octobre.

EAUX DE NÉRIS (Allier).

(*Bicarbonatée mixte.*)

Ces eaux sont limpides, onctueuses et d'un goût un peu fade. Elles donnent, à l'analyse, par litre :

Bicarbonate de soude.	0,42
Sulfate de soude.	0,84
Chlorure de sodium	0,21
Un peu d'azotate et quelques bulles d'acide carbonique.	

Les eaux de Néris ont une température d'environ 50° centigr. ; elles renferment en grande quantité une matière végéto-animale qui leur communique des propriétés adoucissantes et comme oléagineuses. Aussi les emploie-t-on avec avantage dans toutes les maladies de la peau, caractérisées plutôt par le prurit et la rougeur érythémateuse que par de véritables éruptions. On les prend en boisson, depuis deux jusqu'à douze verres par jour. On les donne aussi sous forme de bains, de douches, de bains de vapeur. Elles conviennent surtout dans le prurigo, dans l'eczéma même aigu, dans le pemphix, ainsi que dans l'urticaire chronique. Certaines personnes emploient en frictions le limon qu'elles déposent ; on assure que ce moyen a réussi dans différents cas de varus ou acné. Quoi qu'il en soit, les eaux de Néris sont éminemment sédatives, habilement aménagées, et leur administration laisse peu à désirer.

Les eaux de Néris se prennent du 15 mai au 15 septembre.

EAUX DE PLOMBIÈRES (Vosges).

(Sulfatée sodique, ferrugineuse bicarbonatée.)

Plombières pourrait très logiquement figurer dans deux classes différentes d'eaux minérales : nous ne nous occuperons ici que des sources sulfatées sodiques.

Toutes ces eaux sont onctueuses et d'une parfaite transparence ; elles n'ont pas d'odeur, bien que la vapeur qui s'en échappe ait quelque chose d'un peu fade. Leur saveur est nulle à la sortie du griffon. Mais après vingt-quatre heures d'exposition à l'air libre ou à la lumière, elles prennent un goût nauséeux, tout à fait désagréable, sans toutefois former aucun dépôt.

Les sources savonneuses offrent au toucher quelque chose de plus doux que les autres sources. Ce prétendu savon n'est autre chose qu'une matière alumineuse délayée à l'infini.

Les eaux de Plombières donnent, à l'analyse : *acide silicique, alumine ; silicate de soude, de potasse, de chaux, de magnésie ; lithine silicatée ; chlorure de sodium, de potassium, de calcium; du sulfate* et de *l'arséniate de soude, du sesquioxyde de fer*, de *l'io-dure*, du *phosphate, fluor* ou *fluate*, de *l'acide borique*, une *matière organique azotée.*

La température des sources de Plombières varie depuis 13° jusqu'à 70° et au delà.

Les eaux se prennent en boisson (sources du Crucifix et des Dames), et aussi à l'extérieur, sous forme de bains, douches, étuves, bains russes.

Les eaux de Plombières sont principalement usitées dans le trai-

tement des affections intestinales, surtout celles à formes nerveuses,
ainsi que dans les maladies du foie ; mais on les utilise également
dans certaines dermatoses semi-aiguës, *eczéma chronique, pemphigus chronique, prurigo* compliqué, selon qu'on le rencontre souvent, de désordres intestinaux, etc.

Saison, du 15 mai au 15 septembre.

II° ORDRE. — EAUX ALCALINES GAZEUSES FROIDES.

Ce sont les eaux de *Soultzmatt* (Haut-Rhin), de *Bussang*, dans
le département des Vosges, et autres dont on retire, de bons résultats
dans les affections chroniques de l'estomac et du tube digestif, mais
qu'on a fort rarement occasion d'employer dans le traitement des
dermatoses.

IV° CLASSE. — EAUX MINÉRALES SALINES.

CARACTÈRES DES EAUX SALINES.

Elles ont pour caractères de laisser, après leur évaporation, une
quantité notable de substances salines, et de précipiter en blanc par
les sels de baryte ou par les sels d'argent solubles. Elles ont une
saveur plus ou moins salée et amère. Elles sont rafraîchissantes,
diurétiques ou purgatives, selon la nature et l'abondance des sels
qu'elles contiennent.

I°ʳ ORDRE. — EAUX SALINES THERMALES.

EAUX DE BAGNÈRES-DE-BIGORRE,

(*Sulfatée calcique.*)

Ces eaux, situées dans le département des Hautes-Pyrénées, et qu'il
ne faut pas confondre avec celles de Bagnères-de-Luchon, sont limpides, inodores, d'une saveur styptique et austère ; leur température varie de 29° à 51° centigr. Elles donnent, à l'analyse, des *hydrochlorates de soude* et *de magnésie*, des *sulfates de chaux* et *de
magnésie*, des *carbonates de magnésie, de soude, de chaux* et *de
fer*, de la *silice*. Dans toutes les sources domine le *sulfate de chaux*:
ce sont, par conséquent, des eaux séléniteuses ; mais quelques sources

renferment du fer, tandis que d'autres en sont complétement privées. Il importe de ne pas perdre de vue ces différences, lorsqu'on prescrit les eaux de Bagnères.

Les sources salines sont : le *Foulon*, *Salut*, le *Grand-Pré*, *Versailles*, *Parade*, *Lasserre*, *Fontaine-Nouvelle*, *Carrères-Lannes*, *Bains de santé*, *Petit-Prieur* et *Petit-Baréges*. Il s'exhale de ces différentes sources un mélange d'acide carbonique, d'oxygène et d'azote.

Les sources du Foulon et Salut sont, de toutes, les plus douces. Elles conviennent parfaitement dans certaines maladies de la peau pour lesquelles les eaux sulfureuses, même celles de Saint-Sauveur, seraient trop actives ; seulement, il est fâcheux qu'elles ne soient pas plus abondantes et que les malades en soient souvent réduits à se disputer les baignoires.

Les eaux de Bagnères se prennent en boisson depuis un demilitre jusqu'à deux litres par jour, et extérieurement, sous forme de bains, de douches, de bains de vapeur et de fumigations. Bagnères-de-Bigorre occupe un des premiers rangs parmi les établissements thermaux : tout y est organisé sur la plus large échelle, et le malade y trouvera tous les éléments de secours et de guérison.

Nous reviendrons volontiers à Bagnères à propos des eaux minérales ferrugineuses.

Saison des eaux, du 15 mai au 15 septembre.

EAUX DE BOURBONNE-LES-BAINS.

(Chlorurée sodique.)

Ces eaux, situées dans le département de la Haute-Marne, sont incolores, limpides, inodores, excepté toutefois lorsqu'on les agite, car alors il se dégage une légère odeur d'hydrogène sulfuré. Elles ont une saveur fortement salée et amère. Leur température varie de 50° à 58° centigr. Elles donnent, à l'analyse, du *carbonate de chaux*, du *sulfate de chaux* et *de potasse*, du *chlorure de sodium* et *de magnésium*, du *bromure de sodium ;* du *silicate de soude*, de l'*alumine*. On a signalé également des traces d'*arsenic* dans les boues et les concrétions des eaux de Bourbonne. Elles se rapprochent, par leur composition, des eaux chlorurées de l'Allemagne, et plus particulièrement de celles de Wiesbaden.

Elles sont fournies par trois sources, savoir : la *fontaine de la Place* ou *fontaine Chaude*; celle du *Puisard* ou des *Bains civils*; celle des *Bains militaires*.

A Bourbonne, l'eau minérale s'emploie en boisson, mais surtout à l'extérieur, sous forme de bains, douches et étuves.

L'eau de Bourbonne est légèrement purgative, surtout lorsqu'elle est prise froide ou tiède. A sa température native, elle ne purge que si elle est prise à une dose un peu élevée, et encore cet effet n'est-il souvent que passager, et fait-il place alors à la constipation. L'eau de Bourbonne se boit ordinairement très chaude et par doses fractionnées. Elle convient principalement dans les dermatoses strumeuses.

La saison des eaux est depuis le mois de mai jusqu'au mois d'octobre.

EAUX DE BALARUC (Hérault),

(*Chlorurée sodique.*)

Les eaux de Balaruc, situées au bord de l'étang de Thau, sont fournies par une seule source qui jaillit à un mètre environ du niveau de la mer. Elles sont limpides, onctueuses, salées : leur réaction est alcaline. On constate au griffon un dégagement d'azote et d'acide carbonique. On y a également signalé la présence de l'*arsenic*. Ces eaux donnent, à l'analyse : du *chlorure de sodium* et *de magnésium*, du *sulfate de chaux* et *de potasse*, du *carbonate de chaux* et *de magnésie*, du *silicate de soude*, du *bromure de sodium* et *de magnésium*, de l'*oxyde de fer*.

La température des eaux de Balaruc est, en moyenne, de 47°,5.

Elles se prennent en boisson, à la dose de plusieurs verres, le matin à jeun, ainsi qu'à l'extérieur, sous forme de bains, de douches, d'étuves. En boisson, ces eaux ont généralement une action purgative. Le bain, administré à une température modérée, fortifie notablement et exerce une influence avantageuse sur les désordres de l'innervation.

Les eaux de Balaruc conviennent principalement dans les dermatoses scrofuleuses.

Les mois de mai, juin, septembre et octobre, paraissent les plus favorables pour l'usage des eaux de Balaruc.

EAUX DE BOURBON-L'ARCHAMBAULT.

(Chlorurée sodique.)

Ces eaux, situées près de Moulins (Allier), sont gazeuses, incolores, inodores, lorsqu'elles sont chaudes, et dégagent par le refroidissement une légère odeur d'hydrogène sulfuré. Elles donnent, à l'analyse : de *l'acide carbonique* libre ; du *bicarbonate de chaux, de magnésie* et *de soude ;* du *sulfate de chaux, de soude* et *de potasse ;* du *chlorure de calcium, de magnésium, de sodium* et *de potassium ;* du *bromure alcalin ;* du *silicate de chaux, d'alumine* et *de soude ;* de l'*oxyde de fer* à l'état de *crénate ;* une *matière orpanique*.

La source thermale de Bourbon-l'Archambault est de 52° centigr. Cette température est trop élevée pour qu'on puisse utiliser l'eau au sortir des griffons : elle se déverse dans des bassins de réfrigération exposés à l'air libre, et dans lesquels se développent des conferves vertes. Cette circonstance doit avoir nécessairement pour effet de modifier la constitution primitive de l'eau.

Cette eau se prend en boisson, depuis quelques verres jusqu'à deux litres par jour ; mais on l'emploie surtout extérieurement, sous forme de bains, de douches, etc.

Les eaux de Bourbon-l'Archambault ne sont purgatives qu'à des doses élevées : on les boit à leur température native, et elles sont spécialement utiles dans le traitement des dermatoses scrofuleuses.

Saison des eaux, du 15 mai au 15 septembre.

EAUX DE BOURBON-LANCY (Saône-et-Loire).

(Chlorurée sodique.)

Ces eaux, moins actives que les précédentes, sont situées dans l'arrondissement de Charolles, et donnent, à l'analyse : du *chlorure de sodium, de calcium* et *de magnésium ;* de *l'iodure de sodium ;* du *sulfate de soude* et *de chaux ;* du *carbonate de chaux* et *de magnésie ;* de la *silice, de l'oxyde de fer* et des *traces d'arsenic*.

Elles sont fournies par sept sources distinctes dont la température varie de 28° à 56° centigrades.

On les donne en boisson, à la dose de trois ou quatre verres par jour, mais surtout en bains et en douches.

Comme les précédentes, elles conviennent dans le traitement des dermatoses scrofuleuses ; mais alors même elles seront surtout réservées pour les sujets nerveux et impressionnables.

EAUX DE LA BOURBOULE (Puy-de-Dôme).

(Chlorurée sodique.)

Ces eaux sont fournies par six sources principales, dont la température varie de 31° à 49°, savoir :

La source des Fièvres.	31°,5
La source de la Rotonde	35°,5
La source de Baynasson.	36°
La source du Coin	41°
La source des Grands-Bains.	48°
La source Nouvelle ♪	49°

A côté de ces sources thermales, il s'en trouve de tout à fait froides, et qui paraissent avoir la même origine.

Les eaux de la Bourboule donnent, à l'analyse : des *gaz acide carbonique* et *azote* ; du *bicarbonate de soude, de magnésie, de chaux, de fer* ; du *sulfate de soude,* du *chlorure de sodium,* de l'*alumine,* de la *silice,* du *sulfure de sodium,* une *matière organique,* de l'*arsenic métallique,* de l'*acide arsénique,* de l'*arséniate de soude.*

La présence démontrée des principes arsenicaux dans les eaux de la Bourboule, jointe à la prédominance du chlorure de sodium et aux proportions considérables de bicarbonate de soude, leur assigne un rang notable. Elles sont d'un grand secours dans le traitement des dermatoses scrofuleuses, et n'ont contre elles que l'insuffisance de l'établissement thermal.

EAUX DE LAMOTTE (Isère).

(Chlorurée sodique.)

Ces eaux, d'une limpidité parfaite et d'une température qui varie de 58° à 60° centigr., sont fournies par trois sources, et donnent, à l'analyse : de l'*acide carbonique,* des *carbonates de chaux* et *de magnésie,* du *crénate* et du *carbonate de fer,* des traces de *manganèse* ; des *sulfates de chaux, de magnésie* et *de soude* ; des *chlorures de sodium, de magnésium* et *de potassium ;* du *bromure alcalin,* du *silicate d'alumine,* des traces d'*iode* et d'*arsenic.*

Les eaux de Lamotte se prennent en boisson, à la dose de plusieurs verres le matin, et aussi à l'extérieur, en bains, douches et étuves.

Elles produisent généralement une action purgative assez prononcée ; on les emploie avec beaucoup d'avantage dans le traitement des scrofules.

Saison des eaux, du 15 mai au 1er septembre.

EAUX DE RENNES-LES-BAINS (Aude, près Limoux).

(Chlorurée sodique, ferrugineuse bicarbonatée.)

Elles sont fournies par cinq sources, dont trois thermales et deux froides.

Les premières sont : le Bain fort, 51° centigr. ; le Bain doux, 40° ; le Bain de la Reine, 31°. Les autres sont : l'eau du Pont, 12° ; l'eau du Cercle, 12°.

On peut affirmer que les qualités de ces eaux varient dans chacune des sources ; bien qu'elles soient toutes claires et limpides, elles sont inégalement chlorurées, bicarbonatées et sulfatées, peu riches en principes minéralisateurs. On les prend en boisson, à la dose de plusieurs verres par jour, soit pures, soit coupées avec le lait ; et extérieurement, sous forme de bains et de douches.

Elles sont utiles dans le traitement des scrofules, surtout chez les sujets nerveux et impressionnables.

La saison est du mois de mai au mois d'octobre.

IIe ORDRE. — EAUX SALINES FROIDES.

Nous en citerons seulement quelques-unes, la plupart d'entre elles n'ayant le plus souvent qu'une utilité fort contestable.

1° *Eaux d'Availler ou Absac* (Charente, près de Confolens). — Elles sont *chlorurées sodiques ;* elles s'emploient surtout à l'intérieur, à la dose de plusieurs verres, le matin, à jeun.

2° *Eaux d'Epsom* (comté de Sussex, Angleterre). — Limpides, amères, salées, contenant du *sulfate de magnésie,* des *chlorures de calcium* et *de magnésium,* du *sulfate de chaux.* Elles sont fondantes et légèrement purgatives.

3° *Hechingen* (Prusse). — Elles contiennent des *sulfates de soude, de magnésie, de potasse, de chaux* ; du *chlorure de magnésium* ; des *carbonates de chaux* et *de magnésie*, de la *silice*, quelques traces de *gaz hydrogène sulfuré* et *acide carbonique* ; de très faibles quantités d'*iode*.

On les prend également en boisson ; elles sont utiles dans le traitement des dermatoses papuleuses.

4° *Adelheidsquelle* (source d'Adélaïde), Allemagne, cercle du Necker (Heilbrunn). — Elles donnent, à l'analyse : du *chlorure de sodium*, du *bromure de sodium*, de l'*iodure de sodium*, du *chlorure de potassium* ; du *sulfate de soude* ; des *carbonates de soude, de chaux, de magnésie, de fer* ; de l'*alumine*, de la *silice* ; du *phosphate de chaux, matière organique*.

Ces eaux, dont la température est de 10° centigr., se prennent surtout en boisson, à la dose de trois ou quatre verres le matin. On les prend aussi en bains, mêlées d'un tiers d'eau douce. Elles possèdent une incontestable activité, et sont principalement conseillées dans le traitement des engorgements ganglionnaires.

5° *Eau de Pouillon* (Landes). — Elle est transparente et inodore, d'une température de 20° centigr. Fournie par une source abondante, elle donne, à l'analyse : des *chlorures de sodium* et *de magnésium*, du *carbonate de chaux* et du *sulfate de chaux*. On les emploie dans le même cas que les précédentes.

6° *Eau de Pyrmont* (Allemagne occidentale, principauté de Waldeck). — On trouve à Pyrmont une source *chlorurée sodique* d'une température de 12°,5, et qui donne, à l'analyse : des *chlorures de sodium* et *de magnésium* ; des *sulfates de soude, de potasse, de chaux, de strontiane, de lithine* ; des *carbonates de chaux, de soude, de fer* ; une *matière hydrocarbonatée*.

Ces eaux, en raison de l'abondance du gaz acide carbonique, produisent, quand on les boit coup sur coup, une sorte d'ivresse passagère, provoquent des évacuations alvines et activent la sécrétion urinaire. On les boit le plus ordinairement mêlées aux sources ferrugineuses. L'estomac les supporte bien, et il s'en fait une exportation considérable.

Action des eaux minérales salines sur l'économie.

Cette action varie selon les quantités de sels qu'elles renferment, selon qu'elles sont froides ou thermales, selon qu'elles ne sont prises qu'en boisson ou employées en même temps intérieurement et extérieurement.

Les eaux thermales sont de beaucoup les plus efficaces. On les donne en boisson en même temps que sous forme de bains, de douches, d'étuves, etc. Bien que différentes dans leur action et leur activité, les effets généraux qu'elles produisent ne doivent pas moins s'en rapporter à la tonicité et à l'excitation.

Les eaux salines froides sont les moins actives. Quand elles ne renferment que des doses modérées de sels, leur action se porte principalement sur le système biliaire et sur les voies urinaires, dont elles augmentent rapidement les sécrétions. Avec des quantités de sel plus considérables et données à la dose de plusieurs verres, elles deviennent de véritables purgatifs, mais elles ne purgent qu'en irritant, en excitant la soif, et doivent être par conséquent défendues aux personnes nerveuses et irritables. Prises en petite quantité, elles sont simplement excitantes et toniques.

Vᵉ CLASSE. — EAUX MINÉRALES FERRUGINEUSES.

CARACTÈRES DES EAUX FERRUGINEUSES.

Les eaux ferrugineuses sont minéralisées soit par le sulfate, soit par le carbonate acidule de fer, ou, selon quelques chimistes, par un composé particulier de chaux et d'oxyde de fer ; elles ont une saveur atramentaire plus ou moins prononcée. Exposées à l'air, elles se troublent et laissent précipiter un dépôt ocracé. Traitées par un hyposulfate alcalin, par la teinture de noix de galle, par certains vins blancs, par les cyanoferrures de potassium jaune et rouge, elles donnent, avec les trois premiers réactifs, un précipité noir ou d'une couleur d'un gris noirâtre, quelquefois seulement verdâtre. Avec les cyanoferrures, elles précipitent en bleu plus ou moins intense. Si le fer est entièrement peroxydé, la couleur bleue a lieu avec le cyanoferrure jaune (prussiate ferrugineux). S'il est seulement protoxydé, elle ne se produit qu'avec le rouge (sesqui-ferrocyanure de potassium).

Enfin, on distingue les eaux martiales sulfatées de celles qui sont carbonatées, en ce que les premières, soumises à l'ébullition, retiennent toujours en solution une certaine quantité de fer, tandis que les autres, filtrées, en sont entièrement dépourvues. Berzelius a reconnu aussi, dans les eaux ferrugineuses, la présence d'acides organiques particuliers (*acides crénique* et *apocrénique*), qui se rapprochent de l'ulmine, et qui, dans ces eaux, sont unis à l'oxyde de fer.

Bourbon-l'Archambault. — On trouve à cette station thermale, dont nous avons déjà parlé à propos des eaux salines, une source froide, dite source *Jonas*, faiblement minéralisée, mais contenant une certaine quantité de *carbonate* et de *crénate de fer*, et des traces sensibles d'*oxyde de magnésie*. Cette eau est employée en boisson, en injections et en douches.

Passy (Seine). — Les eaux de Passy donnent, à l'analyse : de l'*azote* et de l'*acide carbonique* libre ; des *sulfates de chaux, de magnésie, de soude, d'alumine* ; des *sulfates* et *sous-sulfates de protoxyde* et *de peroxyde de fer* ; des *chlorures de sodium* et *de magnésium* ; de l'*acide silicique, matière organique.*

Cette eau est, comme on voit, *ferrugineuse sulfatée* ; on ne l'emploie qu'en boisson et rarement au sortir de la source : peu d'estomacs s'en accommodent.

Forges (Seine-Inférieure). — Ces eaux sont limpides, d'une saveur ferrugineuse, inodores, et laissent déposer des sédiments ocreux jaunes et rouges. Elles donnent, à l'analyse : du *gaz acide carbonique* libre, de l'*azote* et de l'*oxygène* ; du *bicarbonate de magnésie*, des *carbonates de chaux* et de *fer*, du *protoxyde de fer* (crénaté) et *de manganèse* ; des *sulfates de chaux, de soude* et *de magnésie* ; des *chlorures de sodium, de magnésium, de calcium* ; de l'*azotate de magnésie*, du *crénate de potasse*, de l'*acide silicique*, de l'*alumine*, du *carbonate d'ammoniaque*, du *bitume*.

Elles sont fournies par trois sources, la *Reinette*, la *Royale*, la *Cardinale*. Cette dernière est la plus active des trois. Les eaux de Forges se prennent en boisson, à la dose de plusieurs verres par jour.

La saison est depuis le mois de juillet jusqu'au 15 septembre.

Provins (Seine-et-Marne). — Ces eaux, fournies par plusieurs sources, dont la principale est celle de *Sainte-Croix*, sont louches, présentent à leur surface une pellicule irisée, et se troublent dans les temps de pluie ou d'orage. Leur odeur est ferrugineuse, leur saveur douceâtre et styptique. Elles donnent, à l'analyse : de l'*acide carbonique*, des *carbonates de chaux* et *de magnésie* ; de l'*oxyde de fer*, du *manganèse*, des *chlorures de sodium* et *de calcium*, de l'*acide silicique*, une *matière grasse*.

Elles se prennent en boisson, depuis une demi-bouteille jusqu'à deux ou trois par jour.

La saison est depuis le 1er juin jusqu'au 1er octobre.

Spa (Belgique, près Verviers). — Ces eaux peuvent être considérées comme le type des eaux ferrugineuses.

Les sources y sont nombreuses et abondantes ; elles sortent d'un terrain anthracifère et ardoisier, riche en oxyde de fer. La plus célèbre de toutes est le Pouhon, qui est captée au centre même de Spa.

Les eaux de Spa donnent, à l'analyse : du *gaz acide carbonique*, du *gaz sulfhydrique* à odeur pyriteuse ; des *carbonates de soude, de chaux, de magnésie, de fer, d'alumine* ; du *chlorure de sodium*, du *sulfate de soude*, de la *silice*.

Les eaux de Spa se prennent surtout en boisson ; elles conviennent dans toutes les affections qui dépendent d'un appauvrissement du sang, d'une altération globulaire.

Pyrmont. — Nous retrouvons à Pyrmont, qui nous a déjà offert une source chlorurée sodique fort remarquable, plusieurs sources *ferrugineuses bicarbonatées*, ayant une température de 10°,5 à 17°,5, et qui donnent, à l'analyse : de l'*acide carbonique* libre ; des *bicarbonatés de chaux, de magnésie, d'ammoniaque, de fer, de manganèse* ; des *sulfates de potasse, de chaux, de magnésie, de soude* ; des *chlorures de sodium, de lithium, de magnésium* ; du *nitrate de potasse*, de la *silice*, de l'*alumine*, des *matières organiques*, de l'*acide arsénieux*.

L'eau ferrugineuse de Pyrmont se prend surtout en boisson ; elle convient dans tous les cas d'anémie, et justifie, par les bons résultats qu'elle donne, la grande réputation dont elle jouit.

Bussang (Vosges, près Remiremont).—Les eaux de Bussang n'ont que 13° de température ; elles sont fournies par deux sources, et donnent, à l'analyse : de l'*acide carbonique* libre, des *carbonates de soude, de chaux, de magnésie, de strontiane, de fer* ; du *crénate de fer*, du *manganèse* et des traces de *chlorure de sodium* ; des *sulfates de soude* et de *chaux* ; du *crénate de soude*, du *silicate de soude, de chaux, d'alumine*. Elles doivent être préférées par les personnes dont l'estomac ne supporte pas les eaux ferrugineuses plus actives.

Cransac. — Situées à six lieues de Rodez (Aveyron), ces eaux sont froides, limpides, inodores, d'une saveur amère et styptique. Elles donnent, à l'analyse, pour la source Haute (la seule qui doive ici nous occuper) : des *sulfates ferroso-ferrique, de manganèse, d'alumine, de chaux, de magnésie, de soude, d'alumine* et *d'ammoniaque* ; des *chlorures*, du *silicate* ou *silice*, des traces d'*acide sulfurique*, un principe *arsenical*.

On les prend en boisson, de trois à dix verres par jour ; elles acquièrent, à l'époque des grandes sécheresses, une concentration telle, que la proportion des principes minéraux se trouve plus que quadruplée. Il peut en résulter des propriétés d'une activité dangereuse. Aussi les eaux de Cransac demandent-elles à être administrées avec circonspection. Elles sont utiles contre la scrofule et certaines dermatoses rebelles.

Action des eaux minérales ferrugineuses sur l'économie.

Leurs propriétés thérapeutiques sont celles des substances ferrugineuses elles-mêmes ; elles activent la circulation, relèvent les fonctions de l'estomac et du tube digestif, et conviennent par conséquent dans tous les cas d'atonie accidentelle ou de faiblesse originelle. Les scrofules cutanées, tous les cas de dermatoses avec complication de lymphatisme, réclament leur emploi.

On doit les proscrire quand la maladie de la peau coïncide avec un état d'irritation des voies digestives. Leur action est rarement aidée par l'influence climatérique, puisqu'elles existent presque toutes dans des climats froids ou tempérés. Elles n'ont elles-mêmes qu'une température très basse ; il faut donc compter seulement, lorsqu'on les administre, sur l'absorption des principes ferrugineux qui entrent dans leur composition, et qui ont, du reste, l'énergie nécessaire pour donner rapidement, dans tous les cas où elles sont véritablement indiquées, les résultats les plus avantageux.

Là se termine notre notice sur les eaux minérales ; je la crois suffisante pour éclairer le lecteur sur les caractères physiologiques et chimiques des eaux, sur leur thermalité et les chances de succès qu'il peut s'en promettre. Les notions qu'elle renferme ont été prises aux meilleures sources, et, pour tout ce qui est en dehors de la question pratique et d'expérience, j'ai spécialement consulté l'excellent *Dictionnaire d'hydrologie médicale*, par MM. Durand-Fardel, E. Le Bret, J. Lefort et J. François. De pareils noms sont une sérieuse garantie de la parfaite exactitude des notions consignées.

FIN.

TABLE DES MATIÈRES.

FIN DE LA TABLE DES MATIÈRES.

ERRATA.

Le lecteur est prié de corriger les quelques erreurs typographiques susceptibles d'altérer la pensée de l'auteur.

Page 18, Pemphix, *synonymie*, *lisez* Blasenausschlag.

Page 54, ligne 3, *au lieu de* forces, *lisez* formes.

Page 132, ligne 10, *lisez* sordidités.

Page 177, ligne 14, *lisez* d'un aspect variable.

Page 190, ligne 25, *lisez* difficulté.

Page 245, lignes 20 et 23, *au lieu de* par, *lisez* pour.

Page 293, ligne 6, *effacez le mot* externe.

Page 312, ligne 2, *au lieu de* muqueuses, *lisez* rugueuses.

Page 365, ligne 24, *au lieu de* accepte, *lisez* excepte.

Page 339, ligne 11, *au lieu de* interne, *lisez* externe.

Page 388, ligne 25, *au lieu de* le, *lisez* leur.

Page 390, ligne 1, *au lieu de* et, *lisez* ou.

Page 394, ligne 34, *lisez* du Derme.